Clinical Physiology

임상생리학
뇌 파
Electroencephalogram

저자 진복희

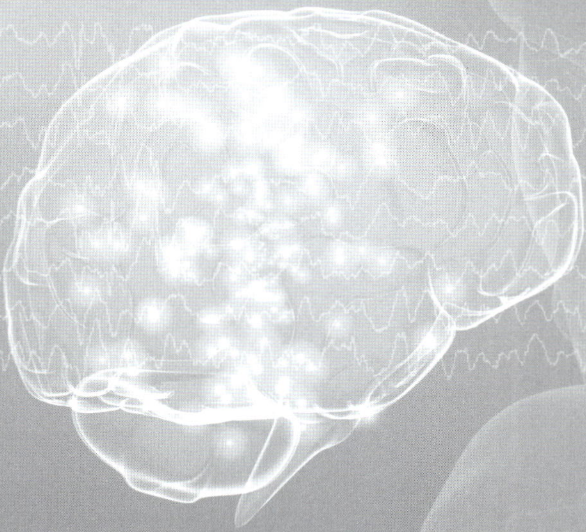

고려의학

머 리 말

임상생리학은 임상병리과의 학제 개편과 더불어 전국의 각 대학에서 전공 교과목으로 편성되어 가르치게 된 후 1992년 국가고시 과목에 처음으로 채택되었다. 그리고 그동안 임상생리학 분야는 업무영역이 넓어졌고, 분야를 세분화할 수 밖에 없는 상황에 이르게 되었다. 이러한 점으로 미루어 볼 때 임상생리학 분야는 취업이 어려운 요즈음 임상병리사의 업무 영역 확대에 일익을 담당하게 되었다고 할 수 있다.

임상생리학 초판이 늘 부족하다는 점과 교재 개발에 대하여 심한 부담감이 있었던 것도 사실이지만 책을 시작한지 어언 많은 세월이 흘렀다. 미약하지만 앞으로 임상생리검사의 추가 부분과 의용공학부분 등에 대한 충실한 보완을 약속하고자 한다.

본 교재에서는 다음과 같은 점에 중점을 두었다.

첫째. 실제 병원에서 검사업무가 이루어지고 있는 부분에 대해서는 깊이 있게 다루었다.

둘째. 검사현장에서의 원활한 업무 진행을 위해 의학용어를 많이 첨가하였다.

셋째. 각 단원마다 학습목표와 중심단어(key word)를 첨가하여 이해도를 높였다.

넷째. 각 단원마다 다르게 사용되고 있는 용어를 통일하였다.

다섯째. 의학용어는 의학용어집(대한의사협회, 보건복지부)과 의학검색엔진(KMLE)에 의해 통일하였다.

여섯째. 신구용어의 혼란을 피하기 위해 한글용어(한문용어, 영문용어)와 같이 편집하였다.

이러한 노력에도 불구하고 미비한 점이 많으나 각 대학에서 임상생리학을 전공하는 학생들과 임상생리학 검사 분야에서 근무하고 있는 임상병리사 및 관련분야 종사자들에게 많은 도움이 되었으면 하는 바램이다. 앞으로 현장의 의견을 적극 수렴하여 새로운 정보를 보충하고 계속 다듬어 더 좋은 책이 되도록 끊임없이 노력할 것이다.

이제는 원광보건대학 졸업생들도 임상생리학 검사 분야에서 업무를 담당하는 사람들도 많아지고 있음을 기쁘게 생각하며, 아울러 졸업생들의 많은 성장과 발전을 기대해 본다. 그리고 이 책의 완성도를 높이기 위해 많은 자료 제공 및 사진 작업에 참여해준 졸업생들과 재학생들에게도 감사하다. 무엇보다도 가장 가까이에서 바쁜 학교생활임에도 불구하고 교정에 참여해준 2008, 2009, 2010, 2011년도 원광보건대학 임상생리학 학술부 학생들에게도 감사하다. 끝으로 이 책이 출간되기까지 수고해주신 고려의학 최병진 사장님과 편집부 직원 여러분들께도 감사드린다.

2011년 8월 10일

진 복 희

차 례

I. 뇌파(electroencephalogram, EEG) 1

Ⅰ. 뇌파(electroencephalogram, EEG)

학습목표

1. 뇌파의 기본개념을 이해한다. (A)

뇌파는 몇 십억 개의 신경세포간의 결합상태나 활동에 의해서 생긴 여러 가지 전기현상으로 대뇌겉질(대뇌피질, cerebral cortex) 표면을 덮고 있는 조직, 머리뼈(두개골, skull), 머리덮개(두피, scalp) 등을 매개로 머리덮개위에 넓게 전해진다. 따라서 사람의 대뇌표면에서는 각성이나 수면상태에서도 항상 몇 십 μV의 작은 전위변동이 일어나고 있다. **뇌파는 이러한 대뇌겉질의 신경세포군으로부터 발생하는 율동적인 미세한 전기활동을 머리덮개위에 부착한 전극을 통해 유도하고 뇌파계에 입력, 증폭하여 가로축에 시간을, 세로축에 전위를 기록하는 것으로 뇌전도(electroencephalogram, EEG)라고도 한다.**

뇌파는 다양하게 변화하는 뇌의 활동상태를 반영하는 것으로 대뇌겉질의 자발성 전위변동을 시간과 공간의 개념으로 표현하고 있다. 또한 뇌파는 피검자에게 주는 고통이나 위험이 적고 간단하며, 반복하여 실시할 수 있다. 따라서 어떤 뇌질환에서는 건강한 정상인의 파형과는 다르므로 뇌파에서 얻은 정보를 판독하여 각종 질환의 진단, 치료효과 및 판정에 유용하게 이용된다.

뇌파의 종류에는 다음과 같은 것이 있다.

① **머리덮개뇌파(두피뇌파, scalp EEG)** : 머리덮개위에 전극을 부착하여 유도하는 뇌파이며, 주로 대뇌겉질의 전기활동으로부터 신경세포 각각의 활동을 측정하는 방법이나 깊은부분(심부) 활동도 일부 반영된다. 일반적으로 임상에서 이용되는 뇌파는 머리덮개뇌파이나 **대뇌겉질 표면에서 직접 검출하는 겉질뇌파에 비해 전위가 크게 감쇠한다.** 머리덮개뇌파는 대뇌겉질 표면에 접하고 있는 수액이나 몇 층의 막, 머리뼈의 영향에 의해서 극파와 같이 날카로운 파는 더욱 감쇠가 커진다.

② **겉질뇌파(피질뇌파, electrocorticogram, ECoG)** : 뇌의 외과수술시 머리뼈를 열어 대뇌겉질 표면에 직접 전극을 부착하여 유도하는 방법이며, 파형은 **머리덮개뇌파보다 몇 배의 큰 전위가 얻어진다.**

③ **심부뇌파(depth EEG)** : 뇌의 깊은부분(심부)에 전극을 찔러 넣어 직접 옛겉질(고피질, paleocortex)과 바닥핵(기저핵, basal nuclei), 시상(thalamus) 등에서 전기활동을 기록하는 방법이다. **머리뼈 등에 의한 감쇠가 없는 만큼 머리덮개뇌파보다 몇 배의 큰 전위가 얻어진다.**

임상뇌파는 대뇌겉질의 표층에서 생기는 전위변동을 머리덮개위의 전극으로부터 기록한 것으로 대뇌기능 지표의 하나이다. 현재 뇌파검사는 정신의학(정신과), 신경학(신경과), 뇌외과학(신경외과), 소아과, 내과 등 여러 진료 영역에서 일상검사로 이용되고 있으며, 또 **지속성 저진폭 뇌파(low amplitude EEG, 평탄뇌파 flat EEG)가 뇌사판정 기준의 하나로서 중요시되고 있다.**

A. 뇌의 구조와 기능

학습목표

1. 뇌의 구조와 기능을 이해한다. (A)

뇌는 사람의 중추로서 가장 중요한 부분이며, 전신으로부터 정보를 모으기도 하고 명령을 하기도 한다. 정보나 명령은 신경섬유 내에서 전기신호로서 신경과 신경, 신경과 근육사이에서는 화학물질(아세틸콜린 등)에 의해서 전해진다. 보거나 듣거나 통증을 느끼거나 하는 것 등은 신경 내에 흐르는 전기신호나 신경세포 접합부인 연접(synapse)에서 화학물질의 작용에 의해서 이루어진다.

1. 뇌의 구조

뇌는 머리덮개(두피, scalp), 머리뼈(두개골, skull), 뇌막(cerebral meninges), 뇌척수액(cerebrospinal fluid, CSF)에 의해서 보호되고 있다. 머리덮개아래(두피하)에는 머리뼈가 있으며, 경질막(경막, dura mater), 거미막(지주막, arachnoid), 연질막(연막, pia mater) 등 3중의 뇌막으로 되어 있다. 거미막과 연질막사이가 거미막밑공간(지주막하강, subarachnoid space)이며, 이곳에 뇌척수액이 흐르고 있다. 사람의 중추신경계는 대뇌(cerebrum), 뇌줄기(뇌간, brain stem), 척수(spinal cord), 소뇌(cerebellum)에 의해 구성되어 있으며, 각각의 주된 기능은 다음과 같다.

1) 대뇌(cerebrum)

학습목표

1. 대뇌반구의 4개의 엽(lobe)을 이해한다. (A)

체중의 약 1/38(약 2%)의 무게로 되어 있으며, 성인 남자는 평균 약 1,200~1,400g 정도이다. 대뇌반구(cerebral hemisphere)의 표층으로부터 약 3㎜ 정도의 두께는 주로 **신경세포체(nerve cell body)에 의해서 이루어진 회색질(회백질, gray matter)에 의해 덮여 있으며, 여기에는 다수의 신경세포가 6층을 이루고 있다. 대뇌반구 표층의 회색질부분을 대뇌겉질(대뇌피질, cerebral cortex)이라고 하며, 뇌파는 겉질 내에서 일어난 전위변동을 종합하여 얻어낸 것이다.** 대뇌 겉질밑층은 백색질(백질, white matter)로 이루어져 있고, 여기에는 다수의 신경섬유가 뻗어 있으며 신경아교세포(교질세포, neuroglia cell)로 채워져 있다. 또한 백색질 내에는 바닥핵(기저핵, basal nuclei), 샘몸통부분(선상체, corpus glanduloae)이라고 하는 한 무리의 시상중계핵(thalamic relay nucleus)이 존재한다. 이 **바닥핵은 피라밋외계(추체외로계, extrapyramidal system)에 속하며, 무의식운동(불수의운동, involuntary movement)의 조절을 담당한다.**

대뇌겉질은 발생학적으로 새로운 새겉질(신피질, neocortex)과 옛날부터 조직학적인 구분이 명확하지 않은 옛겉질(고피질, paleocortex)로 나누어져 있다. **새겉질은 사람에서 가장 발달한 부분으로 여러 가지 감각, 운동, 적응행동, 사고, 창조행위, 감정 등 고도의 뇌기능을 담당한다.** 대뇌반구의 표면은 대부분 새겉질에 의해 덮여 있으며, 뇌파로서 기록되는 것은 새겉질의 전위이다. 신경세포의 집합인 뇌의 겉질이나 신경핵은 축삭(axon)에 의해 이루어져 있는 특정 신경전도로에 의해서 서로 밀접하게 연결되어 있으며 몇 개의 특수영역의 계통을 형성하고 있다. 이러한 계통에는 운동계, 감각계, 부활계, 둘레계통(변연계, limbic system), 통합계가 있다. 이러한 것은 고위중추로부터 말초에 연결되는 독자의 체계이며, 신경계 중에서 각각 어느 정도 병렬적으로 존재하고 있다. 매우 복잡한 뇌의 기능은 이러한 계통의 상호작용에 의해서 영위되고 있다. 옛겉질에는 본능이나 감정, 정서 등을 담당하는 둘레계통, 둘레겉질(변연피질, limbic cortex) 등이 있다. 대뇌의 내부에는 축삭이 모여 있는 백색질과 신경세포체에 의해 이루어져 있는 신경핵 등이 있다. 신경핵은 대뇌의 속질(수질, medulla) 중에 있는 신경세포체의 집단이며, 대뇌 바닥핵은 운동계와 관련이 깊다.

대뇌에는 좌우 한 쌍의 대뇌반구가 있으며 좌우의 대뇌반구는 주로 뇌들보(뇌량, corpus callosum)라고 하는 신경섬유의 묶음(다발)에 의해서 서로 밀접하게 연결되어 있다. 대뇌표

면은 대뇌세로틈새(대뇌종열, longitudinal fissure of cerebrum)라고 하는 깊은 고랑(구, sulcus)에 의해서 정중선(midline)을 이루고 있다. 뇌는 정중선을 경계로 좌우로 나뉘어 대뇌반구를 형성하고 있으며, 좌우 교차하여 지배되고 있다. 대뇌반구 표면적의 2/3는 대뇌고랑(대뇌구, cerebral sulcus)의 안쪽에 숨어 있다. 대뇌의 고랑과 고랑사이의 융기를 이랑(회, gyrus)이라고 하며, 대뇌표면은 고랑에 의해서 많은 이랑으로 구분되어 있다. 주요한 고랑으로는 **중심고랑(중심구, central sulcus), 가쪽고랑(외측구, lateral sulcus), 마루뒤통수고랑(두정후두구, parietooccipital sulcus), 새발톱고랑(조거구, calcarine sulcus)이 있으며, 뇌파와 관계가 깊다(그림 I –1). 중심고랑은 롤란드고랑(롤란드구, Rolandic sulcus)이라고 하며, 뇌의 중심부근에 있고, 가쪽고랑은 실비우스고랑(실비우스구, Sylvian sulcus)이라고 하며, 뇌의 가쪽(측면)에 있다.**

대뇌반구는 주로 이러한 고랑을 경계로 하여 대뇌 표층은 이마엽(전두엽, frontal lobe, F), 마루엽(두정엽, parietal lobe, P), 뒤통수엽(후두엽, occipital lobe, O), 관자엽(측두엽, temporal lobe, T)의 4영역으로 나누어지며, 각각 여러 가지 기능을 가지고 있다. 이마엽과 마루엽은 중심고랑에 의해 구분되어 있으나 이마엽과 관자엽은 가쪽고랑에 의해 구분되어 있다(그림 I –2).

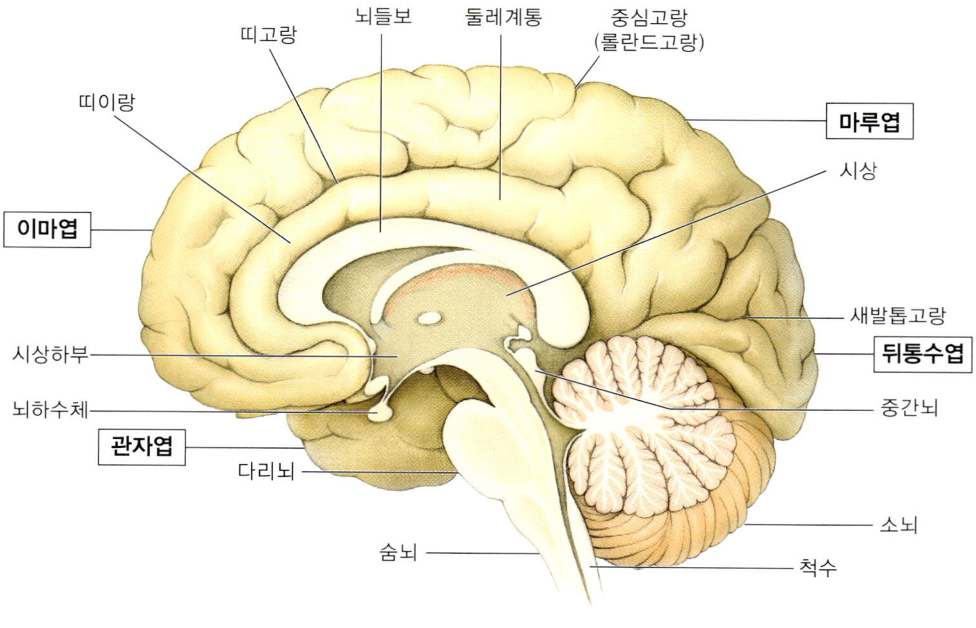

그림 I –1. 뇌의 정중 단면

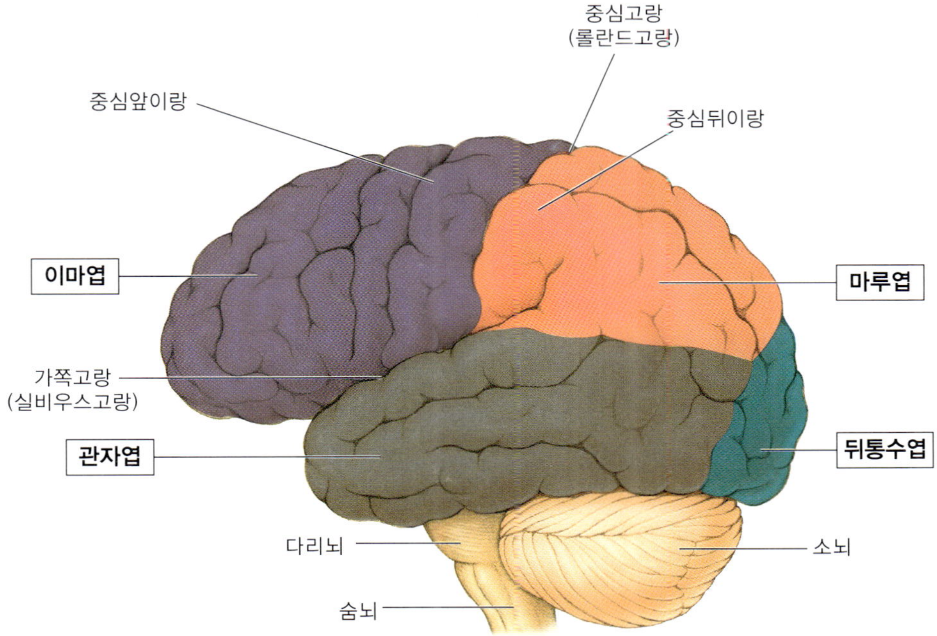

그림 Ⅰ-2. 대뇌의 4개의 영역

2) 사이뇌(간뇌, diencephalon)

신경섬유의 중추로서의 역할과 하위 감각중추로서의 기능을 가지고 있으며, 시상, 시상하부, 슬상체로 구성되어 있다(그림 Ⅰ-1).

시상(thalamus)은 좌우 한 쌍의 난원형으로 비교적 큰 신경핵(회색질)으로서 사이뇌의 주요 부분을 이루고 있으며, 통각, 온각, 촉각에 관여하고 있다. 좌우의 시상은 회색질성 시상간 다리로 결합하여 3뇌실 등쪽부분(배측부)의 양측에 위치하여 옆면(측면)을 형성하고 있으며, 운동 및 감각경로의 중계핵이다(후각은 예외). 이러한 감각경로에는 대뇌겉질 각각의 해당 부분에 연락되고 있는 특수감각경로(특수투사계) 및 대뇌반구의 광범한 부위에 전해지는 비특수감각경로(비특수투사계)가 있다. 비특수감각경로는 시상의 광범위투사계(diffuse thalamic projection system)라고도 하며, 의식, 특히 주의 기능에 관계하므로 임상뇌파에서는 매우 중요하다. 시상의 기능장애에는 시상증후군(thalamic syndrome)이 알려져 있다.

시상하부(hypothalamus)는 시상 아래쪽에 있으며 **자율신경**(autonomic nerve)**을 담당하는 종합적인 중추**로서 대사, 소화관, 체온조절, 심혈관, 내분비(endocrine), 성기능 등 생명유지에 매우 중요한 기능을 가지고 있다.

무릎체(슬상체, geniculate body)는 시상핵의 하나로 청각경로(청각로), 시각경로(시각로)의 중계핵을 이룬다. 시각경로는 가쪽무릎체(외측슬상체, lateral geniculate body)를 지나 대뇌겉질의 시각영역에 전해지나 청각경로는 안쪽무릎체(내측슬상체, medial geniculate body)를 지나 대뇌겉질의 청각영역에 전해진다.

3) 소뇌(cerebellum)

숨뇌위, 뒤통수엽(후두엽, occipital lobe)아래에서 뇌줄기(뇌간, brain stem)에 접하고 있으며, 무게는 성인 남성에서 평균 135g으로 중앙이 잘록한 긴 원형을 하고 있다. 소뇌는 소뇌다리(소뇌각, cerebellar peduncle)에 의해서 뇌줄기에 속하는 다리뇌와 섬유적으로 연락하고 있다. 또한 **신체의 평형을 담당하는 작용이 있으며, 근육의 긴장이나 근육군의 협동작용을 조절하고 있다.** 즉 소뇌는 몸통(체간, trunk)이나 손발운동의 미묘한 조절에 관여한다(그림 Ⅰ-1).

4) 뇌줄기(뇌간, brain stem)

학습목표

1. 뇌줄기의 구조를 이해한다. (B)

문자 그대로 대뇌를 지지하는 줄기에 해당하며, 구조상으로는 겉질과 소뇌를 제외한 중간뇌(중뇌, mesencephalon), 다리뇌(교뇌, pons), 숨뇌(연수, medulla oblongata) 등으로 구성되어 있다. 그리고 기능면에서는 사이뇌의 시상(thalamus)이 포함된다. 이 중 **중간뇌, 다리뇌, 숨뇌를 포함한 부분은 기능적으로 서로 연결되어 있으므로 이것을 총칭하여 뇌줄기라고 한다.** 중간뇌는 숨뇌, 다리뇌를 거쳐 말초로부터 올라온(상행) 감각자극(sensory stimulation)을 대뇌겉질의 각 감각영역(sensory area)에 전하는 작용을 한다. 다리뇌는 정면에서 보면 다리(bridge)모양을 하고 있기 때문에 이와 같이 불린다. 그리고 숨뇌에는 호흡중추, 연하중추가 있다(그림 Ⅰ-1).

뇌줄기는 뇌의 중추로서 중요할 뿐만 아니라 신경섬유의 전도로가 되어 위쪽의 대뇌(중추)와 아래쪽의 척수(말초)의 전도로 역할을 하고 있는 부분이며, 숨뇌는 척수(spinal cord)에 연결되어 있다. 대뇌에 의해 척수로 내려가는(하행) 운동신경과 척수로부터 대뇌로 올라가는(상행) 감각신경(sensory nerve)은 뇌줄기 속을 통하고 있다. 뇌줄기 중앙부에는 작은 뉴런을 포함한 복잡한 신경섬유망이 발달되어 그물체(망상체, reticular formation)를 형성한다. 그물체는 생명유지에 없어서는 안되는 호흡, 혈액순환, 체온조절, 내장(visceral)을 작용시키는 자율신경(autonomic nerve)의 억제기구 및 의식수준의 조절에 관계가 깊다. 이와 같이 **뇌줄기는 중추신경계의 중앙에 위치하고 있으며, 다수의 뇌신경핵(nuclei of cranial nerves)이나 그물체가 흥분(impulse)의 중계소가 되어 운동, 감각 및 자율신경을 조절하고 있다.**

2. 대뇌겉질 영역과 기능위치화

학습목표

1. 대뇌겉질의 구조를 이해한다. (A)
2. 대뇌겉질의 기능을 이해한다. (A)

대뇌겉질(대뇌피질, cerebral cortex)은 좌우 두개의 독립된 반구로 되어 있으며, 각 반구는 거의 같은 모양이며 대칭적으로 위치하고 있다. 그리고 좌우반구 둘 사이의 정보전달은 주로 뇌들보(뇌량, corpus callosum)를 전달경로로 하여 이루어진다. **각 반구의 대뇌겉질에는 운동, 감각, 연합기능 등을 담당하는 특정한 기능의치화가 되어 있으며, 브로드만(Brodmann, 독일, 1909)은 대뇌겉질을 신경세포의 형태, 크기, 배열 등의 특성에 따라 52영역(area)으로 구분하였다. 주요영역으로는 운동영역, 감각영역, 청각영역, 시각영역, 연합영역 등이 있다**(그림 Ⅰ-3).

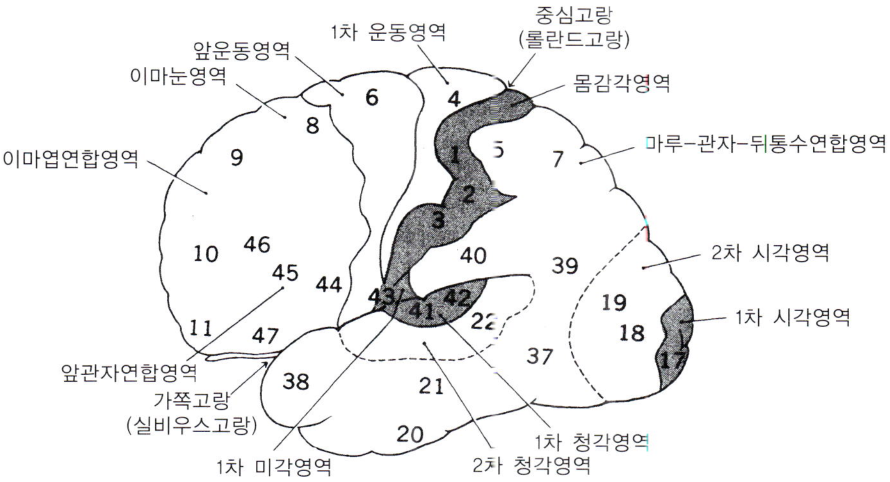

그림 Ⅰ-3. Brodmann에 의한 대뇌겉질 영역(숫자는 영역 번호)

1) 운동영역(motor area)

대뇌겉질 이마엽(전두엽, frontal lobe)의 중심고랑(cerebral sulcus, 롤란드고랑) 바로 앞 부분의 중심앞이랑(중심전회, precentral gyrus)에 있는 영역으로 대뇌세로틈새(대뇌종열, longitudinal fissure of cerebrum)에 인접한 안쪽에 있다(Brodmann 4영역). 골격근의 맘대로운동(수의운동, voluntary movement)을 주로 하는 피라미드로계(추체로계, pyramidal tract system)와 무의식운동(불수의운동, involuntary movement)을 자동적으로 조절하는 작용이 있는 피라밋외계(추체외로계, extrapyramidal system)가 있다. 파킨슨증후군(Parkinson syndrome)은 피라밋외계의 대뇌 바닥핵(기저핵, basal nuclei)의 기능장애에 의해 생긴다. 또 대뇌 바닥핵의 꼬리핵(미상핵, caudate nucleus)은 간질(epilepsy)의 돌발성 이상파에 대한 억제기전과 관련이 깊다.

운동영역은 대뇌겉질의 맨 위에서부터 아래방향을 향하여 다리, 몸통(체간, trunk), 팔, 머리 순서로 운동중추가 연결되어 있다. 이 부근의 Ⅴ층에는 **벳쯔거대운동신경세포(large motor cell of Betz)인 피라밋세포(추체세포, pyramidal cell)가 있으며, 이것으로부터 날신경섬유(원심성섬유, efferent fiber)가 시작된다.** 운동영역에 있는 운동뉴런의 축삭(axon)은 묶음을 이루어 백색질 안쪽을 내려가(하행) 속섬유막(내포, internal capsule)을 지나 숨뇌(연수, medulla oblongata)에 이르며, 대부분 **피라밋교차(추체교차, pyramidal decussation)를 하여 반대쪽 척수(spinal cord)에 들어가 반대쪽으로 나간다. 이 전도로를 피라미드로(추체로, pyramidal tract)라고 하며, 반대쪽 팔다리(사지)근육의 맘대로운동을 담당한다.** 그러므로 **뇌출혈(cerebral hemorrhage) 등에 의해서 한쪽의 속섬유막이 상해를 받으면 그 반대쪽에 광범위한 운동마비(motor paralysis)를 일으킨다.** 이 외에 중심고랑의 앞쪽에 위치한 Brodmann의 6영역에서도 피라미드로에 섬유를 내보내는 뉴런이 있다. 특히 **앞운동영역(premotor area)이라고 하는 피라밋외계의 뉴런이 존재하며, 근육의 자세조절이나 맘대로운동 조절에 관계하고 있다(Brodmann 6영역).**

2) 감각영역(sensory area)

대뇌겉질 마루엽(두정엽, parietal lobe)의 중심고랑(중심구, cerebral sulcus, 롤란드고랑) 바로 뒷부분의 중심뒤이랑(중심후회, postcentral gyrus)에 있는 몸감각영역(체성감각영역, somatosensory area)이다(Brodmann 1-2-3영역). 각 감각기로부터 시상중계핵(thalamic relay nucleus)을 지나 대뇌겉질의 감각영역으로 가는 것과 뇌줄기그물체(뇌간망상체, reticular formation of brainstem)로 가서 감각을 받아 겉질의 활동수준을 조절하는 것 등이 있다.

감각영역은 신체의 피부, 관절, 근육의 감각을 담당하는 피부감각영역으로 운동영역, 감각영역 모두 지배영역의 배열이 실제 위치와는 위아래가 반대로 되어 있다. 반대쪽 신체 절반의 피부감각 및 깊은부분(심부)감각의 수용기에서 흥분이 척수, 시상을 지나 이 영역에 도달한다. 신체부위와 몸감각영역 부위의 넓이 관계는 운동영역과 비슷하므로 대뇌의 정점 부근에서 아래방향으로 다리, 몸통, 팔, 머리의 순서로 지배영역이 결정되며, 좌우로 교차하고 있다.

3) 시각영역(visual area)

뒤통수엽(후두엽, occipital lobe)의 뒤통수극(후두극, occipital pole) 및 그 안쪽면의 새발톱고랑(조거구, calcarine sulcus) 부근에 있는 영역으로 안구에서 얻어진 영상을 지각한다(Brodmann 17영역). Brodmann 18, 19영역은 시각의 연합중추(association center) 또는 2차 중추라고 하며, 비쳐진 영상의 의미를 이해한다. **이 부위가 손상되면 사물이나 문자를 보아도 무엇인지 인식할 수 없는 시각인식불능증(시각실인증, visual agnosia)을 일으킨다.** 좌측 뇌는 우측반시야, 우측 뇌는 좌측반시야에 대응하고 있다.

4) 청각영역(auditory area)

좌우 균등하게 **관자엽(측두엽, temporal lobe)의 가쪽고랑(외측구, lateral sulcus, 실비우스고랑) 윗부분에 인접한 영역이다(Brodmann 41, 42영역).** 이 부근에 청각의 2차 중추가 있으며, **이 부위가 손상되면 말을 들어도 의미를 알 수 없는 청각인식불능증(청각실인증, auditory agnosia)을 일으킨다.**

5) 미각영역(gustatory, taste area)

몸감각영역 아랫부분 **마루엽(두정엽, parietal lobe)의 중심뒤이랑 바닥**에 있다(Brodmann 43영역).

6) 후각영역(olfactory, smell area)

이마엽(전두엽) 아랫부분에 있으며, **관자엽(측두엽, temporal lobe)**의 해마(hippocampus), 편도핵(amygdaloid nucleus)과 연결되어 있다.

7) 연합영역(association area)

연합영역은 대뇌겉질의 특수영역 주변에서 각각의 기능을 보조하는 부분이다. 즉 운동영역의 앞쪽에는 앞운동영역이 있으며, 이것의 작용에 의해 많은 근육군의 협조에 의한 복잡한 운동을 할 수 있다. 대뇌겉질은 어느 정도 기능별 부위가 분명하게 되어 있는 곳, 즉 1차 중추가 있는 부분도 있으나 이러한 부분은 **인간에서 감각의 인지, 종합, 판단, 기억, 사고 등 여러 가지 이해, 인식이나 행위에 관여하는 고등한 정신활동을 하는 부위이다.**

이마엽에는 사고, 의지결정, 추리, 창작 등의 정신활동을 하는 영역이 있으며, 이마엽연합영역(전두연합영역, frontal association area)이라고 한다. 사람의 대뇌에는 이마엽연합영역이 현저하게 발달되어 있는 것이 특징적이다. 관자엽, 마루엽에도 넓게 분포하고 있으며, 특히 관자엽은 언어 인식, 음악 인지, 기억 등에 관여한다.

연합영역에는 인간 특유의 언어영역(language area)이 있다. 운동영역 앞쪽에서 이마엽뒤아랫부분의 가쪽고랑(실비우스고랑) 위쪽에는 언어를 담당하는 운동성언어영역(브로카영역, Broca area)이 있다. 이 부위가 손상되면 말을 들어도 이해할 수 없고, 의미있는 말을 응답할 수 없게 되는 운동성실어증(motor aphasia)이 된다(Brodmann의 44, 45영역). Broca중추는 오른손잡이인 사람은 좌반구에 있고, 왼손잡이인 사람은 우반구에 있다. **관자엽의 가쪽틈새(외측열, lateral fissure, 실비우스고랑) 아래 영역과 오래된 겉질인 해마(hippocampus)는 기억과 관련성이 강한 영역이다. 뒤통수엽과 경계 부근의 청각영역 부위에는 말을 듣고 이해하는데 필요한 감각성언어영역(베르니케영역, Wernicke area)이 있다. 이 부위가 손상되면 다른 사람의 말을 들어도 의미를 이해할 수 없고, 응답할 수 없게 되는 감각성실어증(sensory aphasia)이 된다(Brodmann의 22영역 일부와 39, 40영역의 일부).** 이 부분은 2차 청각중추로 생각되며, 언어영역은 대부분의 사람에서 좌측 뇌가 우세하다.

3. 활성화계(부활계, activating system)

학습목표

1. 뇌줄기그물체활성화계(뇌파의 율동성 발생기전)를 이해한다. (B)

중간뇌(중뇌, mesencephalon), 다리뇌(교뇌, pons), 숨뇌(연수, medulla oblongata)에 걸쳐서 넓게 퍼져 있는 그물체(망상체, reticular formation)는 신경섬유의 그물코 속에 신경세포체가 흩어져 있는 구조로 되어 있다. **뇌줄기그물체(뇌간망상체, reticular formation of brainstem)는 시상의 비특수핵에 연결되어 있으므로 시상의 비특수감각경로(광범위투사계)에 의해서 대뇌겉질 전체 영역에 흥분(impulse)을 보내고 있다.**

이와 같이 **뇌줄기그물체에서의 흥분을 시상(thalamus)에 전하는 경로를 오름성뇌줄기그물체활성화계(상행성뇌간망상체부활계, ascending reticular activating system, ARAS)라고 한다**(그림 Ⅰ-4). 중간뇌의 뇌줄기그물체에서는 말초 감각기로부터 감각신경을 올라가는 (상행) 구심성(afferent) 흥분에 의해 대뇌겉질의 흥분수준이 조절되고 의식수준이 변화된다. 따라서 **뇌줄기그물체활성화계는 각성, 수면이 조절되며, 시상하부를 지나 자율신경계나 여러 가지 감각자극을 시상, 대뇌겉질, 둘레계통(변연계)에 전하여 뇌의 의식수준을 조절하는 기능이 있다.**

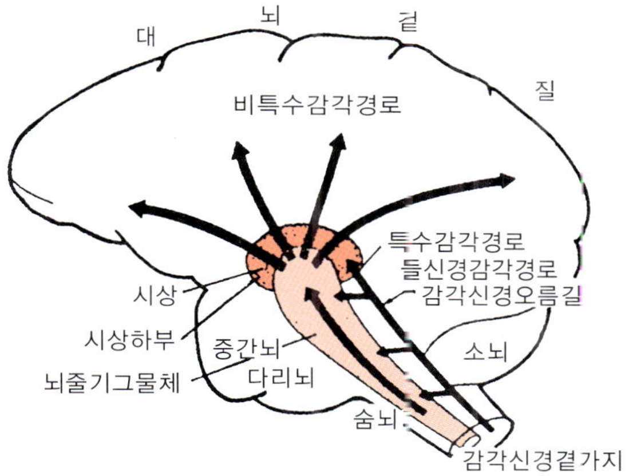

그림 Ⅰ-4. 오름성뇌줄기그물체활성화계

각성 시에 보이는 α파가 수면 시에는 서파화하거나 개안에 의해서 억제되어 속파화하는 등의 변화는 이 오름성뇌줄기그물체활성화계(ARAS)의 흥분(impulse)의 변화가 크게 관여하며, 또한 동기화와 비동기화의 뇌파상태를 비교할 수 있다.

뇌줄기그물체활성화계는 정상뇌파의 각성상과 수면상에 가장 관계가 깊은 뇌의 부위로 활동을 하면 각성, 활동을 하지 않으면 수면상태로 된다. 동물에서는 이 부분을 절단하면 각성상태로 있던 것이 의식을 잃고 수면상태로 되며, 뇌파는 서파화(동기화, synchronization)된다. **동기화는 다수의 신경세포가 시간적으로 일치하여 활동하는 경우로 수면상태나 의식이 없는 상태, 즉 뇌세포의 활성이 저하된 상태이며, 뇌파에서는 동기성 고진폭 서파의 전위변화를 나타낸다.** 반대로 이 부분을 전기자극하면 자연 수면상태로 있던 것이 각성상태로 되며, 뇌파는 속파화(비동기화, desynchronization)된다. **비동기화는 신경세포들이 시간적으로 각각 활동하는 경우로 각성상태, 즉 뇌세포의 활성이 촉진된 상태이며, 뇌파에서는 비동기성 저진폭 속파의 전위변화를 나타낸다**(그림 Ⅰ-5).

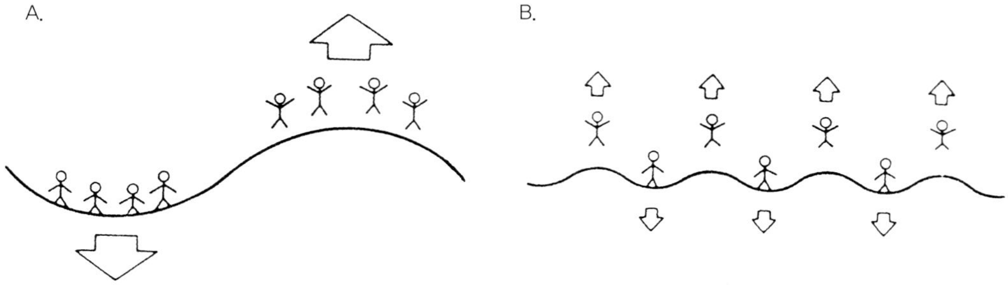

그림 Ⅰ-5. 동기화(A)와 비동기화(B)

말초로부터 대뇌겉질에 전달되는 감각경로에는 다음의 2가지가 있다.

① **특수감각경로(특수투사계)** : 보고 듣는 등 말초 감각기로부터의 감각자극은 흥분(impulse)이 되어 감각신경을 통해 올라간다(상행). 그리고 뇌줄기를 통하여 사이뇌(간뇌, diencephalon) 부분에 있는 시상에 중계되며, 대뇌겉질의 특정 감각중추(중심고랑 뒷부분에 있는 감각에 대응한 감각영역)에 전달된다. 즉 몸감각(체성감각)→척수→중간뇌의 안쪽섬유띠(내측모대, medial lemniscus)→중계핵(시상)→대뇌겉질의 감각영역에 전해지는 경로이다(그림 Ⅰ-4).

② **비특수감각경로(비특수투사계, 광범위투사계)** : 자극 흥분의 일부는 뇌줄기에서 분지하는 뇌줄기그물체를 통하여 대뇌겉질 전체 영역에 전해지며 겉질의 활동수준을 조절하고 있다. 즉 중간뇌 이하의 뇌줄기부분에서 안쪽섬유띠로부터 곁가지(측지, collateral branch)를 내어 뇌줄기그물체→시상→대뇌겉질의 넓은 영역에 전해지는 경로이다(그림 Ⅰ-4).

부활계는 겉질 아래에 있는 중요한 부분이며, 머리덮개(두피, scalp)위의 전극으로부터 떨어져 있어도 이와 같이 임상뇌파패턴에 큰 영향을 주고 있다. 또한 뇌줄기그물체에는 내림성(하행성)으로 척수로 향하여 근육의 긴장을 조절하는 경로도 있으며, 내림성부활계라고 한다. 이 내림계(하행계)는 간질(epilepsy)의 경련발작 때 중요한 역할을 담당한다.

4. 둘레계통(변연계, limbic system)

둘레계통은 대뇌 중심부의 아랫부분에 위치하며, 계통 발생적으로 뇌에서 비교적 일찍 발생된 부분이다. 나중에 발달한 대뇌겉질에 의해 완전히 덮여 바닥핵(기저핵, basal nuclei)을 둘러싸고 있는 둥근 둘레겉질(변연피질, limbic cortex)과 이것에 연결된 겉질밑층(피질하, subcortex) 핵군으로 구성되어 있다.

즉 대뇌반구의 안쪽면에 있는 뇌들보(뇌량, corpus callosum), 뒤쪽의 띠이랑(대상회, cingulate gyrus), 이마엽(전두엽)의 아래면에 있는 뒤눈확이랑(후안와회, posterior orbital gyrus), 관자엽(측두엽)의 안쪽에 있는 해마(hippocampus)와 고랑(구, sulcus) 등을 합하여 둘레겉질이라고 하며, 여기에 대뇌겉질 아래의 편도핵(amygdaloid nucleus), 사이막핵(중격핵, septal nucleus) 등을 포함한 기능계를 합하여 둘레계통이라고 한다.

둘레계통은 생체의 생명활동이나 원시적 본능(성욕, 식욕, 집단본능), 감정, 정서(정동행위), 자율신경기능을 억제하는 작용이 있다. 이 부분은 계통 발생적으로 오래된 대뇌겉질(고피질, 주피질)에 속하고, 시상하부와 연결되어 있으며, 자율기능, 내분비기능을 통합 조절하는 기능이 있다. 관자엽간질(측두엽간질, 정신운동발작)의 발현은 둘레계통과 관계가 깊다고 알려져 있다.

B. 뇌파의 발생 기전

1. 신경세포의 구조

학습목표

1. 신경세포(neuron)를 이해한다. (A)
2. 연접(synapse)을 이해한다. (A)

중추신경계는 여러 조직이나 세포들로 이루어져 있으나 그 중에서 신경계 본래의 작용을 하는 세포를 신경세포(신경원, neuron)라고 한다. **신경세포(neuron)는 뇌의 전기활동의 구조적, 기능적 기본단위로** 인간의 뇌에는 대뇌겉질에만 약 140억 개 존재한다. **신경세포의 기본 구조는 니슬소체(Nissl body), 핵 및 핵소체(nucleolus)를 가진 세포체(cell body)와 이것으로부터 나오는 돌기로 구분되고 있다. 돌기에는 많은 나뭇가지와 같이 나누어진 가지돌기(수상돌기, dendrite)와 1개의 긴 축삭(axon)으로 구성되어 있다**(그림 I-6).

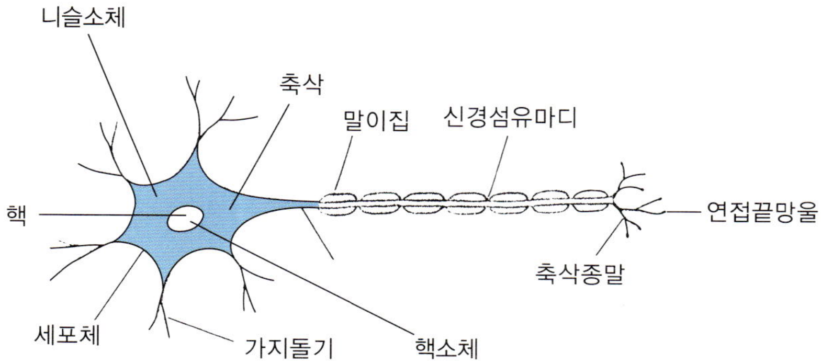

그림 Ⅰ–6. 신경세포(뉴런)의 구조

축삭은 전기적으로 절연체인 말이집(수초, myelin sheath)의 유무에 의해 말이집에 둘러싸여 있는 말이집신경섬유(유수신경섬유, myelinated nerve fiber)와 말이집에 둘러싸여 있지 않은 민말이집신경섬유(무수신경섬유, unmyelinated nerve fiber)로 구분된다. 또한 각 말이집사이에는 말이집이 없는 잘록한 부분이 있으며 이것을 신경섬유마디(랜비어마디, node of Ranvier)라고 한다. 여기에서는 축삭의 물질대사가 이루어지고 있으며, 축삭으로부터 나와 가늘게 나누어져 있는 곁가지(측지, collateral branch) 맨끝(선단)과 종말부는 다른 신경세포의 가지돌기와 연접(synapse) 결합을 하고 있다.

신경세포는 여러 가지 형태이며, 신경계의 부위나 작용에 따라서 다르다. 그러나 본질적으로 흥분(impulse)을 발생하여 이것을 다른 곳에 전달하기 위한 작용은 같다. 신경세포는 가지돌기 및 축삭에 의해서 다른 신경세포에 흥분을 전달한다. 축삭의 맨끝은 부풀어 올라 있는데 이곳을 연접끝망울(종말단추, synaptic end bulb)라고 한다. 연접끝망울 내에는 미토콘드리아(mitochondria), 연접소포(시냅스소포, synaptic vesicle) 등이 있어서 흥분이 축삭을 지나 연접끝망울까지 도달하면 연접소포에서 특수한 화학전달물질이 분비되어 연접후막(시냅스후막, postsynaptic membrane)을 흥분시키고 다음 뉴런에 흥분이 전해지며, 이 전달물질에 의해서 다른 뉴런에 흥분성 변화가 일어난다. 연접끝망울에는 보통 120Å 정도의 연접틈새(시냅스간격, synaptic cleft)가 있으며, 다른 뉴런의 세포체나 가지돌기에 접해 있다. **연접끝망울과 다른 뉴런이 만나는 접합부를 연접(시냅스, synapse)이라고 한다. 연접은 신경과 신경, 신경과 근육, 신경과 분비기관의 접합부의 총칭이며, 주로 화학물질에 의해서 흥분의 전달(촉진성) 혹은 억제(억제성)되고 있다.** 대부분의 연접은 세포체와 가지돌기 이는곳(기시부, origin)에 있으며, 축삭세포체연접(axosomatic synapse)이라고 한다. 그러나 꼭대기쪽가지돌기(선단가지돌기, apical dendrite) 등과 축삭사이에 존재하는 축삭가지돌기연접(axodendritic synapse)도 있다(그림 Ⅰ–7).

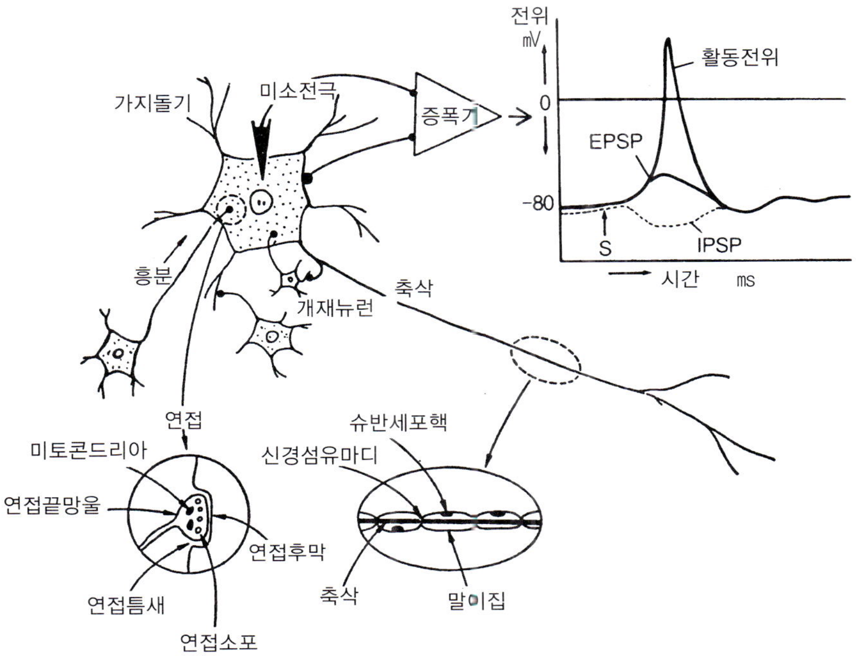

그림 Ⅰ-7. 뉴런(운동성), 연접, 막전위 기록법

2. 신경세포의 활동전위

학습목표

1. 안정막전위(정지전위)와 활동전위를 이해한다. (A)

신경세포는 전기적으로 절연체인 세포막에 의해 싸여 있으나 세포 내외에는 전해질 용액인 나트륨이온(Na^+)과 칼륨이온(K^+) 등의 금속이 이온화하여 포함되어 있다. **세포막에는 Na^+–K^+펌프가 존재하며, 항상 Na^+을 안쪽에서 바깥쪽으로, K^+을 바깥쪽에서 안쪽으로 수송하고 있다.** 따라서 **항상 일정하게 세포 안쪽에는 K^+이, 바깥쪽에는 Na^+의 농도가 높다.** 한편 세포막에는 K^+만을 통과시키는 구멍이 열리면 농도차에 의해서 **세포 안쪽에서 바깥쪽을 향하여 K^+이 흐른다(외향 K전류).** 그 결과 항상 일정하게 막을 경계로 **정지상태에서 세포 안쪽은 바깥쪽에 비해 −50∼−100㎷ 정도 전기적으로 (−)의 전하를 띠는데 이 상태를 분극(polarization)이라고 한다. 세포막의 내외에 전위차가 있어서 세포막 안쪽이 음성(−), 바깥쪽이 양성(+)으로 하전되어 있을 때 막을 경계로 한 전위차를 세포의 안정막전위(resting membrane** potential, RMP) 또는 정지전위(resting potential)라고 한다(그림 Ⅰ-8). 신경섬유에서 흥분성의 변화는 뉴런의 세포막의 막전위(membrane potential)의 변화로서 나타난다.

세포에 어떤 자극이 가해지면 세포막에는 Na^+만을 통과시키는 Na^+채널이 열린다. 그러면 전위차 및 농도차에 의해서 세포 바깥쪽에서 안쪽을 향하여 Na^+이 흘러들어가(내향 Na전류), 급격하게 세포 내의 전위가 상승한다. 정지상태와는 반대로 신경세포 내의 전위가 (+)의 전하를 띠는데 이 상태를 탈분극(depolarization)이라고 한다. 이 상태는 길게 계속되지 않고, 자극이 지속되어도 대개 1/1,000초 정도에서 원래의 분극상태로 되돌아간다. 탈분극한 상태에서 정지전위로 되돌아오는 과정을 재분극(repolarization)이라고 한다. 탈분극은 보통 0전위를 넘으므로 (+)전위 변화 부분은 초과전위(역전전위, overshoot)라고 하며, 정지전위보다 (-)방향의 움직임을 과분극(hyperpolarization)이라고 한다. 재분극 후에 계속하는 전위변화는 후전위(afterpotential)라고 한다. 정지상태의 신경세포에 자극이 가해져 흥분(impulse) 과정이 일어나면 세포막의 이온에 대한 투과성이 변화하여 Na^+의 유입, K^+의 유출 등이 생겨 전위의 균형이 변화한다. 세포막 안쪽이 반대로 20~40㎷의 양성전위(문턱전위, 역치전위)가 되며, 100~120㎷ 정도의 전위변화가 생긴다. 신경세포에서 0.5~몇 ㎳의 매우 짧은 지속시간만이 세포 안쪽이 양성(+)전위를 나타내는 것을 활동전위(action potential, AP)라고 하며, 활동전위를 발생하는 것을 전기적으로 흥분한다고 한다. 그 후 세포체는 처음의 안정막전위로 되며, 이것이 신경세포에서 흥분이 전달되는 기본 원리이다.

뉴런의 흥분은 세포 바깥쪽에서 보면 음성(-)전위로서 얻어지기 때문에 전기생리학에서는 일반적으로 음성(-)전위의 전위변화는 상향의 흔들림으로서 기록된다. 따라서 임상뇌파에서도 활성전극의 음성파형은 상향으로 표시되고 있다. 지금까지 설명한 것이 세포에서 활동전위의 발생 구조이며, 뇌를 시작으로 생체 세포에서의 전기활동의 근본이 된다.

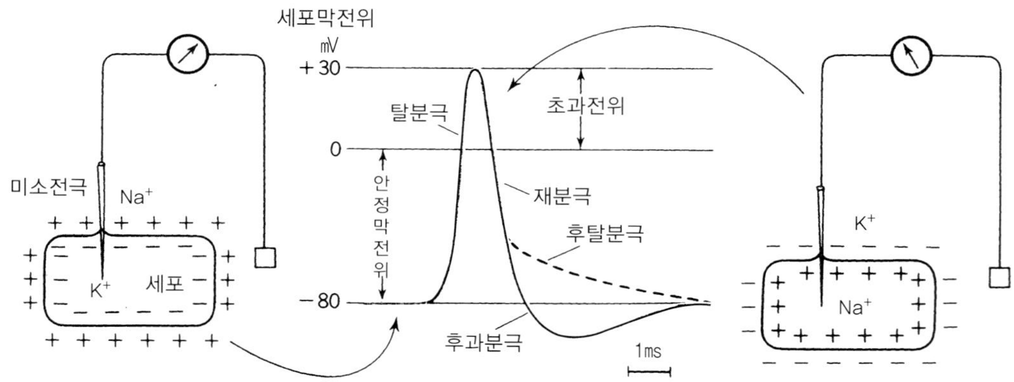

그림 Ⅰ-8. 활동전위 발생 시 막전위의 변화

3. 신경섬유의 전도

학습목표

1. 말이집신경과 민말이집신경의 차이점을 이해한다. (A)

말이집신경(유수신경, myelinated nerve)에서 전기적으로 흥분(impulse)하여 활동전위를 발생하고 있는 (A)부위에서 세포 안쪽은 (+), 바깥쪽은 (−)로 된다. 흥분하고 있지 않은 (B)부위에서는 평형상태가 유지되어 세포 안쪽은 (−), 바깥쪽은 (+)가 되어 전기적 회로(국소회로)가 형성되어 전류가 흐른다. (A) 및 (B)부위에서는 세포막에 개입한 이온전류, 다른 부위에서는 도체 중에 흐르는 전도전류이다. 이 전류가 자극되어 (B)부위에서는 막의 Na^+의 투과성이 높아져 탈분극이 일어나고 세포 안쪽이 (+), 바깥쪽이 (−)로 된다(그림 Ⅰ−9). **탈분극이 차츰 진행되어 활동전위가 발생하는 장소가 이동하거나 Na^+의 이동에 의한 활동전위(흥분)는 절연체인 말이집(수초, myelin sheath)이 없는 신경섬유마디(랜비어마디, node of Ranvier)에서만 발생하며, 다른 부위에서는 도체 중의 전기전도에 의해 전해진다.**

말이집신경(유수신경, myelinated nerve)에서는 말이집을 하나씩 뛰어넘으면서 신경섬유마디로 전도하게 되는데 이것을 도약전도(saltatory conduction, jumping conduction)라고 한다. 말이집신경에서는 흥분이 매우 빠르게 전도됨과 함께 전기적으로 저항이 적은 신경섬유마디로 흥분을 일으켜 전해져 간다. 민말이집신경(무수신경, unmyelinated nerve)에서는 도약전도를 하지 않고 흥분이 잇달아 연속적으로 전도된다. 따라서 신경섬유의 흥분전도속도는 이와 같은 도약전도에 의해 말이집신경(120m/s)은 민말이집신경(1m/s)보다 전도속도가 빠르다. 또한 일반적으로 **말이집신경섬유의 직경이 굵을수록 흥분전도속도는 빠르게 전도된다. 임상검사에서 대상이 되는 것은 운동신경, 감각신경 모두 도약전도를 하는 말이집신경의 전도이다.** 섬유에는 A, B, C섬유의 3종류가 있다(표 Ⅰ−1). A, B섬유는 대부분 몸신경(감각신경과 운동신경)으로 말이집신경이며, C섬유는 민말이집신경으로 내장신경에 주로 분포한다.

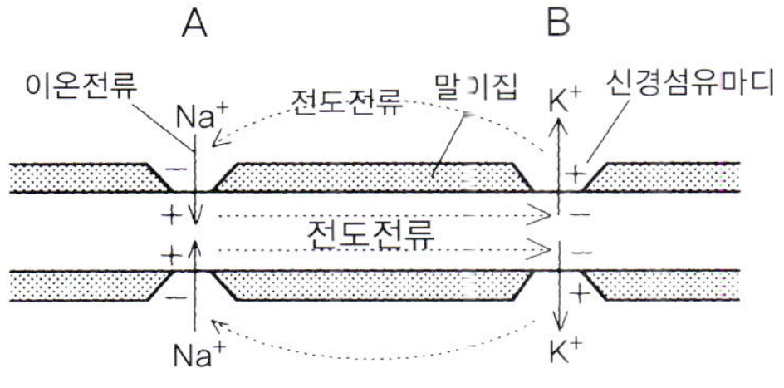

그림 Ⅰ−9. 말이집신경의 전도

표 Ⅰ-1. 신경섬유의 종류

	A섬유	B섬유	C섬유
직경(㎛)	1~22	3	0.4~1.2
전도속도(m/s)	5~120	3~15	0.6~2.0
지속시간(㎳)	0.5	1.2	2.0
	말이집신경		민말이집신경

4. 연접에서 흥분의 전도

학습목표

1. 흥분성연접후전위와 억제성연접후전위를 이해한다. (A)

신경섬유의 종말부분은 다른 세포의 가지돌기와 연접에 의해 결합되어 있다. **신경섬유에서 전기전도는 양쪽 방향으로 전해지나 연접에서는 반드시 한쪽의 세포로부터 화학물질이 분비되고 다른 쪽의 수용기가 그것을 받아 다시 한쪽 방향으로만 전달하여 전기신호로 변환한다.** 전기적 흥분이 축삭(axon)의 맨끝까지 전해지면 연접끝망울(synaptic end bulb)에 있는 연접소포(synaptic vesicle)에서 화학전달물질이 전막으로부터 연접틈새(synaptic cleft)로 방출된다. **말단에서는 흥분성화학전달물질인 아세틸콜린(acetylcholine) 이나 노르아드레날린(noradrenalin)이, 억제성화학전달물질인 γ-aminobutylic acid(GABA)가 분비된다.** 이러한 화학전달물질이 연접후막(postsynaptic membrane)을 흥분시키고 다음 뉴런에 흥분이 전해지며, 이 전달물질에 의해서 다른 뉴런의 세포막의 성질을 변화시킨다(그림 Ⅰ-10, 11).

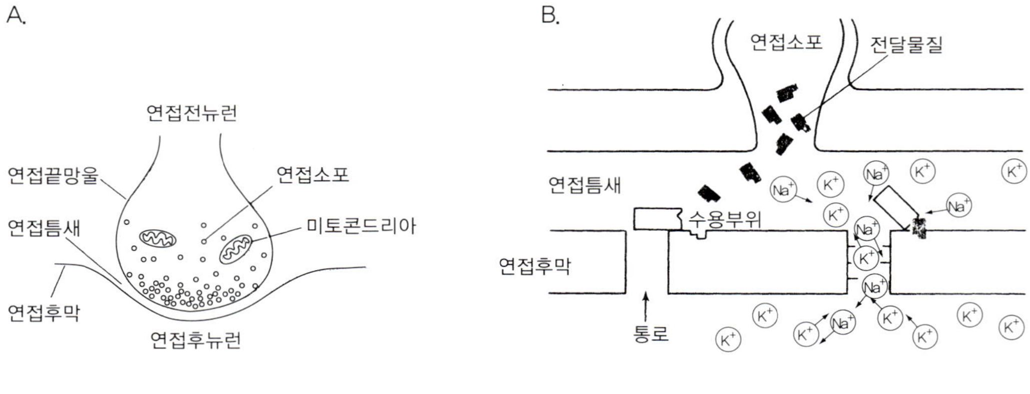

그림 Ⅰ-10. 연접의 구조(A)와 전달기구(B)

연접소포에서 방출된 화학전달물질이 연접후막의 수용부위에 결합하면 연접후막의 이온투과성이 변하여 이온의 유입 혹은 유출이 일어난다.

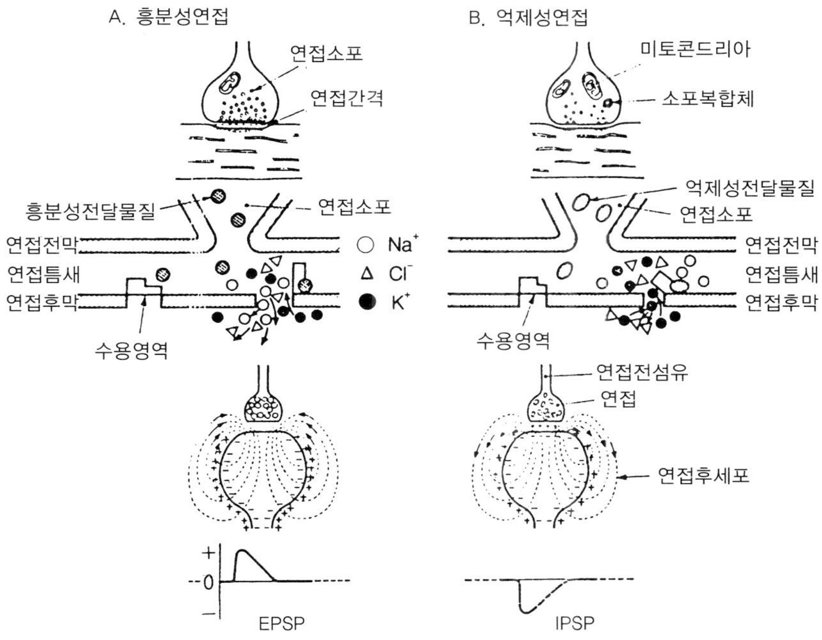

그림 Ⅰ-11. 흥분성연접후전위와 억제성연접후전위의 변화

신경섬유에 전달하는 흥분에 비하면 활동전위보다 전압은 낮으나 지속이 긴 느린 전위변화가 몇 ms 지속되는데 이것을 연접후전위(시냅스후전위, postsynaptic potential, PSP)라고 한다. 연접에는 그 작용에 의해 흥분성연접과 억제성연접의 2종류가 있다.

신경세포에서 연접후막이 매우 좁은 연접틈새를 경계로 이 물질을 받으면 이온 투과성이 변화하고 탈분극(depolarization)을 일으켜 (+)의 활동전위를 발생시킨다. 이와 같은 연접을 흥분성연접이라고 하며, 이때의 전위변화를 흥분성연접후전위(excitatory postsynaptic potential, EPSP)라고 한다. 탈분극상태인 EPSP는 연접 뒷부분의 신경세포막의 탈분극을 일으켜 뉴런의 흥분성을 증가시키며, 흥분성 뉴런의 축삭말단은 모두 흥분성연접으로 되어 있다. 한편 **연접 중에는 인접 신경세포로부터 자극이 전해지면 더욱더 세포 막전위의 분극상태가 깊어지는 과분극(hyperpolarization)을 일으킨다. 이와 같은 연접을 억제성연접이라고 하며, 이때의 전위변화를 억제성연접후전위(inhibitory postsynaptic potential, IPSP)**라고 한다. 과분극상태인 IPSP는 과분극에 의해서 뉴런의 흥분성을 억제시키며, 억제성 뉴런의 축삭말단은 모두 억제성연접으로 되어 있다. **1개의 뉴런에서 EPSP와 IPSP는 서로 반대로 흥분전도가 조절된다. EPSP는 어떤 크기가 되면 급격하게 증가하는 탈분극이 되고, 더욱 심하면 영전위(zero potential)를 넘는 전위변화를 일으킨다. 이와 같이 급격하게 증가하는 전위변화를 활동전위(action potential, AP)라고 한다**(그림 Ⅰ-12).

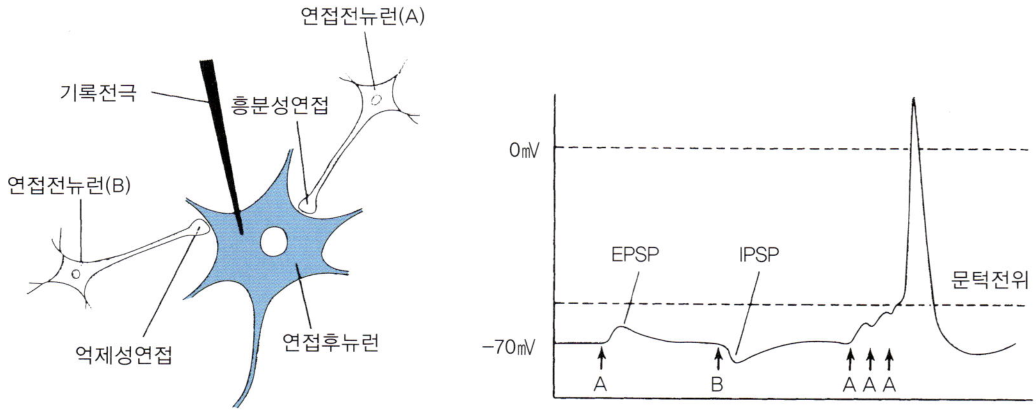

그림 Ⅰ-12. 흥분성연접후전위(EPSP)와 억제성연접후전위(IPSP)

좌측 그림과 같이 연접후뉴런의 막전위를 기록하면서 흥분성연접을 형성하고 있는 연접전뉴런(A)을 자극하면 EPSP가 기록된다. 또 억제성연접을 형성하는 연접전뉴런(B)을 자극하면 IPSP가 기록된다. 우측 그림의 화살표는 뉴런(A), 뉴런(B)를 자극한 시점을 나타냈다. 뉴런(A)를 반복 자극하여 EPSP가 겹쳐 전위가 문턱전위에 이르면 활동전위가 생긴다.

연접후전위는 지속시간이 길며, 활동전위와는 달리 다냐아니냐의 법칙(실무율, all or none law)에 따르지 않는다. 그러나 이 기간에 도달한 다음의 흥분(impulse)에 의해 생긴 연접후전위의 가중(summation)이 일어난다. 활동전위 및 EPSP도 세포 밖에서 보면 음성의 전위변동이나 IPSP는 반대로 양성으로 되어 있다. **EPSP도 IPSP도 앞의 연접후전위가 소실하지 않는 가운데 차츰 흥분이 연접에 도달하여 전위변화가 생기고 겹쳐져 커진다(시간적 가중, temporal summation). 같은 뉴런에 동시에 생긴 EPSP나 IPSP도 겹치면 커진다(공간적 가중, spatial summation).** 이와 같이 1개의 뉴런 중에 연접후전위가 가중한 결과 그 신경세포체의 전위가 10~20㎷를 넘으면 축삭의 이는곳(기시부, origin)으로부터 활동전위가 발생하며, 흥분으로서 축삭을 통하여 다음 뉴런을 향하여 흥분을 전도한다(그림 Ⅰ-13). 중추신경계의 복잡 미묘한 조정기능은 결국 여러 뉴런을 조합시키면 신경세포체에서 연접후전위가 가중(summation)되어 환원된다.

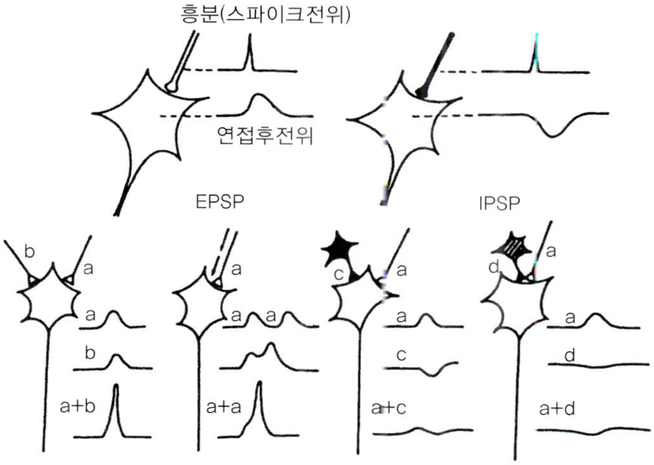

그림 Ⅰ-13. 흥분성연접후전위(EPSP)와 억제성연접후전위(IPSP)의 가중

■ **다냐아니냐의 법칙(실무율, all or none law)**

자극강도가 문턱(역치) 이하이면 활동전위는 전혀 생기지 않고, 문턱 이상이면 일정 크기의 활동전위가 생기는 현상을 말한다. 단일 신경세포의 활동전위는 전혀 자극강도에 비례하여 그 전위가 커지지는 않는다. 이 법칙은 전기생리학의 근본임과 동시에 현재의 컴퓨터 기술에 까지 이르는 기본원리이다(그림 Ⅰ-14).

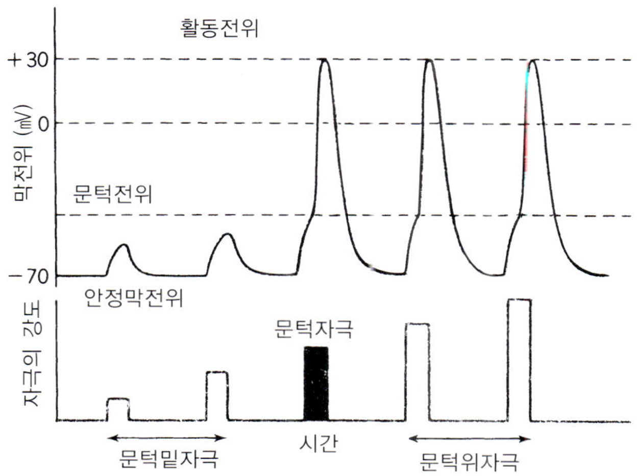

그림 Ⅰ-14. 문턱밑자극, 문턱자극, 문턱위자극과 활동전위의 발생
자극의 강도를 증가시켜 가면 막의 전위차가 감소하여 가고 문턱전위에 이르면 활동전위가 생긴다. 문턱자극보다 강한 자극을 가해도 활동전위의 형태, 크기는 문턱자극에서 생기는 것과 같다.

뇌파로서 얻어지는 것은 주로 대뇌겉질 피라밋세포(추체세포)의 깊은부분(심부) 혹은 표층의 가지돌기(수상돌기, dendrite)에서의 활동전위, 연접후전위(EPSP 및 IPSP) 등의 종합이 집적된 것이다.

뇌파는 이와 같은 과정에 의해 비교적 완만한 파형이 형성된 것을 머리덮개(두피, scalp)위에서 기록한 것이며, 시상은 뇌파의 리듬을 얻는 길잡이(pacemaker)로 생각된다. 그러나 전기현상은 전원으로부터 멀어질수록 급격하게 감소하며, 더욱더 수막, 수액, 머리뼈(두개골, skull), 피부를 통과할 때에는 주파수가 빠른 변화만큼 강하게 흡수된다. 그 때문에 **외상 등에 의한 뼈결손(골결손, bone defect) 부분에서는 오히려 반대측보다 고진폭으로 되는 일이 있는데 이것을 누설율동(breach rhythm)**이라고 한다. 그러므로 임상뇌파에서 가장 큰 영향을 주는 것은 겉질 표층에 가까운 꼭대기쪽가지돌기(선단가지돌기, apical dendrite)에서의 전위변화(apical dendritic potential)가 된다. 또 다수의 신경세포의 전위가 시간적으로 일치하여 같은 방향으로 변화(동기, synchronization)할 때에는 각각 흩어져 변동(비동기, de-synchronization)하는 경우보다도 활동의 종합이 큰 전위변화로서 나타난다.

C. 뇌파의 구성

뇌파를 구성하는 파의 대부분은 전위변동이 정현파(sine curve)이거나 정현파와 유사한 파형(sinusoid curve)으로 파형, 주파수가 거의 같은 상향파가 연속하여 나타난다. 그러나 실제로 기록된 뇌파소견은 정현파와는 달리 주파수, 진폭, 형태 등 여러 가지의 파형이 뒤섞여 복잡한 출현양식을 가지기 때문에 뇌파소견의 기재 시에는 자세하게 표현해야 한다.

1. 뇌파의 구성 요소

임상 뇌파소견을 종합적으로 판정하기 위해 기술하는 구성요소에는 다음과 같은 것이 있다.

1) 활동(activity)

뇌파에서 어떤 형태로 연속하여 출현하는 전위변동으로 보통 전기활성(electrical activity)과 같은 의미이다. 예를 들면 규칙적인 것과 불규칙적인 것, 연속적인 것과 일과성인 것 등 뇌파에서 파 또는 파의 연속을 총칭한 것으로 α활동은 α주파수의 활동을 말한다. 또한 배경활동(background activity, BGA)은 전반적으로 지속성을 가진 활동이 안정하게 나타나는 파의 리듬이다. 그러나 돌발성이나 국재성 활동에 대해서 모든 기초가 되는 활동은 기초활동(basic activity)이라고 한다. **일상적으로 α파, β파 등으로 사용되고 있으나 엄밀한 의미에서는 α율동이나 α활동, β율동이나 β활동이라고 해야 한다.** α율동이 많으나 α활동과 동의어는 아니다(그림 Ⅰ–15A).

2) 파(wave)

뇌파에서 어떤 단일 또는 일과성의 전위변동으로 정의되고 있으며, 활동의 각 요소를 가리킨다(그림 Ⅰ–15B).

3) 율동(rhythm)

일정한 주기(period)와 파형을 가지고 반복되는 파로 이루어진 뇌파활동을 말하며, 진폭은 반드시 일정하지 않아도 된다. 예를 들면 고유명사화한 α파는 α율동을 말한다. 또한 기초율동(basic rhythm)은 여러 가지 파로 이루어진 뇌파 중에서 주체가 되는 율동으로 전반적, 지속적으로 항상 많이 우세하게 나타나는 뇌파활동이며, 배경활동과 같은 개념으로 사용된다(그림 Ⅰ–15C).

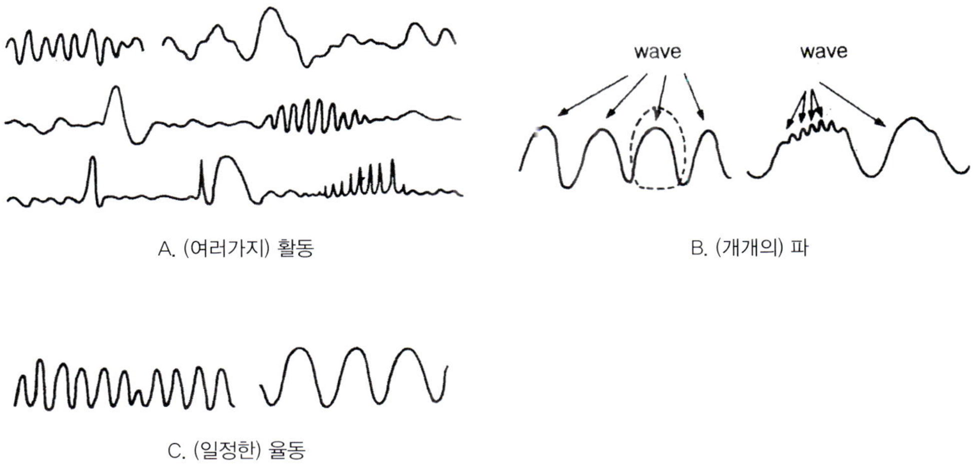

그림 Ⅰ–15. 활동, 파, 율동

2. 뇌파소견을 표현하는 지표

뇌파판독을 위해서는 원칙적으로 다음과 같은 뇌파소견을 이해해야 한다.

1) 주파수(frequency) 및 주기(period)

학습목표

1. 주파수 및 주기를 이해한다.
   1) 주파수 및 주기의 정의와 단위 (A)
   2) 주파수와 주기의 관계 (A)
   3) 뇌파의 주파수와 주기의 계측(실) (A)
   4) 주파수 영역에 따른 뇌파의 분류 (A)
   5) 빠른파와 느린파를 비교 설명 (A)
   6) 주파수에 따른 기본뇌파의 특징 (A)

주파수는 1초 동안 반복하여 출현하는 율동적인 파의 횟수를 말하며, Hz(Hertz), CPS(C/S, cycle per second)로 나타낸다. 뇌의 전압이 변화할 때 1개의 파의 산과 산 또는 계곡과 계곡을 연결하여 그 간격에 이르는 시간적 길이(wave length)를 파의 지속시간(duration)이라고 한다(그림 Ⅰ-16). 율동적인 파에서는 이것을 주기(period)라고 하며, ms로 나타낸다(1ms =1/1,000초). 뇌파는 심전도 파형과 같이 기준선이 분명하지 않고 시간적으로도 주기가 일정하지 않으므로 특별한 계측법에 의해 측정해야 한다.

주기는 일반적으로 주파수로 표현하며, 주파수와 주기는 역수관계에 있으므로 1초를 주기로 나누면 주파수가 구해진다. 예를 들면 주기가 200ms이면 주파수(Hz)=1/주기(ms)×1,000이 되므로 주파수는 5Hz가 되고, 주파수가 5Hz이면 주기(ms)=1/주파수(Hz)×1,000이 되므로 주

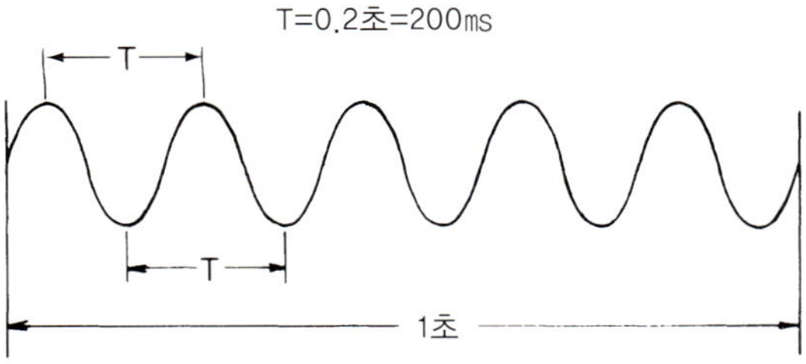

$$주파수(Hz) = \frac{1초}{T초} = \frac{1}{T}$$

$$\frac{1}{0.2} = 5Hz$$

그림 Ⅰ-16. 주파수와 주기

기는 200㎳=0.2초가 된다. α파와 같이 거의 일정한 주기로 몇 개의 파가 연속하고 있을 때에는 편리하게 측정용 자(scale)의 눈금을 세어 대개의 주파수를 알 수 있다.

사람의 뇌파는 대부분 0.5~60㎐ 정도이며, 주파수에 의해서 다음과 같이 분류된다(그림 Ⅰ-17). 주파수 영역(frequency band)은 임상뇌파에서 정상, 이상을 판정하는 중요한 기준이 된다(그림 Ⅰ-18).

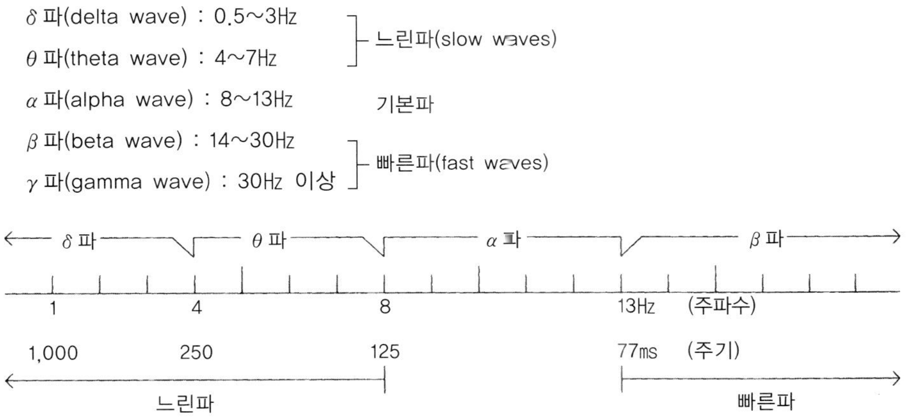

그림 Ⅰ-17. 주파수에 의한 뇌파의 분류

α파를 기준으로 α파보다 주파수가 느린(주기가 긴) δ파와 θ파를 느린파(서파, slow wave)라고 하며, α파보다 주파수가 빠른(주기가 짧은) β파와 γ파를 빠른파(속파, fast wave)라고 한다. 그리고 α파 영역 중에서도 8㎐에 가까운 파를 느린 α파(slow α wave), 13㎐에 가까운 파를 빠른 α파(fast α wave)라고 한다. β파는 중간 빠른파라고 하며, β_1파는 14~17㎐, β_2파는 18~30㎐로 나누기도 한다. 30㎐ 이상의 파는 γ파라고 한다. **보통 느린파는 진폭이 높고, 빠른파는 진폭이 낮으나 느린파에서도 진폭이 낮거나 빠른파에서도 진폭이 높은 파도 있으므로 각 파형을 나타낼 때에는 몇 ㎐, 몇 ㎶로 표시한다. 느린파는 수면 시나 뇌의 활동이 저하되었을 때 출현하나 빠른파는 뇌의 활동이 촉진되었을 때 주로 출현한다.**

여기에서 주의해야 할 것은 이와 같이 분류한 파, 예를 들면 α파만 단독으로 있는 것은 아니다. 실제 뇌파에는 항상 이러한 모든 성분이 겹쳐서 하나의 뇌파를 형성하고 있다. 그 중 진폭이나 주파수가 가장 뚜렷하게 출현하는 것을 대부분의 경우 그 파형으로 한다.

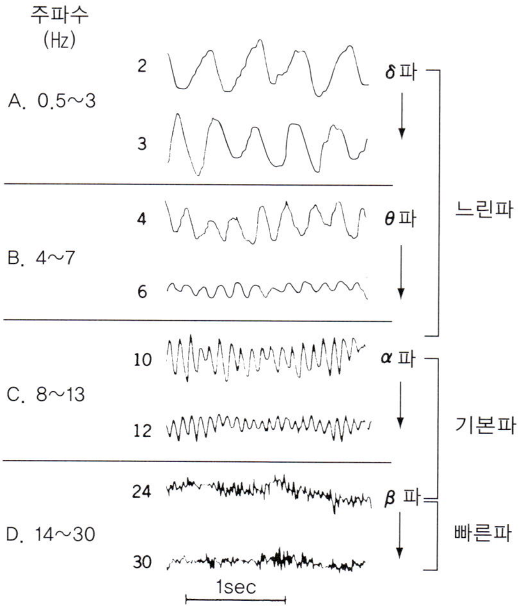

그림 Ⅰ-18. 파형에 따른 주파수 영역

2) 진폭(amplitude) 및 전위(potential)

학습목표

1. 진폭 및 전위를 이해한다.
   1) 진폭의 정의와 단위 (A)
   2) 교정곡선의 진폭 (A)
   3) 뇌파의 진폭을 계측 (실) (A)
   4) 저진폭 및 고진폭의 범위 (A)
   5) 평탄뇌파 (A)

진폭은 파의 계곡과 계곡을 연결한 선과 산의 정점(peak)으로부터 기선에 수직선을 내려 긋고 그것과 만나는 점까지의 거리, 즉 높이(h)를 말한다(그림 Ⅰ-19). 기록된 뇌파는 두 전극간의 전위차이므로 진폭은 전압(voltage)으로 나타낸다. 산으로부터 계곡까지의 정점간(peak-peak)은 아니므로 주의해야 한다(그림 Ⅰ-20A).

전압은 정해진 교정전압을 가했을 때 교정곡선의 진폭과 비교해서 ㎶(microvolt)로 나타낸다(1㎶=1/1,000㎷=1/1,000,000=10^{-6}V). 교정곡선의 진폭은 50㎶를 5㎜가 되도록 조정(10㎶=1㎜)하므로 측정치의 진폭과 교정곡선의 진폭과의 비를 얻으면 전압을 얻을 수 있다. 그러나 물리적인 계측법으로서 파의 정점간을 계측하는 것도 있다.

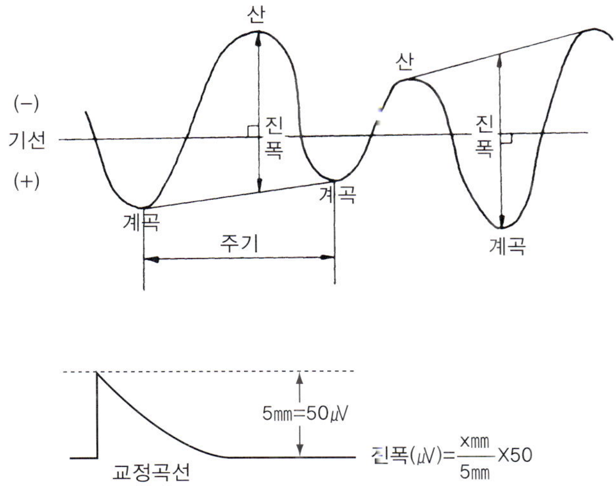

그림 Ⅰ-19. 주기(지속)와 진폭(전위)

파형의 전압(㎶)=[측정치의 진폭(㎜)/교정곡선의 진폭(㎜)]×50㎶

실제로 파형의 전압은 교정곡선의 전압 50㎶에 대해 7㎜의 진폭이 기록되도록 조정되므로 교정곡선의 진폭이 5㎜이면 뇌파 파형의 전압은 70㎶가 된다(70㎶=(7㎜/5㎜)×50㎶). 실제로 교정곡선의 전압 50㎶ 대해 펜은 7㎜가 기록되드로 감도는 다음과 같이 계산된다.

감도(㎶/㎜)=교정곡선의 전압(㎶)/펜의 경사도(㎜)

만약 **교정곡선의 전압이 50㎶이고, 펜의 경사도가 7㎜이면 감도는 7.1㎶/㎜가 된다(7.1㎶/㎜=50㎶/7㎜).**

진폭이 10㎶ 이하인 경우는 의미있는 뇌파라고 할 수 없으므로 이것은 무시하고 계측한다(그림 Ⅰ-20B). 또한 느린 파가 겹쳐 나타나고 있는 경우에는 겹쳐진 파가 30㎶ 이상인 경우, 독립하고 있는 파의 진폭이 30㎶ 이하인 경우에는 의미 있는 뇌파로 간주하지 않고, 기선의 동요(drift)로 한다(그림 Ⅰ-20C). **뇌파 보고서에는 진폭을 ㎶로 표현하지 않고, 저진폭(low amplitude, 20㎶ 이하), 중진폭(medium amplitude, 20~70㎶), 고진폭(high amplitude, 70㎶ 이상)으로 나타낸다.** 머리덮개(scalp)위 뇌파의 진폭은 몇 ㎶에서 몇 백 ㎶로 나타나며, **정상성인의 뒤통수부위의 α파는 50㎶ 전후인 것이 많다. 진폭이 매우 작아 파형으로서 형태를 볼 수 없는 경우에는 넓은 의미에서 평탄화(flat pattern), 평탄뇌파(flat EEG)라고 한다.**

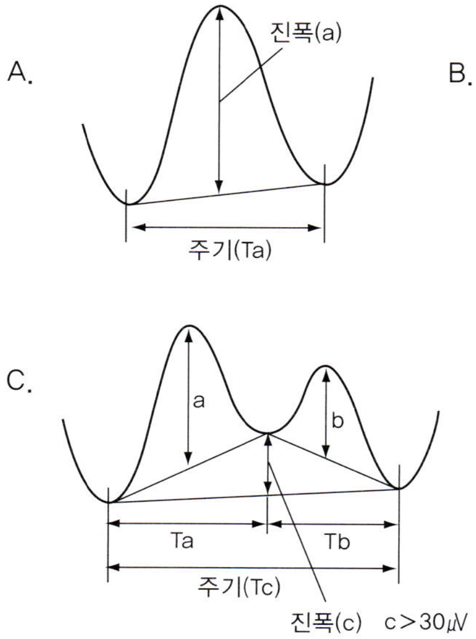

그림 Ⅰ-20. 주기와 진폭의 측정방법

3) 위상(phase) 및 위상관계(phase relation)

학습목표

1. 위상 및 위상관계를 이해한다.
   1) 위상의 정의 (A)
   2) 1상성, 2상성, 3상성파 (A)
   3) 뇌파의 극성 (A)
   4) 동위상과 역위상을 비교 이해 (A)
   5) 위상의 초점 결정방법 (A)
   6) 위상차 (A)

위상(phase)은 뇌파로 기록된 파형의 다른 부위에서의 위치 및 시간관계를 말한다. 위상은 기선에서 어떤 한 개의 파형이 음성(위쪽) 또는 양성(아래쪽) 한쪽방향으로만 흔들릴 때에는 1상성파 또는 단상성파(monophasic wave), 음성-양성 또는 양성음성의 양쪽방향으로 흔들릴 때에는 2상성파(diphasic wave), 음성-양성-음성 또는 양성-음성-양성의 세 방향으로 흔들릴 때에는 3상성파(triphasic wave)라고 한다. 그리고 음성, 양성의 양쪽 방향으로 반복하여 흔들려 나타날 때에는 다상성파(polyphasic wave)라고 한다(그림 Ⅰ-21). 뇌파기록에서 극성(polarity)은 심전도와 반대이며, 기선에서 상향(펜이 위쪽으로 흔들림)으로 기록되는 파형을 음성파(negative wave), 하향(펜이 아래쪽으로 흔들림)으로 기록되는 파형을 양성파(positive wave)라고 한다(뇌파계항 참조).

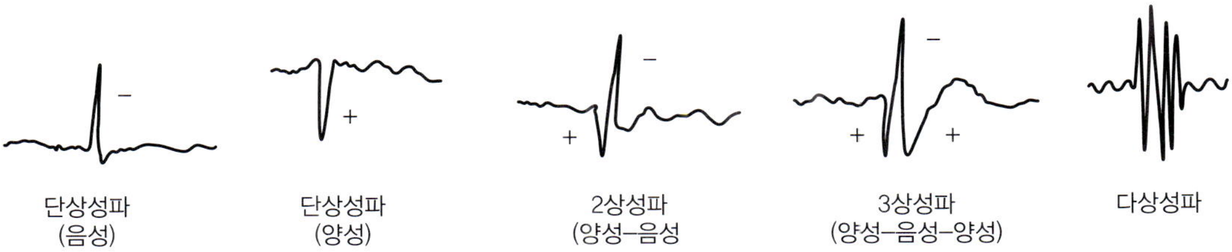

그림 Ⅰ-21. 위상

머리덮개(두피, scalp)위의 2곳 이상에서 동시 기록한 뇌파의 시간관계를 비교한 경우 파의 산과 산, 계곡과 계곡이 시간적으로 완전히 같은 방향으로 일치하여 동시에 출현할 때, 즉 **정점(peak) 시기가 서로 대응하여 위상이 같은 2개의 파는 동위상(in-phase, synchronous) 또는 위상동기(synchronous)라고 하며, 위상이 다르거나 위상의 변화가 있는 것을 비동기 (asynchronous)라고 한다**(그림 Ⅰ-22). **1개의 파의 산과 다른 파의 계곡이 일치하여 파의 방향이 시간적으로 완전히 반대방향으로 180°의 차이가 있을 때에는 역위상(out-of-phase) 또는 위상역전(phase reversal)이라고 하며, 이상파의 초점을 결정하는 중요한 소견이다**(그림 Ⅰ-22, 23). **그리고 산 또는 계곡에 대응하는 2개의 파에서 출현시간이 90°의 차이가 있을 때에는 위상차가 있다고 한다.** G_1, G_2에서 90°의 위상차가 있으면 2상성 파형으로 된다(그림 Ⅰ-22). 위상관계(phase relation)는 이상파의 국소부위를 진단하는데 중요한 요소이지만 전극위치의 비대칭 부착 등 생리적인 위상변화도 있다.

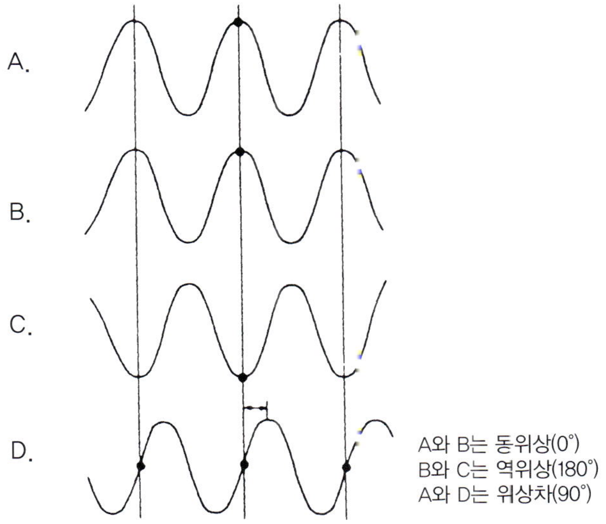

그림 Ⅰ-22. 위상의 종류

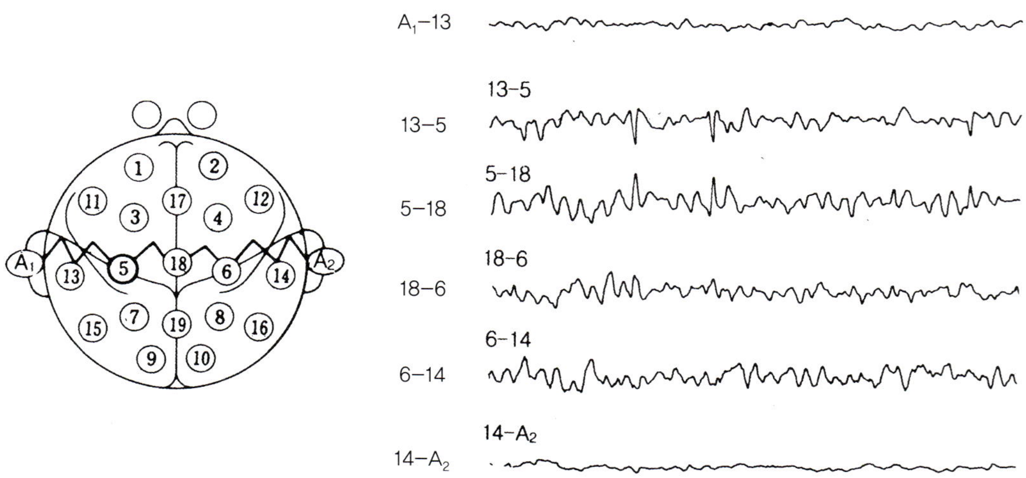

그림 Ⅰ-23. 이상파의 위상역전

돌발하는 극파는 (13-5)와 (5-18)의 유도에서 위상이 역전하고 있으며 ⑤부위에 초점이 있다.

4) 분포(distribution)

학습목표

1. 뇌파의 분포를 이해한다. (A)

어떤 이상파 또는 뇌파활동이 머리덮개(두피, scalp)위의 어느 부위에서 어느 범위에 걸쳐서 나타나는가를 추정하기 위한 것으로 뇌파의 분포는 크게 전반성과 국재성으로 나누어진다(그림 Ⅰ-24). **전반성(generalized)은 어떤 특정한 파가 국소성없이 좌우반구의 한쪽 또는 양쪽 뇌 전체의 넓은 범위에 걸쳐서 나타나는 활동을 말한다. 그리고 광범성(diffuse)과 같은 의미로 사용되며,** 이상파가 모두 머리덮개위의 전극에서 나타나는 것을 말한다.

국재성(localized)은 어떤 특정한 파가 제한된 부위에 국한하여 나타나는 상태를 말하며, 분명한 위상역전을 나타내지 않는 경우이다. 또 **어떤 부위의 뇌파활동이 어느 정도 넓은 범위에 분포하고 있으면서 대칭부 또는 다른 부위에 비해 고진폭으로 현저한 경우에는 우세(dominant),** 약간 현저한 경우에는 약간 우세(predominant)라고 한다. **우세율동은 뒤통수부위 또는 그 부근의 뇌파성분 중에서 가장 우세한 율동을 말한다. 각성 성인에서는 α율동이 우세율동이다.**

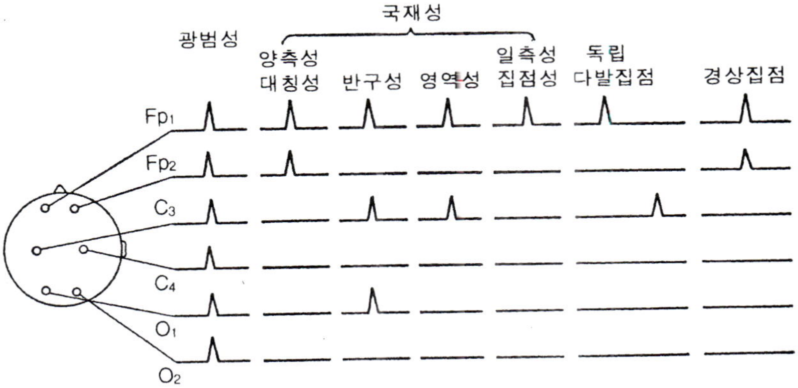

그림 Ⅰ-24. 이상파의 국재 종류를 나타내는 모식도

① 일측성(unilateral, ipsilateral) : **좌측이나 우측 한쪽에만 국한하여 한쪽 대뇌반구에만 이상파가 출현하는 경우이다.** 이상파가 나타나는 범위의 크기에 따라 다음과 같이 나누어진다(그림 Ⅰ-25).

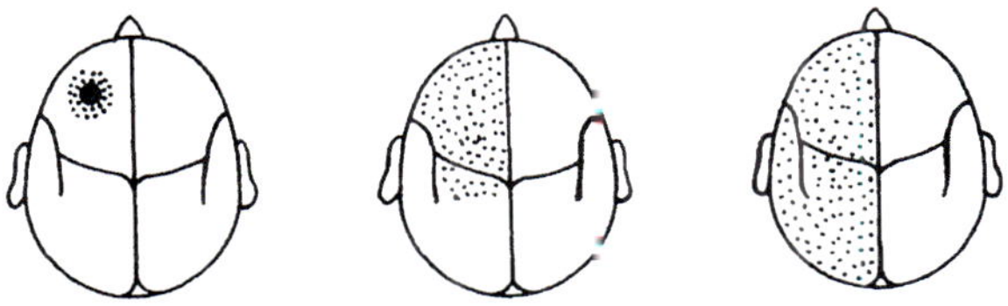

그림 Ⅰ-25. 일측성의 국재종류
넓이에 의한 용어의 구별을 나타냈다.

㉮ 초점성(집점성, focal) : **비교적 좁은 범위에 국한하여 출현하는 경우이다.**

㉯ 영역성(areal) : **약간 넓은 영역에 걸쳐서 출현하는 경우이다**(예를 들면 이마부위-중심부위 등).

㉰ 반구성(hemispherical) : **한쪽 반구 전체에 걸쳐서 출현하는 경우이다.**

② 양측성(bilateral) : **양쪽에 국한하여 좌우 대뇌반구에 출현하는 경우이다.**

(1) 초점(집점, focus)

초점은 어떤 특정한 파의 기원점을 나타내며, 많든 적든 항상 국한되어 출현한다. 초점 바로 위의 머리덮개(두피, scalp)에서는 이상파의 진폭이 가장 크거나 위상이 역전하는 경우도 있으나 부위를 결정할 때에는 여러 가지 요소를 잘 고려해야 한다. 초점성 이상파는 출현양식에 의해 여러 가지로 표현된다.

① 국한성 초점(discrete focus) : 어떤 1개의 점에 가까운 좁은 부위에 초점이 고정되어 다른 영역과 관계없이 고립적으로 나타나는 경우이다. 예를 들면 음성극파가 일정 부위에서 반복해서 출현하는 경우이다.

② 고정성 초점(constant focus) : 초점부위가 일정하게 이상파가 같은 부위에 반복해서 나타나는 경우로 시간의 경과에 따라 소실되지 않는다.

③ 다발성 초점(multiple focus) : 국한성과 고정성 초점이 동시에 2개 이상의 부위에서 나타나는 경우로 각각의 부위에 별개의 손상이 있을 수 있다. 이것은 동시에 출현하는 것도 있으면서 시간적으로 관계없이 나타나는 것도 있다.

④ 일과성 초점(transient focus) : 일정하지 않고 불안정하며 어떤 부위에 일시적으로 나타났다가 소실되는 경우이다.

⑤ 이동성 초점(shifting focus) : 기록을 반복하는 동안 초점부위가 다른 부위로 이동하는 경우이다.

⑥ 원발성 초점(primary focus) : 어떤 특정 부위에서 발작파의 초점이 시작된 경우이다. 파형의 진폭이 크고 지속시간이 짧으며, 배경활동에 느린파 등의 이상파가 거울상 초점보다 극파의 출현이 먼저 나타나는 경우가 많다.

⑦ 거울상 초점(경상초점, mirror focus) : 원발성 초점이 있는 경우 좌우반구의 대칭부위에 있는 초점이 거울에 비친 상과 같이 반대쪽 반구에도 나타난다. 이것은 원발성 초점에서 신경섬유를 통해 흥분(impulse)이 전파되어 대칭부의 겉질이 2차적으로 흥분된 것으로 관자엽간질(측두엽간질) 등에서 자주 나타난다.

(2) 초점의 깊이

초점은 평면상의 넓이 외에 깊이의 요소도 생각해야 하며, 이상파의 종류나 출현양식에 의해서 기원점의 깊이를 추정할 수 있다. 초점은 깊이에 따라 다음과 같이 나누어진다.

① 표재성 초점(superficial focus) : **초점이 뇌의 표면, 즉 겉질부분에 국한되어 있는 경우로 겉질초점(cortical focus)이라고도 한다.** 국재성으로 초점이 분명한 음성극파 또는 주파수가 빠른 예파를 얻는 경우가 있다.

② 심재성 초점(deep focus) : **초점이 뇌의 표면에 가깝게 있지 않고, 대뇌 표면으로부터 먼 곳의 겉질 또는 회색질 부분에 있는 경우이며, 겉질밑층초점(피질하 초점, subcortical focus)이라고도 한다.** 극파의 주기가 길고 예파에 가깝게 되거나 2상성 예파로 되

기 쉽다. 일반적으로 머리덮개(두피, scalp) 뇌파에서는 분명한 국한성 초점을 나타내지 않기 때문에 매몰초점(buried focus)이라고도 한다. 또 출현부위에 따라 어떤 파의 주파수나 진폭, 파형 등이 공간적으로 좌우반구의 대칭부위와 비교해서 같은지 다른지를 표현하는 방법에는 다음과 같은 것이 있다.

㉮ 대칭성(symmetric) : 정상적인 뇌파활동에서는 거의 좌우대칭이다.

㉯ 비대칭성(asymmetric) : 좌우대칭부위에서 차이가 있는 것으로 지나치게 차이가 있으면 이상이다. 비대칭성에 의한 좌우차는 진폭, 주파수, 파형, 위상, 출현율 등에 문제가 있다. 또 기초율동이나 지속성 변화 상태에서 좌우차가 나타나는 경우도 있고, 간헐적으로 나타나는 이상파에 좌우차가 나타나는 경우도 있다.

5) 반복성(repetition)

파의 반복성은 율동성과 비율동성으로 나누어진다.

① 율동성(rhythmical) : **각각의 파가 규칙적으로 출현하여 자주 정현파(sine wave)를 나타내며, α파, 수면방추파나 이마부위간헐성리듬성델타활동(전두부간헐성율동성델타활동frontal intermittent rhythmic delta activity, FIRDA, 퍼다)이 대표적이다**(간헐성서파 참조).

② 비율동성(arrhythmical) : **각각 주파수가 다른 파가 계속된 상태로 다형성(polymorphic)이라고 하며, 다형성델타활동(polymorphic delta activity, PDA)이 대표적이다.**

6) 반응성(reactivity)

뇌파는 끊임없이 변화하고 있지만 환경의 변화나 외부의 자극에 대해서도 파형이 변화한다. 이와 같이 **변화에 대응하는 뇌파의 가변성을 반응성이라고 한다.** 특정한 반응을 주었을 때 이에 따른 파형의 변화로부터 반응 유무를 확인할 수 있다. 개안 · 폐안, 과호흡, 섬광자극, 음자극, 통각자극, 의식수준의 변화 등에 의해 정상 패턴이나 이상소견이 나타난다. 반응성에는 유발, 증강, 감약, 억제 등이 있다. **전형적인 반응으로서 뒤통수부위(후두부)의 α파는 폐안에서 개안상태로 하거나 암산 등의 정신활동에 의해 α파는 저진폭으로 속파화되어 β파가 많아진다. 이것을 α파 억제(α-blocking), α파 감쇠(α-attenuation)라고 한다. 또한 음자극에 의한 K-복합파, 섬광자극에 의한 광구동(photic driving), 과호흡에 의한 증강(build up), 입면이나 각성기과동기(hypnagogic hypersynchrony) 등이 있다.** 그러나 당연히 나타나야 할 현상들이 양쪽 또는 한쪽에서 결여(lacking)되든지 억제(suppression)되어 있을 때에는 이상소견이 된다.

대뇌 깊은부분(심부) 기원의 느린파는 율동성이고 전반성 분포를 나타내며, 개안이나 수면에 의해 소실하고 폐안에 의해 재출현한다. 한편 대뇌겉질 장애 등 표재성 병변의 경우에는 집점성~국한성, 다형성 서파를 나타내며, 반응성이 부족하고 개안 · 폐안, 수면, 과호흡 등에서도 남아 있다. 대뇌겉질 바로 아래의 병변에서는 폐안 시 느린파에 α파나 빠른파가 겹쳐 나타나고 개안에 의해 α파는 감쇠하며, 느린파는 남아 있다. 더욱더 수면 시에는 정상 수면뇌파의 출현이 부족하다. 대뇌의 병변부위에 의해 뇌파의 정상 및 이상소견의 반응성에는 특징이 있으므로 이 반응성을 보는 것에 의해 어느 정도 병변부위의 추정이 가능하다.

7) 지속성(persistence)

뇌파기록 중에 일정한 파형이나 패턴이 얼마나 자주 출현하는가를 의미하며, 어떤 종류의 파가 어느 정도의 양으로 출현하고 있는지는 중요하다. 지속성은 출현양(quantity)이라고도 하며, 이상소견의 경우에는 간헐성(intermittent)이나 지속성(continuous)으로 표현한다.

지속성은 기록시간 중에 그 파형이 출현하는 동안의 시간 비율로 나타내며, 지수(index)를 이용하여 평가한다. 기초활동에 대해서는 α지수(α-index), α파 백분율(percent time alpha) 등의 표시법이 있다. 예를 들면 α지수가 20%라고 하면 기록된 뇌파 중 α활동이 20% 출현한 것을 의미하며, 90% 이상 출현할 때에는 지속성이라고 한다. 그러나 일반뇌파 판정에서는 어느 정도 주관적 요소가 포함되는 경우도 있기 때문에 다량 혹은 소량 등으로 표시된다. 기록으로 나타나는 이상파에는 여러 요인이 많으므로 이상파의 여러 요인들을 검토해야 한다.

8) 변화성(variability)

특정한 파가 지속적으로 나타나는지, 불규칙한 시간간격으로 반복되는지, 일정하지 않은 간격으로 반복하나 돌발성으로 나타나는지 등이 있다. 이와 같이 뇌파의 시간적 출현양식에 대한 지표를 변화성이라고 하며, 동기성과 비동기성이 있다.

(1) 동기성(synchronous)

파의 출현이 각 채널에서 동시에 출현하는 상태를 말하며, 더욱더 파형이 양측 머리로부터 동시에 출현하는 상태를 양측동기성(bilaterally synchronous, bisynchronous)이라고 한다. 즉 이상파가 좌우대칭부위 등 2개 이상의 다른 부위에서 동시에 출현하는 경우를 동시성(simultaneous)이라고도 한다. 양측 동기성에는 원발성 양측동기성과 2차성 양측동기성 등이 있다. 이상파가 전반성 또는 양측성인 경우에는 좌우대칭성 여부가 문제가 된다. 분명한 비대칭이 있으면 좌우반구의 이상 정도에 차이가 있으나 양측동기성이면서 비대칭인 경우에는 그

것이 1차성 양측동기인지 2차성 양측동기인지 구별해야 한다.

① 1차성(원발성) 양측동기(primary bilateral synchrony) : 어떤 이상파가 좌우대칭부위에서 주파수, 진폭, 파형, 위상 모두 좌우차를 나타내지 않고, 머리덮개(두피, scalp) 전체에 동기하여 좌우대칭성으로 같은 시기에 나타나는 경우이다. 발작의 기원(origin)이 대뇌의 깊은부분(심부) 중앙에 있고, 그 곳에서 방사상으로 뇌 전체에 급속히 퍼지기 때문이다.
정중선(midline)에 있는 겉질 아랫부분(시상, 시상하부 포함)을 중심뇌(centrencephalon)라고 하며, 원발성 양측성 발작을 나타내는 간질발작(결신발작, 전반성 경련발작 등)을 중심뇌성 발작(centrencephalic seizure)이라고 한다.

② 2차성 양측동기(secondary bilateral synchrony) : 양측등기성인 것처럼 보이나 실제로는 대뇌겉질 병변으로부터 이상파가 국소성으로 나타나며, 그곳에서 초점부위의 흥분이 중심뇌계(centrencephalic system)를 자극하여 머리 전체에 이상파가 넓게 나타난다(그림 Ⅰ-26). 따라서 **2차적으로 전반성 방전(discharge)을 일으키는 경우로 2차성 전반화(secondary generalization)라고도 한다.** 부분발작(집점성 간질)으로부터 전반성 간질로 이행할 때에 보이며, 진폭, 파형, 위상 등에 약간의 좌우차가 있는 경우가 많다. 또 양측동기성 발작파 이외에 초점성 이상파가 발견되면 진단은 더욱 분명하다. 이와 같이 겉질초점은 2차성 양측동기를 일으키는 방아쇠와 같은 역할을 하고 있으므로 방아쇠 초점(trigger focus)이라고도 한다. 방사상 초점이나 관자엽, 이마엽의 깊은부분 내에 존재하는 초점은 이와 같은 2차성 양측동기를 동반하는 경우가 많다.

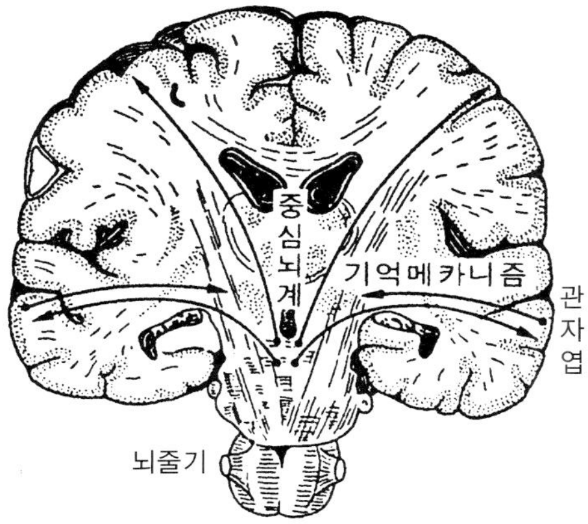

그림 Ⅰ-26. 중심뇌계의 모형도
방전은 전반성 양측동기를 나타낸다.

(2) 비동기성(asynchronous)

파의 출현이 각 채널마다 시간적으로 동일하지 않게 출현하는 상태를 말한다. 그러나 예를 들면 극파에서 시간과 부위 등이 각각 다르게 출현하는 경우에는 비동기성이라고는 하지 않고 독립성(independent)이라고 한다. 즉 이상파가 좌우대칭부위 등 2개 이상의 다른 부위에서 동시에 출현하지 않는 경우로 비동시성(asimultaneous)이라고도 한다.

9) 출현양식

학습목표

1. 뇌파의 출현양식을 이해한다. (A)

어떤 파가 어느 정도의 양으로 출현하고 있는가를 나타내는 것으로 어떤 파나 활동의 출현량은 특별한 정량적 기준이 없으며, 일반적으로 뇌파 판정에는 어느 정도 습관적, 주관적 요소로 표현한다. 출현방법은 일정하지 않고, 하나의 뇌파기록 중에서도 여러 형태의 변동을 나타낸다. 즉 뇌파는 여러 가지 파로 이루어지게 되며, 다음과 같은 표현을 가진 리듬으로 표시한다. 예를 들면 규칙적(regular)인 파는 어느 정도 갖추어진 주파수나 파형이 연속해서 나타나는 파를 나타내며, 불규칙적(irregular)인 파는 여러 가지 주파수의 파가 진폭이나 지속이 일정하지 않고 흩어져 나타나는 파이다. 이상뇌파의 출현은 시간적으로 다음과 같이 표현한다.

(1) 돌발성(paroxysmal)

배경파에서 이상파가 일과성으로 갑자기 나타났다가 없어지는 경우이다. 배경활동 중에서 주파수, 위상, 진폭 등이 분명하게 구별되는 파형이 한 개 또는 연속해서 나타나는 것으로 다음과 같은 것이 있다.

① 단발성(single) 또는 고립성(isolated) : 어떤 파가 단독으로 존재하는 경우이다.

② 다발성(multiple) : 어떤 파가 여러 개 연속하여 나타나는 경우이다.

③ 돌발성(군발성, burst) : 어떤 파가 무리를 이루어 돌발하는 경우이다.

④ 율동성(rhythmic) : 일정한 시간 간격으로 같은 파가 계속해서 나타나는 경우이다.

⑤ 비율동성(non-rhythmic) : 일정한 시간 간격으로 같은 파가 계속해서 나타나지 않는 경우이다.

⑥ 일과성(transient) : 배경활동과 분명하게 구별할 수 있는 파가 나타나는 경우이다.

(2) 비돌발성(non-paroxysmal 또는 지속성 continuous, persistent)

어떤 파가 도중에 끊어지지 않고 계속해서 나오고 있을 때 그 파는 지속성으로 출현한다고 한다. 기초율동(basic rhythm or activity)과 다른 주파수의 파가 몇 개 또는 몇 초간 계속하여 출현하는 것을 연속(train)이라고 한다.

(3) 간헐성(intermittent)

돌발성과 지속성의 중간 정도의 출현빈도를 가진다. 배경활동과는 분명히 다른 연결이 비교적 규칙적이며, 고진폭 서파 등이 반복하여 출현한다. 또 이상파가 시간적으로 불규칙한 간격으로 출현하는 상태는 다음과 같이 나누어진다.

① **산발성(sporadic, random)** : 이상파가 시간적으로 불규칙한 간격으로 출현하는 경우로 어떤 파가 산재하고 있는 경우이다.

② **주기성(periodic)** : 이상파가 시간적으로 간격을 두고 반복하여 출현하는 경우로 일련의 파형 또는 복합파형이 거의 규칙적으로 고진폭 서파 등이 반복하여 출현한다.

10) 시간적 관계

일정시간(예를 들면 10초~몇 분) 동안 이상파가 어느 정도의 양이 어느 정도의 수준에서 나타나는지 컴퓨터에 의한 계측이 실시되고 있다. 그러나 실제로 임상뇌파의 판독에서는 매우 드물게, 산발적 등으로 표현된다. 또 돌발성 이상파가 각 부위에 동시에 나타나지 않고, **어떤 부위가 다른 부위보다 시간적으로 빠르게 나타나면서 점차 다른 부위로 파급될 수 있는데 이런 경우는 시간적으로 앞에 나타나는 부분에 원발성 초점이 있다**(그림 Ⅰ-27). 대표적인 것은 잭슨(Jackson)간질발작이 있다.

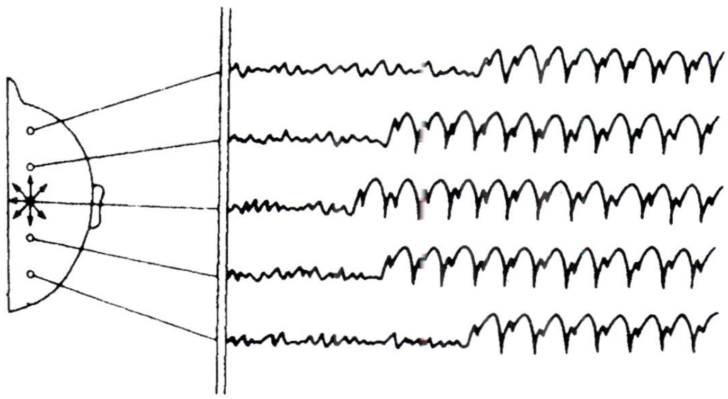

그림 Ⅰ-27. 이상파의 선행부위

D. 10-20 전극배치법(ten-twenty electrode system)

학습목표

1. 10-20 전극배치법을 이해한다.
   1) 홀수, 짝수기호 (A)
   2) 전극기호를 기술하고 도해 (실) (A)

전극배치법은 연구자, 검사 대상자 및 뇌파계의 채널수에 의해 여러 가지 방법이 있다. 머리덮개전극(두피전극)의 부착부위는 캐나다 Montreal대학의 Jasper에 의해 제창된 10-20 전극배치법과 Gibbs(Illinois법), Cohn법, Aird법 등이 있으나 현재 **일반적으로 이용되고 있는 것은 국제뇌파학회(1958년)에서 표준방식으로 추천된 10-20 전극배치법이다. 10-20 전극배치법은 국제전극배치법, 몬트리얼법 또는 제스퍼법이라고도 한다.**

10-20 전극배치법은 머리부분을 계측하여 도출부분을 계산해가는 전극부착방법으로 전극간의 간격을 10% 및 20%로 거의 균등하게 나누어 좌우대칭으로 배치한다. 보통은 **머리덮개(두피, scalp)위에 19개, 좌우 귓바퀴(귓불, auricle)에 2개, 총 21개의 전극을 부착한다.** 한쪽 머리덮개위의 전극 수는 8개가 되며, 정중선위의 전극은 생략하거나 필요에 따라 각 전극 중간에 추가할 수도 있다. 공통적으로 **국제식 전극기호는 좌반구를 홀수, 우반구를 짝수로 나타내며, 정중선은 zero의 첫글자를 따서 Z으로 표시된다. 그리고 이마극(전두극, frontal pole, Fp) 이마부위(전두부, frontal region, F), 중심부위(중심부, central region, C), 마루부위(두정부, parietal region, P), 뒤통수부위(후두부, occipital region, O), 관자부위(측두부, temporal region, T)로 표시된다.** 숫자의 번호 표시로 나타내기도 하나 회사에 따라 다르므로 정식으로는 국제식 기호를 사용한다.

전극간의 전위차는 전극간 거리에 따라 변화하기 때문에 각각의 간격은 일정해야 한다. 따라서 뇌파 전체에 거의 좌우대칭성이 있는 기록인지를 점검하여 전극 위치의 차이를 그 시점에서 다시 확인해야 한다. 만약 **좌우대칭부위가 어긋나는 경우는 뇌파기록 시 좌우차로 나타나고 오진의 원인이 되기 때문에 뇌파에 현저한 좌우차가 보이거나 잡음의 혼입이 있을 때에는 그때마다 전극의 부착상태를 확인해야 한다.** 또한 전극부위에 대응하는 뇌의 해부학적 부위를 확인하거나 의미를 이해하기 위해서는 되도록 광범위하게 분포하는 것이 바람직하다. **인접한 전극사이에서 뇌의 전기활동을 전위차로 나타내기 위해서는 전극간의 거리를 5~6㎝**

이상 떼어 놓아야 하며, 무조건 전극의 수를 증가시키는 것은 의미가 없다.

간질(epilepsy)의 집점 부위를 정확하게 결정하고, 많은 정보를 얻기 위해서 10-10 전극배치법(ten-ten electrode system)을 이용하는 경우도 있다. 이 방법은 10-20 전극배치법에 머리덮개위에 40개 이상의 전극을 배치하여 간질 발작파를 기록하는 방법으로 전극간 거리는 2.5~3㎝ 정도로 떼어 놓는다. 이 방법은 10-20 전극배치법에 전극수를 더 부착해가는 방법으로 전극의 명칭은 T_3는 T_7으로, T_5는 P_7으로, T_4는 T_8으로, T_6는 P_8으로 불린다. 이 경우는 머리덮개위의 전극수가 많을수록 많은 정보가 얻어지나 전극을 부착하는데 시간이 많이 걸리고 채널수가 많은 뇌파계가 필요하다.

1. 전극의 배치

학습목표

1. 10-20 전극배치법을 이해한다.
    1) 10-20법의 전극 배치순서 (실) (A)

① 머리의 전후방향에 대해서는 전후의 코뿌리점(비근, nasion)과 뒤통수점(후두결절, inion)을 연결한 정중선의 전체 길이를 10%, 20%, 20%, 20%, 20%, 10%의 비율로 분할한다. 각 점을 앞쪽에서부터 Fpz, Fz, Cz, Pz, Oz으로 한다. 그러나 실제로 Fpz, Oz에는 전극을 부착하지 않는다.

② 머리의 좌우방향에 대해서는 좌우의 귓바퀴앞점(이개전점, preauricular point) 또는 바깥귓구멍(외이공, external acoustic pore)을 연결한 선의 전체 길이를 10%, 20%, 20%, 20%, 20%, 10%의 비율로 분할한다. 각 점을 좌측으로부터 T_3, C_3, Cz, C_4, T_4로 한다.

③ ①과 ②의 교점을 마루점(두개정, vertex, Cz)으로 하며 전극배치 시 가장 먼저 찾는다.

④ 코뿌리점과 뒤통수점, 양측 귓바퀴앞점을 연결한 원주선에 대해 좌우 각각 Cz을 향하여 10% 위의 Fpz, T_3, Oz, T_4를 통과하는 머리 외주선을 정중선에 의해 좌우로 나누어 각각 10%, 20%, 20%, 20%, 20%, 10%의 비율로 분할한다. 각 점을 좌측 앞쪽에서부터 Fp_1, F_7, T_3, T_5, O_1으로, 우측 앞쪽에서부터 Fp_2, F_8, T_4, T_6, O_2로 한다.

⑤ F_3는 Fp_1과 C_3 및 F_7과 Fz의 교차점에, F_4는 Fp_2와 C_4 및 Fz과 F_8의 교차점에, P_3는 C_3와 O_1 및 T_5와 Pz의 교차점에, P_4는 C_4와 O_2 및 Pz과 T_6의 교차점에 배치한다(그림 Ⅰ-28).

[예제1] 머리둘레가 50㎝이면 T_3에서 T_4까지의 거리는 얼마인가?

좌반구는 25㎝로 Fpz에서 Fp_1까지는 10%이므로 2.5㎝이다. 따라서 T_3에서 T_4까지의 거리는 20%이므로 5㎝가 된다.

[예제2] 코뿌리점에서 뒤통수점까지의 거리가 25㎝이면 Fz에서 Cz까지의 거리는 얼마인가?

코뿌리점에서 Fpz까지는 10%이므로 2.5㎝이다. 따라서 Fz에서 Cz까지의 거리는 20%이므로 5㎝가 된다.

[예제3] 양쪽 귓불을 연결한 거리가 30㎝이면 C_4에서 T_4까지의 거리는 얼마인가?

우측 귓바퀴앞점에서 T_4까지는 10%이므로 3㎝이다. 따라서 C_4에서 T_4까지의 거리는 20%이므로 6㎝가 된다.

2. 10-20법의 특징

① 머리의 크기에 관계없이 거의 일정 부위에 해당하도록 전극을 배치할 수 있다.
② 줄자로 계측하여 전극위치를 정하므로 몇 번 검사해도 혹은 검사자가 바뀌어도 같은 부위에 부착할 수 있다.
③ 전극을 같은 부위에 부착할 수 있으므로 위치에 대해 재현성 있는 도출이 얻어진다.
④ 각 전극간의 간격은 거의 같으며 유도방식이 계통적이다.
⑤ 거의 대뇌의 전체 영역을 덮은 것과 같다.
⑥ 전극에 대응하는 대뇌의 해부학적 부위를 확인할 수 있다(표 Ⅰ-2).
⑦ 전극은 비교적 균등하게 배치되므로 전위의 기울기(구배)를 판독하는데 편리하다.
⑧ 전극의 간격은 성인의 경우 5~6㎝ 정도로 전극의 수나 간격이 임상적으로 적당하다.

3. 10-20법 전극부착 시 주의사항

① 절대적인 위치의 정확도보다는 좌우 균형 있게 균등한 간격으로 배치하는 것이 중요하다.
② 전극의 위치는 전후방향은 물론 특히 좌우대칭성에 주의하면서 붙여 나간다(그림 Ⅰ-28).
③ 숙련되지 못한 사람은 각 위치가 정해질 때마다 반드시 매직을 사용하여 표시해가면서 위치를 결정한다.

④ 눈으로 계측하여 한쪽부터 순서대로 부착해가면 어느 한쪽으로 치우쳐버리는 일이 있으므로 전후, 좌우를 대비시키면서 균등하게 배치하도록 한다.

⑤ 특히 뒤통수부위(O_1, O_2)는 약간의 좌우 위치의 차이에 의해 분명한 좌우차가 기록되는 일이 있으므로 정확하게 부착해야 한다.

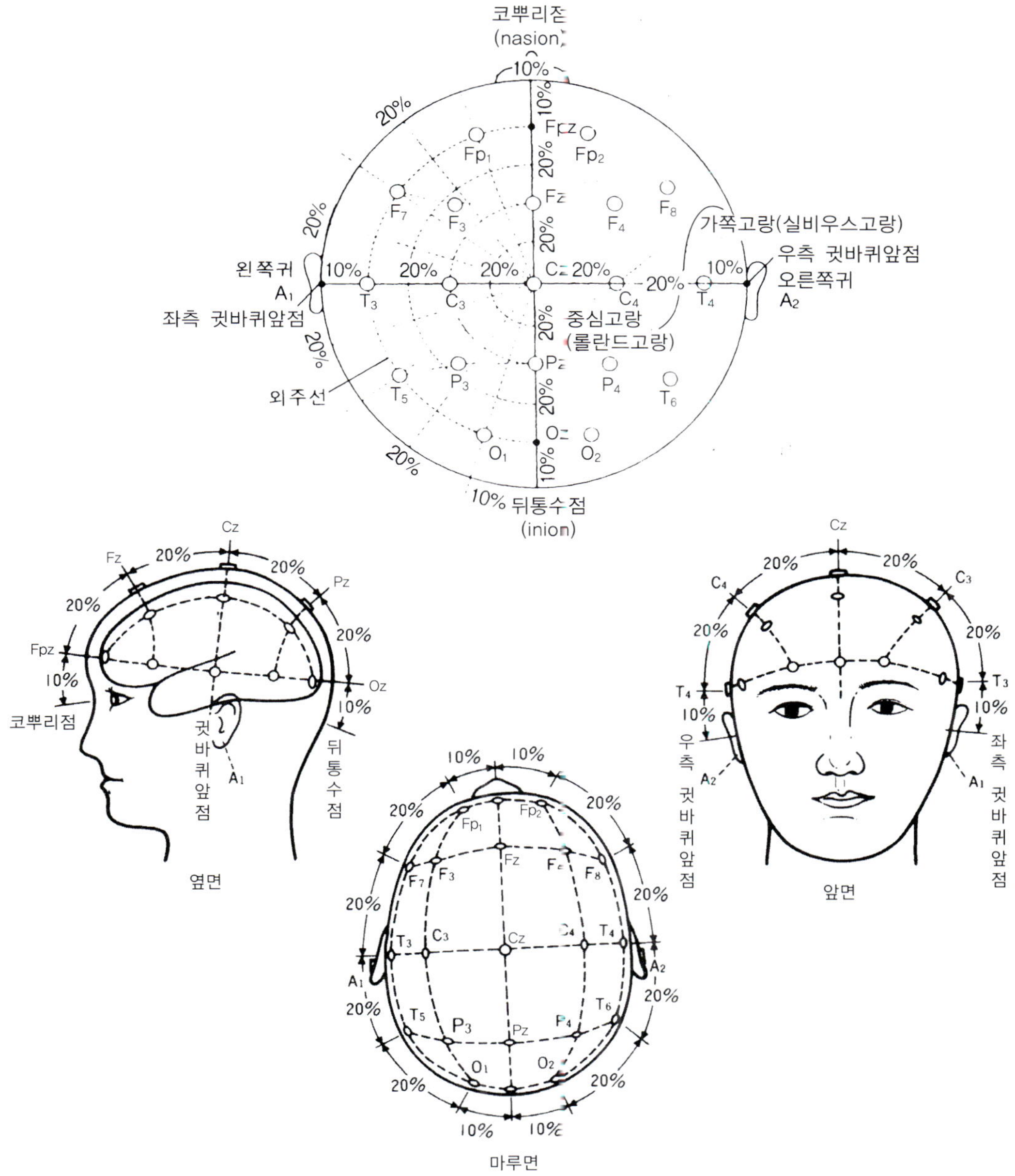

그림 Ⅰ-28. 10-20 전극배치법

4. Gibbs법의 병용

관자엽 앞부분에서 이상파가 출현하는 간질의 경우에는 앞관자(F_7, F_8) 전극만을 Gibbs법에 따라서 부착하는 방법이 이용된다. 이 경우는 각막(corona) 중앙에서 바깥귓구멍(외이공, external acoustic pore)까지의 중간점(left/right anterior temporal=LAT, RAT)에 부착한다(그림 Ⅰ-29A). 이 방법은 관자엽에서 간질 이상파는 도출하기 쉬우나 관자근(측두근, temporalis muscle)에서 근전도의 인공산물이 혼입되기 쉽다.

더욱더 같은 목적으로 앞관자(anterior temporal)로서 T_1, T_2가 이용되는 일도 있다. 이것은 바깥귓구멍에서 눈구석(안각, canthus)까지의 1/3 장소에서 위쪽 1㎝ 점에 부착한다(그림 Ⅰ-29B).

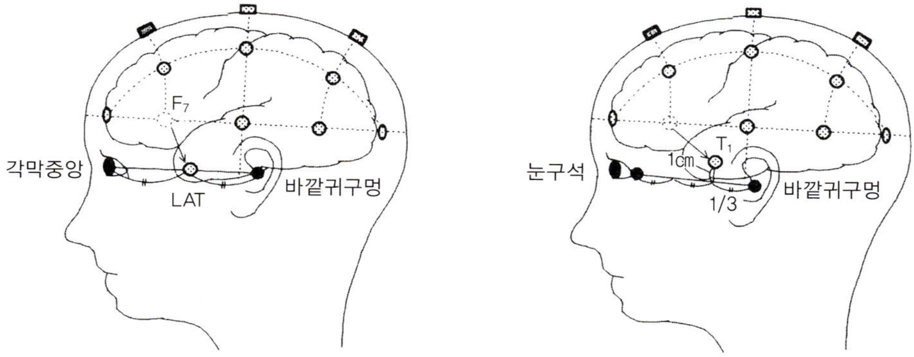

A. Gibbs법의 LAT, RAT

B. 앞관자(anterior temporal)

그림 Ⅰ-29. 10-20법 이외의 병용

5. 전극의 생략

10-20법에서는 원칙적으로 머리덮개(두피, scalp)위에 19개의 전극이 배치되나 수면뇌파나 소아의 경우 등 목적이나 대상자에 따라서는 적당히 생략하여 부착한다(그림 Ⅰ-30). 소아의 경우는 머리 면적이 성인보다 좁으므로 전극수를 적게 하여 부착하나 전극수는 소아의 연령에 따라 다르다. 10-20법의 각 전극의 중간(예를 들면 Fp_1과 F_3, F_7과 T_3 등)에 12개의 전극을 부착하는 방법(그림 Ⅰ-31A), 이것에 Cz의 전극을 포함하는 방법(그림 Ⅰ-31B), 또 10-20 전극배치법을 소아용으로 바꾸어 16개의 전극을 부착하는 방법(그림 Ⅰ-31C) 등이 있다.

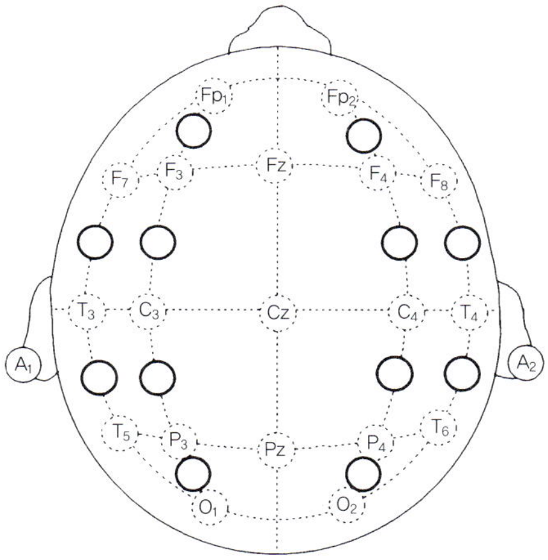

그림 Ⅰ-30. 전극 생략법

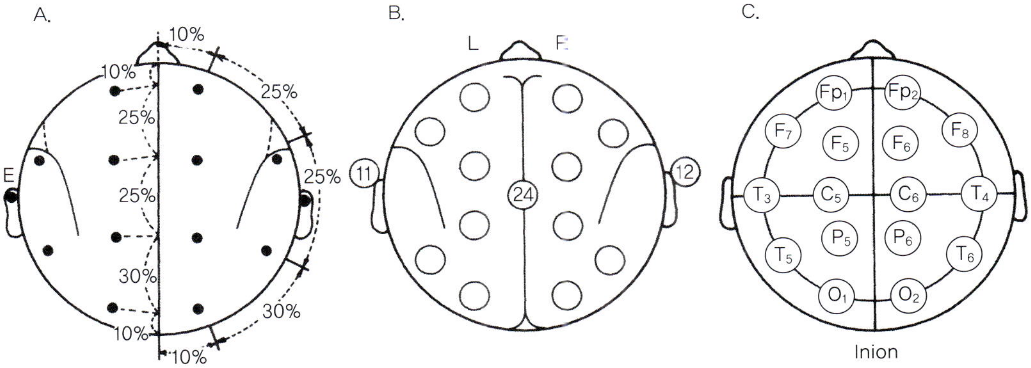

그림 Ⅰ-31. 소아의 전극배치법

6. 신체접지(body earth)

차폐실이 없는 장소에서 뇌파검사를 할 때에는 교류장애에 대해서 접지전극을 부착한다. 이것은 생체전위를 접지전위에 가능한 가깝게 두어 생체 내에서 생기는 교류장애 전위를 적극적으로 감소시킬 목적으로 실시한다. 따라서 피검자에게는 측정용 전극 외에 반드시 접지전극(신체접지)을 부착해야 한다. 뇌파계의 차동증폭기는 접지를 기준으로 하여 (+), (−) 두 극성의 전위를 평행하게 증폭하므로 접지전극을 부착하지 않거나 접촉저항이 높으면 교류장애가 들어오기 쉽다. 부착부위는 이마, 턱 등의 생체는 어디라도 좋으나 보통 **임상검사에서는 접지용 전극을 이마의 이마극(전두극, Fpz)에 부착한다.**

7. 전극부위의 명칭과 전극배치

대뇌겉질의 각 부위를 나타내기 위해서는 **뇌의 각 영역을 이마부위(전두부) 또는 이마영역(frontal area), 중심부위(중심부) 또는 중심영역(central area), 마루부위(두정부) 또는 마루영역(parietal area), 뒤통수부위(후두부) 또는 뒤통수영역(occipital area), 관자부위(측두부) 또는 관자영역(temporal area) 등으로 나누어 부른다.** 영역(area) 대신 부위(region)라는 표현도 사용되므로 두 부위에 걸쳐 있을 때에는 마루 · 뒤통수부위(parieto-occipital region) 또는 이마 · 관자부위(fronto-temporal region) 등으로 부른다. 관자부위는 다시 구분하여 앞관자부위(전측두부) 또는 관자앞부위(측두전부, antero-temporal region), 중간관자부위(중측두부) 또는 관자중앙부위(측두중앙부, mid-temporal region)라고 하는 경우도 있다. 이마엽(전두엽, frontal lobe)의 앞쪽 끝부분을 이마극(전두극, frontal pole)이라고 한다. 또한 정중선(시상선) 양측부위를 시상옆부분(방시상선부, parasagittal area), 각 반구 내에서 정중선에 가까운 쪽을 안쪽(내측), 관자부위에 가까운 쪽을 바깥쪽(외측)이라고 한다. 또 양측 귀와 마루점(vertex)을 잇는 선보다 앞쪽을 대뇌앞부분(anterior part), 뒤쪽을 대뇌뒷부분(posterior part)이라고 부르는 경우도 있다.

8. 전극부위에서 유도된 뇌의 전기활동

> **학습목표**
>
> 1. 10-20 전극배치법을 이해한다.
>   1) 전극기호의 부위명칭 (A)

대뇌겉질은 뇌 내의 각 계통과 밀접한 관련이 있으므로 대뇌겉질 표층의 전기활동을 얻을 수 있다. 따라서 머리덮개(두피, scalp)위의 뇌파에서 대뇌 각 부분의 기능을 어느 정도 추정할 수 있다(그림 Ⅰ-32). 그러나 머리덮개위 뇌파에는 한계가 있으며, 겉질밑층(subcortex)이나 뇌줄기(뇌간, brain stem)에 이상이 있는 경우 머리덮개위 뇌파에서는 명확한 변화가 보이지 않는 경우도 있다. 머리덮개위의 10-20법의 전극기호와 부위 명칭 및 뇌기능에 대응하는 해부학적 부위를 나타냈다(표 Ⅰ-2, 그림 Ⅰ-33).

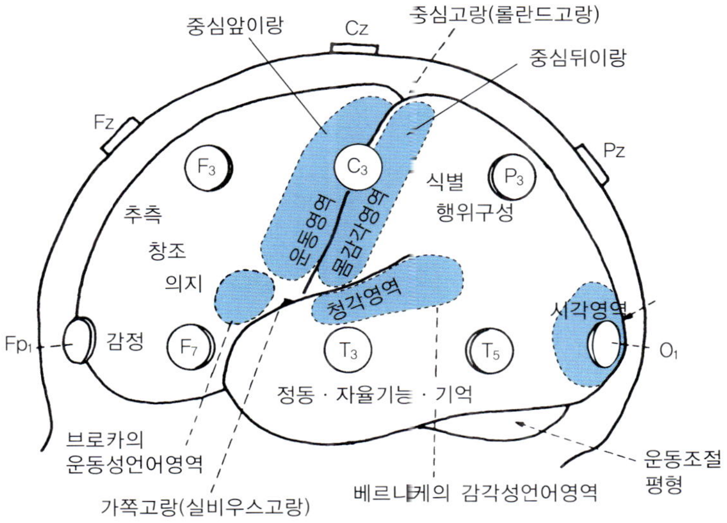

그림 Ⅰ-32. 대뇌의 기능분포와 10-20법의 전극위치(좌반구)

표 Ⅰ-2. 10-20법의 전극기호와 부위 명칭

전극번호 좌	전극번호 우	전극기호 좌	전극기호 우	부위 명칭	해부학적 부위
1	2	Fp_1	Fp_2	좌, 우 이마극(전두극, frontal pole)	이마엽 앞부분
3	4	F_3	F_4	좌, 우 이마엽(전두엽, frontal)	운동영역
5	6	C_3	C_4	좌, 우 중심부위(중심부, central)	몸감각영역
7	8	P_3	P_4	좌, 우 마루엽(두정엽, parietal)	마루엽
9	10	O_1	O_2	좌, 우 뒤통수엽(후두엽, occipital)	시각영역
13	14	F_7	F_8	좌, 우 앞관자부위(전측두부, anterior temporal)	이마엽 아랫부분
15	16	T_3	T_4	좌, 우 중간관자부위(중측두부, middle temporal)	중간관자엽
17	18	T_5	T_6	좌, 우 뒤관자부위(후측두부, posterior temporal)	뒤관자엽
19		Fz		정중 이마부위(정중전두부, midline frontal)	
24		Cz		정중 중심부위(마루점, 두개정, vertex, midline central)	
20		Pz		정중 마루부위(정중두정부, midline parietal)	
11	12	A_1	A_2	좌, 우 귓바퀴(귓불, auricular)	

① Fp_1, Fp_2 : **좌우 이마극부위(전두극, frontal pole region)로 해부학적 부위는 이마엽(전두엽, frontal lobe) 앞부분(anterior part)이다. 연합계에서 중요한 이마연합영역(frontal association area)에 위치하며, 신경학적으로는 침묵영역(silent area)이라고 한다.** 이 부분의 장애는 비교적 발견하기 어려우나 정신증상으로서 인격변화가 생기며, 자제심이 결여한 행동을 보이는 일도 있다.

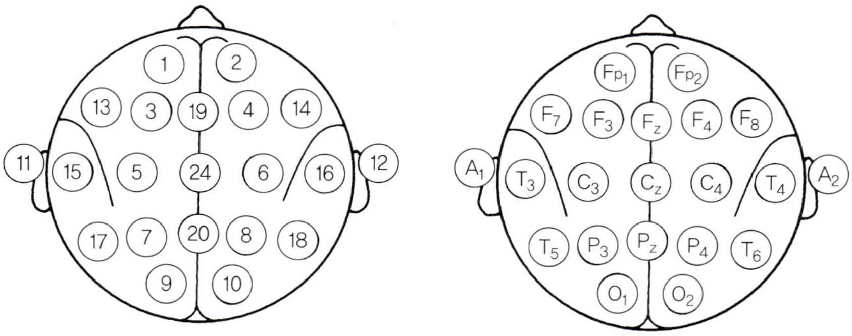

그림 Ⅰ-33. 전극번호 표시와 국제식 기호표시의 비교

이 부분의 전극에서는 **눈꺼풀(안검, palpebra)이나 안구(eyeball)의 움직임에 의해 δ파와 유사한 인공산물이 나오기 쉽고, 또 뇌줄기(뇌간, brain stem) 등 뇌의 깊은부분(심부)의 병변에서 이마부위간헐성리듬성델타활동(전두부간헐성율동성델타활동, frontal intermittent rhythmic delta activity, FIRDA, 퍼다)이 출현하는 일이 있다**(이상뇌파항 참조). 복잡부분발작(소위 정신운동발작, psychomotor seizure)의 일부나 안구, 머리 등이 한쪽으로 향하는 회전간질발작(rotation epileptic seizure)에서는 이 부분에 돌발파가 출현하는 일이 있다.

② F_3, F_4 **: 좌우 이마부위(전두부, frontal region)로 해부학적 부위는 운동영역(motor area)이다.** 중심고랑(중심구, central sulcus, 롤란드고랑)을 따라간 부분에 분포하고 있으며, 사람에서 특히 발달한 부분으로 창조, 예상, 판단 등 고도한 기능을 주로 담당하고 있다. 또 **관자엽(측두엽)에 가까운 부분의 이마엽에는 브로카(Broca)의 운동성 언어중추가 있다.**

③ C_3, C_4 **: 좌우 중심부위(중심부, central region)로 해부학적 부위는 몸감각영역(체성감각영역, somatosensory area)이다.** 이마엽(전두엽, frontal lobe)과 마루엽(두정엽, parietallobe)을 구분하는 중심고랑 위에 위치하며, **운동영역과 몸감각영역의 이상을 알 수 있다.** 또한 입면기에 나타나는 유파(봉우리파, hump)나 경수면기에 나타나는 수면방추파(sleep spindle)는 이 부위에서 가장 고진폭으로 나타난다.

④ P_3, P_4 **: 좌우 마루부위(두정부, parietal region)로 해부학적 부위는 마루엽이며, 마루연합영역(parietal association area)에 해당한다.** 이 부분의 장애에서는 여러 가지 인지불능(실인, agnosia) 및 행위상실(실행, apraxia) 증상이 생기며, 우세반구(오른손잡이면 좌측)의 마루, 뒤통수영역장애에 의해서 생기는 Gerstman증후군이 알려져 있다. 이 증후군은 손가락인식불능(실인, finger agnosia), 좌우장애, 필기불능(실서,

agraphia), 계산불능(실산, acalculia)의 4증상이 있다. **마루부위는 뒤통수부위에 이어서 α율동이 잘 보이는 부위이다.**

⑤ O_1, O_2 : **좌우 뒤통수부위(후두부, occipital region)로 해부학적 부위는 시각영역(visual area)과 그것을 둘러싼 시각식별영역(visual discrimination area)이다. α율동이 가장 고진폭으로 나타나며, 섬광자극(photic stimulation)에 의한 광구동 반응(photic driving)도 주로 이 부위에서 출현한다. 뇌줄기부분, 소뇌의 천막밑(subtentorial)장애에서 뒤통수부위간헐성리듬성델타활동(후두부간헐성율동성델타활동, occipital intermittent rhythmic delta activity, OIRDA, 오르다)이 출현하는 일이 있다.** 젊은이에서는 때로 생리적 소견으로서 δ파와 유사한 뒤통수삼각파(posterior triangular waves)가 보이는 일이 있다.

⑥ F_7, F_8 : **좌우 앞관자부위(전측두부, anterior temporal region)로 해부학적 부위는 이마엽 아랫부분(하부)이다. 좌우 이마엽 옆면(측면)에서 관자엽의 앞쪽으로 가쪽고랑(외측구, lateral sulcus)과 중심고랑(중심구, central sulcus)이 만나는 점의 약간 앞쪽에 있다.** 이마엽 위에 위치하고 있으나 이마엽보다는 오히려 관자엽앞 끝에 있으며, 복잡부분발작의 간질 집점이 가장 많은 부위로서 중요하다. 이 부위는 안정시의 α율동이 나오기 어렵고, 저전위의 빠른파성분이 많이 나타난다.

⑦ T_3, T_4 : **좌우 중간관자부위(중측두부, middle temporal region)로 해부학적 부위는 중간관자엽(중측두엽)이며, 관자엽 겉질의 가쪽고랑에 따르는 부분에 청각영역(auditory area)이 있다. 대부분은 연합영역이며, 우세측에서는 관자엽과 마루엽의 경계에 베르니케(Wernike)의 감각성 언어중추가 있다.** 관자엽의 안쪽에는 둘레계통에 속하는 해마, 편도핵이 있다. T_3, T_4는 안정 시에 α율동이 나오기 어렵고 저전위의 빠른파성분이 많이 나타나는 부위이며, **관자근(측두근, temporalis muscle)에 의한 근전도 인공산물이 혼입하기 쉬운 부위이다.** 관자부위(측두부, temporal region)는 중년기 이후가 되면 보통 관자부위가 백발로 되어가기 때문에 연령, 때의 의미를 가진 tempo의 말에 의해 생긴 것이다.

⑧ T_5, T_6 : **좌우 뒤관자부위(후측두부, posterior temporal region)로 해부학적 부위는 뒤관자엽(후측두엽)**이다. 이 부위는 안정 시에 α율동이 나오기 어렵고, 저전위의 빠른파성분이 많이 나타나는 부위이며, **관자근에 의한 근전도 인공산물이 혼입되기 쉽다.**

⑨ Fz : 정중 이마부위(midline frontal region)

⑩ Cz : 정중 중심부위(midline central region) 또는 마루점(두개정, vertex)

⑪ Pz : 정중 마루부위(midline parietal region)

⑫ A_1, A_2 : 좌우 귓불(auricular)

E. 유도방법(derivation)

학습목표

1. 뇌파의 유도방법을 이해한다.
   1) 활성전극과 비활성전극(기준전극)의 차이 (A)

전극을 통하여 뇌파계에 전해진 뇌파신호는 서로 다른 두 부위간의 전위차를 기록하는 것으로 뇌파검사에서 전극은 머리덮개(두피, scalp)위와 좌우 귓불에 부착한다. **머리덮개위에 부착하는 전극은 대뇌겉질의 전위변동인 뇌의 활동전위를 얻기 위한 것으로 활성전극(active electrode), 유관전극(관전극, different electrode) 또는 탐사전극(exploring electrode)이라고 한다.** 그리고 **좌우 귓불(auricular, A)에 부착하는 전극은 전기활동이 거의 없고 뇌의 활동전위의 영향이 적은 곳에 부착하므로 비활성전극(inactive electrode), 무관전극(불관전극, indifferent electrode)이라고 하며, 머리덮개위에 부착한 활성전극아래의 뇌파를 충실하게 기록하기 위한 기준이 되므로 기준전극(reference electrode)이라고도 한다.**

1. 기본원리

학습목표

1. 뇌파의 유도방법을 이해한다.
   1) 유도법의 원리 (A)
   2) 입력단자 G_1과 입력단자 G_2의 전위차에 의한 출력파형 (A)

뇌파계는 차동증폭기를 이용하므로 각 채널마다 G_1, G_2로 전해지는 1쌍의 입력단자(input terminal)가 있다. 뇌파를 기록하기 위해서는 머리덮개위에 부착한 전극으로부터 임의의 2곳을 전극선택기에서 선택하여 각각의 입구(G_1, G_2)에 넣어야 한다. **한쪽의 전극을 입력단자 G_1(Grid 1)에 (−)를, 다른 한쪽의 전극을 입력단자 G_2(Grid 2)에 (+)를 연결하면 증폭기에서는 2개의 입력단자에 들어온 두 전극간의 전위차를 증폭하여 기록한다.**

뇌파기록 시에는 G_1, G_2의 조합을 뇌파계의 채널수만큼 선택해야 한다. 파형은 다음 식에 의해 구해지며, 모든 유도의 기본이 된다.

(G_1의 전위)−(G_2의 전위)=출력파형의 진폭과 극성

뇌파계의 극성(polarity)은 심전계와 반대로 **2개의 입력단자에서 G_1의 입력전위가 G_2의 입력전위에 비해 전기적으로 (−)전위이면 기록기의 펜은 상향으로 흔들리는데 이 파형을 음성파(negative wave)라고 한다. (+)전위이면 하향으로 흔들리게 되어 양성파로 기록된다.** 이것을 negative up이라고 하며, 뇌파뿐만 아니라 유발전위 등 뇌신경 분야의 기록에 많이 이용되고 있다. 반대로 **G_2의 입력전위가 G_1의 입력전위에 비해 전기적으로 (−)전위이면 기록기의 펜은 상향으로 흔들리는데 이 파형을 양성파(positive wave)라고 한다**(그림 Ⅰ−34). **(+)전위이면 상향으로 흔들리게 되어 음성파로 기록된다.** 간질 극파(spike)는 대부분의 경우 상향이나 이것은 보통 극파로 표현하며, 반드시 음성극파(negative spike)라고 할 필요는 없다. 그러나 하향의 스파이크는 양성극파(positive spike)로 표현한다. 전극 부착부위로부터 뇌파계의 증폭기의 입력단자에 유도되기까지의 과정을 거쳐 뇌파를 기록하는 것을 도출(lead)이라고 한다. 그리고 뇌파계의 채널수에 맞게 2개씩 조합한 것을 유도(derivation)라고 하며, 전체를 하나의 뇌파기록이라고 한다. 그러나 도출과 유도는 사실상 같은 개념으로 사용되고 있다. 대뇌겉질에서 생기는 뇌파를 도출하기 위해서 머리에 부착한 두 전극간의 전위차를 측정하는 조합을 유도법(도출법)이라고 하며, 단극유도법과 쌍극유도법이 있다. 이것에는 여러 가지 조합이 있으며, 이것을 총칭하여 몽타주(montage)라고 한다. 각 유도법에는 장 · 단점이 있으므로 검사실에서는 검사목적에 따라 나누어 이용하거나 단극유도와 쌍극유도 몇 종류를 조합하여 표준검사법으로 이용하고 있다.

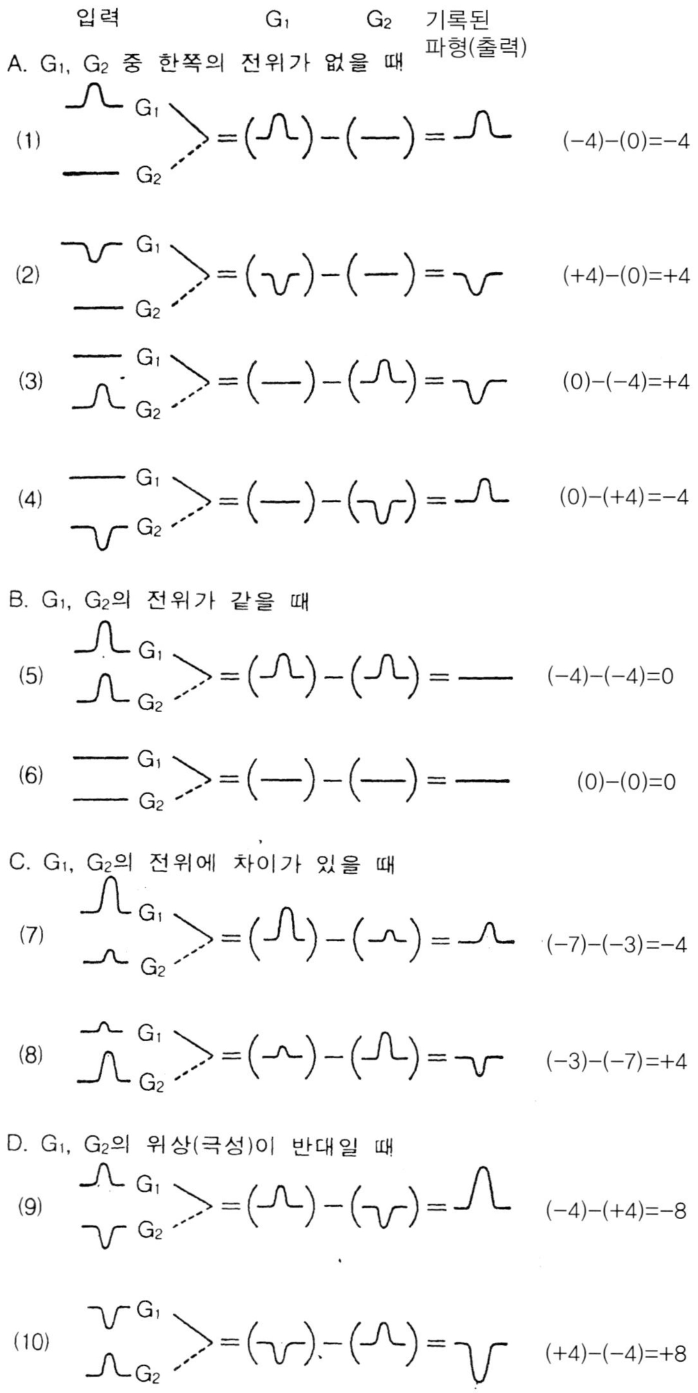

그림 Ⅰ-34. 유도법의 원리(G_1, G_2의 전위차에 의한 출력파형의 차이)

뇌파는 G_1과 G_2에 입력된 전위차(뺀 값)로서 기록된다. (1)~(10)은 G_1과 G_2에 여러 가지 전위가 입력된 때에 기록된 파형을 모식적으로 나타냈다.

2. 유도방법

1) 단극유도법(monopolar derivation, MP)

학습목표

1. 단극유도법의 원리를 이해한다. (A)
2. 기준전극의 활성화를 이해한다. (A)

뇌파활동이 있는 머리덮개(두피, scalp)위의 활성전극을 입력단자 G_1에 연결하고, 뇌파활동이 없는 귓불(A_1, A_2)의 비활성전극을 입력단자 G_2에 연결하여 두 전극간의 전위차를 기록하는 방법이다(그림 Ⅰ-35). **즉 활성전극과 비활성전극(기준전극)간의 전위차를 기록**하는 것으로 **활성전극 부위의 뇌의 활동전위(G_1)와 기준전극의 0전위(G_2)를 빼어 계산한다.**

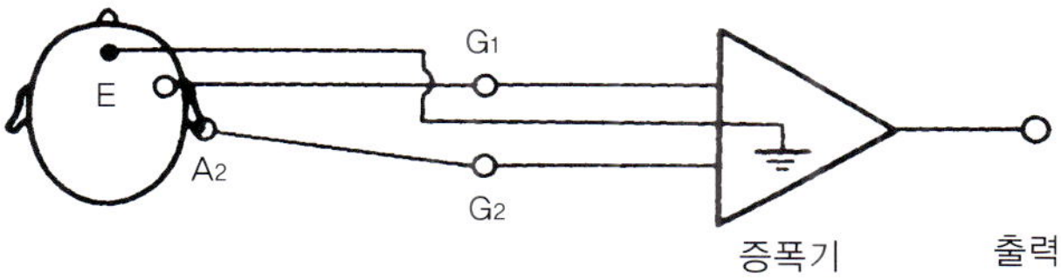

그림 Ⅰ-35. 단극유도법

따라서 **출력측의 펜에서는 귓불의 활동전위가 거의 기록되지 않기 때문에 G_1에 입력한 활성전극의 전위만이 기록된다. 결국 단극유도는 기준전극에 대해서 머리덮개위에 배치된 활성전극 각 점의 전위분포를 아는데 유용한 유도방법이다. 따라서 단극유도법을 기준전극유도법(reference derivation)이라고도 한다.** 기준전극은 머리에서 가깝고, 뇌의 활동전위의 영향을 받지 않으며, 뇌파적으로는 0전위의 부위이다. 그러나 실제로는 전혀 뇌파가 나타나지 않는 이상적인 기준점을 신체 부위에서는 구할 수 없기 때문에 뇌의 전위에 대해서 전위가 0에 가까운 점에 둔 전극을 비활성전극으로 가정하여 대신 사용한다. 일반적으로 많이 이용되는 귓불에서 양쪽 귓불(A_1-A_2)간의 전위차를 기록해 보면 어느 정도 뇌파가 나타난다. 만약 G_1을 접지, G_2를 활성전극에 연결하면 파형은 역전한 형태로 된다.

기준전극 부위의 조건으로는 우리 몸에서 뇌파가 전혀 파급되지 않는 부위가 이론적으로는 있을 수 없으므로 보통 ① 뇌파전위의 파급이 아주 적은 부위, ② 근전도의 혼입이 적은 부위, ③ 몸의 움직임(체동)에 의한 잡음의 혼입이나 땀(발한)의 영향을 받기 어려운 부위 등을 선택해야 한다.

기준전극 부근에 큰 전위변화가 생겨 비활성의 기준전극이 활성화되면 그것과 조합되어 있는 활성전극 전체에 영향을 주어 국재를 분명하게 표현할 수 없는 경우가 있다. 복잡부분발작(정신운동발작)과 같이 높은 전위의 이상방전이 기준전극에 가까운 관자엽(측두엽)에 극파 집점이 있는 경우에는 거리상으로 가까운 같은쪽의 귓불에 전위변화가 파급되어 기준전극에도 높은 전위의 이상파가 혼입되므로 기준전극(G_2)이 활성화된다. 이것을 기준전극의 활성화 (active reference electrode)라고 하며, 단극유도법에서는 가끔 문제가 된다(그림 Ⅰ−36). 기준전극이 활성화되면 활성화한 같은쪽의 귓불과 연결한 모든 머리덮개(두피, scalp)위의 전극에서 이상파가 출현한다. **귓불의 기준전극과 관자부위(측두부)의 활성전극은 거리가 가깝기 때문에 단극유도법에서 집점부근의 두 전극간의 전위차는 작아진다. 따라서 다른 부위의 파형에 비해 관자부위 극파의 진폭 감소가 보이며, 극파의 분포가 보이지 않는 다른 부위의 전극에서도 양성극파가 출현한다.** 즉 기준전극에 문제가 되는 파의 전위가 파급되어 기준전극이 0전위로 될 수 없는 상태를 말한다. G_2에 연결한 전극도 어떤 전위가 있으며, 기준전극의 활성화에 의해 G_2에 연결한 전극도 0전위는 아니기 때문에 단극유도법이라고 하는 명칭은 적당하지 않을 수 있다.

배경뇌파에서도 관자부위와 뇌바닥부분(뇌저부) 활동이 귓불에 파급되면 G_1사이에 기록된 파형이 역위상의 이상파가 될 수 있다(그림 Ⅰ−48). 만약 **귓불에서 떨어진 곳에서 위상이 뒤바뀐 파가 나타나면 귓불전극의 활성화를 의심해 보아야 한다. 귓불에 이상 전위의 파급이 의심될 때에는 파급이 작은 반대쪽의 귓불을 기준전극으로 하여 기록하거나 평형형두부외기준전극을 이용할 수도 있다.** 따라서 각 유도법의 특징을 충분하게 염두에 두고 유도법을 바꾸어

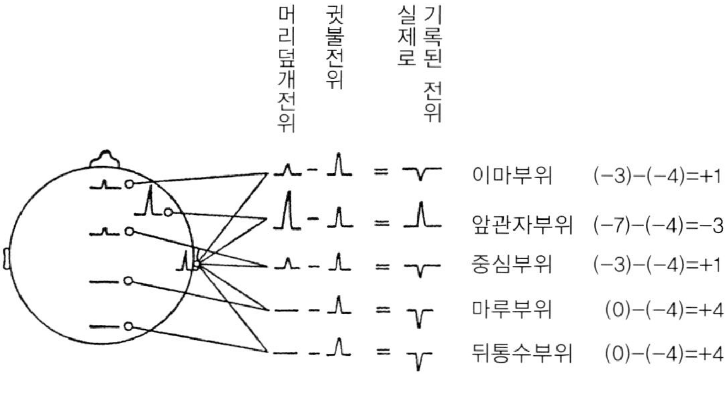

그림 Ⅰ−36. 귓불 기준전극의 활성화

기록하지 않으면 좋은 뇌파를 얻을 수 없다. 관자브위를 자세히 보고 싶을 경우 마루점(두개정, vertex, Cz)에 기준전극을 부착하면 기준전극의 활성화는 해결되나 배경활동에 의한 기준전극의 활성화라고 하는 다른 문제가 생긴다.

단극유도법에서 전위분포는 최대 진폭을 나타내는 부위(그림 Ⅰ-37A)에 극파의 집점이 있다. 같은 전위 분포의 극파를 기록하는 경우에도 단극유도법에서는 극파의 진폭이나 극성이 다르다.

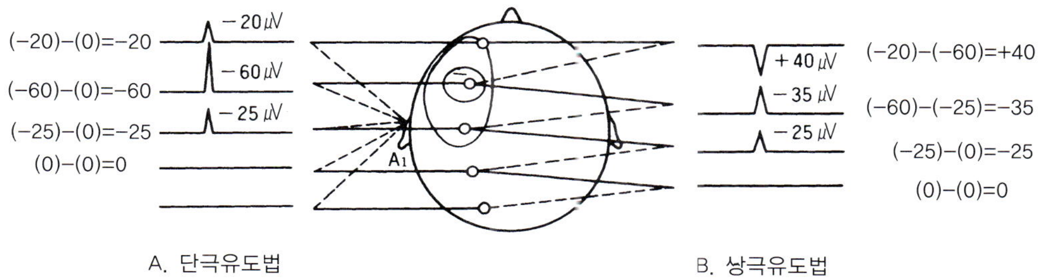

그림 Ⅰ-37. 단극유도법과 쌍극유도법에 의한 극파 집점의 동정법

기준전극인 귓불이 활성화하고 있지 않으면 극파의 진폭은 절대치가 기록되며, 전극간 전위의 기울기도 쉽게 이해할 수 있다(그림 Ⅰ-38A, B). 문제가 되는 것은 귓불전극이 활성화된 경우이다. 그림 Ⅰ-38C와 같이 머리덮개(두피, scalp)위의 일부 전극과 좌측 귓불전극(A_1) 모두 음성극파의 분포를 보이는 경우는 극파의 파급이 없는 Fp_1, P_3, O_1전극에서는 A_1의 활성화 때문에 양성극파를 나타내나 F_3은 A_1과 같은 진폭의 극파(-20㎶) 때문에 상실되어 소실하며, C_3이 극파의 집점부위이기 때문에 최대 진폭(-60㎶)인 것에 의해 음성극파의 출현은 C_3에서만 기록된다. 한편 그림 Ⅰ-38D와 같이 좌측 귓불이 음성극파를 기록하여 머리덮개위의 각 활성전극에 극파의 파급이 보이지 않는 경우에는 입력단자 2개의 전위가 반영되어 전위분포가 없는 머리덮개위의 전극에 양성극파로서 전위분포가 보인다. **단극유도법에서 기준전극이 활성화되면 쌍극유도법과 같은 원리가 된다**(표 Ⅰ-3).

표 Ⅰ-3. 단극유도법과 쌍극유도법의 위상역전의 유무에 의한 전위분포의 비교

위상역전	단극유도법	쌍극유도법
있음	입력단자 G_2가 극대에서도 극소전위에서도 없다	집점은 극대~극소전위
없음	G_2가 극소~극대전위	이마~뒤통수부위에 극대전위

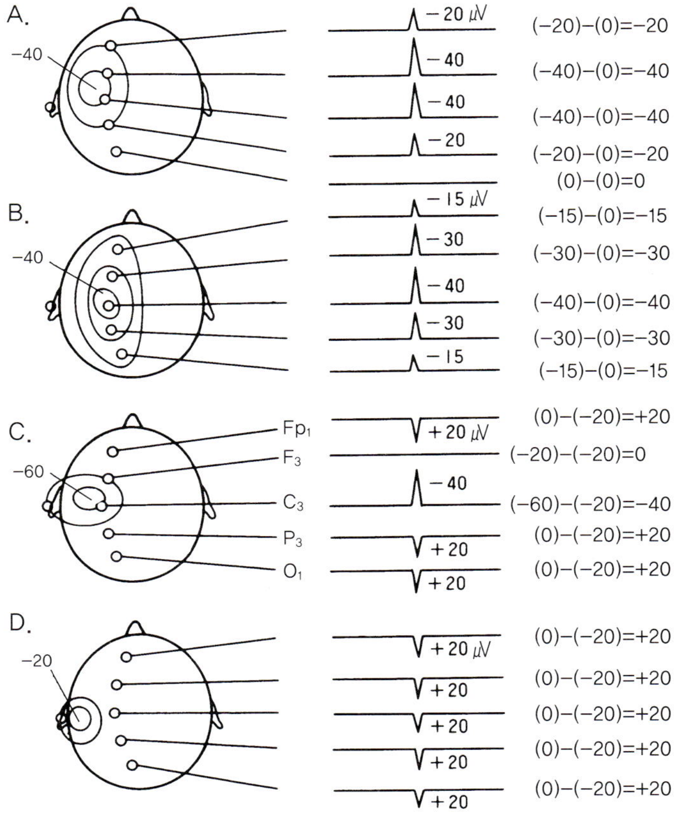

그림 Ⅰ−38. 단극유도법에서 좌측 귓불의 활성화 유무에 의한 음성극파의 진폭, 극성의 변화

(1) 귓불을 이용하는 방법

귓불을 기준전극으로 하는 방법에는 다음의 4종류가 있으며, 뇌파계의 작동으로 간단하게 선택할 수 있다.

① **같은쪽(동측) 귓불기준전극법 : 활성전극과 같은쪽의 귓불을 기준전극으로 이용하는 방법으로 좌반구의 활성전극은 좌측 귓불(A_1)을, 우반구의 활성전극은 우측 귓불(A_2)을 각각 기준전극으로 한다. 단극유도법의 기본형으로 일상검사에서 가장 일반적인 방법이다.** 뇌파계에서는 표준으로 설정되어 있으므로 표준단극유도(STD)라고도 한다(그림 Ⅰ−39A). 그러나 이상파의 집점이 있는 경우 관자부위(측두부)의 전위가 작아지는 등 같은쪽의 기준전극에 활성화가 생기기 쉽고 심전도가 혼입하기 쉽다(예 : C_3-A_1, C_4-A_2).

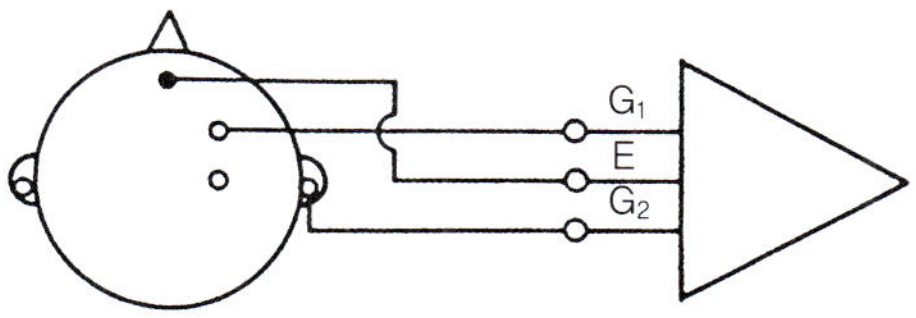

A. 같은쪽 귓불기준전극법

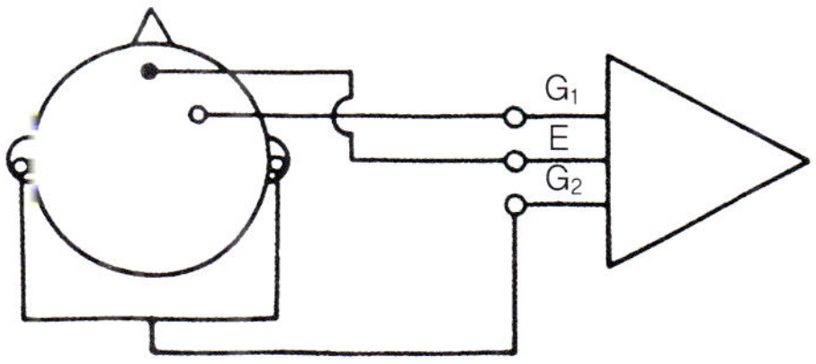

B. 양쪽 귓불단락기준전극법

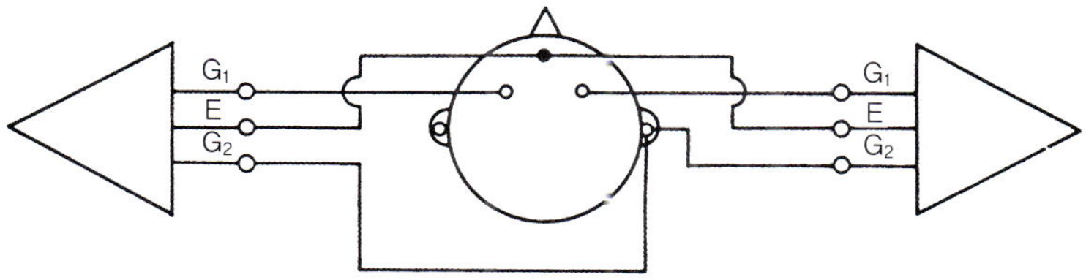

C. 한쪽 귓불기준전극법

그림 Ⅰ-39. 귓불기준전극법

② **반대쪽 귓불기준전극법 : 좌우반구의 활성전극과 반대쪽의 귓불을 기준전극으로 이용하는 방법으로 관자부위를 자세히 보고 싶을 때나 좌우차를 확인할 때 이용되는 방법이다**(예 : C_3-A_2, C_4-A_1). 어느 쪽인가에 귓불의 활성화가 의심될 때 이 방법으로 바꿔보면 확인할 수 있다($A_1 \leftrightarrow A_2$).

③ **양쪽(양측) 귓불단락기준전극법 : 양쪽의 귓불전극을 연결하여 단락(shunt)시켜 좌우 공통의 기준전극으로 이용하는 방법이다**(예 : $C_3-A_1+A_2$, $C_4-A_1+A_2$). **귓불을 통하여** 좌우반구에 반대방향의 **심전도의 혼입을 방지할 수 있고, 한쪽 귓불에 근전도가 혼입한 때에도 근전도의 진폭을 감소시킬 수 있다.** 양쪽 귓불이 비교적 양호한 기준으로 되어 있는 경우에는 좌우를 균등한 기준으로 할 수 있다. 그러나 한쪽 관자부위에 큰 이상파가 출현하면 정상이어야 할 반대쪽에 활성화의 영향이 강하게 나타날 수 있다(그림 Ⅰ-39B).

④ **한쪽(편측) 귓불기준전극법 : 한쪽 귓불의 기준전극이 활성화한 경우 활성화하지 않은 다른쪽 귓불을 기준전극으로 한다**($A_1 \rightarrow A_2$, $A_1 \leftarrow A_2$). 즉 좌측 귓불(A_1)이 활성화한 경우에는 우측 귓불(A_2)을 이용한다(예 : C_3-A_1을 C_3-A_2). 이 방법은 **기준전극으로 이용되는 귓불과 좌우 활성전극의 거리가 다르므로 뇌파기록에서 진폭의 좌우차가 생길 수 있다. 관자부위를 자세히 보거나 좌우차를 확인할 때 이용되는 방법**으로 간편하며, 심전도의 혼입을 방지할 수 있다(그림 Ⅰ-39C).

단극유도법의 장점은 다음과 같다.

학습목표
1. 단극유도법의 장점과 단점을 이해한다. (A)

㉮ **활성전극 아래에 있는 뇌의 전위변동을 절대치에 가깝게 충실히 기록할 수 있고 파형의 휘어짐이 적다.**

㉯ **이상파의 초점은 최대 진폭이 나타나는 부위에 존재하므로 각 활성전극의 전위분포에 의해 집점을 결정할 수 있다.** 머리덮개위의 어느 부위에서 이상파가 국소적으로 존재하는 경우 국소부위에 해당하는 전극에서 유도된 이상파의 진폭은 최대로 높고, 약간 떨어진 전극부위에서는 진폭이 낮아진다. 느린파나 돌발파 중 상향파(음성파)에서는 최대 진폭을 나타내는 부위가 초점이 있다. 그러나 이상파가 영향을 미치지 않는 부위의 전극에서 이상파는 검출되지 않는다(그림 Ⅰ-40).

㉰ **비교적 광범위하게 나타나는 뇌의 전위변동을 볼 수 있으므로 전체의 위상 관계를 파악하는데 적합하다.** 그러나 기준전극의 전위변동에 의한 위상의 휘어짐이 없는 것은 아니다. **검출하기 쉬운 이상소견은 전반성 이상이나 좌우비대칭성 등이 있다.**

㉱ **대뇌겉질 아래, 대뇌 깊은부분(심부)의 이상을 쉽게 발견할 수 있다.**

㉲ 전극간 거리의 차는 그다지 문제가 되지 않는다.

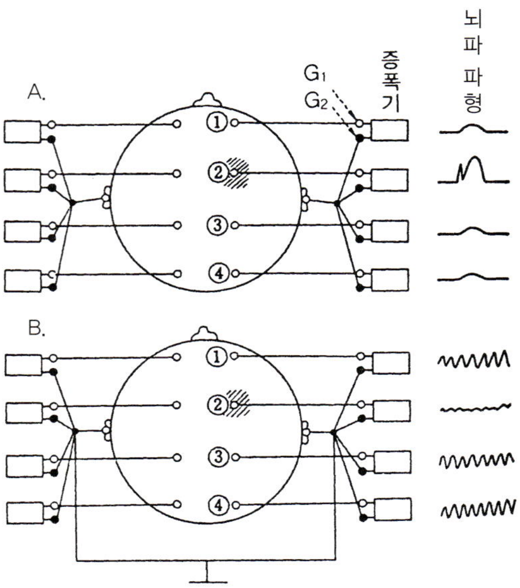

그림 Ⅰ-40. 단극유도
사선부분은 간질원성 집점(A), 혈관성장애(B) 등에 의한 저전위를 모식적으로 나타냈다.

단극유도법의 단점은 다음과 같다.

㉮ **미세한 국소차나 초점의 확인이 어려운 경우가 있다.**

㉯ **전극간 거리가 길어서 잡음이 혼입되기 쉽다.** 특히 다채널의 도출에서 공통기준전극을 사용하는 경우 입력회로의 불균형이 발생되어 판별비가 저하되기 쉽다.

㉰ **기준전극의 이상적인 부위는 없으며, 기준전극이 활성화하기 쉽다**(그림 Ⅰ-48참조). 전위변동이 큰 이상파(극파)가 관자부위 등 기준전극 가까이에 있는 경우 그 전위가 귓불 등의 기준전극에 파급되어 기준전극이 활성화(활성기준전극, active reference electrode)된다. 기준전극은 뇌파적으로 0전위이며 동시에 활성화되지 않는 이상적인 기준전극점의 연구가 되고 있으나 아직 이상적인 것은 아니다.

(2) 귓불 이외를 이용하는 방법

단극유도법에서 기준전극 부위는 보통 귓불이 이용되나 이 부분은 어느 정도 뇌전위의 변화가 있기 때문에 완전한 비활성전극 부위가 될 수는 없다. 단극유도법에서 설명한 것과 같이 **기준전극의 활성화가 있는 경우 귓불 이외의 부분에서 기준전극을 얻고자 하는 방법이다.** 그러나 최근에는 이상 국소부위의 자세한 전위차, 주파수차, 위상차 등을 분석하는 경향이 있으므로 목적에 따라 여러 가지 단극유도법이 이용되고 있다. 기준전극을 가능한 비활성시키기 위한 방법에는 다음과 같은 방법이 있다.

① **귓불 이외의 코끝, 턱부분, 목부분, 마루부위를 기준전극으로 하는 방법 : 신체의 정중선 위에 기준전극을 두어 좌우 같은 거리에서 대칭적인 뇌파를 기록하는 방법이다.** 그러나 코끝에서는 땀이 나고, 아래턱부분, 목부분에서는 몸의 움직임에 의한 영향으로 근전도가 혼입하기 쉽고, 마루점에서는 실제로 쌍극유도가 되므로 임상에서는 그다지 이용되지 않는다.

② 평균기준전극법(average reference electrode, AV)

학습목표

1. 평균기준전극법을 이해한다. (A)

머리덮개(두피, scalp)위에 부착한 다수의 활성전극 각각에 1.5MΩ의 고저항을 넣어 이것을

매개로 1점에 결합하여 평균화(averaging)하는 방법이다. 이것을 전체 채널 공통의 평균기준 전극으로 입력단자 G_2에 연결하고, 머리덮개위의 각 전극은 활성전극으로 G_1에 연결하여 평균과 각 전극부위에서의 전위차를 기록하는 방법이다(그림 Ⅰ-41). 활성전극과 기준전극간의 전위차를 기록한다는 것은 단극유도법과 같다. 이 방법은 머리덮개위의 전체 전극의 전위변동의 평균치를 기준으로 하므로 머리덮개위의 각 전극의 상대적인 전위분포를 보는 데는 유효하나 평균화한 기준전극 자체의 전위변동은 반드시 작은 것은 아니므로 주의해야 한다.

기준전극의 저항이 높아지면 기록된 뇌파의 진폭은 낮아지므로 배경뇌파로부터 돌발한 극파 등의 국재성 이상파를 감별하기 쉽다. 그러나 뇌파의 진폭이 낮아지면 저진폭 뇌파는 판독이 곤란하게 된다. 이 중 어느 하나라도 뇌파 자체나 잡음 등에 의해 활성전극에 국한된 큰 전위가 혼입되면 평균기준전극의 전위가 영향을 받는다. 실제로 전위분포의 휘어짐을 볼 수 있는데 이것을 **평균기준전극의 활성화**라고 한다. 이것은 각 **활성전극 전위의 평균치가 기준이 되기 때문에 잡음이 들어오거나 활성전극의 일부에 큰 전위변동이 있으면 기준전극의 활성화가 생긴다.** 전체 전극의 전위를 합하여 평균화한다는 것은 **어느 하나의 활성전극에 고진폭의 전위활동이 혼입된 경우 그것이 전체 유도의 뇌파에 큰 영향을 미치게 되며, 평균기준전극에서도 활성화한다.** 뇌파계에서는 안구운동에 의한 인공산물의 영향을 방지하기 위해서 Fp_1과 Fp_2를 기준에서 제외하거나 고진폭의 국재성 극파 등이 출현하는 전극도 제외한다.

이 유도법은 **귓불을 기준전극으로 하는 단극유도에서 혼입되기 쉬운 심전도의 인공산물을 방지할 수 있다.** 그러나 입력부의 저항망에 의한 불균형 때문에 판별비의 저하를 초래하여 교류잡음의 혼입 원인이 된다. 따라서 뇌파계에는 기준전극 전환스위치가 있으므로 이것을 AV로 바꿔줌으로서 작동이 자동적으로 이루어진다(예 : G_1-G_2를 F_3-AV, F_4-AV).

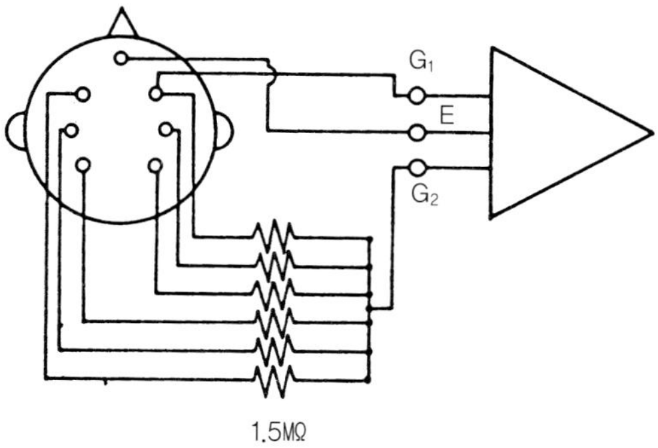

그림 Ⅰ-41. 평균기준전극법

평균기준전극법의 장점은 다음과 같다.

㉮ 국재성 이상을 감별하기 쉽다.

㉯ 심전도의 혼입이 적다.

평균기준전극법의 단점 및 주의점은 다음과 같다

㉮ 진폭이 낮아진다.

㉯ 저항이 높으므로 교류장애가 혼입하기 쉽다.

㉰ 고진폭의 이상파에서는 평균기준전극이 활성화하는 일이 있다.

㉱ 뇌파계의 기종에 의해서 특별한 장치가 필요하다.

③ **평형형두부외기준전극법**(balanced non-cephalic reference electrode, BNE) : 단극유도법과 평균기준전극법은 기준전극이 머리에 있기 때문에 아무래도 뇌전위 활동의 영향을 받는다. 그러므로 **뇌의 활동전위의 파급이 아주 작은 부위, 즉 머리로부터 멀리 떨어진 곳에서 기준전극을 얻고자 하는 방법이다**(그림 Ⅰ-42). **귓불을 기준전극으로 한 경우 기준전극의 활성화를 해결하기 위해서 뇌파가 나타나지 않는 머리 외의 부위를 기준으로 하면 뇌파는 전혀 들어오지 않는다**. 그 때문에 7목뼈가시돌기(경추극돌기)위와 우측 앞흉부의 흉쇄결합관절 부근의 피부면에 각각 전극을 부착한다. 그리고 그 사이에 20㏀의 가변저항기를 매개로 1점으로 결합하여 그 중간단자를 증폭기의 입력단자 G_2에 결합하여 이것을 기준전극으로 한다. 보통 머리 외의 가슴 혹은 좌우의 팔다리 등이 이용되나 뇌파기록 시 **심전도가 잡음으로서 크게 혼입되므로 심전도를 제거하고 양호한 기준을 얻기 위한 목적으로 고안된 방법이다.** 활성전극으로서 머리덮개(두피, scalp)위의 전극은 입력단자 G_1에 결합한다. 실제로 뇌파를 기록하면서 가변저항의 가감을 조절하여 둘의 평균을 얻어 뇌파기록에서 심전도가 혼입되지 않는 저항점을 구하나 가변저항이 클수록 심전도 제거에 바람직하다. 뇌파계에서는 패널에서 가변저항이

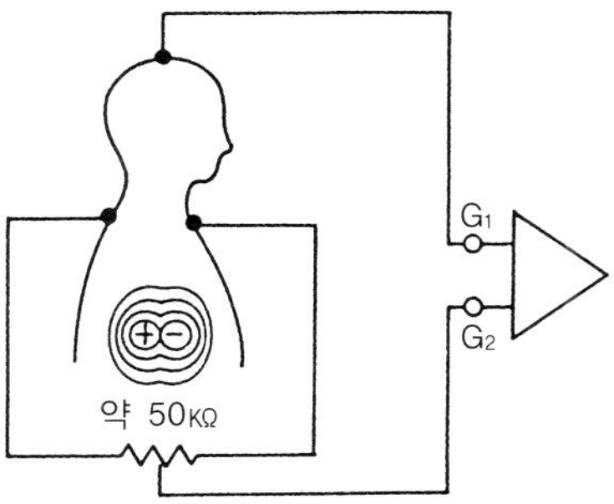

그림 Ⅰ-42. 평형형두부외기준전극법

나 윈도우 내의 조작에 의해서 **심전도의 혼입이 최소로 되는 곳을 기준전극으로 하므로 심전도를 제거할 수 있다.** 그러나 평균을 얻는 것이 번거롭고, 또 반드시 심전도가 완전하게 제거되지 않기 때문에 일상검사에서는 그다지 이용되지 않는다.

귓불을 기준전극으로 한 경우 전극간 거리의 관계에서 관자부위의 진폭이 작아지나 이 방법은 관자부위의 진폭 저하가 생기지 않는다. 또한 단극유도에서는 관자부위나 귓불 부근에 이상파의 국재가 있는 경우 기준전극이 활성화하기 쉬우나 이 방법은 **기준전극의 활성화가 생기기 어려운 등의 장점이 있다.** 그러나 피검자의 체형에 의해서는 **심전도를 완전하게 제거할 수 없는 경우가 있으며, 또 몸의 움직임(체동)에 의한 근전도의 혼입이 많아진다.**

평형형두부외기준전극법의 장점은 다음과 같다.

㉮ 관자부위의 진폭이 저하하지 않는다.

㉯ 기준전극의 활성화가 생기기 어렵다.

평형형두부외기준전극법의 단점 및 주의점은 다음과 같다.

㉮ 근전도나 몸의 움직임에 의한 영향을 받는다.

㉯ 심전도를 제거할 수 없는 경우도 있다.

2) 쌍극유도법(bipolar derivation, BP)

학습목표

1. 쌍극유도법의 원리를 이해한다. (A)

머리덮개(두피, scalp)위에 부착한 활성전극에 뇌파계의 입력단자 G_1과 G_2를 각각 연결하여 두 전극간의 전위차를 기록하는 방법으로 기준전극은 사용하지 않는다. 즉 대뇌겉질에서 뇌파를 직접 기록하는 방법이다(그림 Ⅰ-43). **쌍극유도법은 비교적 인접한 전극간의 전위차를 기록하므로 단극유도법보다 전체 전위가 작은 저진폭의 뇌파가 기록된다.** 특히 광범위하게 뇌파가 출현하고 있는 경우, 예를 들면 광범성 α파 등의 경우 **단극유도법에서는 큰 진폭으로 기록되어도 쌍극유도법에서는 상살(상쇄)되고 평균화되어 작은 뇌파가 기록된다.** 한편 집점성 이상파 등 국소적 변동이 있으면 단극유도법보다도 오히려 현저해지는 일도 있다. 단 쌍극유도법은 어디까지나 조합한 전극간의 전위차가 기록되므로 기록된 뇌파의 크기가 그 장소의 뇌파의 크기를 반영하는 것은 아니라는 것에 주의해야 한다. 따라서 쌍극유도법은 두 전극

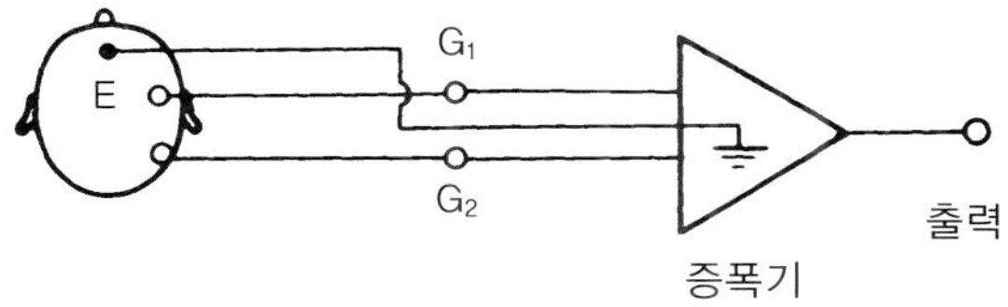

그림 Ⅰ-43. 쌍극유도법

간에 다른 뇌파파형이나 위상을 가지는 경우와 한 전극부위에 어떤 뇌파파형이 국한하고 있으면 두 전극부위의 공통전위는 소실된다. 따라서 **쌍극유도는 도출부위의 절대치를 보는 것에는 적합하지 않으나 비교적 국소적으로 존재하는 집점성 이상파의 부위를 찾아내는데 단극유도법보다 우수하다.** 쌍극유도법에서 입력단자 G , G_2의 전위차에 의한 출력파형의 차이와 머리덮개(두피, scalp)위의 분포는 G_1과 G_2의 전위차에 의해 출력파형의 극성이나 진폭이 다르게 기록된다(그림 Ⅰ-44).

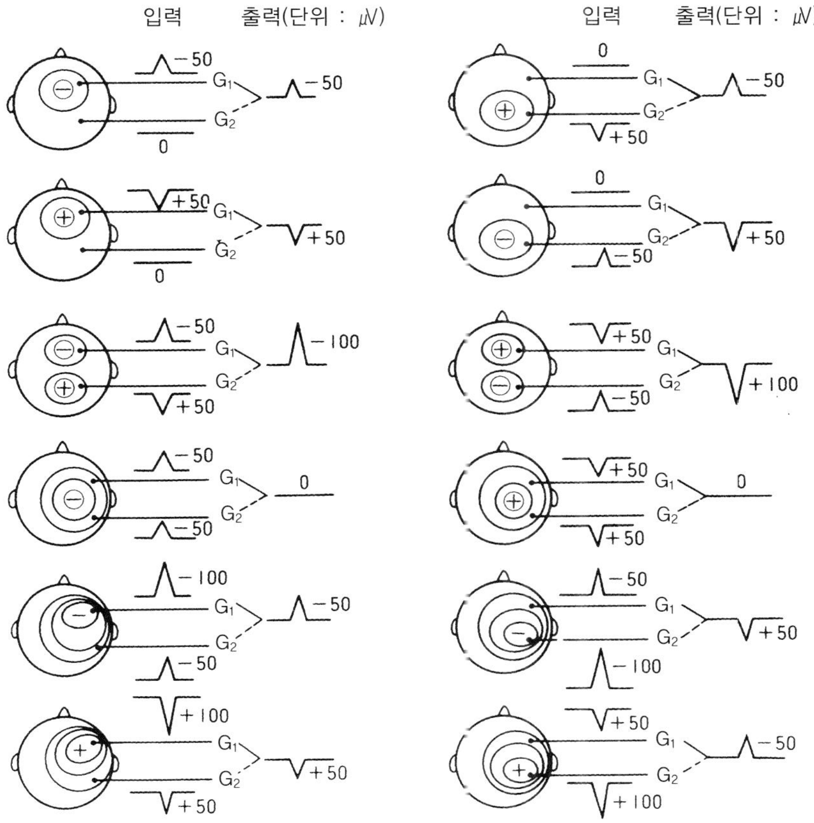

그림 Ⅰ-44. 입력단자 G_1, G_2의 전위차에 의한 출력파형의 차이와 머리덮개위의 분포

또한 쌍극유도법에서는 위상역전(phase reversal)을 나타내는 부위(그림 Ⅰ-37B)에 극파의 집점이 있다. 위상역전은 1채널에서 양성극파, 2, 3채널에서 음성극파를 나타내는 것처럼 극성이 채널간에서 변화한다. 같은 전위 분포의 극파를 기록하는 경우에도 쌍극유도법에서는 극파의 진폭이나 극성이 다르다.

입력단자 G_1, G_2 모두 활성전극이기 때문에 파형의 진폭, 극성에 큰 변동이 보인다. 대부분은 음성극파의 집점부위의 전극에서 위상역전이 보인다(그림 Ⅰ-45A). 한편 이마부위(전두부)에 음성극파가 있으면 F_3-C_3, C_3-P_3 도출에서 음성극파가 보이며, Fp_1-F_3 도출에서는 상쇄되기 때문에 극파는 보이지 않는다(그림 Ⅰ-45B). 마루 · 뒤통수부위에 음성극파가 국재하는 경우 P_3-O_1 도출에서는 극파는 보이지 않고(그림 Ⅰ-45C), F_3-C_3, C_3-P_3 도출에서는 G_2 전극의 음성전위의 진폭이 G_1전위보다 높기 때문에 양성극파로서 분포한다(그림 Ⅰ-45D). 전반성 극서파복합 등과 같은 전반성 이상뇌파의 경우 쌍극유도법에서는 파형이 휘어져버려 정확한 전위분포의 판독이 곤란한 일이 있다.

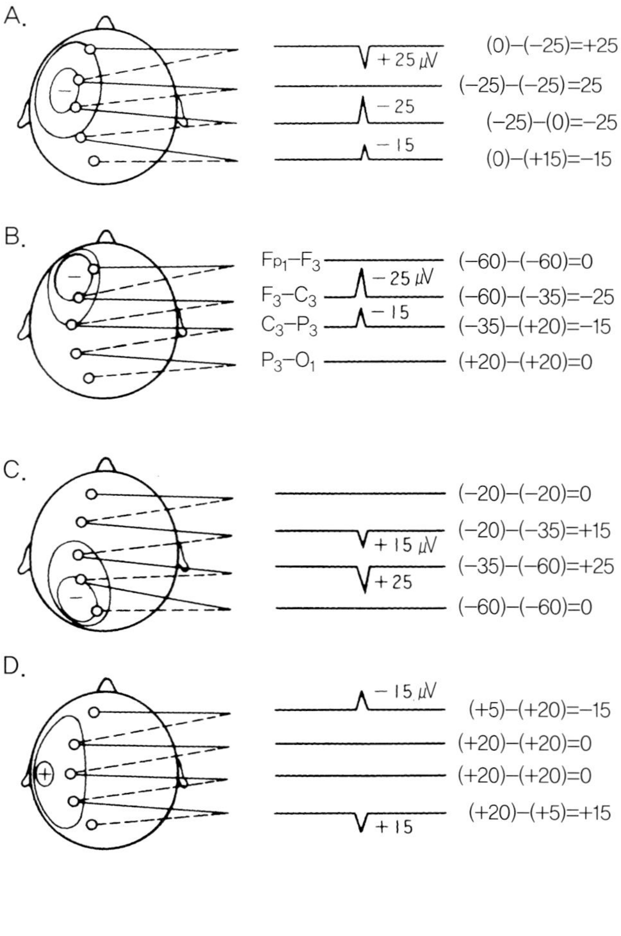

그림 Ⅰ-45. 쌍극유도법에 의한 극파의 전위 분포

쌍극유도법에서는 이상파의 출현부위를 결정하기 위해서 활성전극 부위를 조합하는 다음과 같은 방법이 있다(그림 I−46). 도출하는 방법에 의해 독립법, 직선연결법, 교차연결법, 삼각법, 직선삼각법, 사각법, Aird법 등이 있다. **일반검사에서는 직선연결법이 가장 많이 이용된다**(그림 I−46−B1, B2).

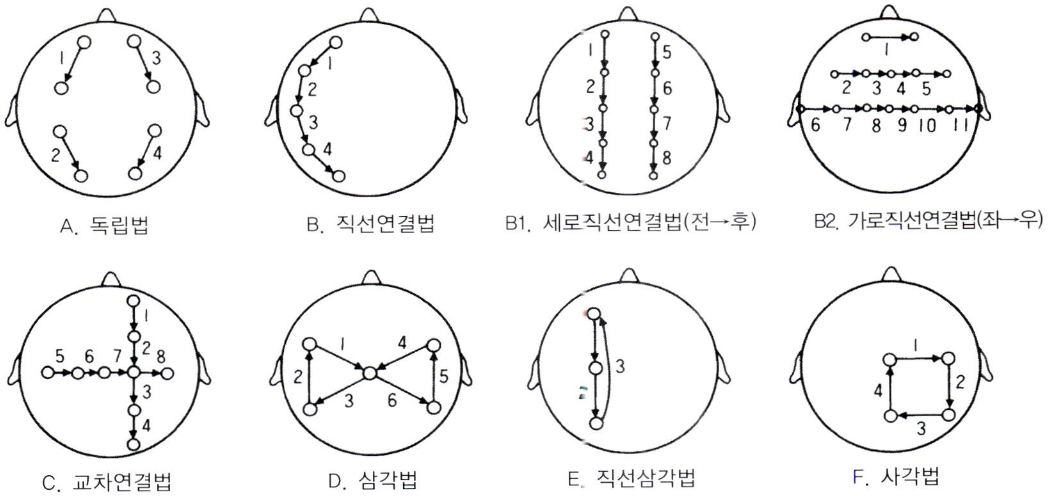

그림 I−46. 쌍극유도법의 종류

(1) 독립법(단순법, simple bipolar method)

1채널의 G_1, G_2 전극부위가 다른 채널의 G_1, G_2 전극부위와 공통이 아니므로 위상의 역전을 알기 어렵고 역전되더라도 1점에 모을 수 없기 대문에 잘 이용되지 않는다(그림 I−46A).

(2) 직선연결법(linked bipolar method)

같은 간격으로 배열한 몇 개의 활성전극을 순서대로 연결하여 이상파의 국재부위를 사이에 두고, 위, 아래전극이 서로 나란히 있는 1채널의 G_1에 ①을, G_2에 ②를 입력한다. 뒤이어 2채널의 G_1에 극파가 출현하고 있는 ②를 입력하고, G_2에 ③을 입력한다. 그리고 3채널의 G_1에 ③을 입력하고, G_2에 ④를 입력한다. **뇌파계 각각의 채널에 잇달아 입력해가면 이상파의 초점을 확인할 수 있다**(그림 I−46B, B1, B2). 즉 앞의 채널 G_2로 한 전극을 다음 채널에서는 G_1으로 하여 서로 번갈아 연결시켜가는 유도법이다. 예를 들면 ②**에 이상파의 초점(극파 집점)이 있을 때에는 ①→②유도에서는 하향의 양성극파로서 기록되고, ②→③유도에서는 상향의 음성극파로서 기록되어 파형의 방향이 반대로 된다. 이것을 이상파의 위상역전**(phase reversal, 180°**의 위상차를 보임**)이라고 한다. 이 부위, 즉 ②**에 이상파가 나타나는 국소부위**

의 초점(focus)을 알 수 있다. 만약 **집점성 이상파가 국한하고 있으면 위상이 역전하므로 이상파의 국재를 아는데 매우 유용하다**(그림 I−47A).

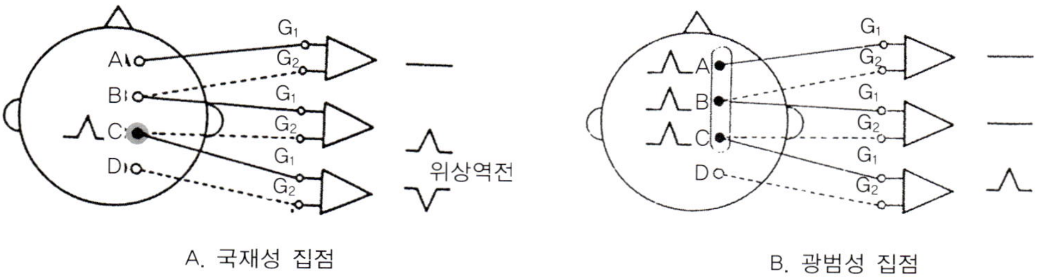

그림 I−47. 쌍극유도법의 위상역전

이상파가 광범위하게 출현하고 있는 경우에는 G_1, G_2에 같아지는 입력신호가 들어가기 때문에 이상파는 상쇄되어 버려 오히려 이상 국재를 알기 어렵게 된다(그림 I−47B). 국재성의 이상파가 존재하는 경우 이 집점을 중심으로 위상역전이 보이며, 이 파형의 역전상태로부터 국재성의 이상 부위를 결정하는 것이 가능하다. 그러나 비교적 깊은 부위에 국재부위가 있을 때에는 여기에서 발생하는 공통 이상파(예를 들면 느린파 성분)는 상쇄되고, 머리덮개(두피, scalp)위에 국한된 이상파만이 기록된다. 이 경우에 평형형두부외기준전극법으로 기록하면 깊은부분(심부)의 이상파와 비교적 얕은 겉질부위의 이상파가 서로 겹쳐 나타나는 파형이 된다. 이것은 때로 얕은 부위의 이상파(특히 진폭이 작은 경우)는 깊은부분의 뇌파에 묻혀버리기 때문이다. 이와 같은 경우 쌍극유도법은 단지 위상차(파형의 역전)만을 찾는 것이 가능하므로 **쌍극유도법 중에서 가장 많이 이용되는 방법이다**(그림 I−48).

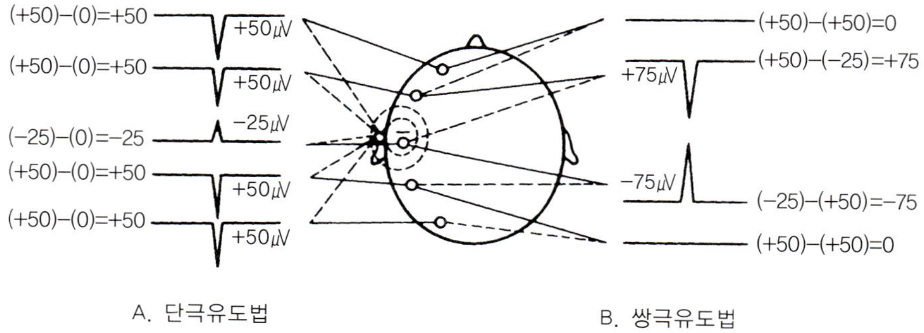

그림 I−48. 단극유도법과 쌍극유도법(좌측 귓불 활성화 때의 파형의 차이)
활성화된 귓불을 공통 기준전극으로 사용하는 유도에서 귓불부근의 전극에서는 진폭의 감소, 기타 부위에서는 반대 극성의 파형이 출현하여 바른 판정을 할 수 없다.

(3) 삼각법(triangular method)

학습목표

1. 삼각법을 이해한다. (A)

머리덮개(두피, scalp)위에 배치된 전극 중 F_4, C_4, T_4의 3개의 활성전극에 대해서 3개의 채널에 서로 연결해 보는 방법으로 직선연결법을 응용한 방법이다(그림 Ⅰ-46D, E).

1채널에 F_4-T_4, 2채널에 T_4-C_4, 3채널에 C_4-F_4로 입력되도록 조합하여 **위상이 역전하는 파형을 보아 국재부위를 알아내는 방법이다**(그림 Ⅰ-49). **만약 T_4부위에 음성(상향)의 극파가 출현하고 있으면 T_4에 초점이 있다고 추측한다.** 즉 T_4에 포함된 유도에서 극파의 위상이 역전하며, T_4를 포함하지 않는 3채널에서는 극파가 출현하지 않는다(그림 Ⅰ-49). 이와 같은 유도에서 이상국재를 더욱 명확하게 표현한다는 시도로 같은 4점에서 국재를 결정하는 사각법(그림 Ⅰ-46F) 등도 있다.

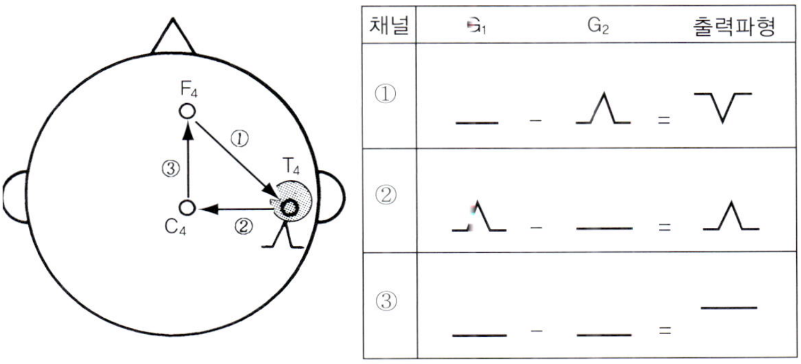

그림 Ⅰ-49. 삼각법

(4) Aird법

학습목표

1. Aird법을 이해한다. (A)

좌우대칭부위에서 독립법을 병렬로 연결하는 방법으로 일종의 좌우교대형 장거리 쌍극유도법이다(그림 Ⅰ-50). 한쪽 반구위의 어떤 한곳의 전극(A)과 같은쪽 반구에 부착한 다른 모든 전극을 각각 연결한다. 그리고 차례로 같은 방법으로 반대쪽에서 전극(B)를 중심으로 얻어진 대칭부위의 파형의 진폭과 비교하기 위해서 이와 같은 편성을 차례로 좌우에 나열하여 서로 비교해간다. 이 방법은 **좌우반구의 대칭부위로부터 유도된 진폭의 좌우차를 계통적으로 비교함으로서 이상부위의 국재를 결정할 수 있다.** 이 방법은 조합이 매우 넓고 시간이 많이 걸리며 유도가 복잡하기 때문에 최근에는 뇌종양(brain tumor) 등 기질성 질환의 국재는 CT, MRI 등 비관혈적인 정확한 검사방법이 있으므로 일반적으로 이용되지 않는다.

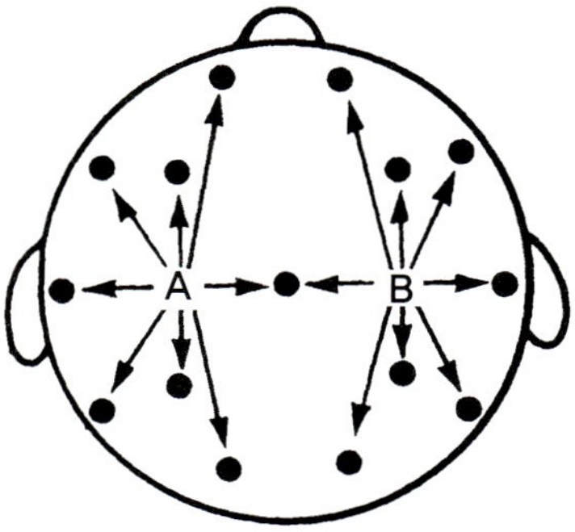

그림 Ⅰ-50. Aird법

쌍극유도법의 장점은 다음과 같다.

> **학습목표**
> 1. 쌍극유도법의 장점과 단점을 이해한다. (A)

① **위상역전에 의한 국재성(집점성) 이상을 알 수 있으므로 초점(focus)의 발견이 쉽다**(그림 Ⅰ-47).

② **표면에 가까운 대뇌겉질 이상의 대칭부 및 근접부와의 비교가 쉽다.**

③ **활성전극간의 거리가 짧으므로 심전도나 교류장애 등의 잡음이 들어가기 어렵다.**

④ **기준전극을 사용하지 않으므로 기준전극이 활성화되지 않는다.**

⑤ 근전도의 혼입이 적다.

쌍극유도법의 단점 및 주의점은 다음과 같다

① **단극유도보다 진폭이 작다.**

② **머리덮개위에 광범위하게 출현하는 뇌파변화는 기록되지 않는다.**

③ **활성전극간의 전위차를 보기 때문에 파형이 휘어진다.**

④ **진폭의 크기만으로는 국재부위의 결정이 어렵기 때문에 유도부위의 절대치를 보는 데는 적합하지 않다.**

⑤ **전극위치가 어긋나면 좌우차를 만들 수 있기 대문에 전극간 거리가 정확해야 한다.**

⑥ 각 부활법을 실시할 경우의 기록에는 적당하지 않다.

거리에 의한 유도로서 전극간의 거리에 의해서 단거리유도와 장거리유도로 구별할 수 있는데 10–20법에서는 기본 전극간격의 2배 이상 되는 것을 장거리유도라고 한다.

3. 몽타주(montage)와 패턴(pattern)

학습목표

1. 몽타주의 의의를 이해한다. (A)

뇌파계의 채널수에 따라 전극배치(electrode placement), 유도법과 그 배열을 조합하여 기록지 1장에 기록하는 유도의 종합을 몽타주라고 한다. 그리고 **몽타주가 미리 설정된 형태로 되어 있는 것을 패턴(pattern)이라고 하며, 유도법에서는 매우 중요하다.** 그러나 몽타주는 검사자나 뇌파계의 채널수, 검사목적 등에 따라 달라질 수 있다.

뇌파기록에서는 머리덮개(두피, scalp)위에 여러 개의 전극을 부착하여 여러 조합에 의해 기록하므로 **뇌파계의 채널수 및 몽타주 수가 많을수록 여러 부위의 뇌파를 동시에 기록할 수 있어서 뇌파의 정보량은 많아지나 검사시간은 길어진다.** 표준 몽타주와 함께 필요에 따라 검사실 독자적으로 유도법을 고려하여 목적에 맞게 미리 몽타주를 만들어 함께 사용하면 편리하다. 보통 임상에서 사용되는 뇌파계는 다채널로 8(그림 Ⅰ–51), 12(그림 Ⅰ–52), 16(그림 Ⅰ–53), 24채널 및 신생아용(미숙아용, 그림 Ⅰ–54) 표준 몽타주가 있다.

뇌파 유도법으로서 단극유도법, 쌍극유도법의 2가지 방법 중 어느 것을 주로 사용하는지는 검사자에 따라 다를 수 있다. 그러나 대부분의 뇌파실에서는 **단극유도법과 쌍극유도법을 함께 사용하여 각각의 장점을 살려서 단점을 보완하고 있다.** 따라서 뇌파기록 시에는 단극유도와 쌍극유도 각각의 장점과 단점을 잘 고려하여 1회의 기록 중에 반드시 2가지 방법을 함께 사용하는 것이 바람직하다.

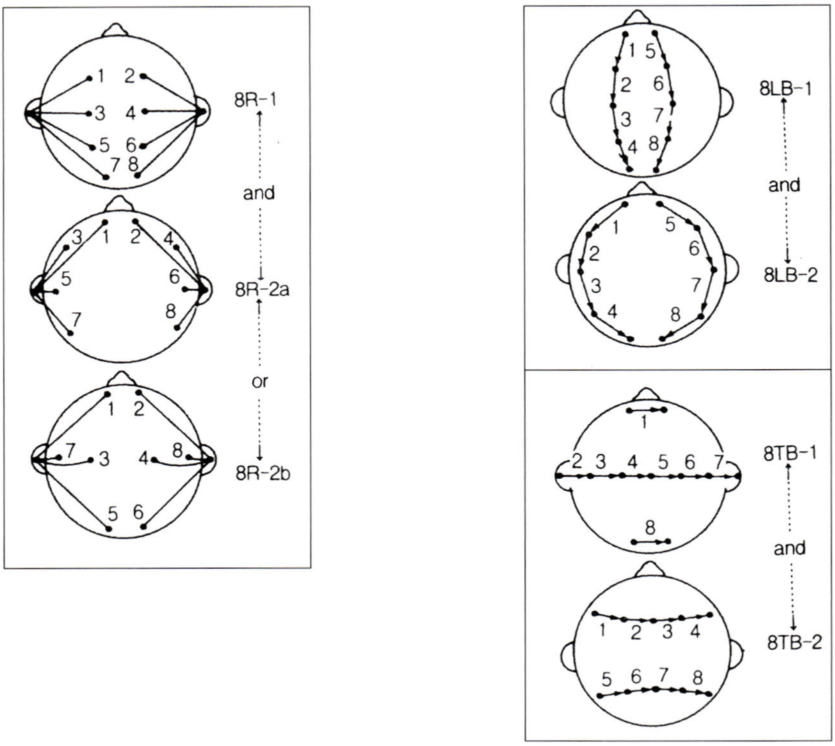

명칭 / 채널번호	8R-1	8R-2a	8R-2b	8LB-1	8LB-2	8TB-1	8TB-2
1	F_3-A_1	Fp_1-A_1	Fp_1-A_1	Fp_1-F_3	Fp_1-F_7	Fp_1-Fp_2	F_7-F_3
2	F_4-A_2	Fp_2-A_2	Fp_2-A_2	F_3-C_3	F_7-T_3	A_1-T_3	F_3-Fz
3	C_3-A_1	F_7-A_1	C_3-A_1	C_3-P_3	T_3-T_5	T_3-C_3	$Fz-F_4$
4	C_4-A_2	F_8-A_2	C_4-A_2	P_3-O_1	T_5-O_1	C_3-Cz	F_4-F_8
5	P_3-A_1	T_3-A_1	O_1-A_1	Fp_2-F_4	Fp_2-F_8	$Cz-C_4$	T_5-P_3
6	P_4-A_2	T_4-A_2	O_2-A_2	F_4-C_4	F_8-T_4	C_4-T_4	P_3-Pz
7	O_1-A_1	T_5-A_1	T_3-A_1	C_4-P_4	T_4-T_6	T_4-A_2	$Pz-P_4$
8	O_2-A_2	T_6-A_2	T_4-A_2	P_4-O_2	T_6-O_2	O_1-O_2	P_4-T_6

↑ ········ or ········ ↑

그림 Ⅰ-51. 임상뇌파 검사용 표준 몽타주(8채널용)

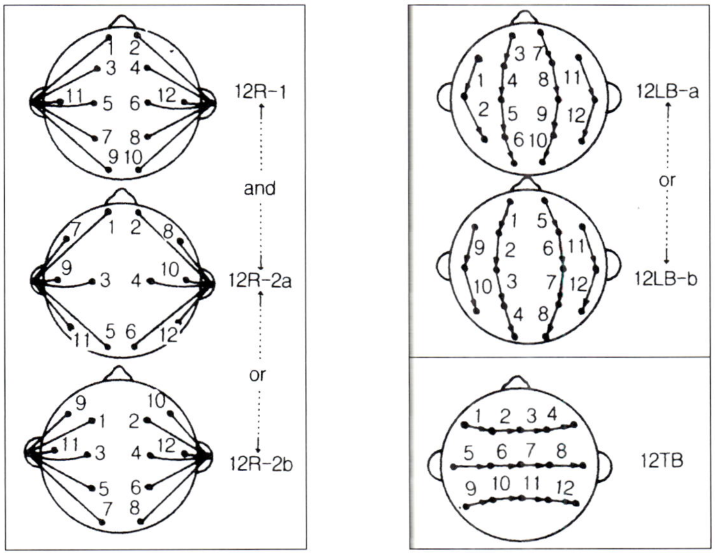

명칭 / 채널번호	12R−1	12R−2a	12R−2b	12LB−a	12LB−b	12TB
1	Fp_1-A_1	Fp_1-A_1	F_3-A_1	F_7-T_3	Fp_1-F_3	F_7-F_3
2	Fp_2-A_2	Fp_2-A_2	F_4-A_2	T_3-T_5	F_3-C_3	F_3-Fz
3	F_3-A_1	C_3-A_1	C_3-A_1	Fp_1-F_3	C_3-P_3	$Fz-F_4$
4	F_4-A_2	C_4-A_2	C_4-C_2	F_3-C_3	P_3-O_1	F_4-F_8
5	C_3-A_1	O_1-A_1	P_3-A_1	C_3-P_3	Fp_2-F_4	T_3-C_3
6	C_4-A_2	O_2-A_2	P_4-A_2	P_3-O_1	F_4-C_4	C_3-Cz
7	P_3-A_1	F_7-A_1	O_1-A_1	Fp_2-F_4	C_4-P_4	$Cz-C_4$
8	P_4-A_2	F_8-A_2	O_2-A_2	F_4-C_4	P_4-O_2	C_4-T_4
9	O_1-A_1	T_3-A_1	F_7-A_1	C_4-C_4	F_7-T_3	T_5-P_3
10	O_2-A_2	T_4-A_2	F_8-A_2	P_4-O_2	T_3-T_5	P_3-Pz
11	T_3-A_1	T_5-A_1	T_3-A_1	F_8-T_4	F_8-T_4	$Pz-P_4$
12	T_4-A_2	T_6-A_2	T_4-A_2	T_4-T_6	T_4-T_6	P_4-T_6

↑ ……… or ……… ↑ (12R−2a, 12R−2b)   ↑ ……… or ……… ↑ (12LB−a, 12LB−b)

그림 Ⅰ-52. 임상뇌파 검사용 표준 몽타주(12채널용)

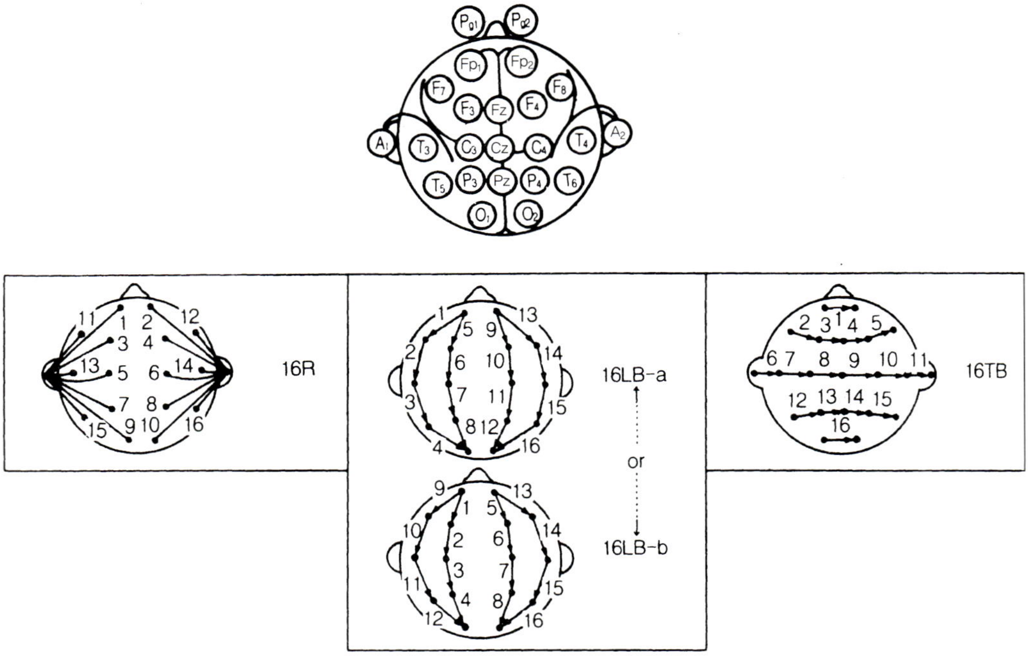

채널번호 \ 명칭	16R	16LB-a	16LB-b	16TB
1	Fp_1-A_1	Fp_1-F_7	Fp_1-F_3	Fp_1-Fp_2
2	Fp_2-A_2	F_7-T_3	F_3-C_3	F_7-F_3
3	F_3-A_1	T_3-T_5	C_3-P_3	F_3-Fz
4	F_4-A_2	T_5-O_1	P_3-O_1	$Fz-F_4$
5	C_3-A_1	Fp_1-F_3	Fp_2-F_4	F_4-F_8
6	C_4-A_2	F_3-C_3	F_4-C_4	A_1-T_3
7	P_3-A_1	C_3-P_3	C_4-P_4	T_3-C_3
8	P_4-A_2	P_3-O_1	P_4-O_2	C_3-Cz
9	O_1-A_1	Fp_2-F_4	Fp_1-F_7	$Cz-C_4$
10	O_2-A_2	F_4-C_4	F_7-T_3	C_4-T_4
11	F_7-A_1	C_4-P_4	T_3-T_5	T_4-A_2
12	F_8-A_2	P_4-O_2	T_5-O_1	T_5-P_3
13	T_3-A_1	Fp_2-F_8	Fp_2-F_8	P_3-Pz
14	T_4-A_2	F_8-T_4	F_8-T_4	$Pz-P_4$
15	T_5-A_1	T_4-T_6	T_4-T_6	P_4-T_6
16	T_6-A_2	T_6-O_2	T_6-O_2	O_1-O_2

↑ ········ or ········ ↑

그림 I-53. 임상뇌파 검사용 표준 몽타주(16채널용)

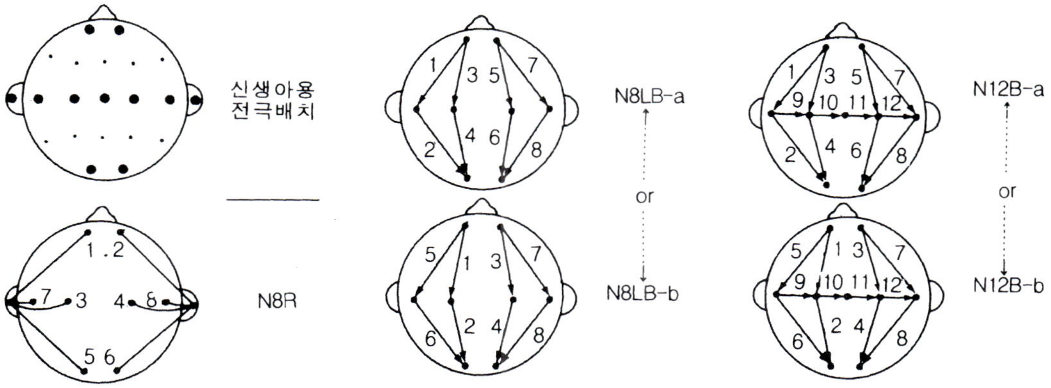

(주) 뇌파 이외의 지표를 동시 기록할 필요가 있다.
(1) 호흡 1(배 · 가슴부분) (2) 호흡 2(코부분) (3) 안구운동 (4) 근전도(턱부분) (5) 심전도

채널번호 \ 명칭	N8R	N8LB-a	N8LB-b	N12B-a	N12B-b
1	Fp_1-A_1	Fp_1-T_3	Fp_1-C_3	Fp_1-T_3	Fp_1-C_3
2	$Fpz-A_2$	T_3-O_1	C_3-O_1	T_3-O_1	C_3-O_1
3	C_3-A_1	Fp_1-C_3	$Fpz-C_4$	Fp_1-C_3	$Fpz-C_4$
4	C_4-A_1	C_3-O_1	C_4-O_2	C_3-O_1	C_4-O_2
5	O_1-A_1	$Fpz-C_4$	Fp_1-T_3	$Fpz-C_4$	Fp_1-T_3
6	O_2-A_2	C_4-O_2	T_3-O_1	C_4-O_2	T_3-O_1
7	T_3-A_1	$Fpz-T_4$	$Fpz-T_4$	$Fpz-T_4$	$Fpz-T_4$
8	T_4-A_2	T_4-O_2	T_4-O_2	T_4-O_2	T_4-O_2
9	RESP. 1(Abd. Th.)			T_3-C_3	T_3-C_3
10	RESP. 2(Nasal)			C_3-Cz	C_3-Cz
11	EOG			$Cz-C_4$	$Cz-C_4$
12	EMG(Chin)			C_4-T_4	C_4-T_4
13	ECG			RESP. 1(Abd. Th.)	
14				RESP. 2(Nasal)	
15				EOG	
16				EMG(Chin)	
17				ECG	

그림 I-54. 임상뇌파 검사용 표준 몽타주(신생아 및 미숙아용)

R(reference의 약자) : 기준전극(단극)유도, LB(longitudinal bipolar의 약자) : 세로 쌍극유도, TB(transverse bipolar의 약자) : 가로 쌍극유도

몽타주는 검사목적과 검사실에 따라 다르고, 각각 독자적으로 편리하게 고안된 것이 사용되고 있으나 각 검사실에서 사용하는 몽타주의 일부에 전국적, 국제적으로 공통의 표준 몽타주가 사용된다면 다른 검사실에서 기록된 뇌파판독이나 비교, 검토에 편리할 뿐만 아니라 학문적 연구에도 유용하며 뇌파검사의 수준을 향상시키는데도 도움이 될 수 있다.

1) 몽타주의 작성방법

> 학습목표
> 1. 몽타주 작성의 기본원칙을 이해한다. (A)

몽타주의 작성방법은 여러 가지가 있으나 형식은 검사대상, 목적, 뇌파에 대한 해석방법, 채널수에 따라 다르므로 일정한 방식으로 규제할 수는 없다. 다만 일반적으로 사용하는 몽타주 작성에서는 다음과 같은 기본원칙을 고려해야 한다.

① **단극유도법과 쌍극유도법을 함께 사용해야 한다.**
② **부착한 모든 전극을 사용해야 한다.**
③ **뇌의 전체영역을 파악할 수 있도록 한다.**
④ **해부학적으로 관계가 깊은 뇌의 부위가 서로 이웃해서 유도되도록 배열해야 한다.**
⑤ **쌍극유도에서는 앞쪽에서 뒤쪽으로, 왼쪽에서 오른쪽으로 1열로 차례차례 이어가는 직선 연결 몽타주가 포함되어야 한다.** 이때 기본적으로 주요 전극은 단극유도와 쌍극유도 기록에서 세로(longitudinal), 가로(transverse)로 연결된 쌍극유도를 반드시 포함해야 한다.
⑥ 단거리 쌍극유도뿐만 아니라 목적에 따라서는 장거리 쌍극유도도 함께 사용하는 것이 좋다.
⑦ **몽타주의 각 유도점은 좌우반구가 좌우대칭이어야 한다.**
⑧ **정중선(midline)에도 전극을 배치해야 한다.**
⑨ **단순하고 이해하기 쉬워야 한다.**

2) 몽타주의 표시방법

> 학습목표
> 1. 몽타주의 표시방법을 이해한다. (A)

① 뇌파기록 시에는 몽타주가 바뀔 때마다 반드시 몽타주를 표시해 둔다.

② 몽타주의 표시방법에는 그림표시방법과 문자표시방법이 있다(그림 Ⅰ-55).

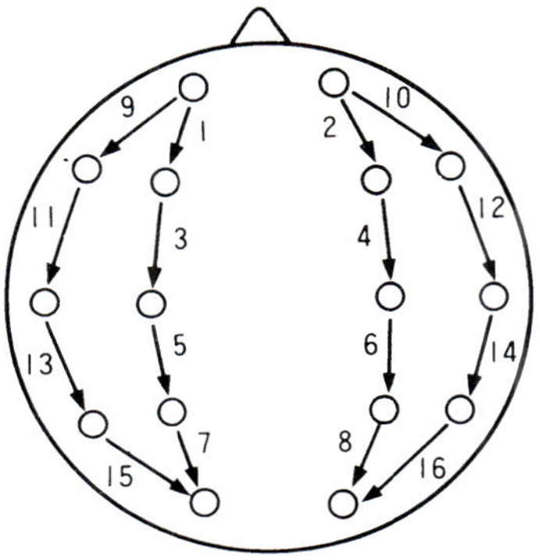

A. 그림표시방법

1ch Fp_1–F_3	9ch Fp_1–F_7
2ch Fp_2–F_4	10ch Fp_2–F_8
3ch F_3–C_3	11ch F_7–T_3
4ch F_4–C_4	12ch F_8–T_4
5ch C_3–P_3	13ch T_3–T_5
6ch C_4–P_4	14ch T_4–T_6
7ch P_3–O_1	15ch T_5–O_1
8ch P_4–O_2	16ch T_6–O_2

B. 문자표시방법

그림 Ⅰ-55. 몽타주의 표시법

교대형 직선연결법 쌍극유도로 $G_1 \to G_2$를 각각 의미한다.

③ 그림표시방식은 전극의 부착위치를 나타낸 머리부분의 그림에 유도방향($G_1 \to G_2$)과 채널번호를 표시한다(예 : $F_3 \to C_3$).

④ 문자표시방식은 채널번호와 일치시켜 전극명칭을 G_1–G_2의 순서로 기재하고, 그 사이를 하이픈(–)으로 잇는다(예 : F_3–A_1). 유도선만으로는 혼동하기 쉬운 경우가 있으므로 반드시 채널번호를 쓴다. 스탬프를 찍거나 스티커를 부착하여 편리하게 하는 경우도 있다.

⑤ 그림표시방식이건 문자표시방식이건 단극유드에서는 기준전극을 분명하게 표시해야 하며, 도해식이면 귓불까지 도출선을 긋는다. 평균기준전극법(AV)이나 평형형두부외기준전극법(BNE)에서는 G_1측의 전극을 둥글게 표시하여 채널번호를 붙이고, 머리부분의 그림밖에는 G_2=AV 또는 BNE라고 기재한다.

3) 아날로그 뇌파계의 채널수와 몽타주

임상검사용 뇌파계는 8채널 이상이 필요하며, 일반적으로 사용되고 있는 것은 12, 16채널이 뇌파기록에 사용되고 있다. 일반적으로 채널수가 많을수록 동시에 관찰할 수 있는 전극수는 많으나 몽타주의 총수는 적어진다. 그러나 10-20법에서 전체 전극을 동시에 기록하려면 16채널로도 부족하다. 다채널 뇌파계는 머리덮개 위에 넓게 분포한 전극에서 유도된 부위의 뇌파를 동시에 기록하므로 뇌파의 상호관계를 아는데 좋다. 채널수가 많다고 해서 기록시간을 무조건 단축한다는 것은 좋지 않으며, 기본 기록시간을 지키는 것이 바람직하다.

임상뇌파의 기록은 몽타주와 부활법의 선택을 포함해서 대상 질환의 종류에 따라 목적으로 하는 소견이 분명해야 한다. 즉 검사 시에 어떤 의도를 가지고, 편집하면서 능동적으로 기록하는가에 있으므로 채널수가 적을수록 검사자의 능력이 중요하다.

4) 몽타주의 명칭과 기호

학습목표

1. 각 몽타주의 명칭, 기호를 이해한다. (A)

예를 들어 12R−2a 등에 대해서 설명하면

① 최초의 숫자는 뇌파 유도용의 채널수를 나타낸다.

② 영문자 R(reference의 약자)은 기준전극유도 또는 단극유도, LB(longitudinal bipolar의 약자)는 세로 쌍극유도, TB(transverse bipolar의 약자)는 가로 쌍극유도를 나타낸다.

③ 끝부분에 −1, −2 등의 숫자가 붙어 있을 때는 그 유도법에 여러 개의 몽타주가 있으며, 그러한 것을 함께 사용할 필요가 있는 것을 나타낸다.

④ 끝부분에 −a, −b 등의 영문 소문자가 붙어 있을 때는 그 중에서 1개를 검사자가 선택하면 된다(그림에는 or로 표시). a는 보통 일반적 사용(ordinary use), b는 환자나 소아에게 사용(special use)한다. 그러므로 16채널용에서는 3개, 12채널용에서는 4개, 8채널용에서는 6개의 몽타주가 최종적으로 선택된다.

5) 소아의 표준 몽타주

소아에 대해서도 **기본적으로는 10−20 전극배치를 원칙으로 하여 성인과 같은 몽타주에 의한 유도가 바람직하다.** 단 머리 둘레가 매우 작은 경우(신생아, 미숙아)에는 10−20법의 전극 중 수를 줄여 일부만 사용하는 배치가 필요한 경우도 있으므로 신생아(미숙아)용 특별 표준몽타주의 작성이 필요하다.

일반적으로 만 1세 정도가 되면 머리둘레는 성인의 약 2/3가 되므로 전극 수는 될 수 있으면 성인과 같은 수로 한다. 이 경우 평판전극에 의한 전극의 부착은 가까운 전극의 전극풀에 의해서 접촉되지 않도록 배려해야 한다. 신생아용 몽타주를 사용하는 경우 그림에 나타난 뇌파 이외의 패턴을 동시에 기록해야 한다. 특히 호흡운동과 안구운동은 반드시 기록하고, 근전도나 심전도도 동시에 기록하는 것이 바람직하다(그림 Ⅰ−54).

F. 뇌파계

학습목표

1. 뇌파계의 기본구조를 이해한다. (A)

머리덮개(두피, scalp)위에 부착한 전극을 통해 유도되는 뇌의 활동전위는 10~100㎶(생체 전압수준, 1㎶=10^{-6}V)로 심전도의 ㎷에 비하면 1/1,000 정도이며, 주파수 범위는 0.5~60㎐ (생체 주파수) 정도로 매우 미약한 전기현상이다.

뇌파계는 끊임없이 변화하는 뇌의 전기현상을 객관적으로 기록하는 장치로 머리덮개위에 부착한 전극을 통해 입력된 뇌의 전기활동을 증폭하여 잉크펜의 움직임을 기록지에 직접 기록할 수 있다. 그리고 서로 다른 부위를 비교하기 위해서 여러 부위의 유도를 동시에 기록할 수 있는 다채널 뇌파계(보통 8~24채널)가 사용된다(그림 Ⅰ-56). 그러나 생체에서는 동시에 다른 전기신호도 발생하고 있기 때문에 이러한 것을 분리하거나 교류신호 등 주위 환경의 영향으로부터 혼입하는 잡음을 제거하기 위해서 여러 가지 필터가 갖추어져 있다.

현재 **임상검사에서 사용되고 있는 뇌파계는 기록지에 기록하는(paper recording) 아날로그(analog) 뇌파계와 기록지를 사용하지 않는(paperless recording) 디지털(digital) 뇌파계가 있다.** 아날로그 뇌파계는 기록 시 설정한 측정조건(몽타주, 필터, 기록지 이동속도 등)을 판독 시 변경하여 볼 수 없고, 데이터의 손실이 적다. 그러나 기록지를 보관하기 위한 일정한 공간이 필요하고, 디지털 뇌파계보다 소모품이 많이 필요하며 관리가 어렵다. 여기에서는 이전부터 넓게 사용되고 있는 아날로그 뇌파계에 대해서 설명하고자 한다.

1. 원리

뇌파를 기록하기 위한 생체의 전기현상은 체내에서 발생하여 체표면까지 전달되는 동안 1/100에서 1/몇 1,000 정도로 매우 감쇠한다. 체표면에 나타난 전위변화는 전극을 매개로 얻어지며, 전류로서 뇌파계에 흘러 들어간다. 유도코드를 지나 뇌파계의 증폭기의 입력단자에 입력된 뇌파전류는 증폭기 내를 통과하고 다른 하나의 입력단자로부터 출력되어 체표면의 다른 전극을 매개로 체내에 되돌아와 생체와 뇌파계를 포함하여 한 바퀴의 경로가 형성된다. 전류는 이와 같이 무언가 한 바퀴를 도는 경로가 되지 않으면 흐르지 않는다.

만약 이 경로 중에 뇌파 이외의 전류, 예를 들면 교류장애 등의 전류가 흐르면 뇌파신호와 동시에 뇌파계에 입력되기 때문에 잡음으로서 기록된다(그림 Ⅰ-57). 그러므로 뇌파를 정확하게 기록하기 위해서는 ① 뇌에서 어떻게 전기신호가 발생하여 뇌파로서 관찰되는가, ② 어떻게 뇌파를 얻어내는가, ③ 뇌파 이외의 인공산물이 어떻게 들어오는가, ④ 전극에서는 어떻게 전기신호를 검출하는가, ⑤ 뇌파계에서는 어떻게 증폭, 기록하는가 등 각 단계에 대해서 이해해야 한다.

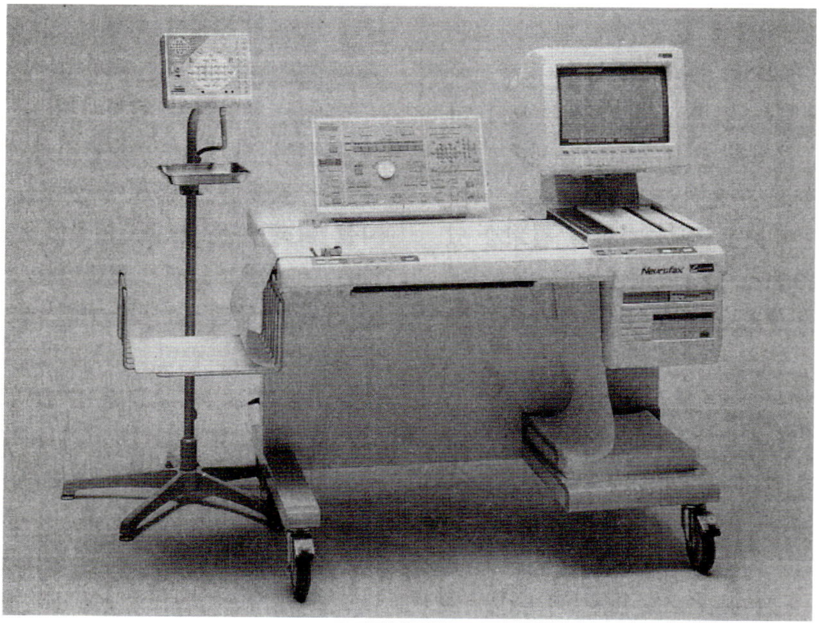

그림 Ⅰ-56. 뇌파계

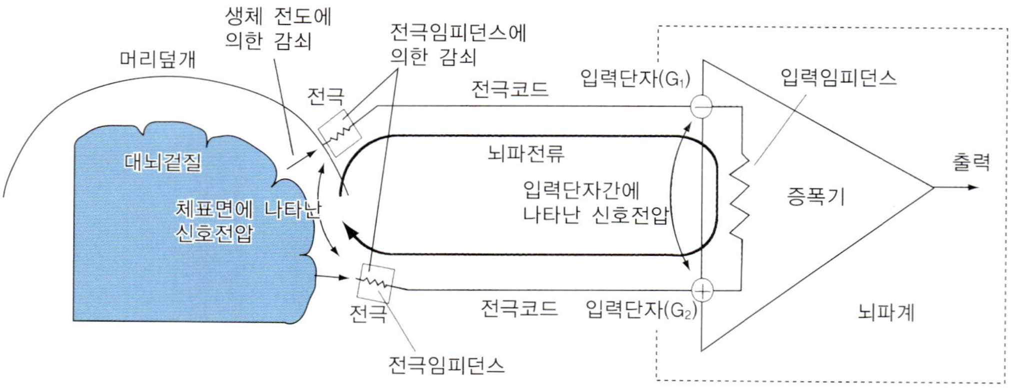

그림 Ⅰ-57. 뇌파 측정의 원리도

2. 구조

뇌파계는 크게 나누어 입력부, 증폭부, 기록부 및 전원부 4개의 부분으로 구성되어 있다(그림 Ⅰ-58). 이 분류 방법은 기종이나 채널수가 다른 뇌파계 또한 심전도계, 근전도계 등의 ME기기에 대해서도 기본적으로는 같다.

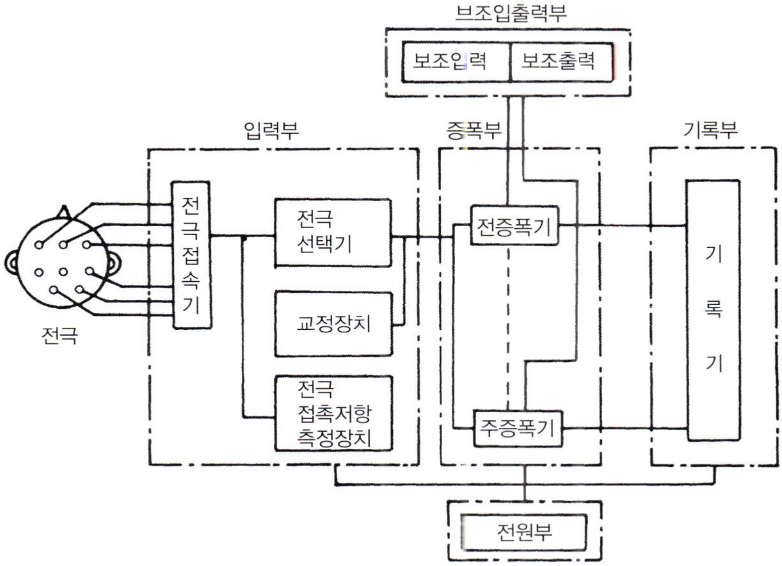

그림 Ⅰ-58. 뇌파계의 구성

1) 입력부

뇌파신호는 머리덮개(두피, scalp)위에 부착한 전극을 통해 전극접속기에 들어간다. 즉 신호를 정리하여 증폭기의 입구에 보낼 때까지의 부분을 말한다. **입력부는 전극접속기(입력상자), 전극선택기(패턴선택기, 자유선택기), 교정장치**(CAL), **전극접촉저항측정장치, 기준전극선택기 등으로 되어 있다**(그림 Ⅰ-59).

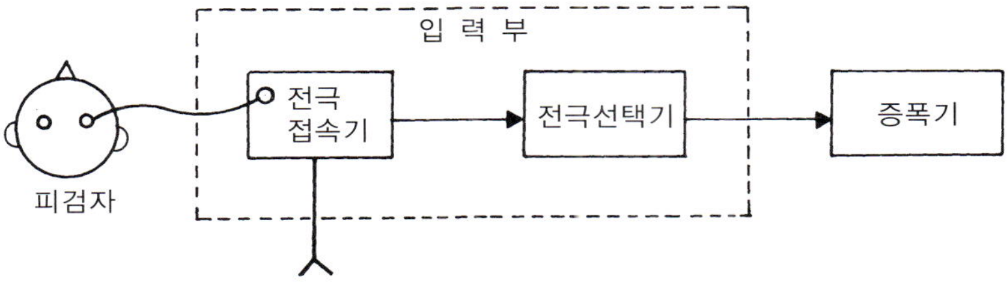

그림 Ⅰ-59. 입력부

(1) 전극접속기(electrode box, 입력상자, input box)

머리덮개(두피, scalp)위에 부착한 전극의 유도선을 뇌파계와 접속하기 위한 장치로 전극으로부터 입력신호를 받는다. 보통은 머리배치도가 그려져 있고 10-20 전극배치법에 따라 전극위치가 정해져 있다. 전극 유도선의 끝은 전극접속기의 해당 전극위치의 접속단자에 찔러 넣게 되어 있어 정확하게 전극위치에 입력할 수 있다. 각 접속구멍에는 각각의 번호나 전극기호가 있다. 전극접속기에 들어온 뇌의 전기신호는 뇌파계 본체의 전극선택기에 보내진다(그림 Ⅰ-60). **입력상자에 내장되어 있는 버퍼증폭기(buffer amplifier)는 전압증폭은 하지 않으나 외부로부터의 잡음 혼입을 방지한다.** 버퍼(buffer)는 완충한다는 의미이며, 충격을 완화시킨다는 것으로 신호원 임피던스(기기측에서 생체측을 본 임피던스이며, 전극의 접촉임피던스가 주이다)의 영향을 작게 하기 위해서 매우 높은 입력 임피던스(고입력 저항회로)로 받아 낮은 출력 임피던스(저출력 저항회로)로 변환한다. 따라서 버퍼증폭기의 높은 입력저항은 입력신호의 휘어짐을 감소시키고, 낮은 출력저항은 다음 회로의 입력신호의 휘어짐을 감소시킨다. 버퍼증폭기는 출력저항이 낮게 되기 때문에 외부잡음의 장애를 받기 어렵다. 전극접속기에 버퍼증폭기가 내장되어 있는 뇌파계에서는 입력상자보다 본체까지 코드가 낮은 저항으로 되기 때문에 교류유도잡음 제거 능력이 큰 폭으로 개선된다(그림 Ⅰ-61). 이것은 단극유도에서 기록할 때나 AV유도를 사용할 때에도 유효하게 작용한다.

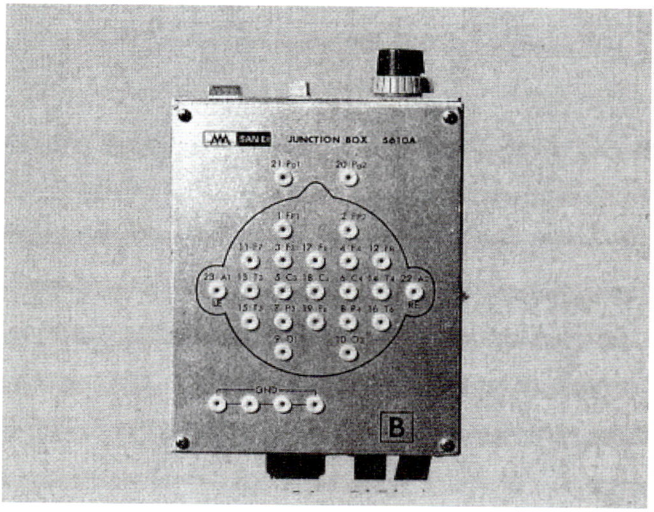

그림 Ⅰ-60. 전극접속기(입력상자)

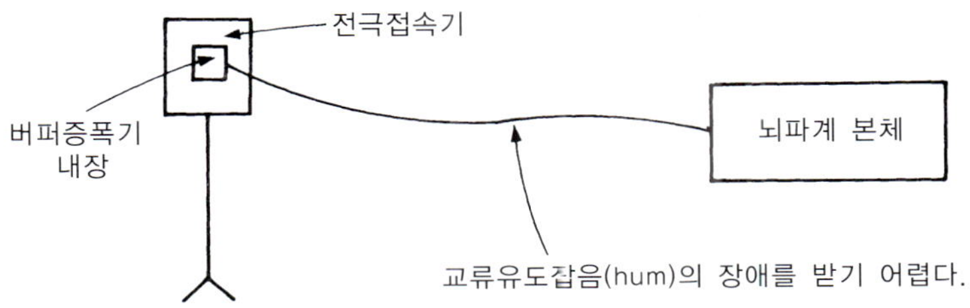

그림 Ⅰ-61. 버퍼증폭기의 이용법

(2) 전극선택기(electrode selector)

전극접속기에 입력된 각 전극에서의 뇌의 전기신호가 몽타주(전극의 조합방법)에 따라 조합을 바꾸어 접속하기 위해서 유도를 선택한다. 이것은 머리덮개(두피, scalp)위에 부착한 1번에서 24번까지의 전극과 각 채널 증폭기의 입구를 접속하는 조합장치이다. 전극선택기의 스위치를 누르면 내부의 매트릭스(matrix) 모양으로 조합된 전자스위치를 제어하는 아날로그 스위치 회로에 의해서 임의의 조합이 얻어진다(그림 Ⅰ-62).

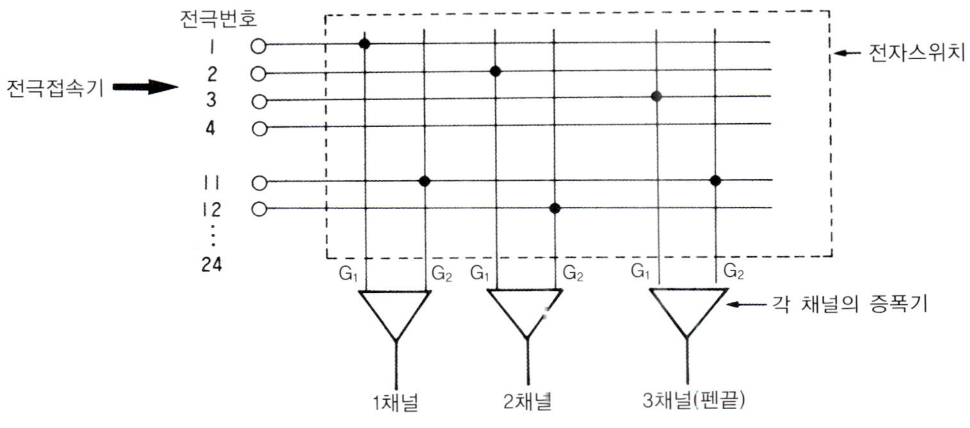

그림 Ⅰ-62. 전극선택기

검은 점이 있는 곳이 전기가 통하는 상태가 된다. 1채널게서는 증폭기의 입구에 전극번호 1번과 11번이 접속되며, 2채널에서는 2번과 12번이 접속된다.

전극선택기에는 다음의 2종류가 있다.

① **패턴선택기(pattern selector) : 일정하게 정해진 전극의 조합을 미리 설정된 몽타주에 의해서 한 번의 전환조작으로 몇 개의 패턴화된 몽타주를 순서대로 전환하여 가는 방법이다.** 일반적으로 패턴은 Ⅰ, Ⅱ, Ⅲ과 같이 전극위치의 조합방법은 데이터의 처리방법에 의해서 정해져 있다. 자유선택기를 작동시키지 않아도 조합을 뇌파계 중에 만들어 두고 1개의 스위치 작동으로 전체 채널을 한 번에 바꾸게 된다. 실제로 일상 뇌파검사에서는 능률을 올리기 위해서 동시에 기록하는 패턴선택기가 사용된다.

② **자유선택기(free selector) : 각 채널마다 몽타주를 임의대로 유도에 필요한 2개의 전극(G_1과 G_2)을 각 증폭기에서 자유롭게 선택할 수 있다.** 특수한 유도방법을 시도하거나 이상 국재부위를 자세하게 유도하는 경우에는 자유롭게 전극을 조합할 수 있다.

전극접속기의 모든 유도선은 머리덮개위의 2점간의 전위차를 기록하기 위해서 각 채널마다 필요한 2개가 선택되어 차동증폭기의 입력단자 G_1과 G_2에 접속된다. **전극선택기에는 G_1(−)과 G_2(+) 기호의 극성표시가 되어 있다. 뇌파계의 극성은 G_1(−) 선택기에 입력된 전위가 G_2(+) 선택기에 입력된 전위에 대해 상대적으로 음성(−)의 전위가 될 때 기록기에서 파형의 흔들림이 상향으로 되며, 이 경우에는 음성(negative)이 되도록 설정되어 있다**(그림 Ⅰ−63). 전극선택기의 전환스위치는 컴퓨터 내장형 뇌파계로 모두 전자스위치로 되어 있다. 또한 유도 몽타주는 자유롭게 변경할 수 있는 전자 메모리방식이 주로 이용되고 있다.

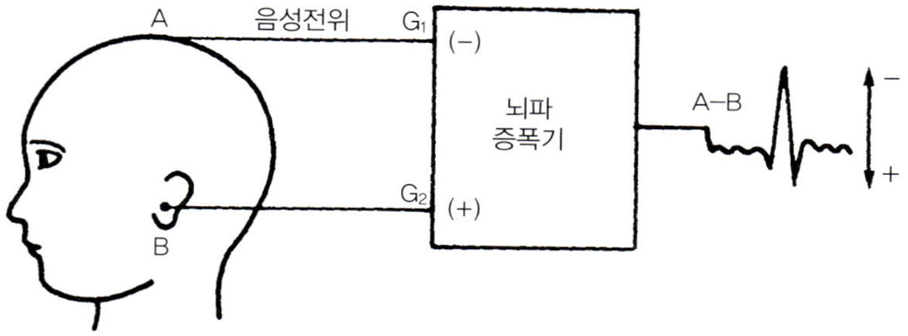

그림 Ⅰ−63. 뇌파계의 입력극성과 기록파형의 방향
뇌파계는 G_1이 (−)이고, G_2가 (+)이며, 상향이 (−)이다. 즉 G_1에서(G_2에 비해서) 음성전위가 입력되면 파형은 상향으로 기록된다.

(3) 교정장치(calibration, CAL)

학습목표

1. 교정곡선과 제동의 관계를 이해한다. (A)

뇌파계의 입력전압을 교정하기 위해서 증폭기의 입력부에 방형파 전압을 발생하기 위한 발진회로이다(그림 Ⅰ-64). **뇌파계에서는 50㎶(교정전압 전환기에 의해 가변)의 교정용 방형파 전압(직각전압)이 이용되는데 이것은 50㎶의 조류를 ON, OFF함으로서 형성된다. 이와 같이 증폭기에 입력되어 기록된 전압을 교정전압 드는 CAL전압이라고 하며, 기록된 파형을 교정곡선(calibration curve), CAL파형이라고 한다**(그림 Ⅰ-65). **교정장치는 기본적으로 기록된 뇌파의 진폭을 계측하기 위해 기준이 되는 진폭을 만들어내기 위한 것으로 교정곡선은 뇌파의 기록이 시작되는 곳과 끝나는 곳에 반드시 기록해야 한다. 만약 조건을 변경한 경우에는 그 때마다 기록해 두어야 한다.** 교정곡선에 의해 뇌파계 본체에서 기록펜에 이르기까지 같은 조건으로 작동되었는지, 즉 정확한 뇌파기록이 얻어진 상태인가를 확인, 점검함으로서 뇌파계 각 채널의 특성을 알 수 있다.

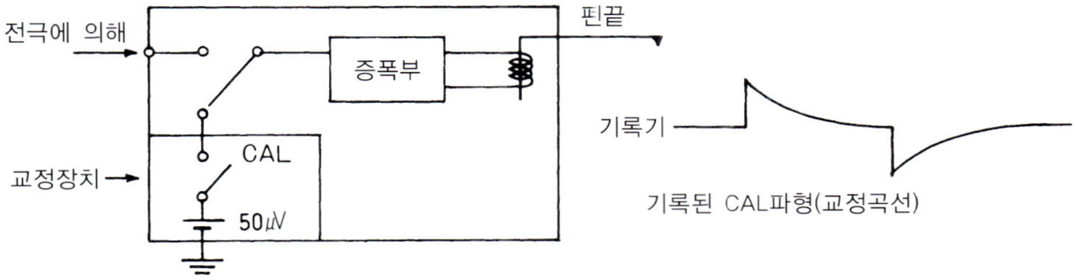

그림 Ⅰ-64. 교정장치

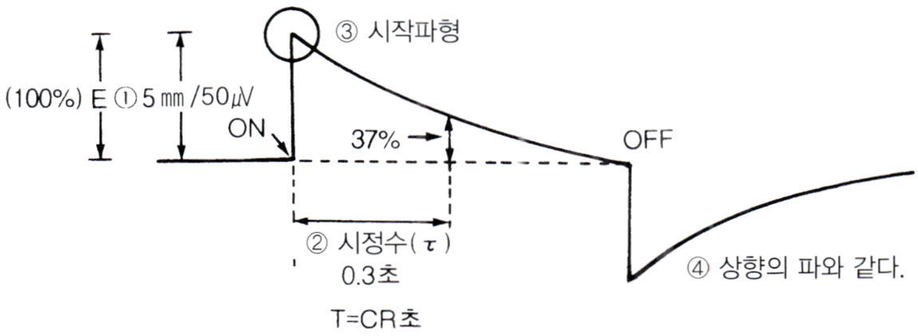

그림 Ⅰ-65. 교정곡선을 확인하는 장소

교정전압의 교정(calibration)은 ① 기선(baseline), ② 펜의 정렬(alignment), ③ 감도(sensitivity), ④ 시정수(time constant), ⑤ 고영역필터, ⑥ 펜압, ⑦ 기록지이동속도(paper speed)의 7항목에 주의하여 채널 간에 차이가 없는 것을 확인한다.

교정곡선에서 알 수 있는 주된 것은 다음의 3가지가 있다.

① **입력전압 진폭치의 측정** : 어느 정도의 입력전압이 뇌파계에 들어온 것인지를 알기 위해 진폭을 수치로 환산하여 기준치로 한다. **감도는 입력신호 전압에 대해서 펜의 움직임의 크기를 나타낸 것으로 단위는 mm/μV로 표시한다.** 보통 **뇌파기록 시의 표준감도(standard sensitivity) 1은 5mm/50μV이므로 1mm는 10μV로 흔들리는 감도와 같다. 즉 50μV의 입력전압을 증폭하면 펜의 움직임의 진폭은 5mm가 된다.** 만약 **기록된 뇌파가 8mm이면 뇌파계의 입력에서 뇌파의 전압은 50μV:5mm=xμV:8mm에 의해 80μV인 것을 알 수 있다**(그림 Ⅰ-66). 파형이 전체 채널에서 똑같이 나타나는 것을 확인하고, 기록된 진폭이 전체 채널에서 5mm(또는 7mm)가 되도록 각 채널의 감도(sensitivity)를 조정한다.

뇌파검사에서는 50μV의 교정전압을 높일 경우 기록기의 펜의 기록이 10mm, 7mm, 5mm 등 미리 정해진 진폭이 되도록 증폭기의 감도를 조정하여 교정곡선을 기록해 둔다. 뇌파계의 최대 기록감도는 0.4mm/μV 이상으로 되어 있고, 20mm/50μV 또는 1mm/2.5μV 이상으로 감도를 올릴 수 있으나 자동조정은 $\sqrt{2}$, $1/\sqrt{2}$ 등 3dB씩 조정할 수 있다. 어린이의 수면뇌파를 기록할 때에는 진폭이 400μV 정도되는 경우도 있으므로 이것에 감도를 맞추어 기록해야 한다. 파형의 진폭이 너무 커서 끊어질 때에는 증폭기의 감도를 1/2, 1/4 등으로 내릴 수 있으나 진폭이 너무 작을 때에는 2배, 4배로 감도를 올릴 수 있다(표 Ⅰ-4).

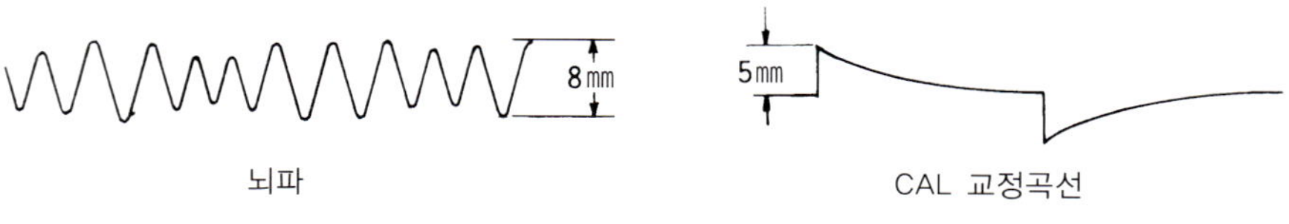

그림 Ⅰ-66. 입력전압의 환산

표 Ⅰ-4. 70% 차단주파수

dB	−6	−3	0	+3	+6
배율	1/2	$1/\sqrt{2}$	1	$\sqrt{2}$	2
진폭(mm)	2.5	3.5	5	7.0	10

② **시정수(time constant, TC, τ)의 측정 : 교정곡선의 진폭치(E)가 37%로 될 때까지의 시간(τ)을 말하며, 이것은 직류신호가 콘덴서(C)와 저항(resistance, R) 회로(CR회로)를 통과할 때 출력으로 나타나는 현상이다**(그림 Ⅰ-65). **따라서 시정수(τ)=C×R에 의해서 정해지므로 C=1㎌, R=300㏀이라면 τ=1㎌×300㏀=0.3초가 된다. CR회로의 입구에서 직류전압을 가한 때 출력으로 나오는 전압은 0.3초 후에 37%로 된다는 것이다. 시정수 0.3초는 50㎶의 교정전압을 줄 때에 0.3초 걸쳐서 18.4㎶로 되는 증폭기의 상태를 말한다. 시정수가 짧을수록 낮은 주파수 성분은 빠르게 감쇠해 버려 통과하기 어렵다.**

③ **뇌파계의 내부점검 :** 교정곡선을 기록할 때 전극선택기의 회로는 분리되어 교정전압은 증폭기의 입구에 직접 들어간다. 그러므로 고정곡선이 정상으로 기록되면 교정신호가 통과한 회로는 모두 정상이기 때문에 뇌파계 내부는 정상으로 판단할 수 있다. 이것은 뇌파기록 중 잡음이 혼입한 때 그 원인이 뇌파계의 내부인지, 외부인지의 판단을 하기 위한 중요한 점검 방법이다(그림 Ⅰ-67).

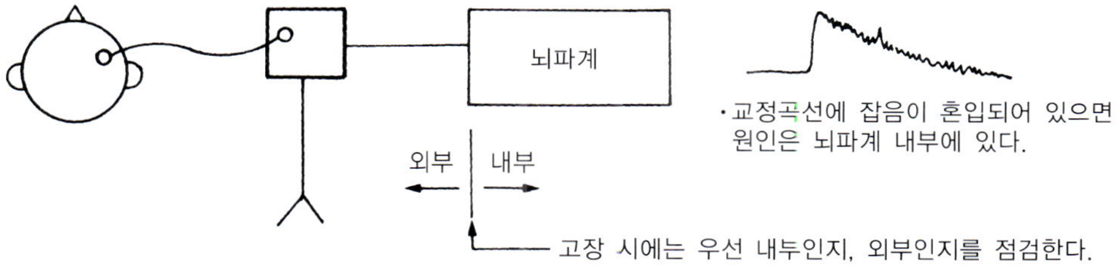

그림 Ⅰ-67. 뇌파계의 내부점검

(4) 전극접촉저항측정장치

머리덮개(두피, scalp)위에 부착한 전극의 부착상태를 알기 의한 장치로 입력상자와 뇌파계 본체에 내장되어 있다. **뇌파를 잡음이 적고 휘어짐 없이 기록하기 위해서는 머리덮개위에 부착한 전극과 머리덮개간의 접촉임피던스(접촉저항, r)를 측정하여 이것이 뇌파계의 입력임피던스(입력저항, R)에 비해 충분히 작도록 전극을 부착해야 한다(r≦R).** 뇌파계의 각 채널의 입력임피던스는 5㏁ 이상, 입력회로 전류는 1×10^{-3}A(암페어) 이하로 되어 있다.

전극접촉저항이 높을 때는 머리덮개가 더러워졌거나 전극의 부착불량에 의한 것이 많으나 전극접촉저항이 너무 높을 경우에는 전극을 다시 부착해야 된다. 전극접촉저항은 낮아야 하므로 평판전극에서는 일반적으로 피부가 붉어질 정도로 청결하게 한 후 전극을 단단히 고정하면 전극접촉저항치는 대개 10㏀ 이하로 되나 대개 30㏀ 이하도 사용할 수 있다. 전극접촉저항은 각 전극에서 좌우대칭의 차이가 거의 없어야 하고, 전극접촉저항이 10㏀ 정도이면 외부 유도잡음의 영향을 받지 않는다. 전극접촉저항은 전극과 머리덮개사이에 분극전압이 생기지 않도록 하기 위해서 교류를 측정해야 한다. 그러나 침전극을 사용하는 경우에는 직류는 물론 교류에도 전극과 머리덮개(두피, scalp)의 조직액사이에 측정전류에 의한 큰 분극전압이 생기기 쉽고, 그 때문에 기선이 불안정하게 동요하기 쉬우므로 접촉저항을 측정하지 않는 것이 원칙이다(그림 Ⅰ-68).

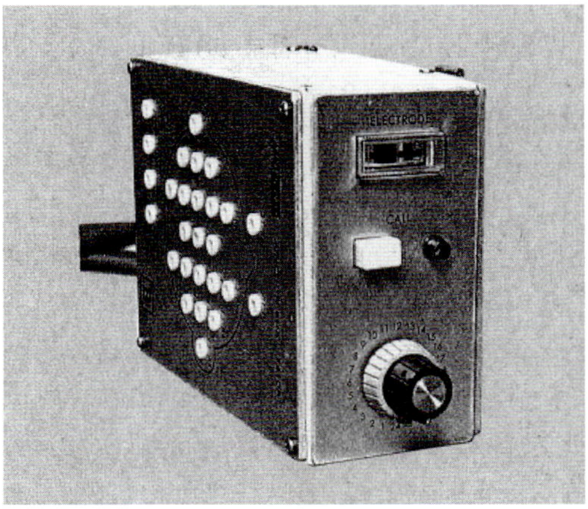

그림 Ⅰ-68. 전극접촉저항측정장치

■ **임피던스와 저항**

전류의 흐름을 방해하는 성질을 임피던스라고 하며, 단위는 옴(Ω)으로 나타낸다. 저항도 마찬가지의 성질을 가지나 이러한 것은 어떤 주파수의 전류에 대해서도 항상 같은 값을 가지는 것을 말하며, 주파수에 의해서 성질이 변하는 경우에는 임피던스라고 하는 것이 일반적이다. 뇌파의 경우는 여러 가지 주파수로 구성되어 있는 교류이기 때문에 임피던스라고 하는 것이 정확하다.

전극접촉저항을 측정하는 방법은 다음과 같다.

① **펜끝 기록법 :** 각 채널의 펜끝에서 전극접촉저항을 측정하는 방법이다.

② **브라운관 표시법, 전극램프 점등법 :** 모니터 브라운관에서 전극접촉저항을 측정하는 방법으로 전극접촉저항의 문턱(역치)을 설정한다. 문턱값(역치값)을 경계로 하여 작동되는지, 작동되지 않는지를 정하는 방법이다. 이 경우 문턱을 30㏀으로 하면 저항(resistance, R)점검스위치를 누를 때 그 이상의 높은 저항의 전극번호가 브라운관 위에서 점

멸한다. 또 전극접속기의 LED(light emitting diode)램프도 마찬가지로 점등한다. 전극접촉저항을 측정할 때에는 전극에 전류를 흐르게 해야 하기 때문에 전극과 전극풀사이의 분극전압이 변동한다. 측정시간은 가능한 짧게 하고, 침전극의 경우는 측정하지 않는다.

③ **머리(두부) 표시법 :** 기록파형의 배치는 머리그림의 전극위치에 맞추어 지면배치(lay-out)를 실시한다. 기종에 따라 파형의 진폭은 개개의 전극 임피던스 값을 2㏀/mmp-p의 감도로 나타내는 경우와 1㏀/mmp-p와 10㏀/mmp-p의 2단 전환방식이 있다(그림 Ⅰ-69).

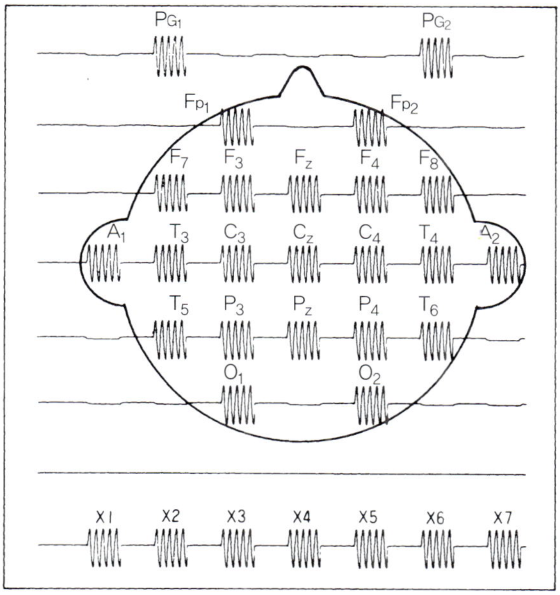

그림 Ⅰ-69. 머리표시법

(5) 기준전극선택기

단극유도로 기록하는 경우 증폭기의 입력단자 $G_1(-)$에 활성전극, $G_2(+)$에 기준전극을 설치한다. 기준전극점은 일반적으로 귓불을 이용한다. 이 스위치는 좌우 귓불을 교체하거나 또 귓불 이외를 기준전극점으로 이용하는 경우에 사용한다.

① $A_1 \rightarrow A_2$, $A_2 \rightarrow A_1$: 좌우 기준전극의 위치를 변경하는 경우(A_1은 좌측, A_2는 우측)

② Vx : 마루점을 기준전극으로 하는 이용하는 경우

③ 평균기준전극법(AV) : 두피위의 모든 전극으 각각에 1~1.5㏁의 저항을 넣고 1점에 결합하여 이것을 기준전극으로서 G_2에 접속한다.

2) 증폭부(amplifier)

입력부로부터 들어온 매우 작은 뇌의 전기신호를 큰 신호로 증폭하는 부분으로 전증폭기(전치증폭기, preamplifier)와 주증폭기(main amplifier)로 구성되어 있다. 파형이 같아지도록 진폭만을 크게 하는 전기회로를 증폭회로라고 하며, 증폭된 신호는 펜끝을 움직이기 위해서 기록기에 접속된다. 증폭기에는 몇 단계의 증폭기와 그 단계사이에 갖추어진 이득(gain), 저영역차단필터(low cut filter, LCF), 고영역차단필터(high cut filter, HCF), 교류제거필터(hum filter)로 구성되어 있다(그림 Ⅰ-70).

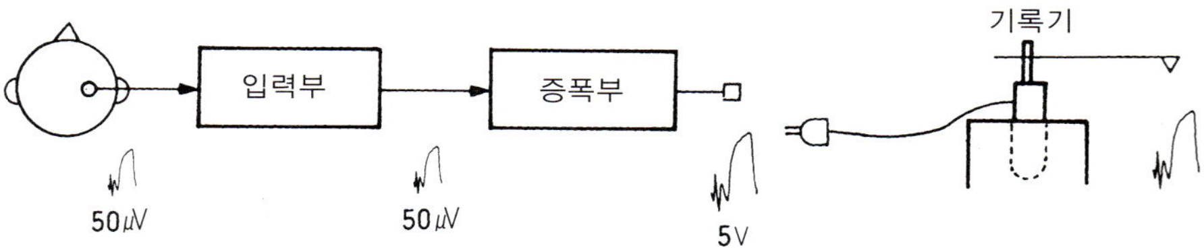

그림 Ⅰ-70. 증폭부

(1) 전증폭기(preamplifier)

전증폭기는 증폭부 입구의 가까운 쪽에 있는 증폭기로 생체로부터 작은 신호가 들어오는 곳이기 때문에 잡음의 영향을 받는다. 따라서 **머리덮개에서 유도되어 전극을 통해 전증폭기에 입력된 뇌의 활동전위 중 직류(direct current, DC)성분은 제거되고, 교류(alternating current, AC)성분, 즉 변동부분만이 증폭된다. 즉 0.5㎐ 이하의 기선의 동요 및 전극에서 발생하는 분극전압 등의 직류전위와 교류장애(60㎐) 등의 동위상 입력성분 및 내부잡음 등을 제거한다**(그림 Ⅰ-71). **따라서 뇌파성분 중 뇌의 전기신호(주로 0.5~30㎐)만을 크게 증폭한다.**

전증폭기의 입구는 2개가 있다. **한쪽의 입구는 G_1(−)이라고 하며, (−)의 전압을 가하면 기록펜은 상향으로 흔들린다. 다른 입구는 G_2(+)라고 하며 (+)의 전압을 가하면 기록펜은 하향으로 흔들린다. 뇌파기록에서는 상향으로 흔들리는 파를 음성파라고 한다.**

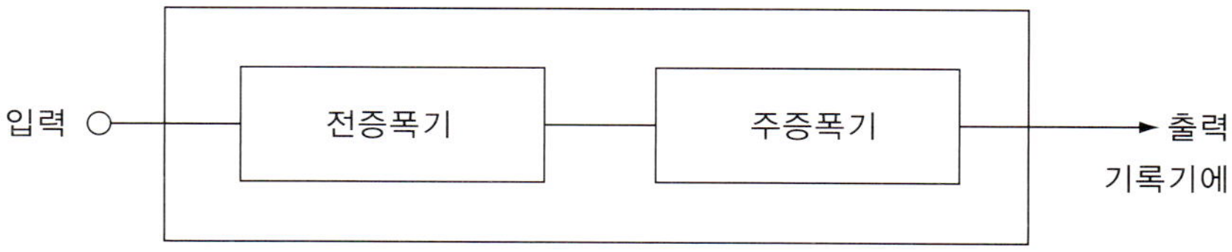

그림 Ⅰ-71. 전증폭기와 주증폭기
증폭부는 2개로 나누어진다.

(2) 주증폭기(main amplifier)

전증폭기에서 증폭된 신호전압을 더욱더 증폭하여 기록기의 전류계를 움직일 정도의 충분한 전기 에너지(전력)를 만들어 내는 증폭기로 뇌다신호를 10^6배 증폭한다(50㎶가 0.5~1V 정도로 증폭된다). 주증폭기에서는 전증폭기에서 필요한 뇌파신호를 필터회로 없이 전압 증폭된 전류를 그대로 충실하게 기록하므로 별도의 C와 R의 결합회로가 필요 없는 직류(direct current, DC)증폭기가 사용된다. 주증폭기는 전증폭기에서 충분하게 전압 증폭된 뇌파신호를 다음 기록기에서 뇌파 전압에 비례하여 전류계를 움직일 수 있는 전력을 공급하는 전류 증폭기이므로 구동증폭기(drive amplifier) 또는 전력증폭기(power amplifier)라고도 한다(그림 Ⅰ-71). 따라서 **뇌의 전기신호와 같이 매우 작은 전위를 육안적으로 판독하기 위해서는 약 100만배(=120㏈) 정도 증폭할 수 있고 잡음의 혼입이 없는 고감도의 증폭기가 부착된 뇌파계가 필요하다.** 전증폭기에서는 교류잡음이나 불필요한 기선의 동요 등의 잡음이 제거되고, 뇌파신호만이 주증폭기에 들어가 전압이 증폭된다(표 Ⅰ-5).

표 Ⅰ-5. 배율과 데시벨(dB)의 환산(전압이득의 경우)

배율	dB	배율	dB
1	0	1.4= $\sqrt{2}$	3
10	20	2	6
100	40	3	9
1,000	60	4	12
1,000,000	120	5	14
0.1	−20	0.7=$1/\sqrt{2}$	−3
0.01	−40	0.5=1/2	−6
0.001	−60	0.3=1/3	−9

기본적인 것을 이해해 두면 나중에는 간단하게 계산할 수 있다.

(예) 전압증폭도(㏈)=출력전압(A), 입력전압(B) 두 크기의 비의 대수(자연대수)이다.

㏈=20×$\log_{10}$B/A

B/A=1,000배, 20×$\log_{10}$1,000=20×$\log_{10}10^3$=20×3($\log_{10}$10=1)=60㏈

B/A=1,000,000배, 20×$\log_{10}$1,000,000=20×$\log_{10}10^6$=20×6($\log_{10}$10=1)=120㏈

500배=5×100 → 14㏈+40㏈=54㏈

20배=2×10 → 6㏈+20㏈=26㏈

0.2배=2÷10 → 6㏈−20㏈=−14㏈

46㏈=40㏈+6㏈ → 100×2=200배

32㏈=20㏈+12㏈ → 10×4=40배

−18㏈=0㏈−18㏈ → 1÷8=0.125배

(3) 차동증폭기(differential amplifier)

증폭기에는 G_1(−)과 G_2(+)의 입력단자가 있으며, 이 두 입력단자간의 전위차를 증폭하게 된다. 차동증폭기는 어떤 기준점(접지점)에 대해서 G_1(−)과 G_2(+)의 신호를 완전히 같은 증폭도를 가진 2개의 증폭기에서 각각 증폭하고(평형형 증폭기) 출력을 가산하는 것에 의해 그 차이를 얻는다(그림 I−72). 이와 같이 하면 **두 입력단자간에 차이가 있는 입력신호(역위상 입력, 차동입력)는 증폭되어 출력되나 완전히 같은 크기의 입력신호(동위상 입력)는 같은 극성으로 입력되므로 상쇄되어 출력되지 않는다. 보통 뇌파신호는 역위상 신호에 해당되나 교류잡음은 일반적으로 머리부분의 어느 점에 있어도 같게 들어가므로 동위상 신호는 출력되지 않는다. 차동증폭기에서는 교류잡음과 같이 머리덮개(두피, scalp)위의 2점에서 얻는 위상이 거의 같은 잡음성분인 동위상 성분(in−phase signal)은 억제되고, 뇌파신호와 같이 머리덮개 위의 2점에서 얻는 위상이 다른 필요로 하는 생체신호인 역위상 성분(out−of−phase signal)만을 크게 증폭한다.** 차동증폭기는 이와 같이 교류잡음이나 심전도 등의 동위상 잡음 등을 들어오기 어렵게 하는 것 외에 전극의 분극전압이나 임피던스의 변화에 의한 완만한 동위상 변동의 제거, 전원 전압변동의 영향을 감소시키기 때문에 뇌파계는 물론 모든 생체신호용 증폭기에 사용되고 있다(그림 I−73).

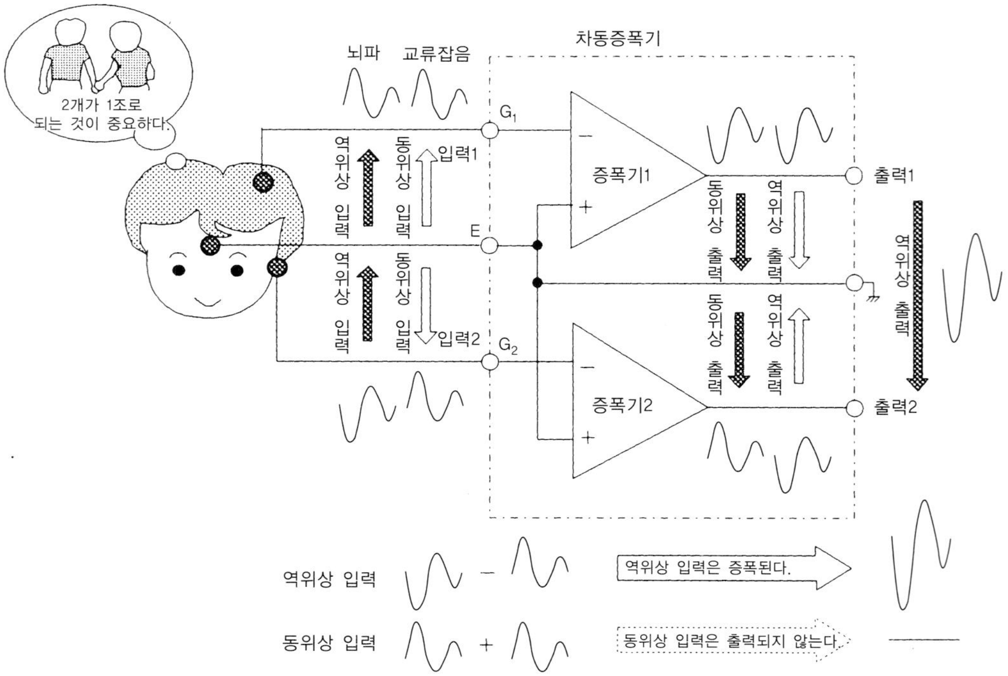

그림 I−72. 차동증폭기의 구조

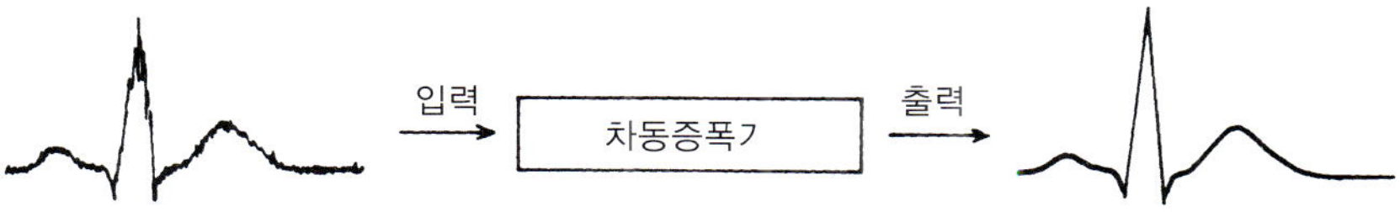

그림 Ⅰ-73. 차동증폭기의 특징

① 판별비

> **학습목표**
> 1. 판별비를 이해한다. (A)

판별비(discrimination ratio)는 역위상 성분의 증폭도(As)와 동위상 성분의 증폭도(An)의 비율(As/An)을 나타낸 것이다. 판별비는 동위상 성분을 얼마만큼 억제하는 능력이 있는가를 나타내는 지표로 전자공학분야에서는 동상제거비(common mode rejection ratio, CMRR)라고 한다. 판별비가 클수록 출력된 동위상 성분은 작아지고, 역위상 성분은 커지므로 생체신호를 볼 수 있다. 접지점을 기준으로 해서 같은 극성, 즉 동위상 성분은 교류잡음이며, 기타 분극전압, 전원변동, 온도에 의한 전류변화 등에 의한 인공산물의 혼입은 적어진다. 그러나 역위상 성분은 뇌의 전기신호는 보기에 좋다. 차동증폭기의 입력부와 출력된 기록기의 흔들림의 관계로부터 다음 식에 의해 판별비를 구할 수 있다. 단 완전한 동위상 입력이어도 완전하게 이상적인 차동증폭기가 아닌 경우에는 그냥 출력되어 버린다.

$$\text{판별비(dB)} = \frac{\text{어떤 출력전압을 만드는 동위상 입력전압}}{\text{같은 출력전압을 만드는 역위상 입력전압}}$$

뇌파계의 성능을 나타내는 지표로서 판별비는 1,000배(60㏈) 이상으로 정해져 있다. 최근의 뇌파계에는 100㏈ 정도인 것도 많으며, 그만큼 교류잡음이 들어오기 어렵다. 바꿔 말하면 잡음이 있는 환경에서도 측정할 수 있다. 차동증폭기가 증폭하는 것은 어디까지나 기준(접지)에 대한 (+)와 (−)의 양측의 신호이다. 따라서 피검자에게는 반드시 신체접지를 부착해야 되며, 접촉임피던스도 가능한 낮게 해야 한다.

차동증폭기의 성능을 이용하여 깨끗한 뇌파를 기록하기 위해서는 다음과 같은 것이 있다.

㉮ 전극의 종류(재료, 크기, 연도 변화 등 표면의 상태)를 같게 한다.

㉯ 접촉임피던스를 가능한 같게 한다.

㉰ 전극코드를 묶어 모두 같은 조건에서 전극접속기에 입력되게 한다.

㉱ 신체접지(Fpz)를 반드시 붙여 접촉임피던스를 낮게 한다.

(4) 주파수 특성

전기회로나 표시장치에서 필터를 통한 주파수의 감도 변화를 출력의 크기와 주파수의 관계로 나타낸 것을 주파수 특성이라고 한다. 1개의 생체신호 중에도 여러 가지 성분이 포함되어 있는데 뇌파는 10㎐ 부근의 파가 기본으로 되어 있으며, 졸고 있을 때에는 주파수가 낮아질 수도 있다. 또 이상파로서 주파수가 높게 기록되는 일도 있다. 그러나 뇌파계는 어떤 주파수의 파도 증폭하여 기록할 수는 없다. 일반적으로 **10㎐ 전후의 파를 가장 잘 기록할 수 있도록 되어 있으며, 아주 느린 파나 빠른파는 기록하기 어렵다. 그래도 뇌파는 빠른파에서 느린파까지 여러 가지 주파수로 되어 있으므로 뇌파를 정확하게 기록하기 위해서는 주파수 범위에 걸친 충분한 증폭이 필요하다.** 그러나 호흡에 의한 기선의 동요와 전기피부반사(galvanic skin reflex, GSR) 등과 같이 느린 현상이나 근전도 등과 같이 빠른 현상이 뇌파와 같은 조건으로 증폭되면 뇌파는 분명하게 기록되지 않는다. 뇌파는 **0.5~60㎐ 범위의 주파수성분을 포함하고 있으므로 뇌파계의 주파수 특성은 10㎐의 진동을 100%로 하여 1~60㎐까지의 감도가 ±10% 이내에서 안정되도록 평탄한 특성으로 규정되어 있다**(그림 Ⅰ-74). 이 주파수 범위 내에서 3㎶(p-p) 이상의 잡음이 1초에 1회 이상 있어서는 안된다.

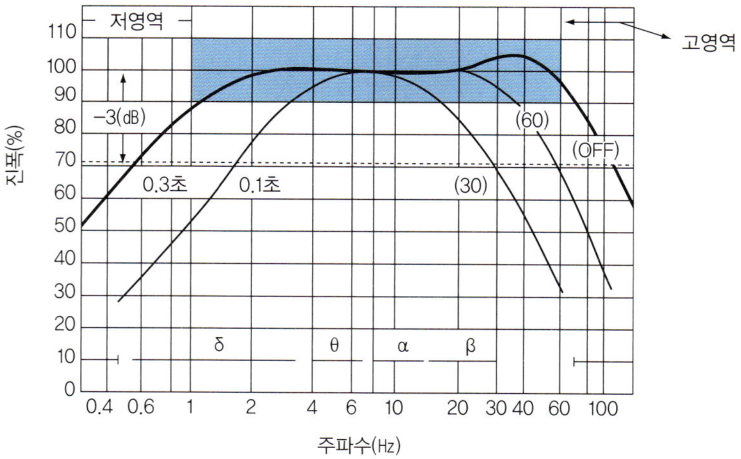

그림 Ⅰ-74. 뇌파계의 주파수 특성

뇌파계의 입력에서 0㎐로부터 차례로 높은 ㎐의 교류를 넣으면 어떤 제한된 주파수 범위의 파가 증폭되어 출력된다. 증폭된 출력전위의 진폭과 입력 주파수의 관계를 표시한 것이 주파수 특성이다.

① **기록기(펜갈바노메터)의 주파수 특성** : 기록기에 펜끝을 부착하여 정현파를 기록하면 입력에 일정한 압력전압의 신호를 가하여 주파수만 바꾸어 주면 펜끝의 진폭치는 바뀐다. 이러한 특성을 가지는 곡선을 주파수 특성이라고 한다. 높은 주파수로 되면 펜끝의 진폭치가 감소하는 것은 펜의 무게, 펜끝과 기록지의 마찰, 기륵기의 코일에 흐르는 전류량 등의 영향이다. 여기에서 중요한 것은 같은 전기를 가해도 기록기의 성능에 의해 출력전압(또는 펜의 흔들림)이 주파수에 의해서 바뀌는 것이다(그림 Ⅰ-75).

기록기의 입력		출력 펜끝의 흔들림	
전압	주파수		
5V	10Hz	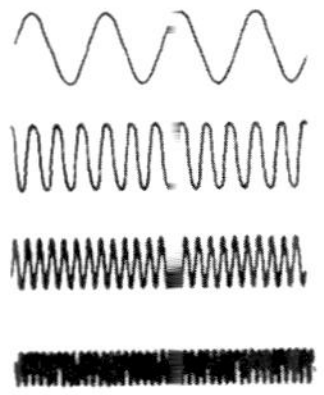	10(mm)
5	30		9.5
5	60		7.5
5	100		4.5

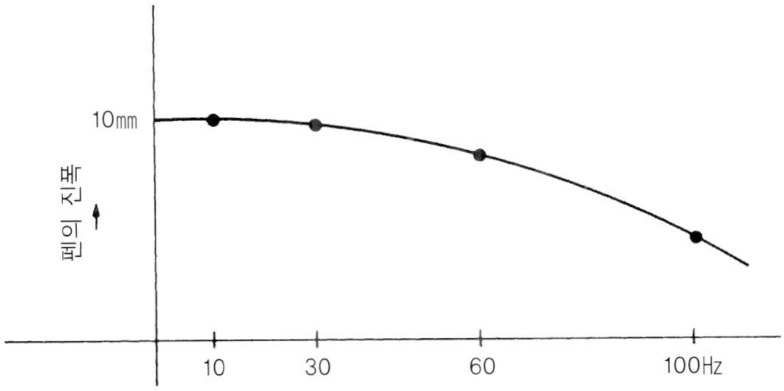

그림 Ⅰ-75. 기록기의 주파수 특성

② **시정수와 저영역차단주파수의 관계 : 저영역차단주파수는 10Hz의 정현파의 진폭을 100%로 하여 0.5Hz의 주파수를 -3dB(평탄부의 약 70.7%의 진폭치)까지 감쇠시키는 곳의 주파수를 규정한 것이다.** 뇌파계에서 **저영역차단주파수(f)는 시정수(TC, τ)로 표현하고 있으나 차단주파수로 나타내는 경우에는 f(Hz)=1/2π · τ에 의해 구할 수 있다.**

뇌파계의 시정수는 0.3초이므로 저영역 차단주파수는 0.5Hz가 된다. ME기기에는 저영역으로부터 시정수를 측정하는 장치가 있으므로 기록된 파형을 보면 쉽게 차단주파수를 구할 수 있다. 시정수를 0.3초로 하면 0.53㎐ 이상의 저영역 성분을 증폭할 수 있으나 0.1초로 하면 3배의 속도로 기선에 되돌아오므로 1.6㎐ 이상의 성분을 증폭하게 되어 거의 뇌파신호가 잘려 버린다. **저영역의 주파수 특성은 시정수의 역수에 비례한다. 시정수가 짧을수록(0.1초 이하) 저영역차단주파수는 커지므로 저영역의 주파수는 뚜렷하지 않게 된다.** 즉 **시정수가 짧아지면 주파수 특성곡선의 저영역이 우측에 치우치므로 느린파 파형의 휘어짐은 커진다.** 또한 **시정수가 짧을수록 대개 주파수의 파형이 잘려져 진폭도 작아진다.** 이것은 구체적으로 시정수가 짧으면 저영역 차단주파수는 커지는 것에 의해 느린파에 해당하는 저주파가 바르게 통과하지 않으므로 느린파의 진폭이 감소한다는 의미(즉 파형이 변형된다)이다.

시정수가 길수록 저영역차단주파수는 작아지므로 저영역의 주파수까지 충실하게 증폭할 수 있다. 즉 시정수가 길어지면 주파수 특성곡선의 저영역이 좌측에 치우치므로 느린파 파형의 휘어짐은 적어진다. 또한 시정수가 길수록 대개 주파수의 파형의 기록이 가능하게 된다. 따라서 시정수는 저영역 주파수의 진폭의 증폭도는 감소시키나 고영역 주파수에는 영향을 주지 않는다. 시정수(τ)와 저영역차단주파수(f)의 관계는 표 Ⅰ-6과 같다.

표 Ⅰ-6. 시정수와 저영역차단주파수의 관계

시정수(초)	저영역차단주파수(㎐)	비고
0.01	15.9	
0.03	5.3	근전도
0.1	1.6	
0.3	0.53	뇌파
1.5	0.1	
3.2	0.05	심전도

③ **인스트스위치(안정스위치, instaneous switch) : 기록 중에 피검자가 움직이거나 전극 및 접지가 떨어져 큰 신호가 들어올 때 이 스위치를 누르면 신호가 중단되어 펜은 움직이지 않는다.** 따라서 **유도전환 시에 생기는 펜의 순간적인 큰 움직임에 대해서 펜의 파손을 방지하고, 전극에 의한 분극전압의 변동이나 큰 입력신호에 대한 불안정한 기록, 기선의 동요 등을 가능한 조기에 안정한 상태로 할 수 있다.**

인스트스위치는 시정수회로 바로 뒤에 삽입되어 있으며 저항(resistance, R)의 양쪽 끝을 스위치에 의해 단락(shunt)하면 그것에 의해서 용량(condenser, C)이 빠르게 충전되어 초기의 안정한 상태로 된다. 용량(C)에 축적된 전기에너지를 작은 저항(R)을 통하여 방전시키면 짧은 시정수로 되며, 방전이 짧은 시간에 완료된다. 즉 기록 시 기선의 복귀가 일찍 이루어진다. R의 양쪽 끝이 단락된 상태로 되어 있기 때문에 큰 입력에 대해서 출력은 0(zero)로 된다. 이 경우 시정수는 0이 되므로 방형파 입력에 대해서도 빠르게 0이 되며, 정현파에 대해서도 저영역차단주파수(f)는 무한대가 되므로 모든 주파수가 수시로 차단된다. 최근의 뇌파계는 기록정지스위치나 유도전환스위치 등을 이용하여 자동으로 인스트스위치가 작동되는 것이 많다.

(5) 여과기(필터, filter)

학습목표

1. 저영역차단필터(시정수) 및 고영역차단필터의 사용목적을 이해한다. (A)

뇌파검사에서는 기선의 동요 등에 의한 느린파, 근전도 등에 의한 빠른파, 교류장애 등 여러 가지 잡음이 혼입되는 일이 많다. 따라서 이러한 **잡음을 감소시키거나 제거하기 위해서 전기회로의 주파수 특성을 바꾸는 것에 의해 필요한 신호만을 통과시키거나 차단하는 회로를 여과기라고 한다. 어떠한 필터도 불필요한 신호만을 이상적으로 완전하게 제거할 수는 없으며, 또한 필요한 뇌파신호에 대해서도 많은 영향을 준다.** 그러므로 **뇌파검사에서 필터는 가능한 기준을 설정하여 사용해야 한다. 기준을 변경할 경우에는 반드시 변경 전, 후의 파형을 비교하여 영향을 확인하고, 어떤 설정의 필터를 사용했는지를 반드시 기재해야 한다.**

필터회로는 전증폭기 내 또는 주증폭기 바로 앞에 위치하고 있다. 뇌파계는 외부로부터의 전기활동에 대해서 어느 정도 이상의 고주파나 저주파 성분을 제거하고 필요한 뇌파기록을 얻는 기능을 가지고 있다. 뇌파계에는 저영역차단필터, 고영역차단필터 및 험필터가 있으며, 험필터 이외의 모든 차단주파수는 −3㏈로 감쇠되는 주파수로 정의되고 있다(표 Ⅰ−7).

① **저영역차단필터(low cut filter, LCF) : 저영역차단 CR회로는 C(condenser, 용량)와 R(resistance, 저항)의 위치가 고영역차단회로와 반대로 되어 있으므로 저영역에서 출력의 진폭치가 감소하여 간다. 이것을 저영역차단 CR회로라고 한다**(그림 Ⅰ−76). 증폭기의 저영역의 감쇠 특성은 시정수로 나타내는 방법과 차단 주파수로 나타내는 방법이 있으나 시정수에서는 어느 정도의 주파수 성분까지 증폭하는지를 알 수 없기 때문에 최근에는 차단 주파수(저영역 차단필터)로 나타내는 일이 많다. **저영역차단필터는 낮은 주파수 성분을 감쇠시키는 역할을 한다. 표준에서는 약 0.5㎐ 이하의 주파수를 차단하며, 이 회로를 고영역통과필터(high pass filter, HPF)라고도 한다.**

표 Ⅰ-7. 뇌파계 필터의 주파수 특성

필터 명칭	전환위치	차단주파수 (진폭치 70%의 위치)	효과 있는 인공산물
저영역차단필터 (LCF)	0.3초 (보통 위치)	0.53㎐	
	0.1초	1.59㎐	땀, 분극전압의 변동(몸의 움직임, 호흡, 맥파 등), 정전기, GSR(단 느린파를 중요시 할 때에는 사용하지 않는다).
고영역차단필터 (HCF)	120㎐(OFF) (보통 위치)	120㎐	
	60(25)	60㎐	근전도(단 빠른파를 중요시 할 때에는 사용하지 않는다).
	30(15)	30㎐	근전도
교류제거필터 (AC filter)	ON/OFF	감쇠 최대주파수 60㎐	교류잡음

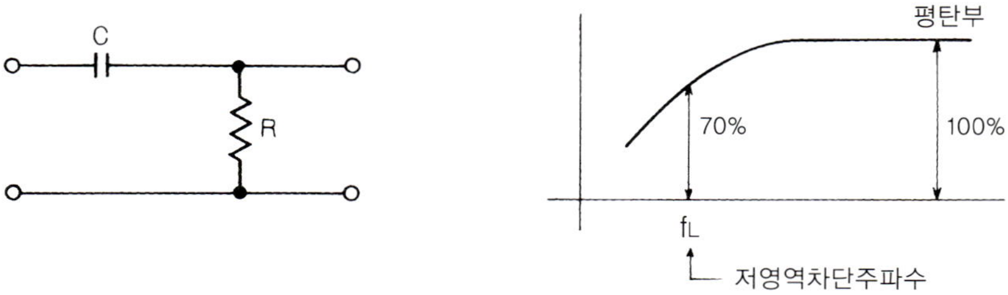

그림 Ⅰ-76. 저영역차단 CR회로

뇌파기록에서 시정수는 0.3초로 기록하나 비교적 안정된 빠른 파형을 보고자 할 때에는 시정수를 0.1초로 작게 바꾸어 기록해야 한다. 땀(발한), 몸의 움직임(체동), 호흡, 맥파, 정전기, 전기피부반사(galvanic skin reflex, GSR), 분극전압의 변동 등에 의한 기선의 동요를 제거하기 위해서 시정수를 작게 하면 느린파 성분의 파형이 크게 휘어지는 일이 있다. 즉 시정수를 작게 하면 극파에 영향을 주지 않고 느린파 성분(저영역의 주파수 성분)의 잡음 제거에는 유효하나 느린파 성분의 진폭이 작아지므로 느린파를 중요시할 때에는 사용하지 않는다. 뇌파계에서는 시정수를 0.03, 0.1, 0.3, 1.5초 등 몇 단계로 전환할 수 있도록 되어 있으나 **시정수를 바꾸는 경우에는 기록지 위에 그 사실을 기재해야 한다**(그림 Ⅰ-77).

R과C에 의한 필터 회로에서 입력회로에 방형파 전압 또는 정현파 전압을 가하면 A의 출력에서는 방형파에 대하여 점차 감쇠하는 곡선으로 되며, 정현파에 대해서는 낮은 주파수일수록 진폭이 작아진다. 방형파의 출력파형에 대하여 초기값(V_0)의 약 37%로 될 때까지의 시

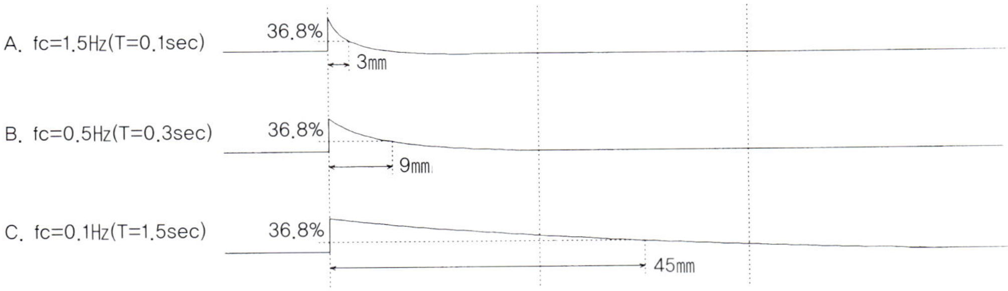

그림 Ⅰ-77. 저영역차단필터에 의한 교정곡선의 차이
시정수를 0.3초에서 0.1초로 하면 교정곡선이 빠르게 감쇠한다.

간을 시정수라고 하며, 정현파 출력에서는 기준진폭(V_0, 예를 들면 10Hz의 진폭을 기준으로 한 경우)의 약 70%(-3dB)로 되는 주파수를 규정한 값을 시정수라고 한다. B에서는 방형파에 대한 출력은 점차 증가하는 곡선을 그리고, 입력파형에서 보이는 뾰족한 시작(주파수가 높은) 부분은 보이지 않으며, 시간을 걸쳐서 일정한 값으로 된다. 정현파에 대해서 높은 주파수일수록 진폭이 작아진다. 이 경우 방형파의 출력파형에 대해서는 최종값(V_0)의 약 63%로 될 때까지의 시간을 시정수라고 부르며, 정현파에 대해서는 약 70%로 되는 주파수를 규정하는 값을 시정수라고 한다(그림 Ⅰ-78).

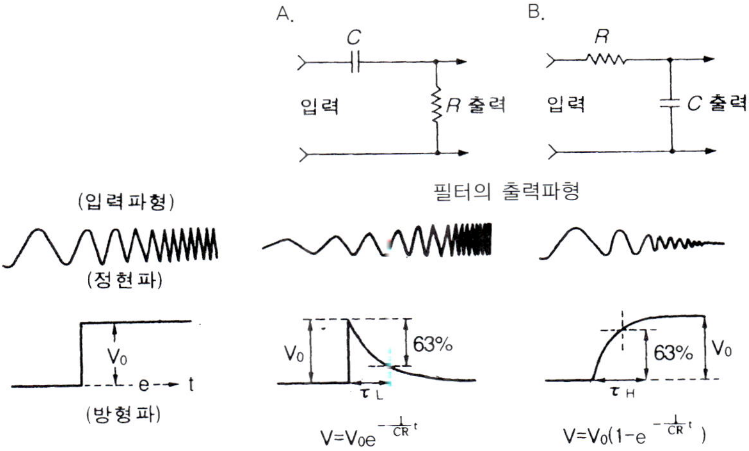

그림 Ⅰ-78. 시정수회로와 입·출력 파형의 변화
A : 미분회로, B : 적분회로

② **고영역차단필터(high cut filter, HCF)** : 고영역차단 CR회로에서 펜갈바노메터의 펜끝은 높은 주파수로 될수록 흔들리기 어려워지나 이 현상은 증폭기 중에 있는 CR회로에 신호

가 통과할 때에도 발생한다. 이 회로는 **저영역차단필터와 반대인 저항(resistance, R)과 용량(condenser, C)을 접속한 회로로 높은 주파수에서 출력의 진폭치가 작아지는 주파수 특성이 있으므로 고영역차단 CR회로라고 한다**(그림 Ⅰ-79). **출력의 진폭치는 평탄부의 70%이며, 차단주파수는 f(㎐)=1/2πCR에 의해 구할 수 있다.**

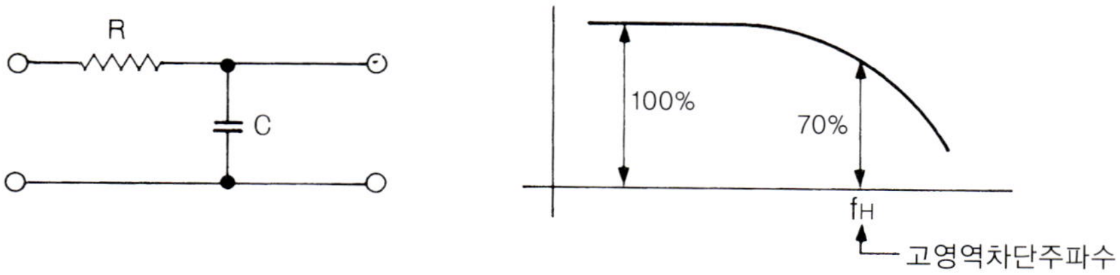

그림 Ⅰ-79. 고영역차단 CR회로

고영역차단필터는 높은 주파수 성분을 감쇠시키는 역할을 한다. 표준에서는 약 60㎐ 이상의 주파수를 차단하며, 이 회로를 저영역통과필터(low pass filter, LPF)라고도 한다. 고영역차단필터는 근전도나 60㎐의 교류(hum)와 같은 고영역 주파수 성분의 잡음을 회로적으로 기록에서 제거할 수 있으므로 깨끗한 파형을 얻을 수 있다. 뇌파계의 고영역차단필터는 30, 60, 120㎐(OFF) 등으로 전환할 수 있으나 **원칙적으로 120㎐(OFF)의 위치에서 뇌파를 기록하는 것이 좋고, 주파수가 높은 잡음성분이 많을 때에는 이 스위치를 실제로는 70㎐ 정도에 맞추어 놓고 기록한다.** 각 주파수 30, 60, 120㎐의 의미는 차단주파수를 나타낸 것으로 주파수 10㎐ 때의 감도를 100%로 하여 각각의 지정된 주파수를 최대감도 70.7%(−3㏈)까지 감소시키는 곳의 주파수로 나타낸다. 즉 **고영역차단필터가 30㎐라는 것은 30㎐ 이상의 주파수 성분을 완전히 기록에서 제거한다는 것이 아니라 목표로 하는 그 이상의 주파수를 70% 이하로 감도를 감소시킨다는 것이다.** 즉 30㎐ 이하의 파는 전혀 영향을 받지 않는다는 의미는 아니다. 이 필터를 사용하면 **빠른파성분의 진폭이 저하하는 것을 볼 수 있으며, 특히 극파 등 날카로운 파형이 무디어지므로 간질 검사 등에서는 주의해야 한다**(그림 Ⅰ-80, 81). 시정수와 고영역차단필터의 변경에 의해 교정파형에 변화를 보이므로 항상 주의해야 한다.

③ **교류제거필터(험필터, hum filter, AC filter, notch filter) :** 뇌파기록 시 아무리 접지를 잘해도 사용하는 전원이 교류(alternating current, AC)이므로 교류가 혼입될 수 있다(교류장애). 따라서 **교류제거필터는 뇌파기록 시 혼입되는 어떤 특정 주파수의 신호를 제거하기 위해서 이 회로의 CR값을 적절하게 선택하면 60㎐의 교류만을 제거하는 것이 가능하다.** 교

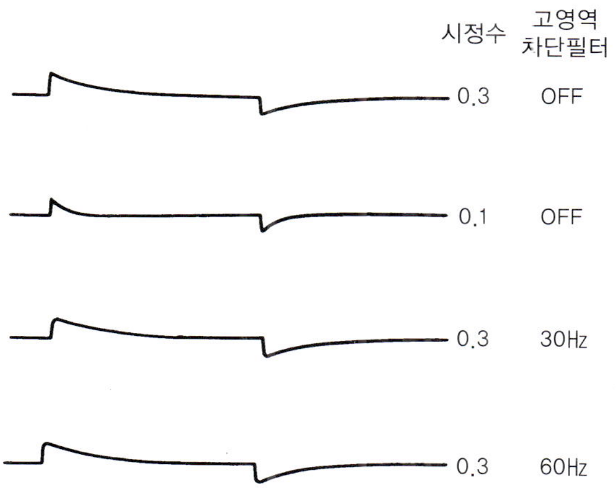

그림 Ⅰ-80. 교정곡선에 대한 시정수 및 고영역차단필터의 영향
고영역차단필터의 사용에 의해 ㅅ 작 파형이 둥글게 된다.

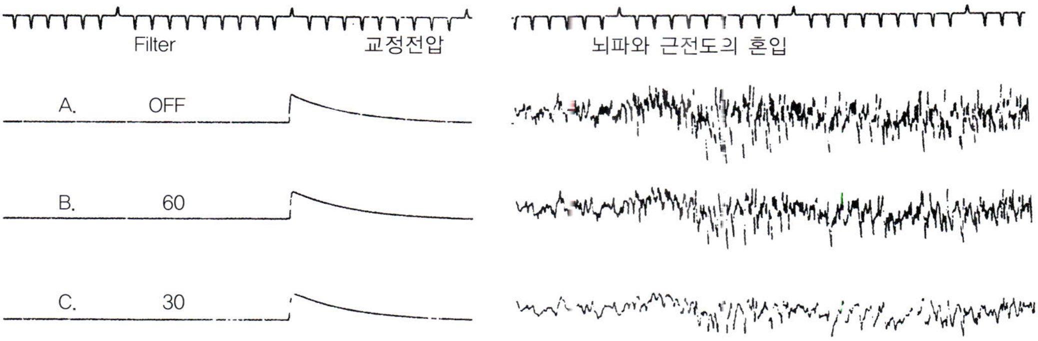

그림 Ⅰ-81. 고영역차단필터의 영향
A. Filter OFF, B. 60㎐에서 70%로 감쇠한다. C. 30㎐에서 70%로 감쇠한다.

류제거필터는 notch filter, band pass filter의 일종으로 일부분만 기록해 내는 필터로 이때 교류잡음은 1/15로 감소된다(그림 Ⅰ-81).

뇌파를 기록할 때 필터는 가능한 사용하지 않는 것이 좋으나 필터를 사용할 경우에는 불가피한 경우에만 사용해야 하고 사용여부는 기록지 우에 반드시 기재해 두어야 한다. 교류가 혼입될 때 교류제거필터를 사용하면 교류와 같은 주파수대의 뇌파도 동시에 감소되므로 파형이 휘어지거나 접지선이 떨어져도 알 수 없다. 따라서 전극의 부착이나 긴장을 푸는 등 피검자의 상태에 주의하지 못하고 기록 시 깨끗한 뇌파만을 얻기 위해서 필터를 사용하는 것은 주의해야 한다. 필터를 사용하면 언뜻 보기에는 깨끗한 뇌파가 기록된 것 같이 보이나 동시에 가치가 매우 반감될 가능성도 있다. 교류잡음이 혼입될 때에는 필터에만 의존하지 말고 먼저 그

원인을 찾아 제거하는 것이 중요하다.

3) 기록부

증폭기까지 유도된 전위변동을 전류계에 의해서 잉크펜식으로 기록지에 기록하는 부분으로 채널수에 해당하는 만큼의 펜 기록기와 그것을 구동하는 전력증폭기로 구성되어 있다. 파형기록장치, 시각장치, 지시마크기록장치, 기록지이동장치로 되어 있다.

(1) 파형기록장치

파형기록장치는 펜쓰기용의 강력한 전자코일을 주로 하여 전류계를 이용한 **잉크펜식의 직접기록장치가 일반적으로 사용되고 있다.** 잉크는 사이폰의 원리에 의해 잉크대에서 나오며, 파형의 휘어짐이 적도록 **펜끝의 회전반경은 100㎜ 이상이고, 인접하는 2개의 펜을 반대 위상으로 흔들리게 했을 때 펜끝이 서로 부딪히지 않게 되어 있다**(그림 Ⅰ-82). 또 펜쓰기식이므로 펜끝이 둥글게 흔들려 파형이 변형하므로 기록의 직선성은 기록의 중심선으로부터 위아래 10㎜ 범위 내에서 펜의 흔들림은 입력전압에 대개 비례하고, 직선성은 범위 내에서 파형이 정확하게 기록되도록 감도를 조정한다. 그 이상의 고진폭 파형일 때에는 변형되므로 증폭기의 감도를 1/2~1/3로 내려서 기록한다.

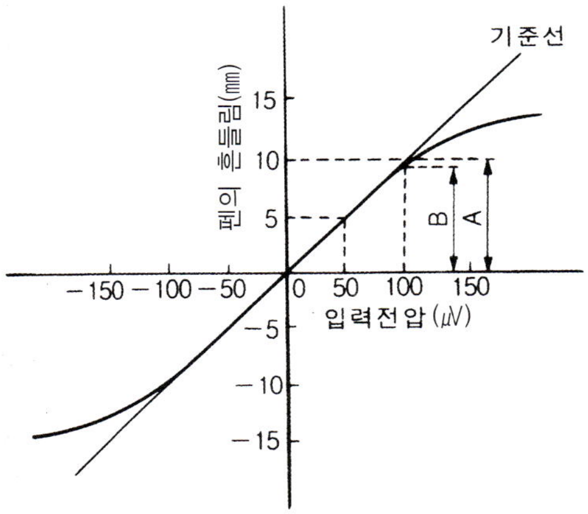

그림 Ⅰ-82. 기록의 직선성
입력전압 50㎶, 펜의 흔들림 5㎜의 점과 원점을 통과하는 직선

펜 위치의 조정은 펜 앞의 위치조정기에 의해 각 채널의 펜끝이 같은 간격으로 평행하게 늘어서도록 조정한다. 펜 배열의 조정은 전체 채널에서 펜의 맨끝이 0.5㎜의 범위 내에서 기록지가 흐르는 방향에 대해서 일직선상으로 늘어서도록 한다.

펜끝이 기록지를 누르는 힘을 펜의 압력이라고 한다. 기록지와 펜사이에는 마찰력이 있어서 펜의 압력에 의해 교정파형의 시작부분이 변하그로 펜의 압력이 적당하지 않으면 파형을 정확하게 기록할 수 없다. **교정곡선의 형태로부터 펜의 압력상태를 알 수 있으므로 중심선으로부터 위 · 아래로 교정곡선이 똑같이 그려지도록 펜의 압력을 조절해야 한다**(그림 Ⅰ-83).

① **과제동(over damping) : 펜의 압력이 지나치게 높으면 기록지와 펜사이의 저항이 크므로 교정곡선의 끝은 둥글게 된다(undershoot).** 만약 **펜의 압력이 높으면 진폭이 작아지므로 고주파수 성분을 가진 뇌파는 충실히 기록할 수 없다.** 또한 뇌파에서는 극파가 느린파와 같이 보이므로 **펜의 압력을 작게 해야 한다.**

② **제동부족(under damping) : 펜의 압력이 지나치게 낮으면 기록지와 펜사이의 저항이 작으므로 교정곡선의 끝은 뾰족하게 된다(overshoot).** 만약 **펜의 압력이 낮으면 진폭이 커지므로 저주파수 성분을 가진 뇌파는 충실히 기록할 수 없으나 빠른파나 극파와 같은 고주파수 성분의 뇌파는 강조된다.** 또한 뇌파에서는 느린파가 극파와 같이 보이므로 **펜의 압력을 크게 해야 한다.** 이것은 진폭을 크게 하는 것이 유리하므로 교정곡선을 10㎜/50㎶로 조절한다.

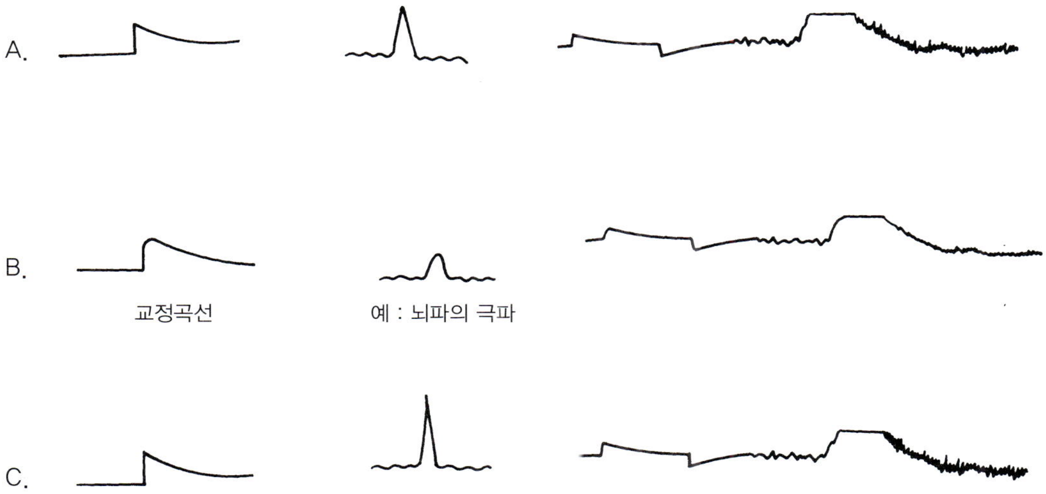

그림 Ⅰ-83. 펜압이 파형에 주는 경향과 교정곡선의 시작

A : 정상 교정곡선(펜압은 정상)

B : Over damping(펜압이 높은 경우로 극파의 끝이 뾰족하지 않으며, 빠른파성분이 억제되어 있다)

C : Under damping(펜압이 낮은 경우로 극파의 끝이 뾰족하게 되어 있으며, 빠른파가 필요 이상 혼입되어 있다)

펜압의 조정은 별도로 필터가 OFF로 되어 있는지를 확인한다. 만약 필터가 ON으로 되어 있으면 undershoot을 나타내는 파형이 기록되므로 이것을 조작할 때에는 반드시 인스트스위치를 OFF로 해둔다. 이것이 한쪽에 치우쳐 있으면 극파의 위상관계를 판단하는데 어려워지므로 각 채널간 기록파형의 위상관계를 보아 이상 초점부위를 결정하는 경우 매우 중요하다. 또한 뇌파에 혼입하는 심전도와 극파의 감별을 위해서도 중요하다.

(2) 시각장치

뇌파의 시간적 관계를 알기 위해 기록지에 시각신호를 기록하는 장치이다. 일반적으로 기록지에 펜에 의해 1초, 0.1초 간격으로 시각마크가 기록된다.

(3) 기록지이동장치

기록지를 보내는 장치로 **기록지의 이동속도(paper speed)는 30㎜/s가 기준으로 되어 있다.** 기록지 1장은 30㎝로 10초간 기록되며, 15㎜/s, 60㎜/s 등으로 전환할 수 있다. 야간뇌파나 수면다원검사 등에서는 1초당 10㎜로 줄여서 기록하는 경우도 있다. 기록지는 조작하는 쪽에서 보면 오른쪽에서 왼쪽으로 내보낸다.

(4) 자극장치

이상뇌파의 부활에는 전기, 빛, 소리, 감각 등 여러 가지 자극이 이용되고 있다. 이 중 임상적으로 높게 평가되고 있는 광자극장치와 음자극장치는 자극에 대한 뇌파의 반응을 조사하는데 이용된다.

① **광자극장치 :** 뇌파계의 광자극장치의 광원(light source)은 주로 제논램프(xenon lamp)를 이용한 stroboscope로 흰색 섬광 점멸자극을 준다. 점멸주기는 수동과 자동으로 바꿀 수 있도록 되어 있으며, 3㎐씩 주는 것이 많고 20㎐ 이상에서는 5㎐씩 주게 되어 있는 것도 있다. 섬광의 조사량이나 반복빈도의 주파수(1~30㎐) 등은 정해져 있다. 최근에는 필터가 장착되어 있거나 적색광이나 도형을 보여주는 것에 의해서 보다 부활효과를 올리기 위한 전용의 광자극장치도 시판되고 있다(그림 Ⅰ-84).

② **음자극장치 :** 음자극은 일반적으로 정현파에 의한 톤바스트와 째깍음(click) 및 소음(noise) 등이 준비되어 있다. 강도는 데시벨(㏈)로 표시되어 있는 것이 많으며, 최근에는 음자극에 의한 유발반응전위를 기록하기 위한 자극장치로 이용할 수 있는 것도 있다. 특히 청각뇌줄기반응(ABR)을 기록하기 위한 자극장치로서 각종 음자극파형, 주파수를 원터치로 선택할 수 있고, 동시에 여러 가지 자극모드를 프로그램화할 수 있는 것도 시판되고 있다.

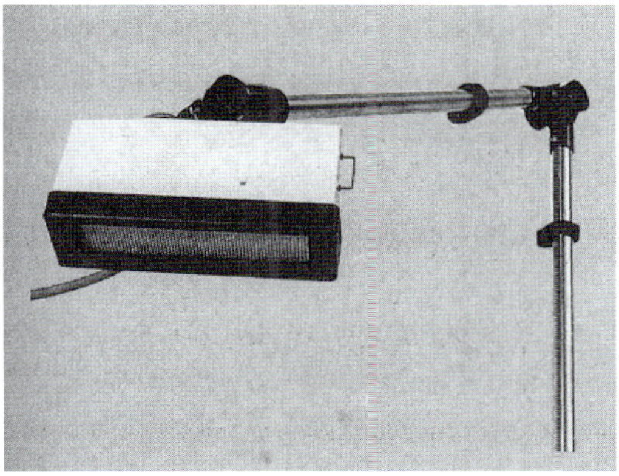

그림 Ⅰ-84. 광자극 발사램프
눈앞 20~30㎝의 위치에 둔다.

4) 전원부

전원 전압은 교류 220V가 사용되고 있으며, 주위의 전력변동에 대해서도 전원안정장치가 갖추어져 있으므로 안정된 전원이 공급된다. 장치에 전원을 넣는 부분이므로 접지선이 확실하게 접속되어 있는 것을 확인하고 나서 ON으로 한다.

3. 디지털 뇌파계

1) 원리

현재 임상에서 사용되고 있는 아날로그 뇌파계(analog EEG)는 정해진 유도법대로 기록하여 파형을 파일링장치에 수록하나 나중에 판정이나 2차 처리를 위해 유도를 바꾸어 보고 싶어도 할 수 없다. 그러나 최근의 **디지털 뇌파계(digital EEG)는 파일링장치를 함께 사용하는 것에 의해 기록된 뇌파 유도를 변경하는 것도 가능하고, 뇌파 데이터를 모두 디지털화하여 컴퓨터에서 처리할 수 있으며, 여러 부위로부터 많은 양의 기록 정보를 압축 저장할 수 있다.** 그리고 **아날로그 뇌파계보다 조작이 쉽고, 판독 시 필요에 따라 계속하여 세팅 조건을 변경할 수 있으며, 다양하게 데이터를 분석할 수 있다. 또한 별도의 공간을 확보하지 않아도 데이터의 관리가 쉽고, 소모품을 많이 필요로 하지 않으므로 임상에서는 급속하게 보급되어 가고 있다.** 지금까지의 아날로그 뇌파계에서는 증폭을 시작으로 필터 등 모드 신호처리를 아날로그 회로에서 실시하였으나 이 방법에서는 다음과 같은 여러 가지의 제약이 있다.

① 증폭도 등 안전성을 높게 유지하는 것이 어렵다.
② 몽타주 등을 측정 시에 모두 결정하여 데이터를 얻어 두어야 한다.
③ 간질(epilepsy) 진단 등에 필요한 다채널에 대응하기 어렵다.
④ 기록지위에 데이터를 보존해 두어야 한다.

2) 특징

디지털 뇌파계는 지금까지의 아날로그 뇌파계에 비해 다음과 같은 특징을 가지고 있다.

① **다채널에의 대응이 가능하다.** 간질 진단 등에 필요한 32채널의 다채널을 콤팩트하게 실현할 수 있다.
② **리몽타주가 가능하다.** 데이터를 기록한 후 피검자에게 전극을 부착하고 있지 않아도 몽타주를 바꾸는 것이 가능하다. 단극유도의 기준점을 바꾸거나 쌍극유도를 조합한 후에 바꾸어 볼 수 있다.
③ **리필터링이 가능하다.** 리몽타주와 마찬가지로 나중에 필터의 조건을 바꾸어 보는 것이 가능하다.
④ **필터의 정밀도가 높다.** 디지털 필터에 의해 아날로그 방식보다도 정밀도가 높고 뇌파파형에 영향을 적게 줄 수 있다.
⑤ **안정성이 높다.** 증폭도나 채널간의 동일성, 온도나 시간 경과에 의한 변화의 영향 등을 작게 할 수 있다.
⑥ **잡음에 강하다.** 전극접속기로부터 뇌파계 본체로의 전송은 디지털신호로 실시하므로 이 사이의 잡음의 영향을 받기 어렵다. 또 어느 정도 긴 거리의 전송도 가능하다.
⑦ **사용방법의 변경이 쉽다.** 필요하면 나중에 소프트웨어에 의해서 비교적 쉽게 사용방법을 변경하는 것이 가능하다.
⑧ **광디스크 등에의 기록이 가능하다.** 디지털 데이터로서 광디스크 등의 매체에 기록해 두므로 대량의 데이터를 취급하는 것이 가능하다.
⑨ **컴퓨터 등과의 인터페이스(interface)가 쉽다.** 주파수 해석이나 매핑 등 컴퓨터에 의한 데이터 처리가 쉽다.

한편으로는 가장 큰 특징인 리몽타주가 가능하기 때문에 검사 시에는 많은 소견이 얻어진다. 그러나 특히 경험이 없는 검사자의 경우 간질 등 이상이 있는 사람에 대한 현장에서의 측정 시의 대처나 판독기술의 향상에 문제가 생길 가능성이 있다.

3) 기본구성

전극접속기 내에서 증폭한 후 AD변환기에 의해 디지털신호로 변환하여 뇌파계 본체에 보낸다. 뇌파계 본체 중에는 디지털신호처리부분(digital signal processor, DSP)에서 몽타주의 변경이나 필터, 감도를 전환하는 조작을 한다. 이러한 조작은 모두 컴퓨터의 소프트웨어에서 처리된다. 그러므로 아날로그 뇌파계에 있는 것과 같은 전극 전환스위치나 회로소자에 의한 필터 등은 없다(그림 Ⅰ-85).

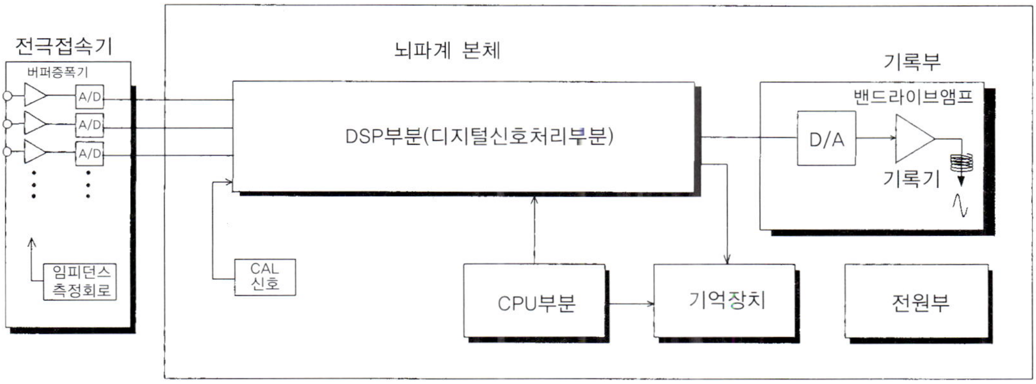

그림 Ⅰ-85. 디지털 뇌파계의 구성

(1) 뇌파신호의 입력

각 전극의 전위신호를 메모리에서 입력하고 있으므로 나중에 계산에 의해 여러 가지 조합의 전위차를 얻는 것이 가능하다(리몽타주). 실제로는 10-20법의 F_3과 F_4의 평균치를 기준으로 하여 각 전극과의 차이 부분을 입력하나 그때 차동증폭기는 접지와의 전위차를 증폭해버리므로 여전히 신체접지는 필요하다. 더욱 수면뇌파 등에서 F_3, F_4를 사용하지 않는 경우는 프로그램을 변경하여 임의의 기준점을 설정할 수 있다.

(2) AD변환기

AD변환기에서 디지털화(샘플링)는 신호의 품질을 결정하는 큰 요소이다. 현재에는 샘플링 주파수로서 2㎑, 분해능 16~32bit 정도의 AD변환기가 사용된다. 샘플링 주파수는 필요한 주파수 위한계의 2배라고 하는 샘플링 원리에 의해 뇌파 주파수를 100㎐까지 입력하면 200㎐가 되나 이것은 잡음이 없는 이상적인 경우의 이론치이므로 스파이크 등 날카로운 파를 깨끗하게 입력하기 위해서는 현실적으로 10배 정도의 주파수가 이용된다. 또 진폭 분해능은 16bit의 경우에 64K수준에 해당하며, 이러한 것에 의해서 진단에 충분한 정밀도의 신호를 입력하고 있다.

(3) 디지털 필터

필터도 디지털화된 신호에 의해 계산되므로(디지털 필터) 나중에 여러 가지로 조건을 바꿔 볼 수 있다(리필터링). 디지털 필터에서 예를 들면 험필터에서는 60㎐ 반복하는 성분만을 계산에 의해 제거하는 정밀한 처리가 가능하다. HCF나 LCF에서도 아날로그 뇌파계보다도 뇌파파형에 주는 영향이 적도록 기선의 동요(drift)나 근전도를 감쇠시킬 수 있으나 완전한 것은 없으므로 사용에 주의해야 한다.

(4) 조작부 및 기록부

컴퓨터 기술이 전면적으로 받아들여지고 있으며, Windows 등 넓게 이용되는 컴퓨터용 소프트웨어가 선택되어 이용되는 것이 많아졌다. 그러므로 기록매체 등도 컴퓨터용이 그대로 사용되어 광디스크, 컴퓨터 데이터 기록용 광자기 디스크(magneto-optical disc drive, MO drive), 레이저프린트 등이 사용되고 있다. 단 기록포맷 등은 아직 통일된 규격이 없기 때문에 회사에 따라 다르다.

G. 뇌파검사

학습목표

1. 뇌파계의 조작순서를 이해한다. (A)

뇌파검사는 보통 다음의 순서에 의해 기록한다.

① 뇌파계의 준비점검을 한다. ② 전극을 부착한다. ③ 뇌파를 기록한다.

1. 뇌파계의 준비점검

뇌파계는 고감도의 증폭기이므로 아주 작은 변화에도 기록지에는 크게 기록된다. 따라서 검사를 시작하기 전에는 항상 뇌파계를 점검하여 바르게 조정하고 정비해야 한다. 뇌파계가 본래의 성능을 발휘할 수 있도록 정비되어 있지 않으면 바르고 깨끗한 뇌파를 기록할 수 없으므로 검사 시작 전에는 항상 준비점검을 다음의 순서대로 실시해야 한다.

1) 접지선(earth, ground)의 부착

뇌파계의 준비에서 접지선은 가장 먼저 부착해야 한다(그림 Ⅰ-86). 뇌파계의 접지단자와 검사실 벽에 있는 접지단자를 부속품인 접지선으로 연결한다. **차폐실(shield room)이나 침대를 접지하는 경우에는 뇌파계를 접지한 같은 단자에 하나로 모아서 1점 접지해야 한다**(그림 Ⅰ-87). 접지가 완전하지 않으면 교류잡음 때문에 뇌파를 기록할 수 없으므로 접지선이 여러 개인 경우에는 충분히 점검해야 한다. 가스관은 접지도체로는 금지되어 있으며, 수도관은 염화비닐파이프를 사용하는 일이 많으므로 주의해야 한다. **3P플러그(3pin plug)의 전원코드를 사용하는 경우에는 벽의 접지 끝에 부착되어 있는 3P콘센트(3pin convenience outlet)에 접속하면 3개 중 1개가 접지선으로 되기 때문에 자동적으로 접지가 된다**(그림 Ⅰ-88). 2P플러그를 사용하는 경우는 반드시 접지선을 설치한다.

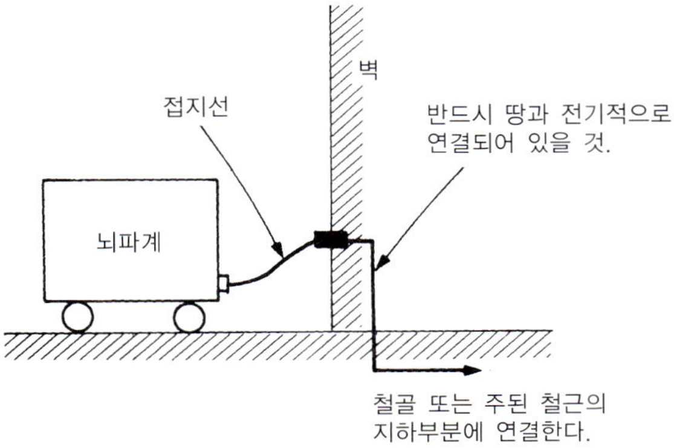

그림 Ⅰ-86. 접지선의 접속

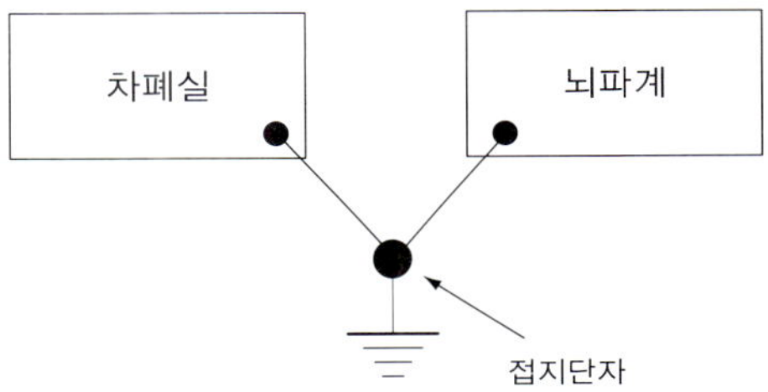

그림 Ⅰ-87. 1점 접지

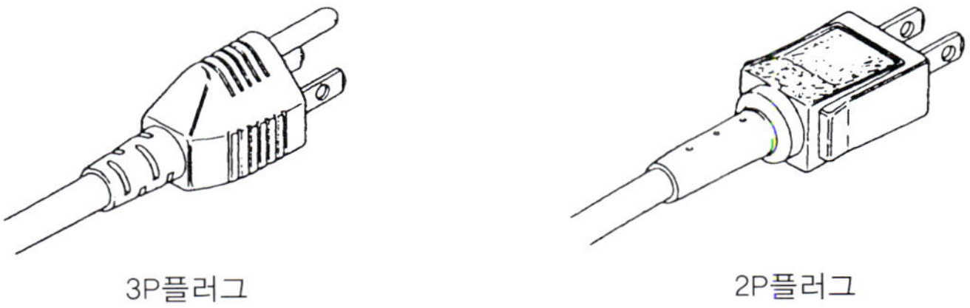

그림 Ⅰ-88. 전원코드의 플러그와 벽의 전원코드 접속구

2) 전원코드, 입력코드의 접속

전원스위치가 OFF인 것을 확인하고 나서 전원코드, 입력코드를 접속한다. 코드의 빼고 꽂음은 플러그의 본체를 잡고 실시한다. 코드의 중간을 잡고 끌어당기면 오랜 기간 동안에 내부

선이 단선된다. 입력코드 연결(connecter)의 링을 확실하게 단단히 죄어야 한다.

3) 기록지의 장착

부속된 기록지를 충분히 채워둔다. 뇌파계의 종류에 따라 조작은 약간 다르나 자세하게는 각각의 취급 설명서를 보고 실시한다.

4) 잉크의 보충

남은 잉크량을 조사하여 부속된 전용의 잉크를 충분히 주입한다. 잉크측정기(ink gauge)에 잉크량이 가득(full)될 때까지 넣는다. 이때 같은 색깔이라도 회사나 종류가 다른 것은 섞이지 않도록 한다. 일반 시판 잉크는 화학변화 등에 의해 펜끝이 막히기 쉽기 때문에 사용할 수 없다. 잉크탱크와 펜끝을 연결하는 튜브나 펜속에 기포가 있으면 잉크가 충분하게 공급되지 않아 좋은 파형을 기록할 수 없으므로 기포가 빠질 때까지 push plunger로 잉크를 유출시킨다(그림 Ⅰ-89). 최근의 뇌파계에서는 잉크가 사용되지 않고 열쓰기 기록기가 사용되고 있다.

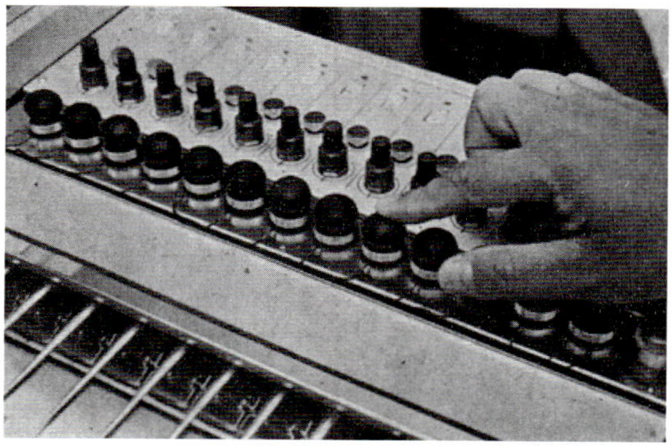

그림 Ⅰ-89. 펜끝에서 잉크를 나오게 하는 조작

5) 전원의 공급

기록스위치가 STOP으로 되어 있는 것을 확인하고 나서 전원스위치를 ON으로 한다.

6) 손잡이, 스위치류의 조절

손잡이, 스위치류는 적절한 위치가 되도록 조절한다.

① 감도(gain) : 1(또는 sensitivity→10㎶를 1㎜)

② 시정수(time constant) : 0.3초(저영역차단필터 0.5㎐)

③ 고영역차단필터(high cut filter) : 120㎐(또는 OFF)

④ 교류제거필터(AC filter) : OFF

⑤ 교정전압(CAL전압) : 5㎜/50㎶

⑥ 기록지이동속도 : 30㎜/s

⑦ 펜스위치 : ON

7) 교정곡선(CAL파형)의 점검 조정

뇌파계의 내부가 바르게 작동되고 있는 것을 확인하기 위한 점검이다. 교정파형이 바르게 기록되면 다음은 뇌파기록을 시작하는 것이 가능하다. 교정파형을 펜끝에서 기록할 때는 다음의 점을 확인한다(그림 Ⅰ-90).

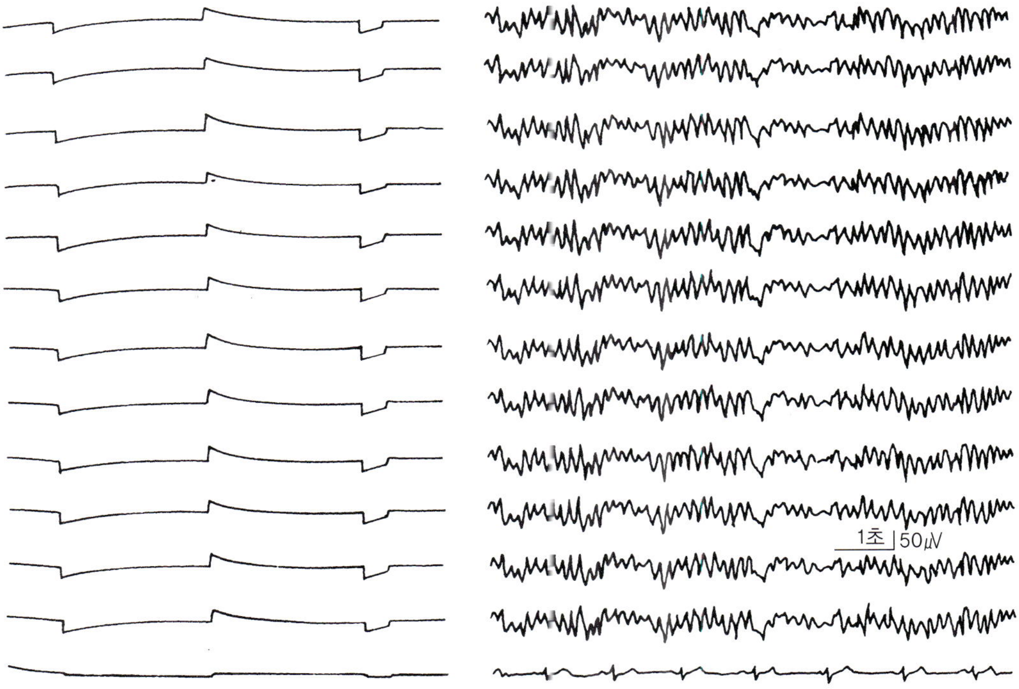

그림 Ⅰ-90. 교정곡선 감도의 교정

교정전압 파형 50㎶를 약 5㎜로 기록하고 있다.

① 펜위치의 조정(평행방향) : 모든 펜이 균등한 간격으로 되어 있는 것을 확인한다. 만약 위치가 엇갈려 있는 채널이 있으면 위치조절기로 조정한다.

㉮ 스위치를 OFF로 하여 각 채널의 펜을 평행하게 일렬로 늘어놓도록 한다. 만약 평행하지 않을 때에는 펜홀더의 고정나사로 조정한다.

㉯ 다음은 펜스위치를 ON으로 하여 각 채널의 펜끝을 평행하게 일렬로 늘어놓도록 펜끝 위치 조절기(센터링손잡이)로 조정한다.

② 펜위상의 조정 : 채널 펜의 맨끝이 0.5㎜의 범위 내에서 기록지가 흐르는 방향에 대해 직각으로 늘어놓도록 한다. 이 범위에 들어오지 않을 때는 펜위상을 조정한다(그림 Ⅰ-91).

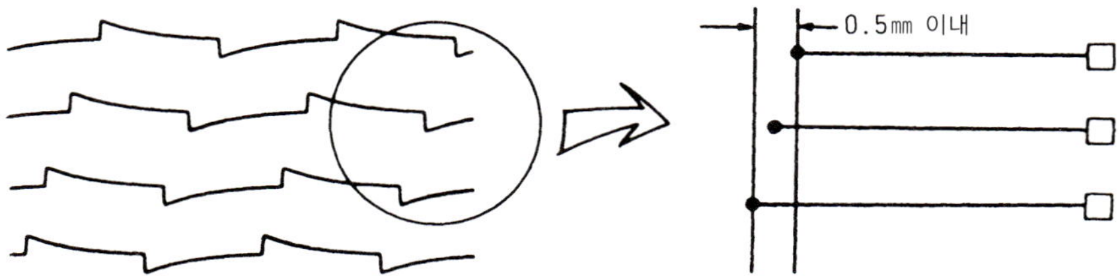

그림 Ⅰ-91. 펜위상의 조정
펜끝의 맨끝은 일직선으로 나란히 한다.

③ 펜압의 조정 : 펜끝이 기록지를 누르는 힘을 펜의 압력(펜압)이라고 하며, 이것에 의해 교정파형의 시작부분이 변한다. 펜압이 높아지면 기록지의 마찰이 크게 되어 시작파형은 둥글게 되나 펜압이 낮아지면 기록지의 마찰이 작게 되어 시작파형은 뾰족해진다.

④ 감도조정

㉮ 교정파형의 기록 : 스위치를 다음의 위치에 두고 교정파형을 기록한다.

㉠ 감도(gain) : 1(또는 sensitivity→10㎶를 1㎜)

㉡ 시정수(time constant) : 0.3초(저영역차단필터 0.5㎐)

㉢ 고영역차단필터(high cut filter) : 120㎐(또는 OFF)

㉣ 기록지이동속도 : 30㎜/s

㉯ 교정파형에서 중요한 점검 포인트

㉠ 진폭치 5㎜(미세손잡이로 미세조정을 한다)

㉡ 시정수 0.3초(0.3~0.4초 사이에 있을 것)

㉢ 시작파형(제동조정손잡이, 펜압나사의 조정)

㉣ 위아래 파형의 대칭성(기준점을 기선 위에 둘 것)

2. 전극의 부착

1) 전극의 종류

학습목표

1. 전극의 종류를 이해한다. (A)
2. 전극접촉저항을 이해한다. (A)

뇌파검사에서 사용되는 전극(electrode)은 생체신호를 도출하기 위해 머리덮개(scalp) 및 귓불에 부착하여 사용해야 하므로 염분 등에 의해 쉽게 침해받지 않는 재질로 되어 있고, 뇌파를 변함없이 유도할 수 있는 양도체로서 다음과 같은 조건을 갖추고 있어야 한다.

① 부착 및 고정이 쉬워야 한다.
② 장시간의 검사에도 잘 부착되어 있어야 한다.
③ 잡음이 잘 들어가지 않아야 한다.
④ 피검자에게 고통이나 불쾌감 없이 안정하게 기록할 수 있어야 한다.

뇌파를 유도하는데 사용되는 전극은 머리덮개위에 부착하므로 머리덮개전극 또는 표면전극이라고 한다. **머리덮개전극에는 머리덮개위에 부착하는 평판전극, 콜로디온전극과 머리덮개내에 찔러 넣는 침전극 등이 있다**(그림 Ⅰ-92). 특수 전극으로서 관자엽간질(측두엽간질)의 병소부위를 정확하게 유도하기 위해서 전극을 더욱 중추신경 부위에 접근시키기 위한 비인두전극(nasopharyngeal electrode), 접형골전극(sphenoidal electrode) 등이 있다. 간질 병소부위의 뇌절제수술 시 머리뼈바닥(두개저, base of skull)에서 뇌바닥부분(뇌저부)의 뇌파활동을 유도할 때 겉질전극(cortical electrode), 심부전극(depth electrode) 등이 이용된다.

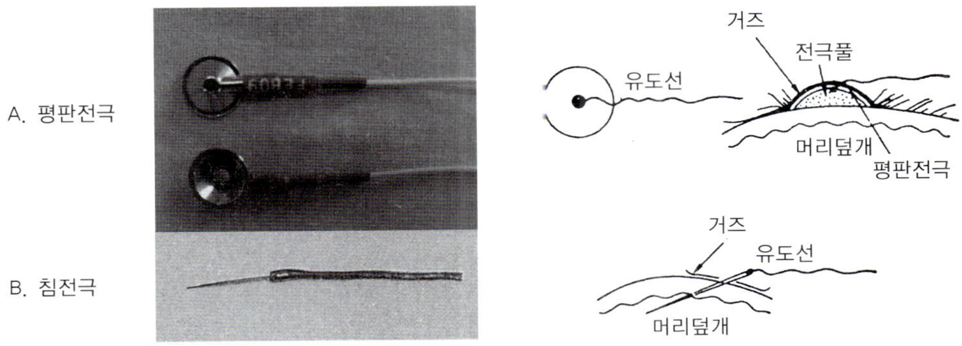

그림 Ⅰ-92. 전극의 종류와 부착법

(1) 평판전극(plate electrode)

평판전극은 직경 8㎜의 은-염화은(Ag-AgCl)의 피막이 입혀진 접시모양의 원판(disc)형 금속으로 안쪽은 오목하고 테두리가 있으며, 중앙으로부터 도선이 나와 있다(그림 Ⅰ-92A). 평판전극은 피검자에게 통증이나 불안감을 주지 않고 안정 상태를 얻기 쉬우며, 감염의 위험이 적다. 그러나 전극풀(electrode paste)을 이용하여 전극은 머리덮개위에 부착해야 하므로 부착하는데 시간이 많이 걸리고, 위치가 엇갈릴 수 있으므로 부착하는데 많은 노력이 필요하다. 또한 움직이면 전극이 떨어질 염려도 있으며, 전극을 떼어내고 머리덮개를 청결히 하는데도 시간이 많이 걸린다. 그러나 사용 후의 전극 처리는 간단하므로 가장 일반적으로 사용되고 있다.

은제품은 분극전압의 변동이 크고 잡음을 발생하기 쉬우므로 새로운 전극을 처음 사용할 때에는 사용 전에 포화식염수에 4시간 정도 담가 불분극화하여 사용하면 좋다(aging). 전극 표면에 염화은의 피막이 생기면 분극전압은 변화가 작고 기선의 변동이 작은 뇌파를 기록할 수 있다. 분극전압의 발생이 크면 유도된 뇌파파형에 심한 휘어짐을 만들거나 인공산물이 생길 수 있다. 평판전극의 경우에는 접촉저항이 낮아야 하므로 전극부착 후 접촉저항을 측정하여 전극의 접촉저항이 피부를 포함해서 10㏀ 이하가 되도록 한다. 그렇게 하기 위해서는 알코올솜으로 머리덮개나 귓불을 깨끗이 닦아 지방이나 오염성분을 제거하고, 전극풀을 머리덮개에 잘 바른 다음 전극을 부착해야 한다.

(2) 침전극(needle electrode)

침전극은 굵기 1/4㎜ 정도의 주사침에 도선이 붙어 있으며, 피부 내에 비스듬하게 4~5㎜ 얕게 찔러 넣어 움직이지 않도록 비닐테이프 등으로 고정한다(그림 Ⅰ-92B). 침전극은 단시간에 정확한 위치에 쉽게 고정할 수 있으므로 부착 시 별다른 노력이 필요하지 않는다. 그러나 약간의 통증과 불안감을 갖게 하고 세균이나 바이러스감염의 위험이 있으며, 혈청간염 등의 위험이 있다. 따라서 전극 특성과 감염을 고려하면 권장할 수 없으므로 일반적으로 사용되지 않으나 의식장애가 심한 환자나 머리외상, 외과처치가 있는 경우에 주로 사용된다. 알코올 소독이나 비누액 소독은 가스 탄저균이나 파상풍균 등의 아포나 바이러스에 대해서 충분한 살균력이 없으므로 주의해야 한다. 또 전극 부착부위도 알코올솜으로 충분히 소독하고 나서 찔러 넣는다. 혈청간염 바이러스와 같은 경우에는 보통의 소독법에서는 충분하지 않으므로 가능하면 침전극을 사용하지 않는 것이 바람직하나 사용할 경우에는 담당의사와 충분하게 상의하고 실시한다.

침전극은 침을 찔러 넣으면 조직 내에서 분극전압이 생기기 쉬워 뇌파파형에 변형을 일으키므로 전극접촉저항을 측정해서는 안된다.

(3) 전극의 성질

학습목표

1. 전극의 분극전위와 불분극전위를 비교하여 이해한다. (A)

대뇌겉질 및 깊은부분(심부)의 전기활동은 용적드체(volume conductor)로서 조직층을 매개로 체표면으로 전해진다. 전극은 체표면에서 대뇌겉질의 신경세포를 통해 전해진 생체의 이온전류를 전자전류로 바꾸어 뇌파계의 증폭기로 유도하기 위한 변환기(transducer)로서 작용한다. 전기적 특성으로서 전극 부착부분에서는 금속과 생체(생체도 전도체임)가 전해질(이온도체)에 대해 각각 접촉하는 두면, 즉 피부와 전극풀, 전극풀과 전극으로 이어지는 경계면에서 전기 화학적 반응이 존재하여 변환기를 형성한다(그림 Ⅰ-93). **전극이 전해질을 통해서 생체와 접촉하고 있는 부분에서 전극의 재질에 의한 전극전위와 전해질과 전극사이에 의한 분극전위가 생긴다. 이와 같은 것을 아는 것은 휘어짐이 적은 뇌파를 기록하는데 매우 중요하다.**

① 전극전위(electrode potential) : **접촉부분에 전류가 흐르지 않는 상태에서 전해질 용액에 금속을 접촉시키면 전극 경계면(전극과 전해질면)에 이온이 축적되어 (+), (−)이온이 마주보는 얇은 전기이중층이 생긴다. 이 전극 경계면에 전기이중층에 의해 생긴 직류(direct current, DC)전위를 전극전위라고 한다.** 이것은 금속의 이온화 경향과 관계하여 금속의 종류(전극의 재질)와 온도에 의해서 다른 값을 나타내나 전극 면적과는 관계가 없다. 금속이 전해질에 접촉한 직후에는 값이 크고 변동도 심하나(초기 drift) 며칠간 방치해 두면 거의 일정한 값(몇 십 ㎷~몇 V)으로 안정된다. 그러므로 **뇌파의 직류전위나 초저주파수(사상관련전위 등)를 기록하는 경우에는 은-염화은전극(Ag-AgCl electrode)을 사용하든지 포화식염수용액에 충분히 담가두어 염화물의 피막을 입혀 안정화된 전극(aging)을 사용하는 것이 바람직하다.**

교류(alternating current, AC) 증폭기인 뇌파계에서는 이와 같이 안정화되지 않은 미세변동이 인공산물(artifact)로서 혼입된다. 또한 서로 다른 종류의 전극을 혼합하여 사용하거나 다른 종류의 금속이 인접해서 전해질에 접촉하면 전극전위의 차에 의해 바이메탈전위(bi-metal potential)가 발생하는데 이것도 인공산물의 원인이 된다. 전극의 다른 면의 도선 접촉부분에 절연코팅을 하는 것은 이러한 것을 방지하기 위해서이다.

② 분극전위(polarization potential) : 머리덮개위에 전극을 부착하고 뇌파를 기록하면 뇌파가 발생하고 있는 한 미약하지만 뇌파계의 증폭기로부터 미소전류가 전극과 피부의 경계면에 흘러들어가든지 흘러나오는 것에 의해 금속전극에 전류가 흐른다. 따라서 **전극과 피부의 경계면에서 전기이중층의 이온 양을 증감시키므로 전극전위는 정지전위로부터 전기이중층이 장애되어 전극전위가 변화한다. 이 현상을 분극(polarization)이라고 하며, 변화하는 전극전위의 변화부분을 분극전위라고 한다.** 분극전위는 측정해야 할 뇌전위에 비하면 상당히 크기 때문에 분극전위가 생기면 기선이 심하게 동요하는 잡음으로 된다. 이 전위차는 몇 십~몇 백 mV에 이른다. 또한 이와 같이 흐르는 전류와 그것에 의해 생기는 분극전위의 변화를 분극특성이라고 한다. 백금이나 텅스텐(주석, tungsten)처럼 불가역전극에서는 약간의 전류에서도 큰 분극전압이 생기므로 미세한 전류영역의 구배에 의해 발생하는 분극저항은 매우 커진다.

전류와 분극전위의 관계는 반드시 직선적이지는 않고, 전극재료와 전해질 용액의 성질에서 유래하는 방향성과 주파수 특성을 가지고 있다. **새 금속전극은 분극전위가 크기 때문에 잡음 혼입의 원인이 되므로 그대로는 사용할 수 없다. 따라서 분극상태를 감소시키기 위해서는 전기이중층을 형성하지 않는 재질의 불분극 전극을 사용한다. 새로운 제품을 구입하면 검사에 사용하기 전에 포화식염수에 장시간 담가두거나 장기간 사용해서 표면에 염화물의 피막이 생겨 전극이 약간 검게 보이는 aging되어 있는 전극을 사용한다. 보통은 은-염화은전극(Ag-AgCl electrode)이 사용되고 있다. 염화은을 재질로 이용하면 염화은을 매개로 하는 가역반응이 원활하게 실시되어 경계면에서의 전하나 이온을 축적시키지 않고 전기이중층이 형성되지 않아 분극전위를 방지할 수 있다.** 일반적으로 **백금전극처럼 불가역전극은 분극전압이 크므로 분극전극(polarization electrode)이라고 하며, 은-염화은전극처럼 분극전압이 작은 가역전극을 불분극전극(nonpolarization electrode)이라고 한다.** 침전극은 접촉저항이 높고 분극전위도 크며, 스테인리스스틸(stainless steel)은 재질 자체의 전극전위가 매우 크기 때문에 바람직한 전극이라고는 할 수 없다.

전극의 전기적 등가회로와 증폭기 입력임피던스(Rin)의 접속도에서 전기이중층에 의한 용량(condenser, C)과 분극저항(Rp)은 병렬회로이다(그림 Ⅰ-94). r은 전극풀 또는 식염수의 저항이다. Ag-AgCl전극 사용 시에는 분극저항(Rp)은 작기 때문에 뇌파 전류는 용량(C) 측을 통하지 않고, 분극저항(Rp)을 통하므로 회로에 의한 파형의 휘어짐은 발생하기 어렵다.

③ 전극의 주파수 특성 : 분극저항(Rp)이 크면 이것과 병렬의 전기이중층의 용량(condenser, C)쪽으로 통하게 되고 증폭기의 입력임피던스(Rin)와 용량(C)사이에 시정수회로(CR결합회로)를 형성하여 저영역주파수 성분을 감쇠시킨다.

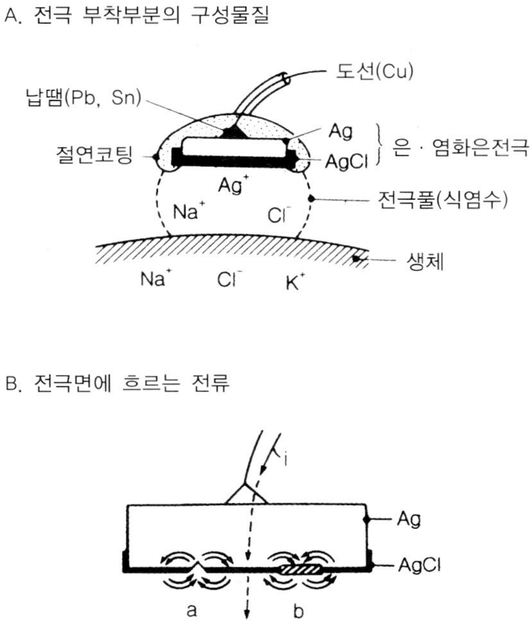

흠(a), 녹, 오염(b) 부분에 바이메탈효과에 의해서 흐르는 국소 과전류. i는 전극에 흐르는 미약한 전류 (전류방향은 이 그림대로라고는 한정할 수 없다).

그림 Ⅰ-93. 전극 부착부분의 전기화학적 성질

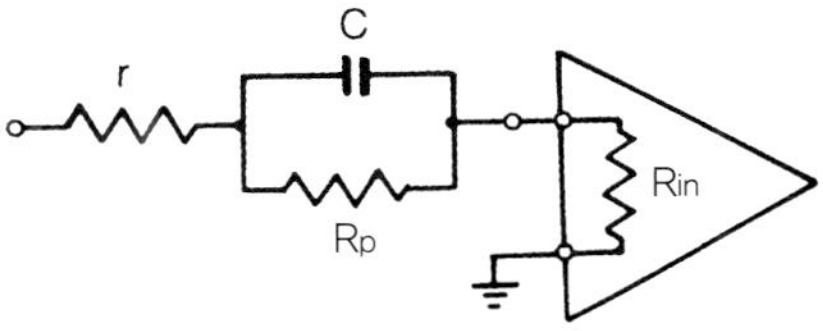

그림 Ⅰ-94. 전극의 등가회로

C : 전기이중층 용량
Rp : 분극 등에 의한 저항성분
r : 전극풀의 전도도에 의한 전극의 넓은 저항
Rin : 증폭기의 입력임피던스

일반적으로 침전극에 의한 뇌파기록은 기선의 동요가 적은 깨끗한 기록으로 보이나 경우에 따라서는 뇌파의 저주파성분(δ영역)의 파형을 휘어지게 할 수도 있다. 그러므로 **직류성분의 기록에는 전극전위나 분극전위의 변동이 작고 동시에 분극저항(Rp)이 작은 은-염화은전극을 사용해야 한다**(그림 Ⅰ-93).

④ 분극잡음 : 분극전위에 의한 잡음을 분극잡음이라고 한다. 뇌파계에서는 전극에서 발생하는 불균형한 직류(direct current, DC) 전위는 적어도 300㎷까지는 정상 작동되고 있으므로 직류성분은 그다지 문제가 되지 않는다. 그러나 분극에 의한 전위변동은 미세해도 분극잡음으로서 문제가 된다. 예를 들면 직류 100㎷에 대해서 분극에 의한 0.1%의 전위변동은 100㎶의 분극전위가 발생된다. 국소 소용돌이전류(와전류, eddy current)가 발생하면 분극을 더욱 증가시켜 잡음이 많아진다. 또한 다채널인 뇌파계에서 특정 전극(기준전극 등)에 유도가 집중되면 그 전극에 대한 전류 부하가 커지며 분극이 일어나기 쉽다. 이 때 뇌파계의 증폭기 측에서도 각 채널의 G_2측의 입력임피던스(Rin)가 병렬로 들어와 판별비도 약간 저하시키므로 뇌파계의 채널수를 증가시키는 경우에는 주의해야 한다.

(4) 전극 취급 시의 주의사항

> **학습목표**
>
> 1. 전극 취급 시의 주의사항을 이해한다. (A)

① **머리덮개전극(두피전극)과 귓불전극을 포함하여 전극재료가 다른 것을 섞어 사용해서는 안된다.** 만약 평판전극과 침전극을 함께 사용한 경우 2개의 분극전압의 차가 크면 기선의 동요(drift)가 생길 수 있다.

② **전극접촉저항을 뇌파기록 전에 측정하는 것은 신중히 해야 한다.** 측정 후 몇 분간 기다렸다가 기록을 시작하는 것이 좋다. 특히 침전극은 전극면적이 작아서 전류를 흐르게 하면 분극이 심하게 일어나기 때문에 기록 전에는 절대로 저항을 측정해서는 안된다. 부득이 측정해야 할 경우에는 기록 후에 측정한다. 저항측정법은 직류식보다는 교류식이 분극을 일으키는 일이 적다.

③ **전극면이 약간 검게 되었다고 해서 전극면을 씻을 때 사포(sandpaper)나 거즈 등으로 힘들여 문질러 닦아서는 안된다.** 눈에 보이지 않을 정도의 작은 흠집에도 고리(loop)모양의 전류가 흘러 잡음의 원인이 된다. 전극의 세척은 사용 후 전극표면이 손상되지 않도록 미지근한 물에 몇 시간 담가두었다가 흐르는 물로 씻는다(그림 Ⅰ-95). 거즈나 알코올솜을 사용해서 닦아내는 경우에도 살짝 눌러 닦도록 하고 절대 세게 문질러서는 안된다.

④ **장시간 사용하지 않을 경우에는 간단히 씻은 다음 걸어두어 건조시킨다.** 이것이 일반적이나 절연코팅된 전극이라면 다시 전극풀을 발라 다음날 사용할 때까지 마르지 않도록 보관 하는 것이 좋다. 소독한 후에도 마찬가지이다.

⑤ 전극을 교환해도 분극잡음이 소실되지 않는 경우 피부를 다시 닦으면 소실되는 수가 있다. 이것은 피부쪽의 분극 때문이다.

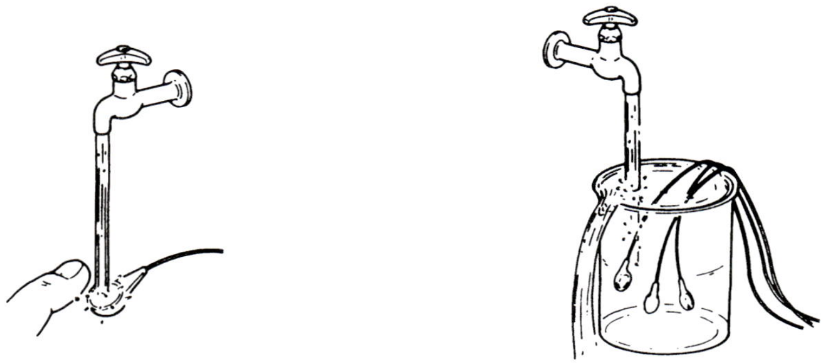

그림 Ⅰ-95. 전극의 세척

(5) 전극의 점검

전극은 정기적으로 점검하는 것이 바람직하다. 단선된 때에만 수리, 교환하는 것보다는 날짜를 정해 놓고 예비용 전극을 포함한 모든 전극을 점검한다.

① 통전시험은 테스터(tester)와 뇌파계의 전극접속기에 부착되어 있는 점검용 단자에 접촉시켜 저항을 측정한다. 또한 전극 유도선의 접속부분이 끊어지는 경우가 많으므로 전극면이 손상되지 않도록 주의하여 두 전극(예를 들면 A_1과 Fp_1)을 전극풀에 넣고 기록해 가면서 유도선을 흔들어 보는 방법으로 점검할 수 있다.

② 전극풀을 담은 용기에 전극을 서로 접촉하지 않도록 전부 배열해 놓고, 뇌파계에 연결하여 기록지를 저속도로 이동하여 출력 시에 분극잡음이 나타나지 않는 것을 선택한다. 전극군을 1분당, 1개당 평균잡음수(잡음지수)를 세어 전극잡음의 양적인 평가를 한다.

2) 뇌파기록에 필요한 비품

뇌파기록 시에는 기본적으로 전극, 전극풀, 줄자(measuring tape), 매직펜, 알코올솜(skin pure, omni 크림 등), 부착테이프(거즈), 가위, 색연필, 기록지 등이 필요하다(그림 Ⅰ-96).

전극은 새로운 전극보다는 aging처리한 은-염화은전극을 사용하며, 전극풀은 NaCl이 포함된 제품화된 것을 사용한다. 줄자는 50㎝ 정도의 짧은 면제품이 사용하기 쉽고, 매직펜은 전극의 부착위치를 정확하게 표시하기 위해 필요하다. 알코올솜은 머리덮개의 지방이나 오염물질을 제거할 때 사용된다. 전극의 부착, 고정에는 부착테이프가 좋으나 거즈로 고정한다. 반창고는 부착력이 강하나 검사 후 전극을 뗄 때에 힘이 들 수 있다. 아세톤은 콜로디온(collodion)으로 전극을 부착한 경우 제거할 때 비교적 간단하게 뗄 수 있다. 가장 일반적인 전극 부착방법은 전극(평판전극), 전극풀 및 거즈를 이용하여 전극을 부착하는 방법이다.

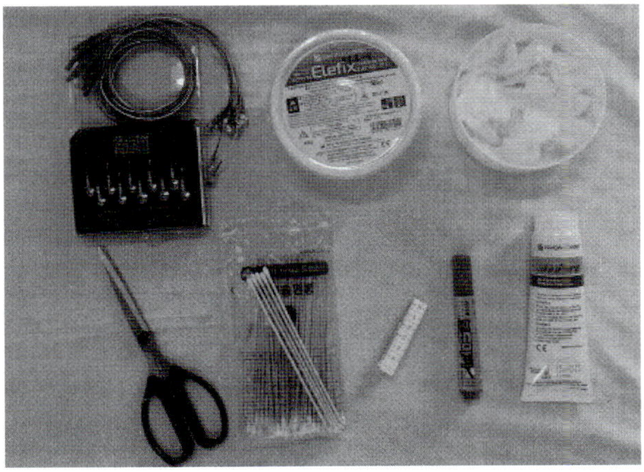

그림 Ⅰ-96. 뇌파검사에 필요한 비품

3) 전극의 부착 순서

전극의 부착 순서는 검사실의 방식, 개인의 경험이나 기호에 따라 다르나 다음과 같이 부착하는 것이 일반적이다. 우선 기준점(Cz, Fpz, Oz, T_3, T_4)을 확인하고 그 점에 가까운 곳에서부터 균등하게 부착해간다.

① **머리뼈(두개골, skull)의 정중선(midline)위에서 코뿌리점(비근, nasion)과 뒤통수점(후두결절, inion)간의 거리를 계측하여 그 중간점을 구한다.**

② **좌우 양측 귓바퀴앞점(이개전점, preauricular point) 또는 바깥귓구멍(외이공, external acoustic pore)사이를 ①의 점이 통과하도록 계측하여 그 중간점에 Cz을 부착한다.**

③ 뒤통수점은 좌우 귓바퀴앞점 또는 바깥귓구멍사이의 중간점을 계측하여 구한다. 뒤통수점보다 10% 위쪽(약 3.5㎝)의 점(Oz)에서 좌우 10%(약 3㎝)의 위치에 O_1, O_2**를 부착한다.**

④ 좌우 귓바퀴앞점보다 위쪽에서 좌우 10%의 위치에 T_3, T_4**를 부착한다.**

⑤ 코뿌리점보다 10% 위쪽의 점(Fpz)에서 좌우 10%의 위치에 Fp_1, Fp_2**를 부착한다.**
F_7은 Fp_1과 T_3의 중간점에, F_8은 Fp_2와 T_4의 중간점에, T_5는 O_1과 T_3의 중간점에, T_6은 O_2와 T_4의 중간점에, C_3은 T_3과 Cz의 중간점에, C_4는 T_4와 Cz의 중간점에 부착한다.

⑥ **Fz, Pz은 각 Cz보다 정중선위 20%의 곳에 부착한다.**

⑦ **좌측의 F_3은 F_7과 Fz 및 Fp_1과 C_3의 교차점에, P_3은 T_5와 Pz 및 C_3과 O_1의 교차점에 부착한다. 우측의 F_4는 F_8과 Fz 및 Fp_2와 C_4의 교차점에, P_4는 T_6과 Pz 및 C_4와 O_2의 교차점에 각각 부착한다.**

⑧ **코뿌리점에서 10% 위쪽에 신체접지(Fpz)를 부착한다.**

⑨ **좌우 귓불(auricular)에 A_1, A_2를 부착한다.**

4) 전극의 부착방법

전극의 부착은 뇌파 유도법의 기본이 되므로 원칙에 맞게 전후 및 좌우방향의 대칭성에 주의해 가면서 정해진 곳에 정확하게 부착해야 한다(그림 Ⅰ-97).

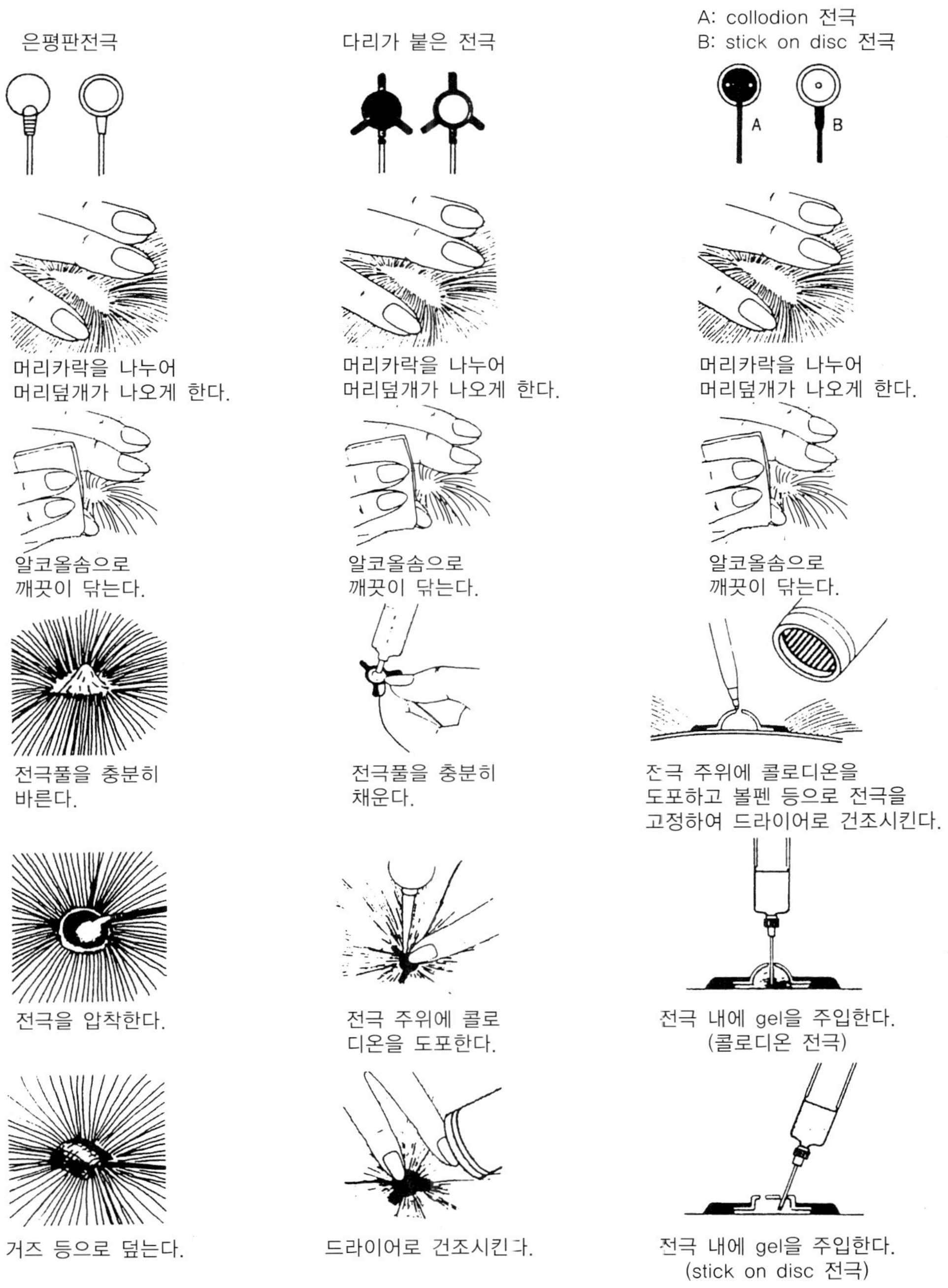

그림 I-97. 뇌파전극의 부착법

① 머리덮개위에 전극부착 시 머리 형태는 사람마다 모두 다르므로 **10-20법의 전극배치에 따라 면제품의 줄자로 정확히 재어 전극 부착위치를 정하고 매직펜으로 표시해 둔다**(그림 Ⅰ-98).

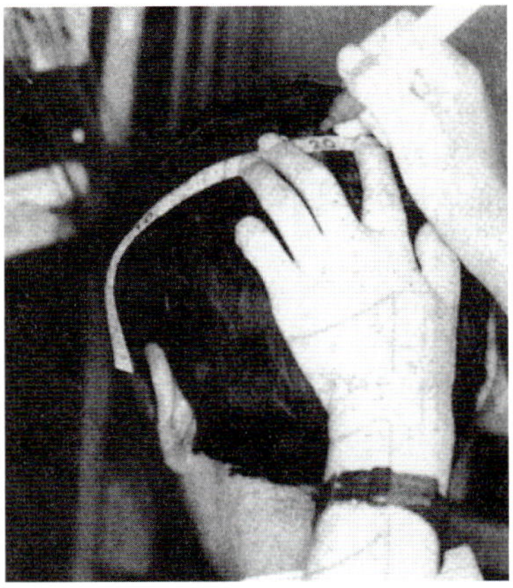

그림 Ⅰ-98. 전극 위치의 결정
전극위치는 줄자를 이용하여 정확하게 정한다.

② **전극 부착위치 표시가 있는 부위의 머리카락을 가르마를 타듯이 왼손의 손가락 2개를 사용하여 좌우로 갈라서 머리덮개를 충분히 노출시킨다**(그림 Ⅰ-99). 특히 여성은 머리카락의 길이도 다르고 머리카락이 긴 경우에는 부착 도중 위치가 틀려지는 경우가 많다.

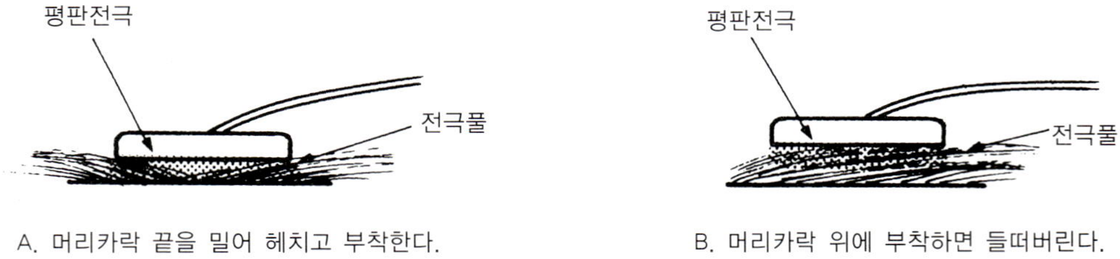

그림 Ⅰ-99. 전극의 부착방법

③ 전극 부착부위의 피부를 소독용 알코올솜으로 매직펜의 표시가 없어지고 **머리덮개가 붉어질 정도로 충분히 닦아 지방성분이나 오염물질을 제거하여 전극접촉저항을 낮춰주어야 한다.** 알코올이 남아 있으면 전극풀을 바르기 어려우므로 잘 제거한다.

④ **전극풀은 전극 부착부위에 전극의 크기보다 약간 크게 머리덮개위의 맨살에 잘 문질러 단단하게 바른다.** 왼손으로 누른 채 오른손의 검지손가락에 소량의 전극풀을 묻혀 머리덮개에 약간 힘주어 문지르면서 바른 후 그 위에 다시 적당량의 전극풀을 바른다. 이 때 전극풀을 바르는 면의 직경은 10㎜ 정도로 너무 넓지 않도록 한다.

⑤ **평판전극에도 전극풀을 두께 1㎜ 정도로 바르고, 각각의 정해진 부위에 부착한다.**

⑥ **부착테이프나 30㎜ 정도의 네모로 자른 거즈로 전극과 전극풀을 덮어 습기를 보존하고 고정하기 위해서 주위에서부터 가볍게 누른다.** 이때 전극풀이 밖으로 삐져나오지 않도록 한다. 전극면은 직접 피부에 닿지 않는 것이 좋고, 가볍게 머리카락 위에서 평판전극이 뜨지 않도록 머리카락의 뿌리를 좌우로 밀어 헤치도록 한다. 마지막에는 가운데 부분을 가볍게 눌러 안정시킨다. 전극을 부착한 후에는 전극이 정확한 위치에 붙어 있는지 다시 확인한다.

⑦ **처음에는 Cz을 중심으로 소량의 전극풀을 발라두고 그곳에서부터 바깥쪽으로 전극 부착위치를 확인하면서 붙여나간다. 몸의 움직임이 많은 피검자나 발작, 소아에서 협조를 받기 어려운 경우, 수면뇌파 등 장시간 기록 시에는 전극이 쉽게 떨어질 수 있으므로 콜로디온(collodion)으로 단단히 고정하여 부착하는 것이 가장 안정된 방법이다.** 콜로디온 전극을 부착할 경우에는 전극접촉저항을 감소시키기 위해서 피부를 잘 문질러 닦은 후 전극을 부착한다. 거즈는 30㎜ 정도로 네모로 자르고, 콜로디온 용액에 적셔 전극을 덮어 접착 고정한다. **콜로디온은 압착공기로 건조시키거나 달려 고정시킬 때까지 1~2분 정도의 시간이 필요하다. 전극이 고정되면 전극의 주입구멍에 끝이 둔한 주사침으로 전극풀을 주입한다. 검사가 끝난 후 전극의 제거는 아세톤으로 떼어내고 청결히 하는 데는 약간의 시간을 필요로 한다.**

⑧ **전극 유도선은 교류잡음의 혼입을 방지하기 위해 서로 얽히지 않도록 모아서 접속해야 한다.** 가능한 뇌파계 및 입력상자와 같은 방향으로 한 다발로 묶어서 고정한다(그림 Ⅰ-100).

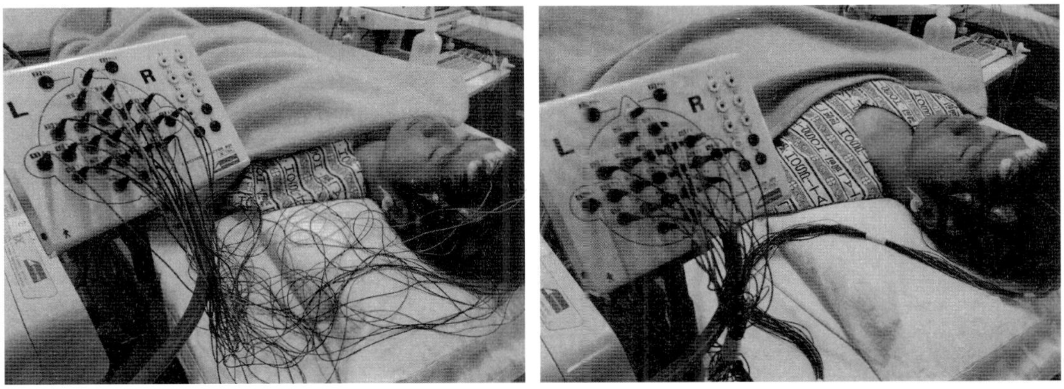

A. 도선이 흩어져 있으면 교류장애가 들어가기 쉽다.　　B. 가지런하게 정돈해 둔다.

그림 Ⅰ-100. 도선의 처리

5) 전극접촉저항의 측정방법

전극이 정확하게 안정한 상태로 부착되어 있는 것을 확인하기 위해서는 전극접촉저항을 측정해야 한다. 전극과 피부의 접촉저항은 5㏀ 이하가 바람직하나 **10㏀ 이하이면 잡음이 없는 뇌파를 기록할 수 있다.**

① **전극접촉저항측정 전극은 이마의 이마극(전두극, Fpz)에 부착하나 일반적으로는 이마에 부착하는 접지용 전극이 대신 사용된다.**

② 전극 유도팁을 입력상자의 Z전극 또는 접지전극에 부착한다.

③ 문턱(역치)설정손잡이로 전극저항의 상한치를 정하고 나서 저항측정스위치를 누르면 기록지위 또는 브라운관 위에 전극접촉저항 상태가 표시된다. 전극접속기에도 LED표시의 전극접촉저항측정기가 붙어있다.

㉮ 기록지에 기록하는 경우

기록지위에 파형의 진폭치 1㎜가 1㏀, 2㏀ 또는 10㏀에 해당한다. 뇌파를 기록할 때는 20㏀ 이하의 저항이 바람직하다(그림 Ⅰ-101).

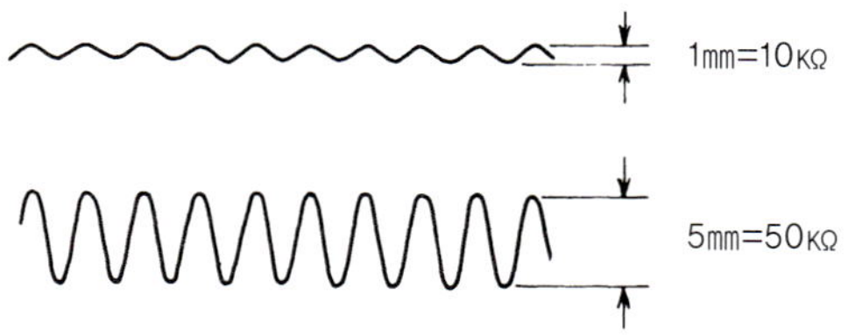

그림 Ⅰ-101. 전극저항을 기록한 경우

㉯ 브라운관에 표시하는 경우

브라운관위에 점멸시켜 확인하는 경우는 문턱설정손잡이로 전극접촉저항의 상한을 정하면 그 이상의 저항치를 나타내는 전극만이 점멸한다. 점멸하고 있는 전극번호는 저항이 높은 것을 나타낸다.

㉰ 전극접속기에 점등을 표시하는 경우

전극접속기의 저항측정램프는 브라운관 표시와 같은 방식으로 설정치를 넘는 전극의 램프만이 점등한다. 설정치 이하이면 램프는 꺼져 있다.

6) 전극풀(electrode paste)

학습목표

1. 전극풀의 성분과 사용목적을 이해한다. (A)

전극과 피부사이는 접촉저항이 크고, 전기전도가 매우 나쁘기 때문에 전극을 그대로 머리덮개(두피, scalp)위나 이마에 직접 고정해서는 정확한 뇌파를 기록할 수 없다. 따라서 **전극풀은 다음과 같은 조건을 갖추고 있어야 한다.**

① **원활한 전류의 통로를 만들어 전기전도가 잘 되어야 한다.**

② **전극과 피부사이의 접촉저항을 낮춰 주어야 한다.**

③ **접착성이 강하여 피부에 전극을 잘 부착할 수 있어야 하고 제거가 쉬워야 한다.**

④ **고정에 도움이 되는 적당한 점도를 가져야 한다.**

따라서 최근에는 약알칼리성의 중합체(polymer)를 이용한 크림모양의 전극풀이 사용되고 있다. 전극풀은 실온, 기온 등에 의해 점도가 변할 수 있으므로 사용 후에는 뚜껑을 꼭 닫아두어야 한다. 전극풀이 굳으면 검사 중 전극이 떨어지고, 반대로 너무 묽으면 땀 등으로 인해 전극이 머리덮개(두피, scalp)에서 쉽게 흘러내려 전극의 접촉저항에 영향을 줄 수 있다. **전극풀에는 NaCl과 같은 전해질이 포함되어 있어서 전극과 머리덮개(두피, scalp)사이의 분극을 작게 하는 작용이 있다.** 직접 만들어 사용할 수 있는 벤토나이트(bentonite) 전극풀이나 시판되는 뇌파용 전극풀을 사용하면 되나 전극풀이 준비되어 있지 않을 때에는 식염수를 적신 솜도 대신 사용할 수 있다.

3. 뇌파의 기록

뇌파의 기록순서는 검사실마다 다르나 **처음에는 안정(resting), 각성(arousal), 폐안(eye close)의 자연 상태가 유지되도록 하여 기록하는 것이 바람직하며, 각성(arousal)–수면(sleep)–재각성(re–arousal)의 순서로 기록하는 것이 원칙이다.**

1) 뇌파계의 조작

뇌파계는 규격에 의해 정해져 있고 기기에 따라서 작동방법이 약간 다를 수 있으나 보통 다음과 같은 순서로 한다(그림 Ⅰ–102).

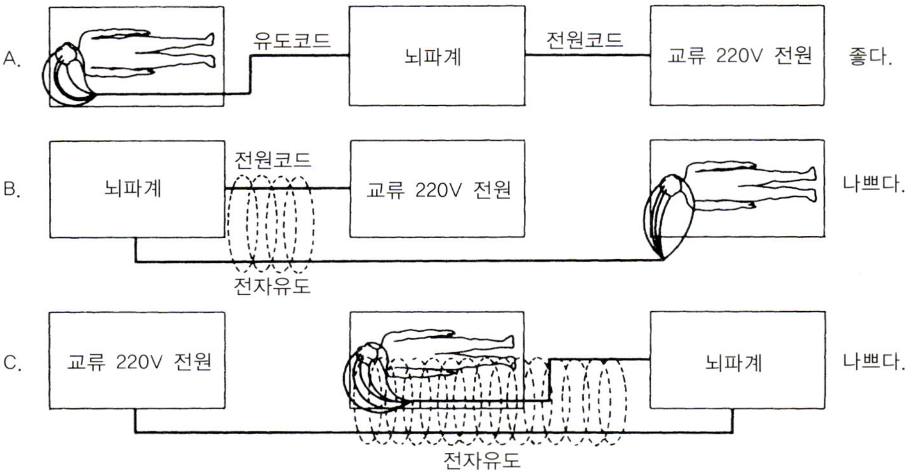

그림 Ⅰ-102. 뇌파계 및 환자의 배치법

① 뇌파계 및 피검자의 배치는 전원 콘센트, 뇌파계, 피검자의 순서로 나란히 배열한다

② 뇌파계 및 부속기기에 접지선(안전대책)을 연결한 후 접지단자에 정확하게 접속한다.

③ 뇌파계 패널면의 스위치가 인스트(INST) 상태로 되어 있는지, 교정곡선(CAL) 및 측정 스위치가 정확하게 맞추어져 있는지를 확인한 후 전원을 넣는다. 전원을 넣은 후 5분 정도 지나 뇌파계가 안정되기를 기다린다.

④ Power스위치를 ON으로 한다.

⑤ **교류제거필터(AC filter) OFF, 시정수(TC) 0.3초, 고영역차단필터(HCF) 120㎐(OFF), 기록지이동속도 30㎜/s, 감도(sensitivity) 5㎜/50㎶의 표준 측정조건 상태로 한다.**

⑥ 10-20법에 의해 전극을 줄자로 재어 좌우대칭으로 정확하게 부착한다.

⑦ 피검자는 안정, 각성, 폐안상태가 되도록 한다.

⑧ 기록지의 첫 장에는 교정곡선(CAL)을 10~20초간(10~20개 정도) 기록한다.

⑨ 정해진 모니터에 따라 유도법을 바꿔 단극유도, 쌍극유도 순서로 뇌파를 기록한다.

㉮ 각성(awake) : 패턴 Ⅰ(MP) 3분 ……… EO, EC는 2~3회(약 10초간 개안) 실시한다.
패턴 Ⅱ(MP) 3분 ……… EO, EC는 2~3회(약 10초간 개안) 실시한다.
패턴 Ⅲ(BP) 3분
패턴 Ⅳ(BP) 3분
패턴 Ⅴ(BP) 3분
패턴 Ⅵ(BP) 3분

일반적으로 채널수에 따라 단극유도는 1~2개, 쌍극유도는 3~4개의 패턴으로 조합되어 있으며, 각 패턴에 대해 3분(4~5분) 정도 기록한다. 쌍극유도 전체 패턴의 기록이 종료하면 다시 패턴선택기로 단극유도 몽타주로 전환하여 뇌파 부활법을 실시한다. 섬광자극(photic stimulation, PS), 과호흡(hyperventilation, HV)을 기본적으로 하고, 필요에 따라서는 수면부활(sleep activation, SA) 등을 실시한다.

㉯ 섬광자극(PS) : 패턴 Ⅰ(MP) 2~3분 ……… 3~30㎐ 빈도로 매회 10초 정도
패턴 Ⅱ(MP) 2~3분 ……… 3, 6, 9, 12, 15, 18, 21, 24, 27, 30㎐

㉰ 과호흡(HV) : 패턴 Ⅰ(MP) 3분 ………20~30회/분의 빈도로 3분이나 6분(회복기의 기록도 포함)
패턴 Ⅱ(MP) 3분 ……… 30초, 1분, 1분 30초, 2분, 3분

㉱ 수면부활(SA) : 패턴 Ⅰ(MP) 3분 ………
패턴 Ⅱ(MP) 3분 ……… 가능하면 경수면 뇌파를 기록 뇌파기록 중에 자연수면에 들어오면 그대로 수면부활 기록을 계속하고, 그 후 각성시켜 안정, 각성, 폐안 시 뇌파를 보통처럼 기록한다.

㉲ 각성(awake) : 패턴 Ⅰ(MP) 3분 ……… EO, EC 2~3회(약 10초간 개안) 실시한다.
패턴 Ⅱ(MP) 3분 ……… EO, EC 2~3회(약 10초간 개안) 실시한다.
각성은 확실히 α파가 출현하는 곳까지 기록한다.

⑩ 뇌파기록이 종료하면 기록지의 마지막 장에는 교정곡선(CAL)을 10~20초(10~20개 정도) 기록한다. 교정곡선은 처음과 같은 표준조건(감도 5㎜/50㎶, 시정수 0.3초, 고영역 차단필터 120㎐ 또는 OFF, 기록지 이동속도 30㎜/s)에서 기록하며, 이것이 처음의 교정곡선과 동일한 것을 확인한다. 뇌파기록 중에 감도, 시정수, 고영역차단필터의 ON, OFF, 기선의 안정성 등 기록조건이 변동한 경우에는 다시 기록 전의 표준 기록조건으로 교정전압을 기록해 둔다. 이것은 다음 피검자를 기록할 경우 앞의 뇌파계 상태를 점검하는 중요한 요점이 된다.

⑪ Power스위치를 OFF로 한다.

⑫ 전원코드를 뽑는다.

⑬ 접지선을 떼어낸다.

안정, 각성 시에는 눈의 개안·폐안(EO, EC)에 의한 뇌파의 변화, 과호흡(HV) 등의 뇌파 부활법을 기록한 후 수면뇌파를 기록한 다음 재각성하여 다시 기록한다. 각성시 기록에서는 기초율동과 뇌의 발달을 주로 관찰하나 발작파의 검출률은 1/2 이하의 가치만 있으므로 수면뇌파는 반드시 기록해야 한다.

2) 뇌파의 기록법

뇌파계의 설치와 전극부착을 종료하면 뇌파를 기록하게 된다. 뇌파기록에는 유도법의 선택과 기록시간, 부활법의 선택과 기록순서, 유도법과 부활법을 조합하는 방법 등의 문제가 있으나 이러한 것은 검사목적에 따라 다르다. 예를 들면 뇌종양(brain tumor) 등 국재를 분명하게 하고 싶은 경우에는 많은 패턴을 이용하나 의식장애나 간질 등의 기록에는 이상이 나타나기 쉬운 특정 패턴을 변경시켜 기록한다. 뇌파 검사실에서는 표준적인 기록순서를 정해 두고 각각에 따라 준비하여 검사하나 기록순서의 실제 예는 다음과 같은 것이 있다.

(1) 기록법의 실제

뇌파 검사실에서는 각각의 유도를 여러 종류 준비하여 일상검사를 실시하고 있다.

R : 안정시 기록, EO : 개안 · 폐안, PS : 섬광자극, HV : 과호흡, SL : 수면

[A병원] CAL → MP(R(7분), EO) → BP(R(3~5분), EO) → MP(R(5분), PS, HV, SL) → CAL

[B병원] CAL → MP Ⅰ(R(2분)) → MP Ⅱ(R(2분)) → BP Ⅰ(R(2분)) → BP Ⅱ(R(2분), PS, HV) → MP → CAL

[C병원] CAL → MP(R(5분), EO(3~4분) → BP(R(5분)) → BP(Aird~Ⅳ) → MP(R(1분), PS) → MP(R(3분), HV) → MP(R(5분)) → CAL(입면한 경우에는 바로 MP에서 16~20분 기록한다).

[D병원] CAL → BP Ⅰ(3분) → MP Ⅰ(3분) → MP Ⅱ(2분) → 부활법 등의 기록순서를 정하여 이 순서에 따라서 기록한다.

(2) 기록시간

위의 예와 같이 다수의 패턴을 전환하는 시설과 패턴을 별로 전환하지 않고 1개의 패턴을 장시간 기록하는 시설 등이 있다.

안정 시 기록시간은 많은 패턴을 이용하는 경우 1개의 패턴을 2~3분(20분), 패턴을 전환하지 않는 경우는 최소 10~15분 정도가 필요하다. 기본 패턴의 기록이 끝나고 나서 섬광자극, 과호흡 등의 부활법(수면뇌파 10~20분)을 실시하는 시간을 합하면 표준검사에서 1건의 기록시간은 약 30~40분 이상 필요하다. **전극을 부착하고 떼는데 10분 정도를 합하면 약 40~50분 정도가 소요된다.**

3) 뇌파검사 시 주의사항

학습목표

1. 뇌파검사 시 주의사항을 이해한다. (A)

(1) 뇌파실의 준비

뇌파 검사실은 **차폐실(shield room)로 공기조절이 잘되고, 실내온도는 20~25℃ 정도 유지되는 조용하고 아늑한 분위기가 되도록 한다.** 그리고 **조명은 너무 밝지 않도록 하고 광량을 자유롭게 조절할 수 있도록 한다.** 또한 **검사실은 방음에도 주의해야 하나 그다지 시끄럽지 않은 배경음악을 흐르게 하는 것도 효과적이다.** 소아를 검사하는 경우에는 만화 등 어린이가 좋아하는 것을 벽에 붙이거나 완구를 준비해 두는 것도 좋다(그림 Ⅰ-103).

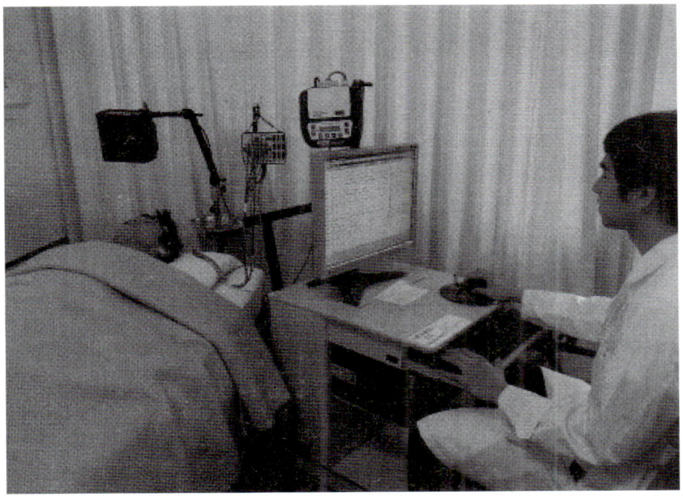

그림 Ⅰ-103. 뇌파의 기록

(2) 검사 시작 전의 주의사항

① **검사의뢰서의 기입사항을 잘 알아 둔다.** 특별한 경우를 제외하고는 대부분 예약제로 하는 경우가 많으므로 검사자는 검사 전에 반드시 검사의뢰서를 보고 피검자에 대한 정보를 파악하여 검사에 참고하도록 한다. 미리 피검자의 질환이나 임상증상, 진단명, 기왕력 등으로부터 의뢰한 담당의사의 검사목적을 알고 그것에 따라서 유도방법이나 부활법을 선택하여 검사순서를 조합한다.

만약 의뢰서의 기재가 불충분하면 담당의사 등에게 문의하여 피검자의 상태를 파악해 두어야 한다. 뇌파기록 전에 피검자에 대한 필요한 정보로는 이름, 연령, 성별, 뇌파번호, 최종 식사시간, 투약내용, 의식상태, 머리덮개(두피, scalp), 머리(두개, cranial)의 이상 유무, 간질발작의 유무, 최종 발작일시, 임상진단명, 뇌파검사의 목적 확인, 필요한 정보의 청취와 기재 사항을 알고 있는 것이 좋다.

② **피검자에게는 뇌파검사가 어떤 검사인지를 미리 충분하게 설명한다.** 검사목적, 방법, 순서, 소요시간 등을 구체적으로 설명하여 검사에 대한 피검자의 이해와 협조를 얻도록 한다. 어떤 검사를 하는지(특히 섬광자극, 과호흡을 하는 방법 등), 또 어느 정도의 검사시간이 필요한지를 설명해두면 피검자의 협력을 얻기 쉽다. 특히 과호흡 등은 이해가 될 때까지 설명하고 경우에 따라서는 함께 연습도 해둔다.

③ **피검자의 불안감과 긴장감을 제거한다. 정신적으로 긴장하거나 불안하면 근전도가 혼입되고, α파는 감소하며 빠른파 성분이 현저해지는 억제 패턴이 나타나므로 편안한 상태가 되도록 한다.** 처음 뇌파검사를 받는 피검자는 전극부착에 관련된 불안감이나 공포심을 가질 수 있으므로 감전의 염려는 물론 뇌나 머리에 대한 영향은 전혀 없다는 것을 친절하고 정중하게 설명하여 긴장감이나 불안감을 제거하도록 한다. 또 뇌파계의 안전성에 대해서도 설명하여 걱정하지 않도록 이해를 얻어야 한다. 또한 검사자가 불안해하거나 초조해하면 자연스럽게 그 감정이 피검자에게 전해져 안정한 상태를 유지할 수 없으므로 피검자에게는 온화하고 친절하게 대해야 한다. 피검자의 의식상태에 의해서 뇌파는 미묘하게 변화하기 때문에 피검자가 긴장하거나 불안감을 가지고 있으면 바른 뇌파는 기록할 수 없다. 여성 피검자가 침대에 누울 경우에는 여름철에도 상반신에 얇은 모포 등을 덮어 주면 안심하게 된다. 어린이는 흰가운을 보는 것만으로도 경계심이나 공포심을 갖는 경우가 있으므로 착용하지 않는 것이 좋을 수도 있다.

④ **현재 진통제, 진정제, 수면제, 항경련제 등의 복용이나 다른 약물의 복용 유무를 반드시 확인해야 된다.** 약물은 며칠간 복용을 중지하고 검사하거나 복용을 계속해서 약물의 효과를 보는 경우도 있으므로 의사의 요청에 따라 처치한다. **뇌파검사의 목적만으로는 항간질제(antiepileptic drug, AED)의 복용을 중지하는 것은 원칙적으로 좋지 않다.** 특히 소아에서는 임상증상이 일어날 때마다 증상이 악화되므로 확실한 이유가 없는 한 복용을 중지시켜서는 안된다.

⑤ **수면뇌파가 예정되어 있는 피검자는 되도록 낮잠을 자지 않도록 한다.** 그러나 수면부활이 필요하지 않은 경우 졸음이 와서 몇 번 각성시켜도 졸아버리는 경우에는 잠깐(5~10분 정도) 재우고 나서 각성시켜 기록을 계속해도 좋다.

⑥ 검사 며칠 전에는 될 수 있는 한 머리카락을 자르고, 머리에 기름이나 오염이 없도록 협조를 구한다.

⑦ 유아 및 소아의 검사에는 각성시 개안이나 몸의 움직임 등 곤란한 경우가 있으므로 피검자의 상태, 수면 패턴이나 낮잠습관, 식사습관 등을 고려하여 검사시간을 예약해야 한다.

(3) 검사 당일 및 직전의 주의사항

① **심한 공복상태에서는 저혈당에 의해 뇌파는 서파화되므로 공복상태에서는 검사하지 않도록 하고, 검사 전에는 충분한 식사를 하도록 한다.**

② **검사 전에는 반드시 배뇨, 배변을 하도록 한다.** 검사시간은 30분~1시간 이상 또는 장시간 걸릴 수 있고, 또 지나치게 긴장하면 배뇨 의사가 있을 수 있다.

③ **피검자는 안경, 귀걸이, 머리핀 등의 착용은 하지 않도록 하고, 노인은 의치가 맞물려 잡음의 원인이 될 수 있으므로 미리 빼두어야 한다.**

④ 영 · 유아는 각성 시에 몸의 움직임이나 개안 때문에 기록할 수 없으므로 자연수면 상태나 수면제를 투여한 후에 실시하도록 한다. 소아는 진정제, 수면제 등 약물투여를 하는 경우가 많으나 약물투여 후 각성 시 뇌파를 정확하게 기록하는 것은 어렵다.

⑤ 유아나 소아는 장시간 안정한 상태를 유지하는 것이 어려우므로 두려움을 없애기 위해 달래거나 엄마가 곁에 있는 등 여러 가지의 노력을 해야 한다.

⑥ 소아는 발달 정도를 보기 위해서 각성시의 뇌파를 기록해야 하나 소아는 뇌파기록을 싫어하므로 움직여서 전극이 떨어지지 않는 한 뇌파를 기록하여 기초율동을 기록해야 한다. 더욱 전극부착 시 움직여 전극부착이 어려운 경우에는 대개의 전극위치에 부착하여 각성상태의 뇌파를 기록하고 잠들고 난 후 정확한 위치에 붙여 바로잡아 기록해도 좋다.

⑦ 의식장애나 노령화 등으로 몸의 움직임이 심한 환자는 뇌파를 기록할 수 없으나 이 경우 수면제를 주는 것은 위험할 수 있으므로 주의해야 한다.

(4) 검사 중의 주의사항

뇌파 기록 중에는 항상 피검자에게 주의해야 하고 잘 관찰해가면서 기록한다. 파형만을 기록하고 피검자의 관찰을 소홀히 하면 바른 뇌파를 기록할 수 없다.

① **뇌파검사는 여러 조건에 충분히 주의하면서 기초율동을 바르게 기록하기 위해서는 피검자를 표준상태(안정, 각성, 폐안)로 해야 한다.** 따라서 **피검자의 상태를 미리 잘 관찰하여 안정, 각성, 폐안상태가 계속 유지되도록 협조를 얻어 익숙하게 한다.** 안정, 각성

시 기록에서는 피검자를 이완시키는 것이 중요하며, 기록 중 필요에 따라서는 박수, 개안·폐안 등을 하여 각성상태인 것을 확인한다.

② **뇌파검사는 주로 간질진단에 실시하므로 검사 중에는 언제라도 발작을 일으킬 수 있으며, 과호흡이나 경련제 주입부활 시 발작이 유발되는 경우도 있다.** 따라서 간질발작의 우려가 있는 피검자에게는 경련발작에 대비하여 개구기, 설인기, 강심제, 진정제 등을 항상 준비해 둔다. **경련발작을 일으키거나 긴급 시에는 당황하지 말고 즉시 의사에게 연락한다.** 동시에 다른 검사자의 협력을 얻어 피검자가 침대에서 떨어지지 않도록 붙잡거나 혀를 깨물지 않도록 긴급하게 거즈를 말은 막대기를 입에 넣는 등의 조치를 한다.

③ **소아나 중증환자, 의식이 없는 환자는 검사 중 침대에서 떨어질 위험이 있으므로 환자 옆에서 감시하고, 주의를 소홀히 하지 않도록 한다.** 특히 수술 중이나 중증환자의 모니터 중에는 즉시 의사에게 결과를 정확히 보고한다.

④ **뇌파기록 중에는 언제나 뇌파파형을 잘 관찰하면서 기록하고 그때마다 적절한 지시를 한다.** 또한 **피검자의 상태변화(긴장, 수면, 몸의 움직임, 땀 등), 인공산물(artifact) 등을 기록지위에 기입해야 한다. 뇌파기록 중 극파나 극서파복합 등의 간질발작파가 빈번하게 출현하거나 갑자기 근전도가 혼입하는 등 긴급한 뇌파변화가 일어나면 경련발작이 일어날 가능성이 있으므로 피검자의 상태에 보다 주의 깊게 관찰하고 대처해야 한다.** 만약 **경련발작이 일어나면 기록을 멈추지 말고 그때의 뇌파를 가능한 기록으로 남겨 두어야 한다.**

⑤ **기록 중에 피검자에게 오해를 줄 수 있는 언행, 행동은 신중하게 하고, 이상파가 출현해도 피검자에게 알려지지 않도록 해야 한다.** 검사자의 지시에 따르지 않는 피검자에게도 친절하게 대하는 것이 중요하다.

⑥ **이상뇌파를 기록하기 위해서는 특히 한정된 시간 내에 피검자가 잠재적으로 가지는 이상파를 출현시키기 위해서 적당한 부활법을 실시해야 한다. 부활 중에는 항상 피검자를 관찰하여 적절한 지시를 주어 부활이 완전하게 실시되도록 피검자의 협조를 얻는다.** 과호흡이면 호흡량의 많고 적음, 호흡속도의 조절 등 부활 목적이 충분하게 이루어지도록 지시하고 유도해야 한다. 또 발작이 일어난 경우에는 증상을 자세하게 메모해 두어야 한다. 대발작의 경우에는 담당의사에게 빨리 연락하여 피검자가 어려움이 없도록 충분히 주의한다.

⑦ **뇌파기록 중 측정조건의 변경, 패턴번호의 표시, 부활법의 종류와 시작, 종료 시점 및 도중의 시간 경과, 전극의 교체 등은 그때마다 기록지위에 기입해 가면 뇌파 판독에 매우 유용하다.** 도중에 기록조건을 변경한 경우에는 그 조건에서의 교정곡선도 기록한다.

뇌파를 정확하게 기록하기 위해서 잡음이 들어온 때에는 기록 도중에 측정조건을 변경하는 일이 있으나 파형의 휘어짐이 생기기 때문에 결코 좋지 않다. 그러나 **뇌파의 진폭이 너무 크거나 인공산물이 혼입하여 제거가 곤란하고, 이것이 뇌파 판독에 지장을 초래할 때에는 측정조건을 변경해야 한다**(표 Ⅰ-8).

표 Ⅰ-8. 측정조건의 변경

잡음의 상태	손잡이	변경 조치
기선의 동요가 많은 경우	시정수	0.3초 → 0.1초
교류의 혼입이 많은 경우	교류제거필터	OFF → ON
근전도의 혼입이 많은 경우	고영역차단필터	120㎐ → 60㎐ → (30㎐)
뇌파의 진폭이 너무 큰 경우	감도	5 → 3.5(1 → $1/\sqrt{2}$)
작은 진폭(빠른파)의 뇌파를 볼 경우	감도	5 → 7(1 → $\sqrt{2}$)
장시간 기록(수면뇌파)을 볼 경우	기록지이동속도	3㎝/s → 1.5㎝/s
극파, 예파의 위상을 볼 경우	기록지이동속도	3㎝/s → 6㎝/s

(5) 검사 종료 후의 주의사항

① **검사가 종료하면 검사에 협력해준 노고를 위로하고, 전극을 떼어내는 등의 뒤처리는 겸손하게 한다.** 전극을 부착할 때와 떼어낼 때에는 피검자를 직접 접하기 때문에 검사과정 중에서도 중요하다. 전극을 떼어가면서 측정 중의 의식상태 등을 질문하여 확인해 둔다. 만약 특별한 이상이 있으면 담당의사게게 연락하여 지시를 받는다. 뇌파결과의 설명을 듣고 싶어 하는 피검자에게는 담당의사로부터 듣도록 하고, 피검자에게는 부담을 주는 것과 같은 말은 절대로 하지 않도록 한다.

② **전극은 될 수 있으면 한 개씩 떼어낸다.** 특히 평판전극의 경우는 머리카락이 얽혀있으므로 무리하게 끌어당기면 피검자에게 고통을 줄뿐만 아니라 유도선의 단선 원인이 된다. 유도선을 몇 묶음으로 하여 잡아당겨 떼어내는 등은 피검자에 대한 태도로서 좋지 않다.

③ **피검자로부터 부착한 전극을 떼어내면 가능한 머리를 감드록 한다.** 머리를 감기 어려운 경우에는 머리덮개위에 부착한 전극풀을 따뜻한 물로 닦아낸 후 그대로에서는 끈끈함이 남아 있으므로 마른 타올로 닦아내면 깨끗하다.

④ **부활법을 실시한 후에는 피검자의 모습을 관찰하여 안전하게 돌아가도록 회복할 때까지 쉬게 한다.** 수면제에 의한 수면부활 기록을 한 피검자는 특별히 주의해야 한다. 약물에 의한 수면검사를 한 경우는 검사종료 후에도 약물의 영향이 남아있어 휘청거리거나

잠이 덜 깨어 돌아가는 중에 깊이 잠들 위험도 있으므로 잠깐 쉬게 하고 나서 돌아가도록 한다. 또 검사 중에는 긴장하여 졸지 않다가 종료 후 숙면해 버리는 경우도 있으므로 동행한 사람에게 충분히 설명해야 한다.

⑤ **뇌파계의 정비 및 펜의 뒷정리를 하고, 뇌파계를 표준상태로 되돌려 놓는다.** 전극은 표면에 상처가 나지 않도록 물로 씻어 전극풀을 제거하고 건조한 곳에 보관한다. 평판전극은 전극부분만 10~15분 정도 물에 담가두면 전극풀의 대부분이 없어지므로 흐르는 물로 가볍게 씻어 수분을 닦아 그늘에서 말려 두고 다음의 검사를 쉽게 할 수 있도록 정돈하여 둔다.

⑥ **정확한 기록이나 정리가 잘 되어 있는 뇌파는 판독에서 매우 중요하다.** 뇌파 표지에는 뇌파정리의 일련번호, 검사일시, 의뢰과명(담당의사), 검사자, 피검자 이름, 피검자 등록번호, 연령, 성별, 환자상태, 입원 · 외래의 구별, 주증상, 기록조건, 전극배치도, 전극접촉저항, 유도법, 각성 또는 수면상태, 부활법의 종류, 기록 도중에 생긴 피검자의 상태나 반응(몸의 움직임, 발작, 의식상태, 기록 중 소리나 통증에 대한 반응), 수면의 종류(자연수면인지 약물수면인지 또 약물투여에 의한 수면의 경우에는 약물의 종류, 투약량 등), 기타 뇌파계 및 피검자 주위환경에 대한 검사자의 의견 등 참고사항을 기재해 둔다. 뇌파기록의 표지에는 기입용지를 만들어 누락되지 않도록 기입하여 표지에 부착해 둔다(표 Ⅰ-9).

표 Ⅰ-9. 뇌파 표지의 기입사항

검사일시 :	
뇌파번호 :	
ID :	
환자명 :	
성별 : 남 · 여	연령 :
의뢰과 :	
기록상태 :	
5mm/50μV	
TC : 0.3, 0.1초	
Hi cut : OFF, 120, 60, 30, 25, 15Hz	
신체접지 :	
Hum filter : ON, OFF	
HV : 쪽부터	
PS : 쪽부터	
18ch : ECG	

4) 기록의 보존

뇌파는 1회의 검사뿐만 아니라 반복 검사하여 비교 관찰하는 것이 중요하므로 기록한 뇌파는 소견, 판정, 병명을 기입하여 필요한 때에는 언제라도 이용할 수 있도록 결과를 기록해 두어야 한다. 기록된 뇌파는 렌트겐필름(Roentgen film)이나 심전도 등과 마찬가지로 적어도 5년간 전체량을 보존하도록 정해져 있으므로 정리 보존하여 필요한 때에는 바로 볼 수 있도록 한다. 그러나 뇌파기록은 양이 많으므로 보관 장소에 어려움이 있다. 실제로 대표적인 보존방법에는 다음과 같은 것이 있다.

① 전체량을 보존하는 방법이 가장 바람직하나 최근의 사정은 보관 장소의 확보가 어렵고, 검색이 곤란하기 때문에 검사 건수가 비교적 적은 경우가 되지 않으면 어렵다.
② 뇌파소견에 기재한 중요한 부분만을 보관하면 보관 장소를 줄일 수 있으나 보존하는 부분을 선택하는 것이 어렵다.
③ 마이크로필름(microfilm)으로 보관하는 방법은 기록지에 보존할 수밖에 없는 경우 보관 장소를 확보할 수 없으므로 큰 병원 등 건수가 많은 시설에서는 이 방법으로 보존하는 경우가 많다. 기록의 보존성이나 재현할 때의 해상력도 현재에는 많이 개량되어 있다.
④ 앞으로는 대용량의 자기테이프, 광디스크 등이 싼 비용으로 이용될 것이다.

H. 정상성인의 각성뇌파

> **학습목표**
> 1. 정상뇌파를 이해한다. (A)

정상뇌파는 매우 개인차가 크고, 연령에 따라 파형이 다르다. 더욱더 각성과 수면 시에는 뇌파파형이 다르며, 각성시 뇌파 또한 개인차가 크다. 정상뇌파는 다양성이 현저하나 중등량 이상의 느린파나 발작파 등의 이상뇌파는 나타나지 않는다. 또한 간질발작파(간질방전), 느린파 등 이상파의 출현은 볼 수 없다. 이상뇌파는 연령에 의한 영향이 적고 극파, 예파, 느린파, 진폭이나 주파수의 변화 등 한정된 이상소견을 나타낸다. 이 때문에 정상뇌파는 정상파형의 출현이라는 것보다는 이상 패턴의 결여인 것을 알 수 있다. 우선 연령에 의한 정상뇌파의 특징을 이해하여 이상소견과 구별할 수 있는 것이 중요하다. 보통 성인은 20세에서 65세 사이를 말하나 뇌파에서 성숙뇌는 25세에서 45세 사이로 좁아진다. 여기에서 주의해야 할 것은 **정상인 모두가 정상뇌파를 나타낸다고는 한정하지 않는다.**

정상뇌파는 반드시 대뇌병변이나 기능저하가 없는 것을 의미하는 것은 아니며, 반대로 대뇌병변이나 기능저하가 모두 이상뇌파를 나타낸다고 한정하지는 않는다. 더욱더 이상뇌파를 나타내는 모두가 대뇌에 이상이 있다고는 한정하지 않고 20세 이상에서 뇌병변이 없고 정상적인 일상활동을 하는 성인에서도 5~15% 정도에서 저진폭 뇌파, 소량의 느린파 혼입 등 경도의 비특이적 이상소견을 나타내는 일이 있다. 반대로 어제 발작을 일으킨 간질(epilepsy)환자가 오늘은 정상뇌파이거나 머리가 심하게 아프다고 호소하는 환자의 뇌파가 정상을 나타내는 일이 있다. 그러므로 뇌파가 뇌기능을 모두 표현하는 것은 아니라는 것을 항상 염두에 두어야 한다.

1. 기초율동(basic rhythm, basic activity)

학습목표

1. 기초율동을 이해한다. (A)
2. 정상성인의 안정, 각성, 폐안 시 뇌파소견을 이해한다. (A)

뇌파기록 시 조건이 바뀌지 않으면 뇌파는 어느 정도 안정된 파형을 보이고, 각 파형의 성질, 양, 분포 등이 일정한 범위로 나타나나 외부의 자극에 의해 반응하면 변화한다.

정상성인 뇌파는 수면을 하지 않는 안정, 각성, 폐안상태(resting record)에서 나타나는 뇌파를 기준으로 하여 가장 주체를 이루는 율동(dominant rhythm)을 말한다. 정상인의 기초율동은 주로 α파가 주체가 되고 이것에 저진폭의 β파가 혼입되는 것이 기본적인 패턴이며, 분명하지 않은 θ파나 δ파는 나타나지 않는 뇌파패턴이 일반적이다(그림 Ⅰ-104, 105, 106). **즉 각성 뇌파에서 느린파 성분은 나타나지 않는다.**

1) 알파율동(α rhythm)

α율동은 α파가 연속해서 율동성 좋게 나타나는 것으로 정상성인에서는 기초율동으로 되어 있다. 정상뇌파의 주체를 이루는 α율동의 특징은 다음과 같다.

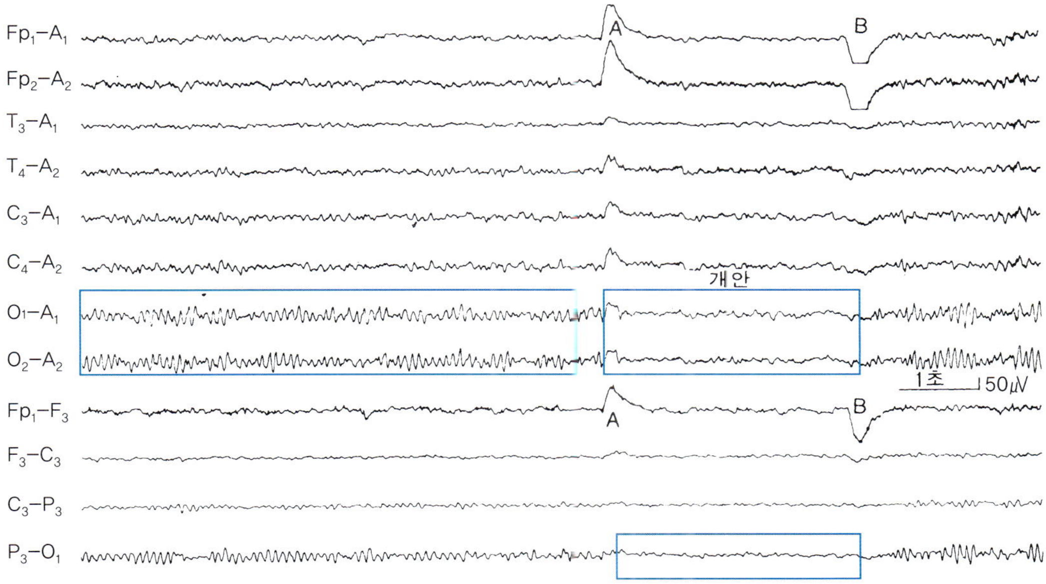

그림 I-104. 정상뇌파의 예 I (α-EEG)

정상성인의 안정, 각성, 폐안시의 뇌파기록으로 그림 왼쪽 끝의 기호는 10-20법의 전극명칭과 유도표시를 나타냈다. 그림 위로부터 1~8채널은 귓불을 기준으로 한 단극유도법이고, 9~12채널은 좌측 이마~뒤통수의 세로방향의 직선연결쌍극유도법이다. 어느 유도법에서도 뒤통수부위 우세의 분포를 나타내는 10.5~11㎐의 α파(진폭 20~50㎶)가 주류를 이루고, 이것에 소량의 β파가 섞여 있다. 또 α파는 개안 중에는 거의 소실하여 α-blocking을 나타낸다. A는 개안, B는 폐안에 따른 안구운동의 인공산물(커다란 삼각파 모양의 기선의 흔들림)이 이마부위에서 보인다. 뒤통수부위에서는 α파 진폭의 완만한 점증 · 점감(waxing and waning)이 보이며, 좌우부위에서는 대칭적인 뇌파가 출현한다. 오른쪽 아래의 교정표시는 1초와 50㎶를 나타낸다.

① **α율동은 양측 뒤통수부위 우세(후두부 우세, occipital dominant)로 출현한다. α율동은 양측 뒤통수부위에서 가장 진폭이 높고 앞쪽일수록 진폭이 낮은 경향이 있다. 즉 α율동은 뒤통수부위 우세에 이어서 마루부위(두정부), 뒤관자부위(후측두부)에서 잘 보이나** 쌍극유도법에서는 이마부위(전두부), 중심부위(중심부), 앞관자부위(전측두부)에서 α파의 진폭은 낮고 출현양도 적다. 그러나 단극유도법에서 귓불까지 α파가 보일 때에는 기준전극의 활성화가 생겨 이마부위에서도 α파가 나타나는 것처럼 보인다. **쌍극유도법에서 뒤통수부위에서 이마부위까지 α파의 진폭이 같은 분포를 보일 때는 광범성 α패턴(diffuse α pattern)이라고 하며,** α파 혼수(α-coma) 등 병적인 경우가 있다(그림 I-107).

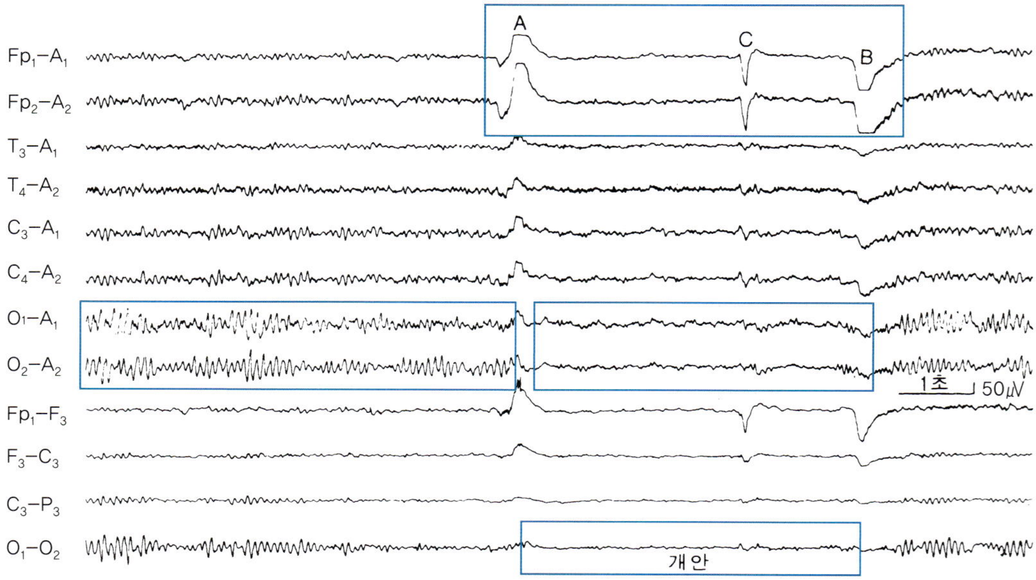

그림 Ⅰ-105. 정상뇌파의 예 Ⅱ(우세한 빠른 α파)

뒤통수부위우세의 11~12Hz, 30~120μV(평균 60μV)의 빠른 α파가 보인다. α파의 진폭 변동은 약간 불규칙하다. 파형은 약간 뾰족한 형태이나 이것은 정상범위 내이다. β파의 혼입량은 예 Ⅰ보다 약간 많다. 개안 중에 1회 눈을 깜박였다(C).

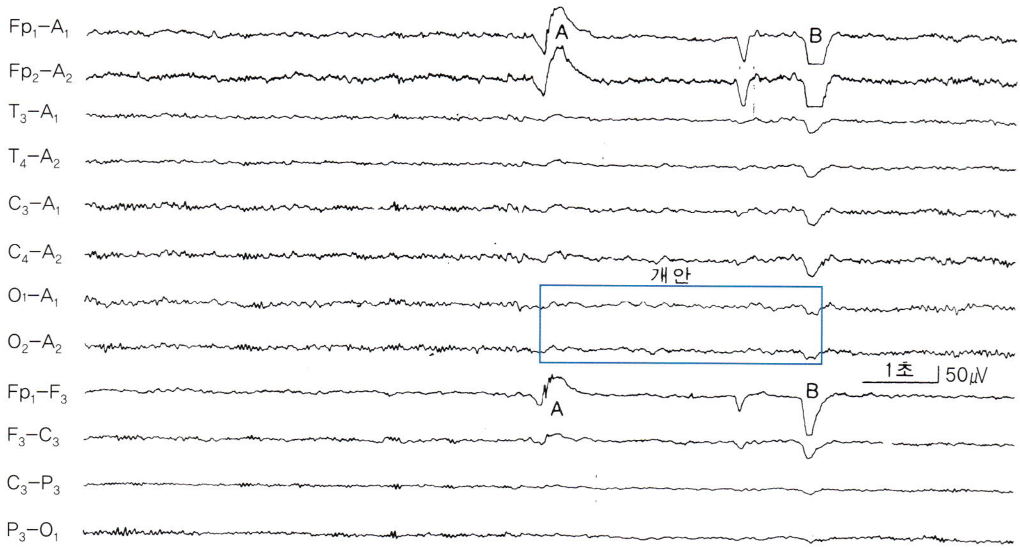

그림 Ⅰ-106. 정상뇌파의 예 Ⅲ(β-EEG)

전체적으로 저진폭 속파형으로 18~22Hz의 β파가 주류를 이루고 있다. 개안시(A~B)에는 β파도 억제되고 있다. 이 그림은 감도를 $\sqrt{2}$ 배(50μV/7mm)로 올렸기 때문에 β파 외에 소량의 다른 주파수의 파도 보인다. 쌍극유도(그림의 아래방향)에서도 β파의 분포는 뒤통수부위 우세이다.

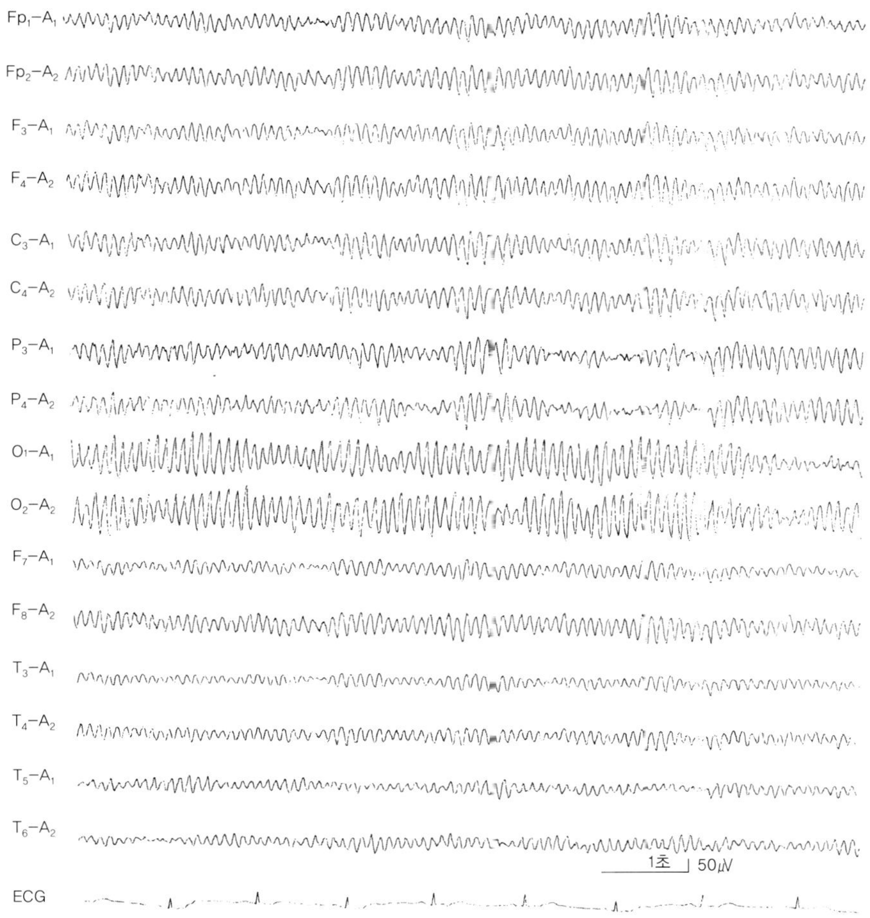

그림 Ⅰ–107. 광범성 α패턴

② **α율동의 주파수는 10㎐ 전후, 진폭은 50㎶ 전후이다. 정상성인 뇌파의 기초율동으로서 주파수는 10㎐ 전후(9~11㎐)의 정현파 모양이며, 진폭은 50㎶ 전후(30~50㎶)의 α활동이 주체를 이루고 있다.** α율동의 주파수 범위는 8~13㎐이나 8㎐의 α율동은 slow α파라고 하며 비정상이다.

③ **α율동은 점증 · 점감(waxing and waning)을 반복한다. α율동의 진폭은 일정하지 않고 1~2초의 주기로 서서히 커지거나 작아지는 현상을 반복하여 출현한다.** 이것은 α활동에서 보이는 현상으로 달이 차고(waxing) 이지러진(waning) 비유에서 이름 붙여진 것이다. **진폭이 거의 변화하지 않는 경우에는 지속성 α율동(continuous α rhythm)이라고 하며, 비정상이다**(그림 Ⅰ–108).

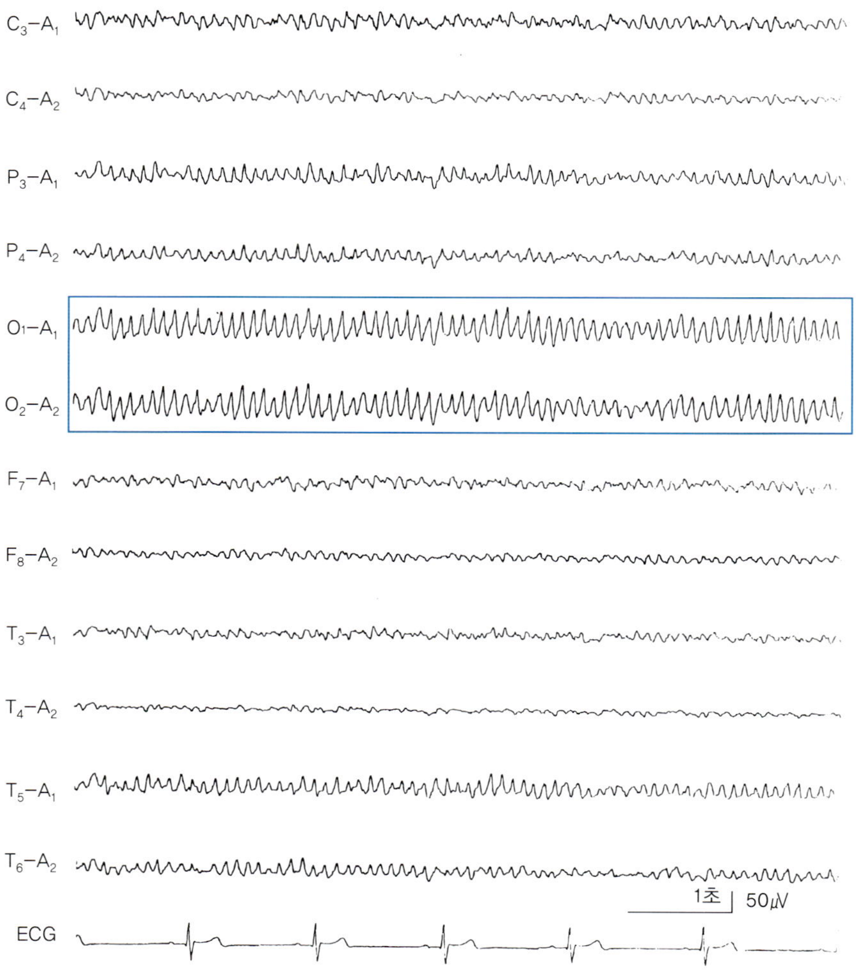

그림 Ⅰ–108. 점증 · 점감이 결여된 지속성 α율동(62세, 남성)

④ α율동은 좌우대칭부위에서 거의 차가 없다.

학습목표

1. 대칭성 결여활동(lazy activity)을 이해한다. (A)

α율동은 좌우 대뇌반구의 대칭부위에서는 좌우대칭성으로 거의 유사한 파형이 주기적으로 나타난다. 주파수, 진폭, 위상 등도 좌우차(asymmetry)는 없으나 있어도 진폭은 20% 이하, 주파수는 1㎐ 이하의 좌우차가 있다. 즉 배경활동의 비대칭성(asymmetric background activities)**은 거의 없다.** 그러나 α율동은 뒤통수부위에서 약간의 좌우차를 보일 수 있으나 **α율동의 좌우차가 진폭에서 50% 이상, 주파수에서 10% 이상(1㎐ 이상)이면 진폭이 낮거나 주파수가 느린 쪽에 이상이 있다**(그림 Ⅰ-109, 110).

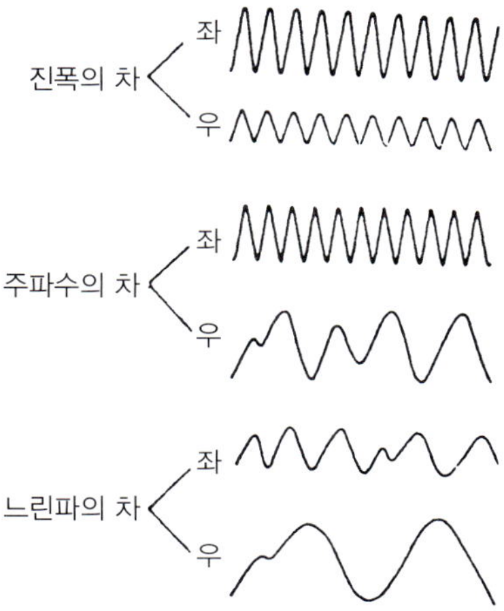

그림 Ⅰ-109. 좌우대칭부위의 비교

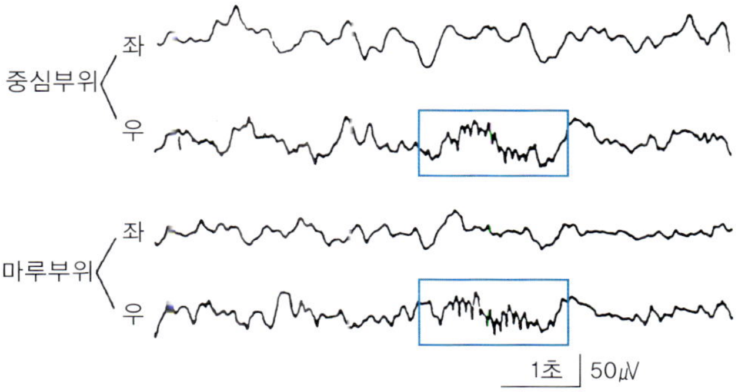

그림 Ⅰ-110. 수면 방추과의 좌우차(lazy activity)

α율동의 진폭의 좌우차는 때때로 뇌의 기질적 질환이나 뇌종양 수술 후에 보인다. 경막밑혈종(subdural hematoma), 뇌구멍증(porencephaly) 등에서는 α율동이 비대칭성 진폭을 나타내며, 저진폭 쪽에 국재성 병변이 시사된다. 이 경우에는 이상 부위의 판정이 곤란한 경우가 많으나 개안에 의해 α파가 억제되지 않는 쪽이 비정상이다. 반대로 머리뼈절개술(개두술, craniotomy) 후나 외상 등에 의한 머리뼈(두개골, skull) 결손증에서는 오히려 병변 부위에서 고진폭 α율동을 나타낸다(**누설전류, breach rhythm**). 그러나 유아나 소아에서는 좌우차를 보이는 경향이 많으나 이상은 아니다. 어떤 파가 한쪽으로 증가하거나 감소하는 경우가 있고 또 **정상에서 나타나는 파가 어느 한쪽에서 결여되어 있으면 결여활동(lazy activity)이라고 하며, 결여되어 있는 쪽이 항상 이상소견이 있다**(그림 Ⅰ-111). **뇌파기록 시 진폭에 분명한 차가 있는 경우에는 전극위치가 좌우대칭으로 되어 있는지를 가장 먼저 확인해야 한다.**

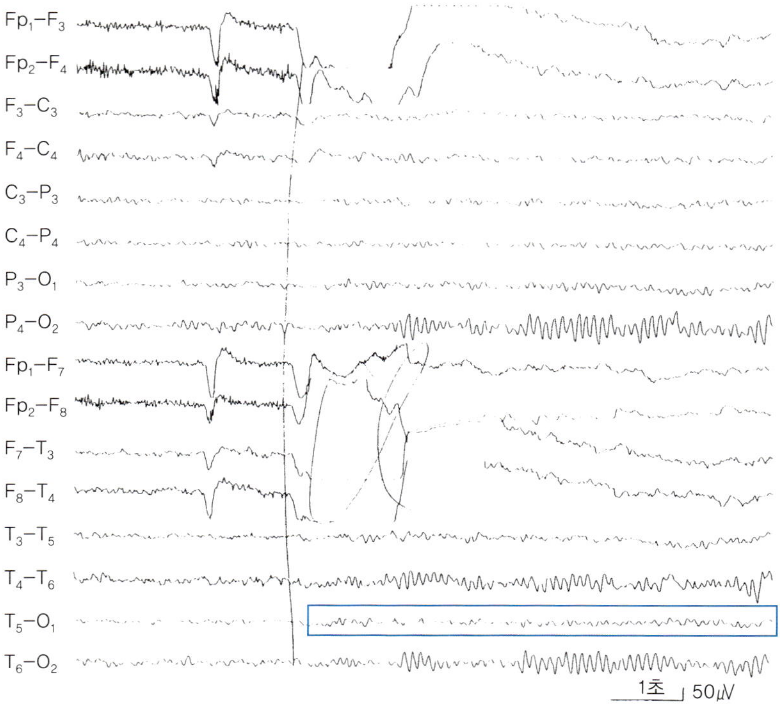

그림 I-111. α파의 좌우비대칭성(5세, 여아)
좌측 뒤통수 · 관자부위에서 α파가 결여되어 있다.

⑤ **α파 억제 혹은 α파 감쇠가 보인다.**

학습목표

1. α-blocking과 역설적 α-blocking을 이해한다. (A)

안정, 각성, 폐안상태에서 뇌파기록 중에 개안(eye open, EO)시키면 α파의 진폭이 급격하게 감소되어 불규칙한 저진폭 속파(β활동)가 주체가 되어 α파가 단절되는 것처럼 보이는 뇌파패턴이 된다. 이 현상을 **α파 억제(α-blocking) 혹은 α파 감쇠(α-attenuation)라고 한다.** 국제뇌파학회연합(1966년)에서는 α파 억제가 아니라 α파 감쇠라는 용어를 사용하도록 제창하였다. 억제라는 말은 아직 증명되지 않은 기전을 시사하기 때문에 1974년에는 이 둘을 모두 인정하였다. 그러나 억제라는 표현이 관용적으로 계속 사용되고 있다.

뇌파는 여러 자극에 의해 많은 변화가 있다. α파 억제는 뇌 전체의 활동성이 높아지는 것에 의한 것으로 **개안에 의한 감각(시각)자극에서 가장 현저한 변화를 보이며, 일종의 광자극**

(photic stimulation)으로 볼 수 있다. 또한 음에 의한 청각자극(auditory stimulation)이나 통각(pain sense)에 의한 피부자극 등에 의해서도 뇌 전체의 기능이 높아지고 무언가를 주시하거나 집중했을 때에도 분명하게 나타난다. 그리고 눈을 감고 있는 상태에서도 피검자의 불안, 정신적 긴장, 암산, 사고 등 뇌의 정신활동이 높아지면 배경활동에서 α파는 억제되어 출현양의 감소를 보인다. 이러한 것은 오름성뇌줄기그물체활성화계(상행성뇌간망상체부활계, ascending reticular activating system, ARAS)나 시상하부의 활동에 의해 대뇌겉질 전체에서 활동수준의 변화를 초래하여 α율동이 약해지기 때문이다. 이 반응(on−off effect)은 건강인에서 뇌가 기능을 하고 있다고 판단되는 하나의 필요조건이 된다. 그러나 완전 각성상태에서 개안에 의한 α파 억제가 불완전하거나 결여되면 뇌기능장애, 특히 뇌줄기그물체활성화계의 장애가 의심된다. 안정상태에서 눈을 감고 있을 때 나타나는 빠른파와 느린파도 눈을 뜨면 소실되나 α파의 경우만큼 현저하지 않기 때문에 상대적으로 뚜렷하게 보인다. α파 억제는 뒤통수부위에서 가장 분명하나 뇌의 전체 영역에서도 볼 수 있다. 안정, 각성, 폐안상태에서 20㎶ 이하의 저진폭 속파 활동이 우세한 뇌파패턴을 나타내는 경우는 피검자의 불안, 긴장에 의한 것이 많다. α파 억제는 개안 · 폐안을 여러 번시키면 점차 습관화되어 잘 출현하지 않으므로 뇌파기록 처음에 여러 번 실시해야 한다.

안정, 각성, 폐안 시 뇌파기록에서 건강인의 입면기 뇌파소견은 광범성 저진폭 서파 패턴을 나타낸다. 그러나 기면증(발작수면, narcolepsy)에서는 안정, 각성, 폐안 시의 뇌파기록 중 개안시켰을 경우 오히려 α파가 지속적으로 출현하는 역설적 α파 억제(paradoxical α−blocking)가 나타난다(그림 Ⅰ−112).

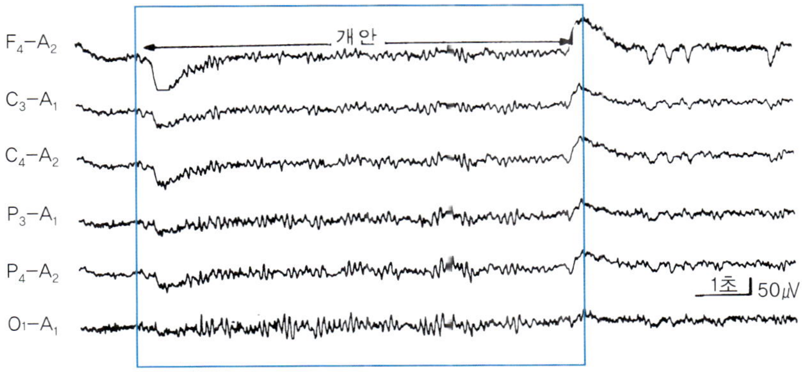

그림 Ⅰ−112. 역설적 α파 억제
개안에 의해 오히려 α파가 잘 나타나고 있다.

⑥ **α율동은 졸음이 있으면 경도의 불규칙한 저진폭 파형으로 된다. α율동은 졸음이 있으면 계속하여 경도의 불규칙한 저진폭 θ파가 산발성으로 혼입하나 때로는 빠른파도 기록되는 일이 있다.** 뇌파와 동시에 안구운동을 기록하면 개안이나 긴장상태에서는 빠른 안구운동이 보이나 가벼운 졸음에서는 수평방향의 느린 진자모양의 안구운동이 보이므로 감별에 많은 도움이 된다. α율동은 수면이 깊어지면 소실하며, 혼수 시에도 소실한다.

⑦ **α율동은 섬광자극에서 자극 주파수와 동기하는 일이 있다. 뇌파 부활법 중 섬광자극에 의해 광구동 반응(photic driving)이 나타난다.**

⑧ α파의 출현율(α지수, α% time)

학습목표

1. 뇌파의 출현율(출현량)을 이해한다. (A)
2. 저진폭 뇌파와 평탄뇌파를 이해한다. (A)

일정 시간 내에 나타나는 α파의 양은 여러 가지로 어느 정도의 개인차가 있다(그림 I-113). 즉 ① 주파수 변동이 10㎐ 이내의 α파가 연속해서 뒤통수부위에 우세하게 나타나는

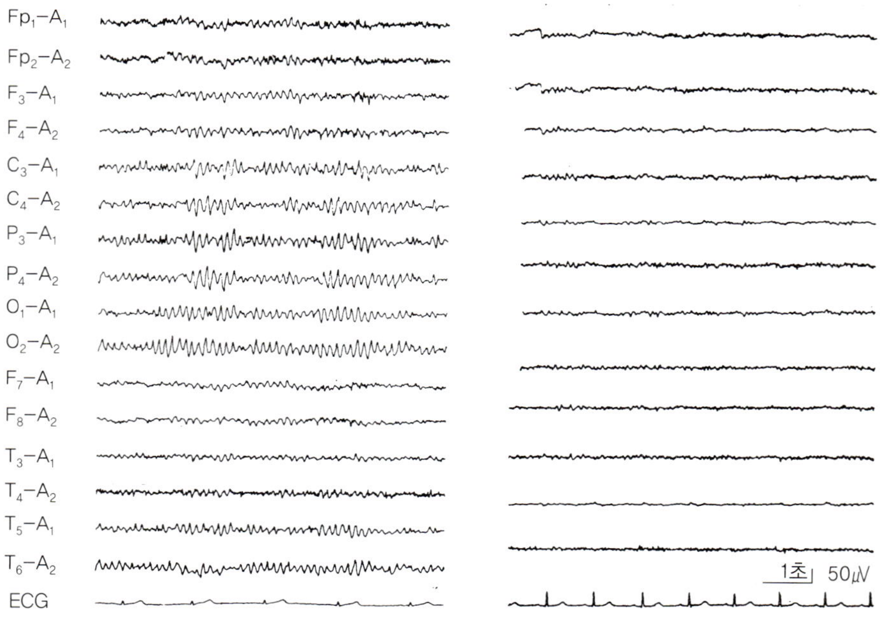

A. α파가 많은 뇌파　　B. β파가 많은 뇌파

그림 I-113. 개인차

α우세 뇌파(α−EEG), ② 주파수 변동이 3㎐ 정도로 진폭이 작은 θ파가 섞여 있고, 전체적으로 이마부위에서 진폭이 크며, α파의 연속성이 나쁜 불규칙한 뇌파(irregular EEG), ③ 전체적으로 16~25㎐의 파로 이루어진 저진폭 속파(low voltage fast wave)이면서 α파는 매우 산발적 또는 눈을 감은 직후에만 일과성으로 나타나고 α파는 적으며, β파가 우세한 뇌파(β−EEG) 등이 있다.

α파의 출현율을 계측하여 α파의 출현 백분율(% time α, α% time)이 75% 이상을 α파 우세형(α−dominant type), 50~75%를 α파 준우세형(α−subdominant type), 25~50%를 혼합 α파형(mixed α type), 0~25%를 α파 약세형(poor α type)의 4가지 유형으로 분류할 수 있다. 이와 같이 α파의 출현율에는 개인차가 크고 기능적 의의는 분명하지 않으며, 성격과의 상관관계도 실제로는 증명되지 않는다. **α파의 출현율이 매우 낮고, 20㎶ 이하의 활동을 보이는 경우를 저진폭 속파**라고 하는데 정상성인의 10% 정도에서 볼 수 있지만 머리외상 후유증일 때에도 나타난다. 또 **저진폭 속파는 정상소아에서는 나타나지 않으나 노인이나 심한 긴장 상태에서 드물게 나타난다.** 20㎶ 이하의 저진폭 뇌파는 과호흡, 섬광자극, 수면 등의 부활에 의해 정상 진폭의 파형이 때때로 나타나는 일이 있다. 따라서 **저진폭 뇌파는 2㎶ 이하의 뇌의 활동정도를 나타내는 평탄뇌파(electrocerebral inactivity)와 구별해야 한다.**

⑨ α파의 형태

α파는 일반적으로 뒤통수부위(후두부)에서 율동적인 정현파(sine curve)를 나타내나 때로는 양성 또는 음성의 뾰족한 파형이나 톱니모양(sawtooth wave), 아치모양 등을 보이는 경우도 있다. α파의 위상도 이마부위(전두부)와 뒤통수부위에서는 다소 차이가 있다(그림 I−114, 115).

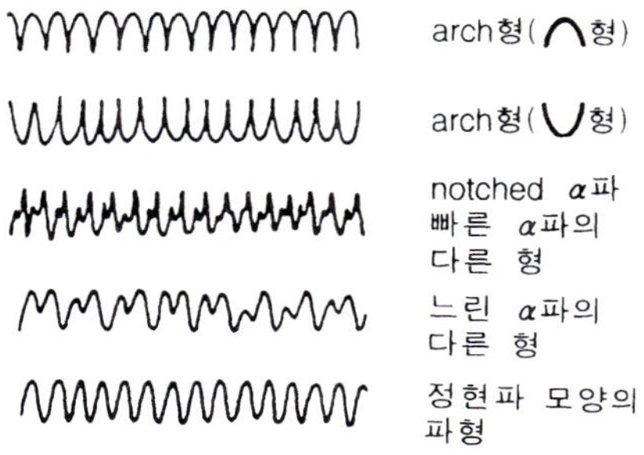

그림 I−114. α파의 여러 가지 변화

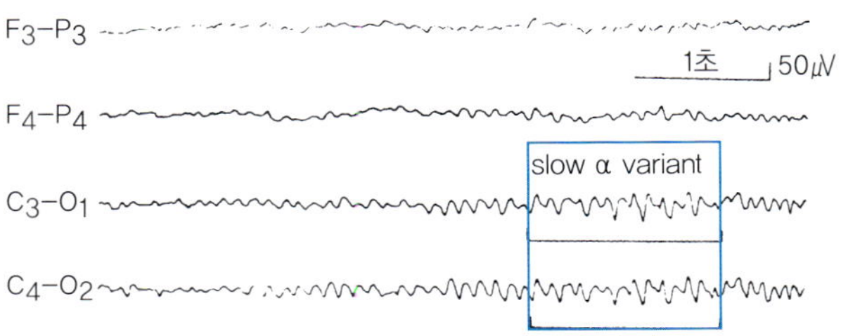

그림 I−115. 정상뇌파의 예 Ⅳ(slow α variant)
그림의 상자 부분에 slow α variant가 출현하고 있다.

안정, 각성, 폐안 시의 각성수준은 3단계이며, 각각에서 α파가 나오는 것은 다르다. 동일 피검자에서도 각성수준의 차이에 의해 뇌파는 다르다. 정상뇌파를 판정할 때의 각성수준은 분명한 각성상태에서의 기록으로 긴장상태의 각성에서 α파의 출현양은 매우 작아진다. 또 뚜렷하지 않은 각성상태에서 α파는 광범성으로 출현량이 증가하며, 주파수는 저하하므로 기초율동을 측정하기 위해서는 분명한 각성상태에서 기록해야 한다. α율동의 이형으로는 느린 알파이형율동(slow alpha variant rhythm, SAVR)과 빠른 알파이형율동(fast alpha variant rhythm, FAVR)이 있다. 빠른 알파이형율동은 α율동의 약 2배의 율동(16~20Hz)이 뒤통수부위에 α율동이 혼입하거나 α율동으로 바뀌는 파형이며, 뒤통수부위 β율동이라고도 한다.

2. 빠른파와 느린파

학습목표

1. 빠른파와 느린파를 이해한다. (A)

1) 베타파(β wave)

β파는 α파보다도 주파수가 높은 빠른파(fast wave)로 정상성인의 안정, 각성시 뇌파에서는 뒤통수부위에 α파와 함께 혼입되어 나타난다. β파는 주로 머리 전반부의 이마부위(전두부)에 잘 나타나나 중심부위(중심부), 앞관자부위(전측두부)에서도 출현하며, 개인차에 의해 출현량은 차이가 있다. **β파의 주파수는 일반적으로 불규칙하고 비연속적이며, 진폭은 20μV (5~20μV) 이하로 α파보다도 낮다. 정상인에서는 좌우 대뇌반구의 대칭부위에서 좌우대칭성으로 거의 유사한 파형이 나타나며, 주파수, 진폭, 위상 등에 그다지 좌우차가 없다.** 젊은이에서는 좌우 동기하여 일과성으로 몇 십 μV 정도의 고진폭 β파가 돌발파(군발, burst)로서 이마부위에 출현하는 일이 있다.

β파는 개안이나 집중하는 정신활동 때에 α파가 바뀌어 출현하는 것처럼 보이나 실제로는 폐안 시에도 출현한다. 단 폐안 시에는 고진폭의 α파에 숨겨져 보이지 않을 뿐이다. 이것은 주파수 분석을 하면 알 수 있으며, β파도 α파만큼 분명하지는 않으나 개안 시에 억제하고 있다.

β파는 진폭이 이상하게 높거나 기본파가 β파 중심으로 혼입되는 경우 비정상으로 판정한다. 진폭은 각성 시뿐만 아니라 입면 시에도 증가하는 경우가 있으나 **β파는 20μV 이상인 것은 없으며, 30μV 이상인 고진폭 속파는 생리적으로 나타나지 않으므로 기초율동에서 β파의 진폭이 30μV를 넘는 경우나 현저한 좌우차는 이상이다.** 고진폭 속파(30~100μV)가 국재성으로 출

현하며, 빠른파 집점을 형성하는 것은 간질이나 뇌종양 등에 의한 머리수술 후에 보인다. 중심앞이랑(precentral gyrus)에 출현하는 빠른파에는 좌우차가 있으며, 좌우 양쪽의 빠른파가 감쇠를 보이는 경우도 있다.

어떤 종류의 약물을 복용하면 머리 전체 영역에 걸쳐서 확실하게 β파가 증가되는 일도 있다. **13㎐ 이상에서 50㎶ 이상의 빠른파가 각성시 뇌파에서 전반성으로 50% 이상 출현하는 경우는 과잉속파(excessive fast activities)라고 한다. 수면제나 정신안정제(tranquilizer)의 복용 시에는 빠른파가 증가되어 광범성 속파화되는 경우도 있다.** 특히 benzodiazepine계, barbiturate계, chlordiazepoxide 등의 약제에서 많이 보인다. 항간질제(antiepileptic drug, AED)에서는 valporate, primidone이 β파를 증가시킨다. 반대로 phenytoin(PHT)은 느린 α파화, carbamazepine(CBZ)은 서파화를 촉진한다. 과잉속파를 일으키는 질환으로는 갑상선기능항진증이 있다(그림 Ⅰ-116).

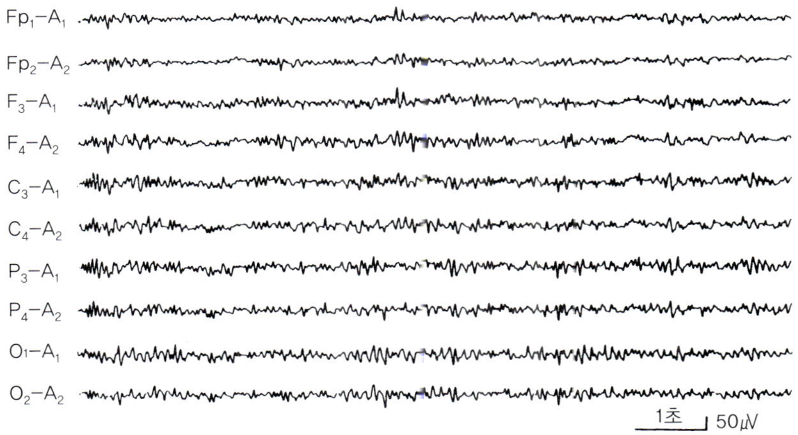

그림 Ⅰ-116. 과잉속파(51세 여성, 갑상샘기능항진증)
α파는 보이지 않고 중등 진폭의 β파가 전반성 지속성으로 보인다.

빠른파가 뒤통수부위에 출현할 때에는 α파의 폭이 넓어져 분명하지 않으나 개안에 의한 α파 억제의 결과는 분명하다. **연령의 증가와 함께 α파의 출현은 적어지고 빠른파의 출현이 두드러지며, 노인의 수면 시에도 증가한다.**

2) 세타파(θ wave)

θ파는 δ파보다 주파수가 높은 느린파로 정상성인의 각성시 뇌파에서 6~7㎐의 θ파가 10~30 ㎶ 이하(α파의 1/2 이하)의 저진폭으로 중심, 마루, 관자부위에 약간 혼입하며, 비대

칭, 비동기성으로 산발적으로 나타난다. 성인의 수면뇌파에서 졸음이 있을 때(입면기, 수면 1단계)에는 4~7㎐의 θ파가 저진폭, 연속적, 산발성으로 출현하나 렘수면기(REM sleep)에는 4~5㎐의 저진폭 θ파가 나타난다. 성인의 각성시 뇌파에 4~7㎐의 θ파가 고진폭, 연속적으로 현저하면 뇌기능 저하가 의심되고, θ파의 진폭이 α파 진폭의 50% 이상을 나타내면 이상이다.

소아에서는 θ파와 δ파가 기본파이며 6~7㎐의 θ파가 50㎶로 뒤통수부위, 마루부위(두정부)에 양측 동기하여 율동적으로 출현한다. 건강한 성인이라도 60세 이상이 되면 θ파는 약간 많아지나 연령에 따른 정상범위를 넘어 느린파가 많아지면 이상이다. 성인의 정상뇌파에서 느린파의 혼입은 원칙적으로 보이지 않으나 45세 이상이 되면 관자부위에 소량의 θ, δ파가 산발성으로 보이는 일이 있다(temporal slow of the elderly, temporal slowing). 이것은 이상소견으로 간주하지는 않는다(그림 Ⅰ-117). **뒤통수부위세타파(occipital θ waves)는 정신분열증(schizophrenia) 등에서 양측 뒤통수부위에 출현하는 6㎐의 θ파이며, 대부분의 경우 진폭은 50㎶ 이하이다.** 파킨슨병과 같이 머리에 떨림(진전, tremor)이 있을 때에는 뒤통수부위에 6㎐ 전후의 θ파 모양의 인공산물이 혼입하므로 떨림과 감별해야 한다(그림 Ⅰ-118).

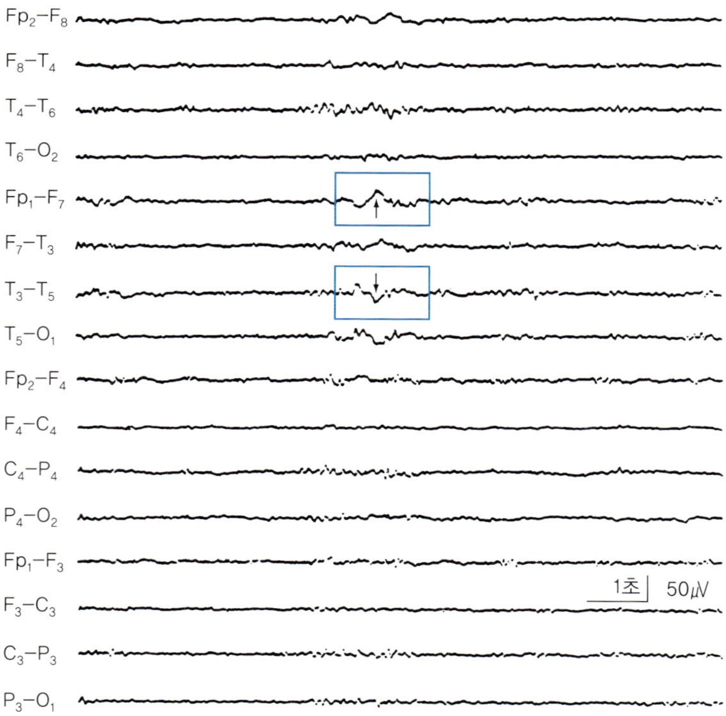

그림 Ⅰ-117. temporal slow of the elderly(66세, 여성)
화살표의 좌측 관자부위에서 보인다.

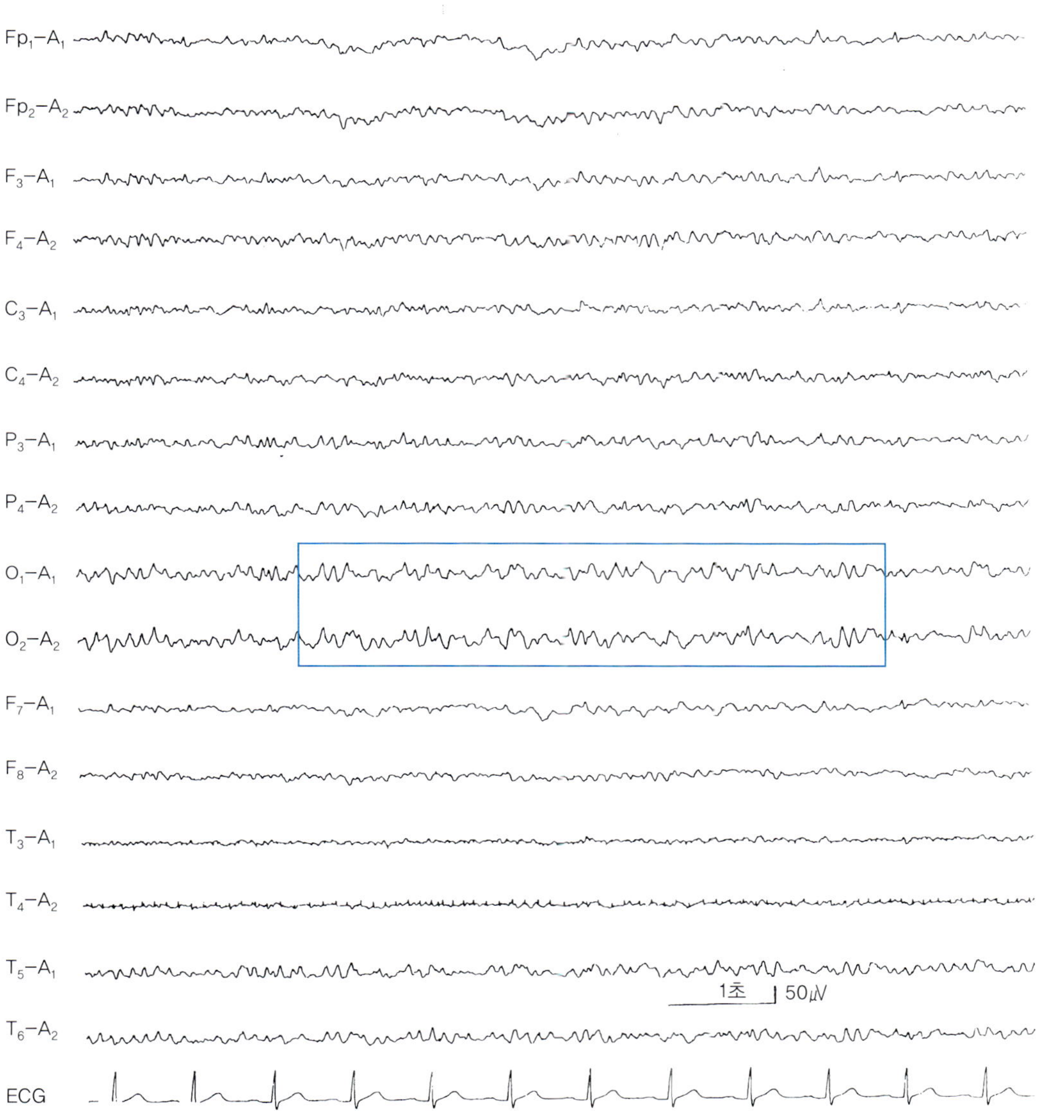

그림 Ⅰ-118. 뒤통수부위 θ파(29세, 남성)

3) 델타파(δ wave)

δ파는 θ파보다도 주파수가 낮고 100㎶ 정도로 진폭이 큰 불규칙한 느린파로 정상성인의 각성시 뇌파에서 δ파는 출현하지 않는다. 그러나 2~3㎐의 δ파가 나타나면 이상으로 판정한다.

δ파는 정상성인의 경우 심수면기(deep sleep, 수면 4단계)에 나타나는 대서파(δ파)와 수면 중의 K-복합파 등 일과성 활동을 제외하고는 각성 시에는 나타나지 않는다.

3. 자극에 의한 정상 특수파형

학습목표

1. 자극에 의한 정상 특수파형을 이해한다. (A)

정상뇌파에서 나타나는 특수파형은 특정한 상태에서 출현하며, 그 의미는 아직 확립되어 있지 않다. 정상뇌파로 분류되는 경계영역의 뇌파의 해석은 판정의사의 전문분야(소속과)에 의해 다르나 판정범위는 정상, 경계, 경도 이상 정도에서 실시되며, 다음과 같은 것이 있다.

1) 뮤율동(mu rhythm, μ)

개안 중에 중심부위(C_3, C_4) 우세로 일측성 또는 좌우 교대성으로 몇 초간 출현하나 간헐성으로 자주 좌우비대칭성 때로는 양측성으로 출현한다. 이 **파형은 아치모양이나 빗모양의 율동으로 그리스문자의 mu(μ)가 연속하여 이어진 것과 유사하다. 주파수는 α율동과 비슷한 7~11㎐(평균 9㎐) 전후로 비교적 율동적이고 규칙적이다.**

α파는 개안에 의해 뒤통수부위에서 억제가 보이나 **뮤율동은 개안이나 암산에서는 억제되지 않고, 파형의 출현부위와 반대쪽 팔의 손가락을 움직이거나 손을 쥐는 등 팔다리의 맘대로 운동(voluntary movement)이나 신체의 감각자극에 의해 억제되므로 운동에 관련한 몸감각 영역의 반응으로 생각된다**(그림 Ⅰ-119). 뮤율동은 개안 시에 현저해지므로 α율동과의 구별은 개안 · 폐안을 실시하며, **뒤통수부위에 출현하는 α율동과는 성질이 다르다.** 입면기~경수면기에 뒤통수부위에서 α파가 감소해도 뮤율동은 중심부위에 남아 있는 경향이 있다.

뮤율동은 이전에는 wicket rhythm, comb rhythm, arceau rhythm, palissarde rhythm precentral alphoid activity, rhythm rolandique en arceau으로 알려져 있다. 뮤율동은 젊은이에서 출현하기 쉬우나 출현빈도는 10% 이하이다. 뮤율동은 운동영역 가까운 주변의 경도 장애에서 출현하는 일이 있으나 간질(epilepsy) 이상파는 아니다. 머리외상, 간질, 두통 등에서도 출현하는 일이 있으나 임상증상과 반드시 일치하지 않고 병적 의의에 대해서도 잘 알려져 있지 않다. 또 뮤율동에 그 2배인 주파수의 빠른파를 동반하는 것이 특징이다.

2) 람다파(lambda wave, λ)

개안 시 뒤통수부위(후두부, occipital region) 및 그 주변에 양측성 또는 일측성으로 드물게 출현하는 톱니모양파(sawtooth wave)이며, 양성 단상성의 삼각형 예파로 양성파에 이어

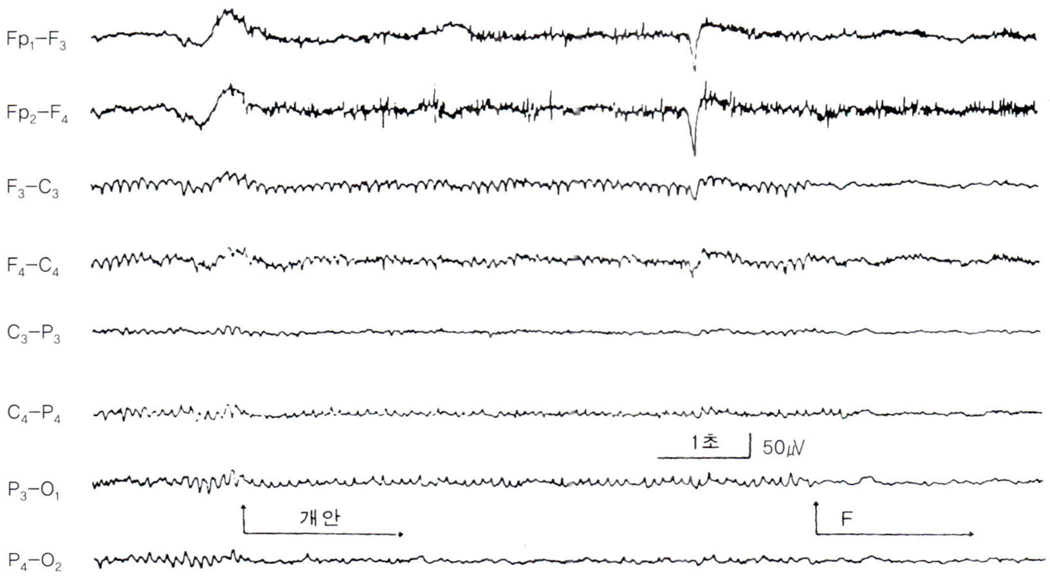

그림 Ⅰ-119. 뮤율동

개안 중에 양측 혹은 일측성으로 중심부위에 나타나는 10Hz 전후의 활동이며, α파와는 달리 개안에 의해 억제되지 않는다. O_1, O_2에서 개안에 의해 α파는 감소하였으나 뮤율동은 손을 쥐는 등의 맘대로 운동에서 억제된다(F).

서 음성파가 계속된다. 주파수는 4~6Hz로 저진폭(65μV 이하)이며, 비율동적이고 불규칙하다. 밝은 곳에서 의식하면서 개안하거나 관심 있는 그림이나 도형 등을 수평방향으로 주시하여 관심을 끄는 대상을 눈으로 쫓아갈 때에 일과성으로 증가하여 출현한다. 반대로 폐안하거나 암실에서 개안하면 소실하거나 출현하지 않는 경우가 있다. 눈을 뜨고 있더라도 시선을 한 곳에 고정하여 응시하거나 단조로운 시계를 보고 있으면 소실되며, 람다파는 출현하거나 출현하지 않아도 이상은 아니다. 안구운동이나 시각에 관련하여 출현하는 생리적 반응으로 2~15세 정도에서 출현하기 쉽다. 이 파형의 임상적 의의는 분명하지 않아 간질이 아닐 가능성이 높고 섬광자극에 대한 반응파로 볼 수 있다. 섬광자극에서 분명한 광구동 반응이 보이는 피검자에서 비교적 많이 출현하는 경향이 있다(그림 Ⅰ-120).

3) 카파파(kappa wave, κ)

개안 시 양측 관자부위(측두부)에 출현하는 파형으로 주파수는 6~12Hz(10Hz 전후)의 율동파이며, 저진폭의 돌발파(군발, burst)로 α파와 비슷한 양성파이다. 개안 시에는 억제되지 않으며, 사고, 계산 등의 연속가산작업에 의해 유발되기 쉽다. 이 파형은 정신활동에 의한 관자

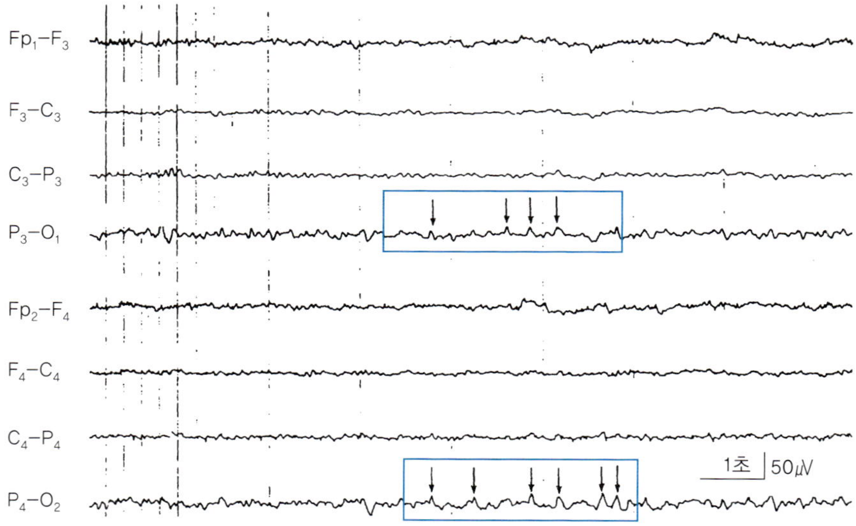

그림 Ⅰ–120. 람다파
뒤통수부위에 λ파가 출현하고 있다.

엽의 활동을 나타내는지 눈꺼풀(안검)의 움직임에 동반되는 저진폭의 율동성 안구운동과 관련되어 있는지는 아직 알려져 있지 않다. **개안 · 폐안 어느 상태에서도 20% 이하로 출현하며, 눈을 떠도 억제되지 않아 시각자극과는 관계가 없는 것으로 생각된다**(그림 Ⅰ–121).

4) 정중이마부위세타활동(frontal midline theta activity, Fmθ)

정중이마부위(Fz)에 우세하게 최대 진폭을 나타내는 파형으로 주기성으로 출현하고, 주파수는 6~7㎐의 θ율동이며 1초 이상 지속된다. 생리적인 소견으로는 암산 등 연속덧셈과 같은 지속적인 정신작업 등에서 현저하다. 따라서 Fmθ활동은 주의 집중과 밀접한 관계를 가지는 정상적인 뇌파활동으로 보고 있다.

크레페린검사나 TV게임 등에서 증가되며 초보자보다는 익숙해져 있는 사람에서 많이 출현한다. 또 노인보다는 젊은이에서 출현하기 쉽고, 성격이 낙천적인 사람에서 많이 출현한다(그림 Ⅰ–122).

Fmθ활동은 개인차, 동기부여 등의 심리적 요인, 수면, 과호흡 시의 θ활동과는 다르고 발현기전, 둘레계통에 관여하는 것으로 알려져 있다. 가벼운 졸음이나 소아에서도 비슷한 모양의 파형이 나타나기 때문에 병적 의의는 적으나 머리타박 등에서는 완전 각성에서도 나타나고, 경과가 호전됨에 따라 소실되는 경우도 있으므로 4~5㎐의 Fmθ활동은 어느 정도 병적으로 보고 있다. Fmθ활동의 출현율은 개인차가 크고, 상황요인에 따라 출현양식이 크게 변한다.

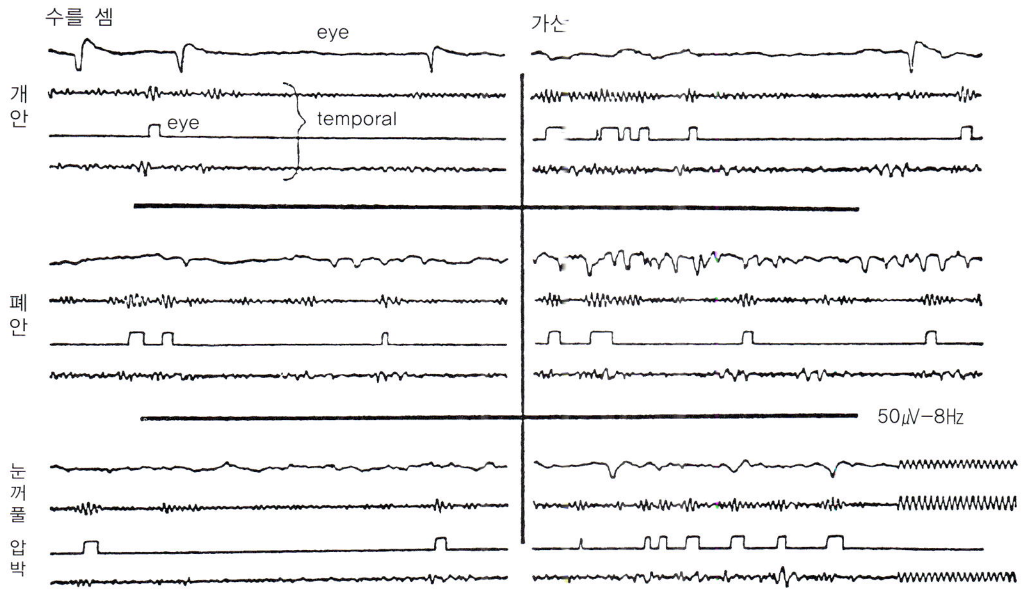

그림 Ⅰ–121. 카파 파 율동

기록 중 1번째 열은 눈꺼풀, 안구운동이고, 2번째 열은 6~12㎐의 여과기를 통한 뇌파기록이다. 3번째 열은 여과된 파가 20㎶를 넘으면 흔들리는 기호이고, 4번째 열은 양측 관자부위간 도출뇌파이다.

그림의 왼쪽은 1에서 10까지를 반대로 세는 중의 기록이그, 오른쪽은 27을 연속가산하여 가는 정신작업 중의 기록이다. 개안 · 폐안, 눈꺼풀 압박 중 어느 경우어도 눈꺼풀 혹은 안구운동과 직접 관계는 없고, 정신작업(가산) 시에 카파파가 증대하고 있다.

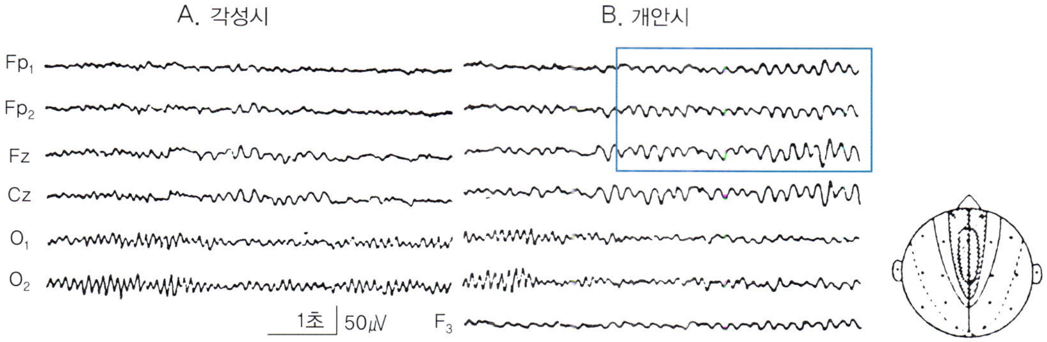

그림 Ⅰ–122. Fmθ활동

Fz에서 5~6㎐의 Fmθ활동이 출현하고 있으며, Fp_1, Fp_2이서도 넓게 나타나고 있다. 이것은 암산에 의해서 뒤통수부위 α파의 진폭이 약간 감쇠하고 있는 시기에 출현하고 있다.

4. 뇌파검사에 영향을 주는 인자

학습목표

1. 뇌파검사에 영향을 주는 생리적 요인을 이해한다. (A)

뇌파는 대뇌겉질 표면의 전위변동이 머리(두개, cranial)를 구성하는 조직을 통해 머리덮개(두피, scalp)에 부착한 전극을 매개로 뇌파계의 증폭기와 기록기를 통하여 기록된 것이다. 그러므로 조직과 전극이 가진 전기적 특성(임피던스 등)이나 뇌파계의 특성에 의해서 많든 적든 영향을 받고 있다. 또 대뇌겉질 표면의 전위변동으로서의 뇌파는 겉질 뉴런에 기원이 있으나 그 뉴런망의 활동은 동시에 겉질 각 부분사이나 겉질밑층의 기구에 의해서 여러 인자의 영향을 받아 변화하고 있다. 뇌파에 영향을 주는 생리적 요인은 다음과 같다.

1) 신경인자

(1) 뇌의 발달 : **연령적 변동이 있으며, 신생아-유아-아동-성인-노인으로의 성장과 노화에 의한 파형의 변화가 있다. 정상인에서도 고령으로 될수록 서파화가 진행된다.**

(2) 정신활동 : **안정, 정신적 긴장 등의 의식상태, 기억 되살리기(사고), 암산 등이 있다. 정신적 긴장에서 α율동은 감소하고 빠른파 성분은 현저해진다.**

(3) 감각자극 : **시각(광)자극에 의한 개안 · 폐안, 통각 등 기타 감각자극에 의한 변화가 있다. 개안에서는 저진폭으로 불규칙한 빠른파(β파)가 출현한다.**

(4) **의식상태의 변화 : 각성, 수면이 있으며, 각성 시에는 α율동이 주체를 이루나 의식저하 상태에서는 서파화로 되기 쉽다. 수면 시에는 수면단계에 따라 각각의 특징적인 뇌파패턴을 가지고 변화하며 서파화한다.**

2) 체액인자

뇌의 허혈, 부종, 전해질 조성, 호르몬, 효소, 혈당 등 뇌의 순환, 호흡, 대사 등 겉질 뉴런이 주체가 되어 발생한다. 뇌파는 이와 같은 복잡한 해부생리 기구와 과정에 의존하여 생리적 혹은 병태적 양상을 나타내므로 뇌파에서 얻고자 하는 것은 어떤 질병을 찾아내는 것이 아니라 주로 뇌의 기능상태를 보는 것이다.

(1) **신체의 생리적, 화학적 변화 : 산소, 뇌혈류 동태, 혈압 상승, 혈당치, pH, CO_2분압, 체온, 기초대사, 수분대사, 성주기 등이 있다.**

혈액 중의 산소는 정상적인 뇌의 활동을 유지하기 위해서 필요하나 질식 시에는 호흡을 할 수 없으므로 산소부족에 의해 뇌의 신경세포 활동이 저하하여 뇌파가 변화한다. 따라서 **저산소혈증에서는 혈중 Po_2가 저하하므로 뇌파는 서파화한다. 또한 저혈당에 의해서도 뇌파는 서파화한다.**

(2) **약물의 영향 : 정신안정제(항불안약, antianxiety drug, minor tranquilizer)의 복용은 일반적으로 속파화한다.** 또한 **수면제에 의한 수면뇌파에서는 경수면기에 속파화의 경향을 나타낸다.** 그리고 chlordiazepoxide나 diazepine 투여환자는 며칠간 약을 복용하지 않아도 뇌파에 영향을 준다. Benzodiazepine계의 약물의 반감기는 비교적 길고(2~3일 정도) 또 연속 투여하면 더욱더 뇌파에 강한 영향을 주며, 약을 복용하지 않은 후 관찰하여 판정하는데도 며칠간 혹은 1주일 정도까지 영향을 미친다. 그 외에 **개인차, 남녀 차나 성격은 뇌파에 다소 차이를 보이나 뇌파의 큰 변동 요인은 아니다.**

이러한 요인들은 뇌파검사에서 정상, 이상의 판정, 기록방법 등과 관계있는 중요한 요소이므로 검사 시에는 주의해야 한다(그림 Ⅰ-123).

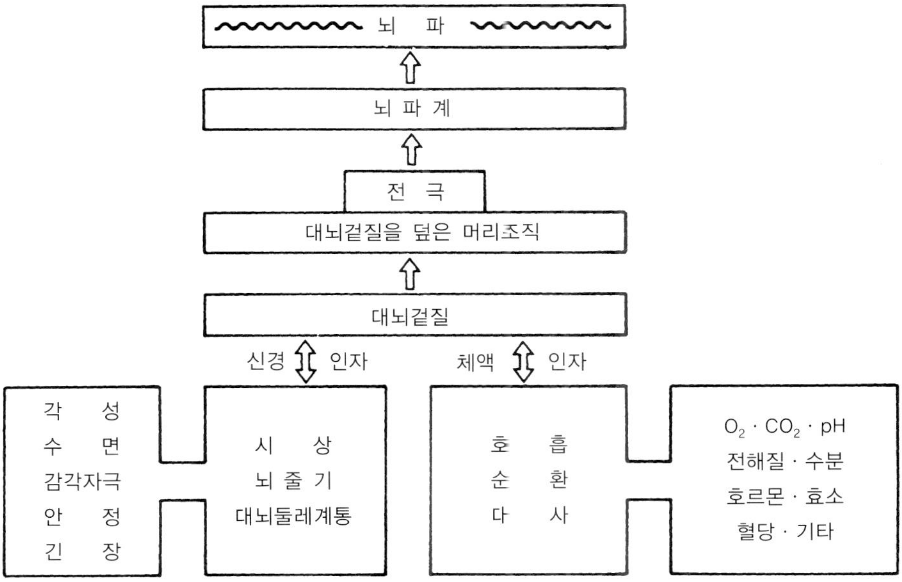

그림 Ⅰ-123. 뇌파검사에 영향을 주는 인자

5. 연령에 의한 뇌파의 변화

학습목표

1. 연령에 의한 뇌파의 변화를 이해한다. (A)
   1) 신생아기 (A)
   2) 영아기 (A)
   3) 유아기 (A)
   4) 아동기 (A)
   5) 소년기 (A)
2. 소아뇌파의 특징을 이해한다. (A)

정상인은 연령에 따른 뇌의 발달정도 및 퇴행에 의해서 변화하므로 뇌파를 판정할 때 연령은 하나의 진단기준이 된다. 연령에 따른 뇌파의 변화는 소아의 경우 매우 현저하며, 또 개인차도 크고 정상범위도 넓으므로 판정이 어렵다. 따라서 유아기-소아기에는 연령에 의한 뇌파의 차이가 크기 때문에 소아뇌파의 판정에는 연령을 고려해야 하며, 각 연령층의 정상뇌파를 알아두어야 한다. 또 **소아의 뇌발육에는 개인차가 크므로 서로 같은 연령에서도 개인차가 크다. 또 소아뇌파는 좌우대칭부위에서 좌우차를 나타내는 경우가 있고, 좌우반구에서의 차도 커서 좌우비대칭을 보이므로 반드시 이상이 있는 것은 아니다.**

뇌의 발달단계에 있는 소아뇌파는 성인에 비해 과도하게 느린파 성분이 많아 이를 이상뇌파로 판단하는 경우가 있으므로 뇌의 발달단계, 즉 연령변화에 따른 뇌파를 잘 이해하는 것이 소아뇌파의 판독에서 중요하다. 일반적으로 **소아뇌파에서는 나이가 어릴수록 α파 성분이 적고, 느린파 성분이 많은 경향을 보이며, 연령에 따른 느린파가 나타난다.** 연령의 증가에 따라 뚜렷한 변화를 보이며, 성인에 이르러 건강한 정상성인의 뇌파범위에 들어가면 변화는 적어진다. 뒤통수부위에서 율동성인 기초파의 주파수와 연령의 관계, 즉 **성장에 따른 뇌파의 변화는 신생아로부터 아동기의 발달과정에서 주파수, 진폭은 큰 변화를 보이며, 15~20세에 걸쳐서 파형은 안정화된다**(그림 Ⅰ-124, 126).

소아뇌파의 변화와 관계되는 요인에는 연령, 의식상태, 뇌대사에 따른 화학적 환경, 뇌기능장애 등이 있다. 뇌의 무게는 신생아에서는 약 359g이지만 1세에 800g, 3세에 1,100g, 7~8세에는 성인의 무게에 도달하고 머리둘레도 커진다. 신생아에서 4세경까지 급격하게 뇌의 무게가 증가하는 시기에는 그것에 따라서 기본뇌파의 평균 주파수는 증가한다(그림 Ⅰ-125). 즉 **연령이 증가함에 따라 뇌의 무게도 증가하면서 주파수도 증가하여 δ파에서 α파로 점점 발달한다.** 영아, 유아기를 지나면 뇌의 무게와 평균 주파수의 증가는 완만하게 평행하여 상승한다(그림 Ⅰ-125). **진폭은 영아에서 유아기에 증대하여 100㎶ 전후에 이르고, 아동기에서 성인으로 향하면서 감소하여 성인에서는 30~50㎶가 된다.** 진폭의 뒤통수부위 우세성

(occipital dominant)은 **유아에서 아동기로 되면 분명하다. 좌우반구의 대칭성도 소아기보다 성인이 됨에 따라 점차 뚜렷해진다.** 즉 비대칭성은 성인에 비해 소아에서 강하다.

신생아가 성장해가는 과정에서 나타나는 뇌파의 변화는 다음과 같다.

① 기본파의 주기가 단축한다. 즉 뇌파는 연령의 증가에 따라서 α파의 출현율이 많고 기본파의 주파수도 증가한다.

② 느린파 성분이 감소하면서 배경활동은 α파에 가까워진다.

③ 율동성이 향상되어 파형이 안정된다.

④ 진폭은 유아기에 최대에 이르며, 이후에는 감소된다.

또한 **소아뇌파를 성인뇌파와 비교해 보면 다음과 같다.**

① 주파수가 느리다. 정상 유아의 각성 시 뇌파어서 느린파가 돌발적으로 많이 나타난다.

② 진폭이 크다.

③ 율동성이 고르지 않다.

④ 수면 중의 여러 파형은 고진폭으로 뾰족하게 나타나는 경우가 많다.

⑤ 과호흡이나 섬광자극에 대한 반응성이 높은 경향이 있다.

신생아에서 성인까지 뇌의 발달은 같지 않으며, 특히 생후 3개월간의 변화는 현저하다. 각성 시 정상소아에서 배경활동(배경뇌파, background activity)의 연령별 주파수는 1세에서 5㎐ 이상, 3세에서 6㎐ 이상, 5세에서 7㎐ 이상, 8세에서 8㎐ 이상을 목표로 한다. 각 연령층에서 이보다 느린 주파수의 배경활동이 주체가 되견 이상뇌파이며, 광범성 대뇌겉질 기능저하(diffuse cortical dysfunction)가 의심된다.

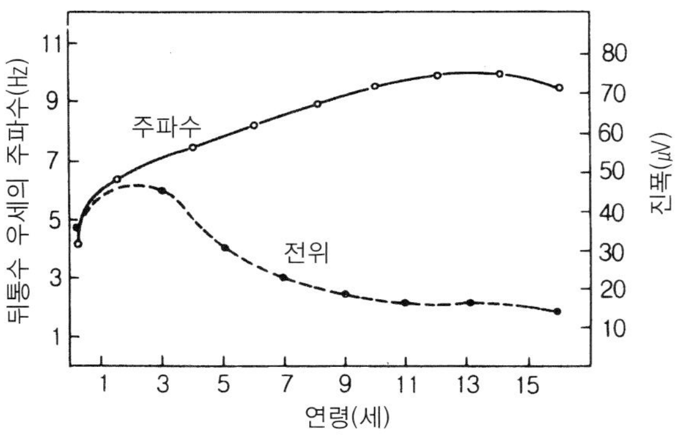

그림 Ⅰ-124. 연령에 의한 주파수, 진폭의 변화

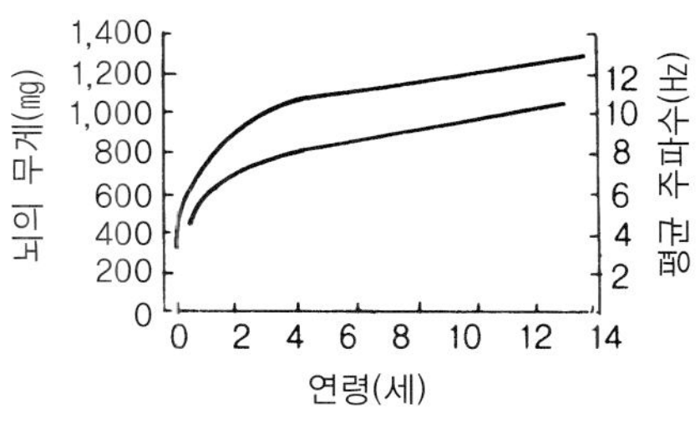

그림 Ⅰ-125. 기본파의 평균 주파수 및 뇌의 무게(mg), 평균 주파수(Hz), 연령(세)의 관계

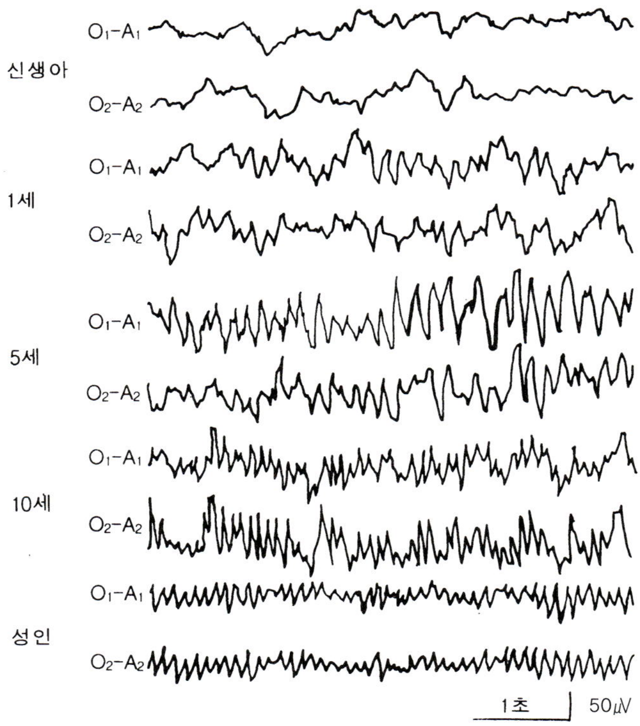

그림 Ⅰ-126. 성장과 뇌파

각성, 폐안, 좌우 뒤통수부위(O_1, O_2)의 단극유도

1) 신생아기(0~4주)

출생 직후의 뇌파는 불규칙한 기선의 동요를 나타내는 정도로 분명한 파형은 보이지 않으며, 머리덮개(두피, scalp)에서의 부위간의 차도 그다지 보이지 않는다. 신생아의 중추신경계의 발달은 빠르므로 임신나이(재태월령, gestational age : 수정으로 시작되어 출산으로 끝남)보다 수태월령(conceptional age : 난자가 착상되어 임신이 시작됨)으로 나타내는 것이 좋다. 40주 미만의 조산아(premature baby)도 이 시기에 들어오므로 **신생아 뇌의 성숙도는 모체의 임신기간과 매우 상관이 있다.**

신생아 뇌파는 0.5~3㎐의 완만한 느린파가 저진폭, 불규칙, 광범성, 좌우비대칭성으로 전체 유도에서 나타난다. 신생아의 각성 시 뇌파는 우세성과 율동성이 없고 6~30㎐의 빠른 저진폭파가 겹쳐 보인다. 각성 시에 가장 진폭이 낮은 것은 신생아기이다.

2) 영아기(4주~12개월)

출생 후 개월 수에 의해서 δ파에서 θ파로 차츰 기초율동의 주파수가 빠르게 되며, 율동성이 증가하여 3~6개월에는 마루부위(두정부) 우세로 θ율동이 나타난다.

① 생후 1개월 : 2~3㎐, 30~50㎶의 δ파가 저진폭, 불규칙하게 광범성, 비동기성으로 전체 유도에서 나타난다. 이 시기에는 율동성과 진폭이 서서히 증대하여 점차 분명한 파가 형성된다.

② 생후 2~3개월 : 3~4㎐의 불규칙한 느린파가 나타나나 점차 중심부위에 4~6㎐의 율동성파가 나타나기 시작한다. 그리고 뒤통수부의 우세의 율동성파는 나타나지 않으나 3개월경에는 뒤통수부위(후두부) 우세로 된다. 이와 같은 것은 뇌발달 지표의 하나로 볼 수 있으나 전체적으로는 여전히 불규칙하며 δ파가 많다.

③ 생후 4~5개월 : 입면기과동기성θ파(hypnagogic hypersynchronous θ wave)가 출현한다.

④ 생후 6개월 : 뒤통수부위 우세의 전위가 높아져 고진폭 θ파와 δ파가 섞여서 나타난다. 6개월경에 뒤통수부위, 마루부위에 50㎶ 전후의 율동성파가 단독적으로 출현하고, δ파보다 5~7㎐의 θ파가 우세하다. 시각자극에 의한 광구동 반응도 이 시기에 나타난다. 생후 6개월까지의 기초율동은 4~7㎐로 δ파 성분은 감소한다.

⑤ 생후 7~8개월 : 마루부위, 뒤통수부위에 단속적인 5~7㎐, 60~120㎶의 느린파가 출현하며, 쌍극유도에서는 Cz에서 5~7㎐의 율동성파가 현저하게 나타난다.

⑥ 생후 10~12개월 : 생후 10개월을 지나면 상당히 성인의 α율동과 비슷한 7~8㎐의 파형이 뒤통수부위 우세로 나타난다. 1세가 되면 이것이 뒤통수부위에서 최대 진폭이 된다.

3) 유아기(1~5세)

유아기에 들어오면 δ파는 감소하고 θ파의 주파수가 증가하며, α파의 주파수도 증가하기 시작한다. θ파와 α파의 혼합파형이 주체가 되고 있으나 δ파도 남아 있다. 유아기의 각성뇌파는 발육과 함께 중심부위에 4~6㎐의 불규칙한 율동성 서파를 거쳐 뒤통수부위 우세의 5~8㎐의 파가 나타난다. 여전히 3㎐ 전후의 불규칙한 느린파가 있으나 개체간의 차이가 크다.

연령의 증가에 따라 기본파의 주파수는 증가하여 차츰 α파 영역으로 이행하고, 3~5세경에는 7~9㎐의 안정된 배경활동이 뒤통수부위 우세로 보이며, 좌우대칭성도 많아진다. 또 개안 시에는 뒤통수부위의 α파 억제가 보인다. 그러나 마루부위 부근에는 여전히 고진폭 율동성 θ파가 나타난다. 각성, 폐안 시에 기초율동의 진폭은 유아기에 가장 증가하고 그 후 성장에 따라 진폭도 차츰 감소하며, 동시에 주파수의 증가와 함께 좌우반구 뇌파의 대칭성과 동기성이 증가한다. 각성 시 뇌파에서 부위의 우세성은 발달 단계에 따라 다르며, 유아기에는 마루-뒤통수부위 우세로 된다.

① 2세 : 1.5세에는 특히 θ파가 우세하나 2세경에는 θ파가 감소하며, 뒤통수부위 우세의 7~8㎐, 50~90㎶의 기초율동인 α파와 4~6㎐, 30~60㎶의 θ파가 보인다. 2세경에는 기초율동이 개안 · 폐안에서 반응하며, 개안에 의해 뒤통수부위의 율동이 억제된다.

② 3세 : α파의 아래한계(하한)인 7~9㎐의 파가 고진폭으로 뒤통수부위에 우세하게 나타나며, 개안에 의해 뒤통수부위에서 α파 억제가 보인다.

③ 4세 : 뒤통수부위 우세의 8~9㎐, 50~120㎶의 α파가 안정하게 출현하며, δ파 성분은 급속히 감소하나 4~6㎐, 30~50㎶의 θ파가 섞인다. 뇌파의 좌우차는 감소하며, 좌우동기성은 증대한다.

④ 5세 : 4~6㎐, 50~120㎶의 θ파 성분의 진폭과 출현율은 점차 감소하고, 8~10㎐, 30~110㎶의 α파 성분이 양측 뒤통수부위 우세로 출현한다. 8세경에는 중심부위와 관자부위에 불규칙한 θ파의 혼입이 많아진다.

4) 아동기(6~10세)

대부분의 소아는 δ파가 소실하고 θ파의 감소가 진행하며, α파의 주파수는 증가한다. 뒤통수부위에서 α파는 분명해지고, 이마부위(전두부)에서 θ파는 산발성, 좌우대칭성으로 나타난다. 기초율동의 진폭은 높으나 그 후 연령의 증가에 의해 진폭은 낮아진다. 또 개안에 의한 α파 감쇠(α-attenuation)도 보인다. 그러나 θ파는 이마부위, 마루부위에서 여전히 나타나며, 또 이 시기에 보다 뒤통수부위에 연소뒤통수부위느린파(posterior slow waves of youth)라고 불리는 θ파의 혼입이 보인다(그림 Ⅰ-127).

① 6세 : δ, θ파는 감소하고, 8~9㎐의 α파가 뒤통수부위 우세로 출현하며, 기초율동이 된다.

② 7세 : 8~9㎐, 30~110㎶의 α파가 뒤통수부위 우세로 출현하며, 7㎐, 100㎶나 4~5㎐, 30~60㎶의 θ파가 섞인다. 그러나 θ파 성분은 급격히 감소하여 성인뇌파 형태에 가까워지지만 여전히 남아 있다.

③ 8세 : 양호한 α파의 출현이 보인다. α파는 9~11㎐로 안정하게 연속적으로 뒤통수부위 우세로 비교적 조기에 출현하나 진폭은 성인에 비해 크다.

④ 9세 : 8~12㎐, 30~50㎶로 진폭이 감소된 α파가 뒤통수부위 우세로 출현하나 아직 θ파가 두드러진다. 일반적으로 소아는 성인보다 α파의 진폭의 좌우차가 크다.

⑤ 10세 : 9~11㎐, 30~50㎶의 α파가 뒤통수부위 우세로 나타난다.

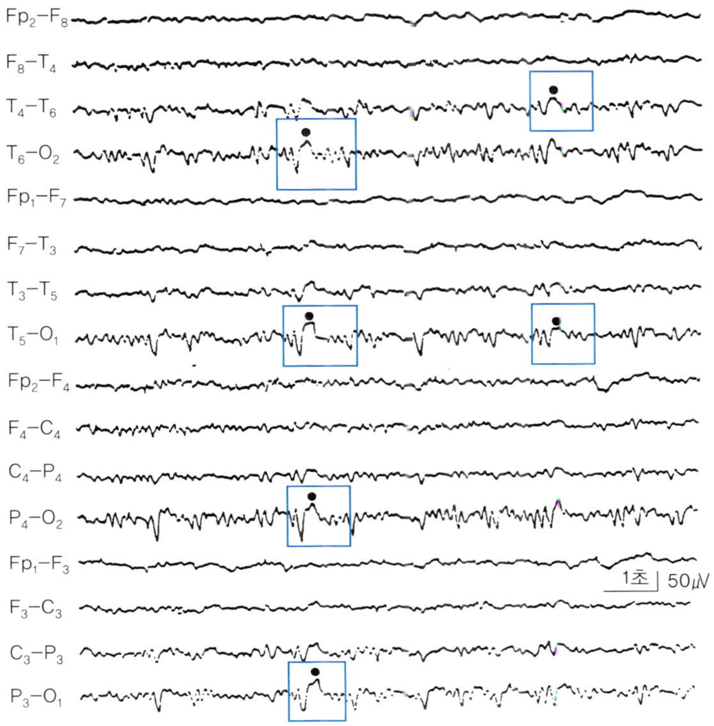

그림 Ⅰ-127. 연소뒤통수부위서파(검은 동그라미, 14세, 여자)

5) 소년기(11~19세)

소년기(사춘기)는 신체적, 정신적 변동이 일어나는 시기로 뒤통수부위의 α파는 개인차가 커지며, 반복검사를 할 경우 변동 폭은 약간 커진다. **소년기에는 10㎐ 전후(10~12㎐), 30~50㎶의 α파가 뒤통수 우세가 되고, 10세를 경계로 성인뇌파 형태에 가까워진다.** 경우에 따라 이마부위, 중심부위, 마루부위, 관자부위 등에 저진폭의 5~7㎐의 θ파가 소량 혼입한다.

아동기에서 소년기에 걸쳐서 뒤통수부위 우세로 느린 알파이형율동(slow alpha variant rhythms, SAVR, 그림 Ⅰ-128)과 3~4㎐의 느린파로 뒤통수삼각파(posterior triangular waves 또는 뒤통수부위서파, posterior slow waves)가 출현한다. 이것은 주로 양측성으로 출현하며, 일측성인 것도 있다(우측이 우세). 파형은 예서파복합의 형태가 많으며, 아동에서는 예파가 날카롭기 때문에 sharp&slow wave complex로 취급된다. 이 시기에는 δ파는 나타나지 않으나 θ파의 혼입은 매우 드물게 보인다.

① 12세 : 거의 성인형으로 되고 9~11㎐, 30~50㎶의 α파가 뒤통수부위 우세로 출현하며, 소량의 저진폭 θ파가 섞인다. α파의 진폭은 10~12세까지는 증가하며, 성인과 마찬가지로 좌반구 쪽의 진폭이 낮아진다.

② 13~14세 : α파는 뒤통수부위 우세로 10㎐ 전후가 되나 θ파가 여전히 나타나며, 성인뇌파와는 다르다.

③ 15세 : 10㎐ 전후(10~12㎐), 30~50㎶의 α파를 주체로 하며, α파는 뒤통수부위 우세로 거의 성인뇌파패턴과 같은 소견을 나타낸다.

④ 18세 : 뇌파가 완성된 시기로 18~19세경에는 아직 이마부위와 다른 부위에 산발성, 적은 무리의 소량의 θ파가 인지되지만 사춘기를 지나 20세경이 되면 성인뇌파에 가깝게 된다.

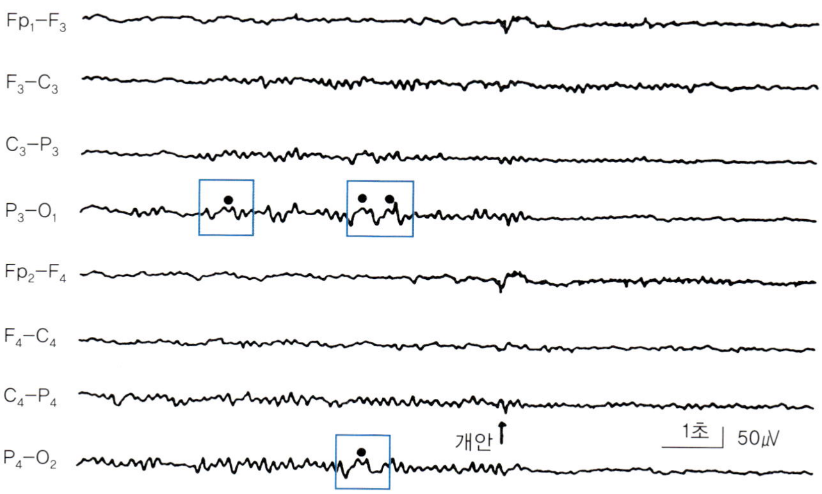

그림 Ⅰ-128. 느린 α이형율동(검은 동그라미 부위, 16세, 소년)

6. 노인뇌파

학습목표

1. 노인뇌파의 특징을 이해한다. (A)
2. α파의 연령적 변화를 이해한다. (A)

보통 사회학적인 성인의 범위는 20~65세이나 이 연령범위 내의 뇌파가 모두 같지는 않다. 20세 이후에는 뇌파의 느린파 성분은 감소하고, 빠른파 성분은 증가하나 60세를 넘으면 같은 연령에서도 뇌의 노인성 변화에 따라 개인차가 크다. 건강 노인에서는 뇌파와 연령의 관련성이 유아나 소아만큼 분명하지 않다. 이것은 건강 노인의 정의와 판정 근거 등이 명확하지 않기 때문이기도 하다. 60세 이상의 건강한 노인뇌파도 원칙적으로는 젊은 성인뇌파와 같으나 다음과 같은 점에서 다르다.

노인뇌파의 특징은 다음과 같다.

① **α파의 주파수는 젊은 성인에서 10㎐ 전후인 것에 비해 60~80세에서는 9㎐, 80세에서는 8㎐로 된다**(그림 Ⅰ-129). 따라서 정상 노인의 안정, 각성, 폐안 시 뇌파에서 주된 율동은 α파이며, 느린파는 볼 수 없다. 그러나 **배경뇌파는 연령의 증가에 따라 α파의 주파수는 감소되므로 α파의 평균주기가 연장되어 α파는 서파화되는 경향이 있다.** α파의 진폭은 낮고 주파수는 규칙적이나 특히 중심~마루부위는 뒤통수부위보다 주파수가 느리다. 또한 **연령의 증가와 함께 α파의 연속성이나 개안 등에 대한 반응성이 저하하므로 α파 억제(α-blocking)가 감소하며, α파의 출현량도 감소한다. 출현부위는 α파의 뒤통수부위 우세성이 감소되고, 이마~중심부위 우세로 되는 것이 많다.**

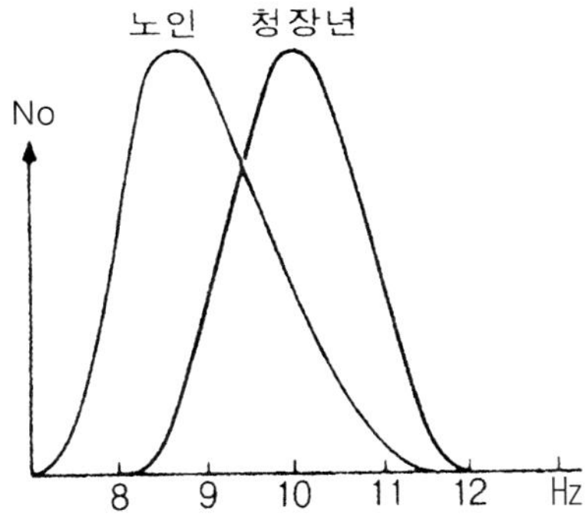

그림 Ⅰ-129. 노인과 청장년의 기본파의 평균 주파수
노인에서는 평균 중앙치가 좌측방향으로 이동하고 있다.

보통 각성 시 **노화와 함께 α파의 주파수는 8㎐ 전후로 감소하여 느린 α파(slow α wave)가 나타난다. 이 파형을 중심으로 α파가 뒤통수부위 우세가 아니라 α파의 출현율이 높아 머리 전체영역에 걸쳐서 장시간 지속적으로 변동이 작고 거의 같은 진폭, 같은 주파수의 α파가 전반성으로 출현하며, 분포의 국소적 차이가 작고 균등하게 나타나는 경우가 있다.** 이것을 **광범성 α패턴(diffuse α pattern)이라고 한다.** 또한 **점증 · 점감이 소실하여 단조롭게 되는 경우가 있는데 이것을 전반성 지속성 α율동(diffuse continuous slow α activity)이라고 한다.** 9㎐ 이하는 이상으로 하며, 10㎐ 전후에서도 50세 이하에서는 문제가 된다. α파가 주로 이마부위 우세(frontal dominant)나 광범성, 지속성으로 출현할 때에는 전반적인 뇌기능 저하가 의심되며, 머리외상(두부외상) 후유증이나 고혈압, 뇌동맥경화증(cerebral arteriosclerosis)에서 볼 수 있다. 그러나 정신활동, 특히 심한 긴장이나 흥분에서는 억제 및 소실하며, 의식수준의 저하인 수면상태에서는 소실한다.

② **β파의 출현빈도 및 진폭이 증가한다. 정상소아에서는 보이지 않으나 노인뇌파에서는 빠른파 성분이 차츰 증가한다.**

③ **산발성, 전반성 θ파가 증가된다. 뇌의 기능저하가 진행되면 노인뇌파에서 α파는 적어지고 느린 α파에 5~7㎐의 θ파가 증가된다**(그림 Ⅰ-130). **이 파형은 연령의 증가에 따라 증가하는 경향이 있으므로 노인뇌파에서는 정상범위이다.** 연령의 증가와 함께 중심~마루부위에 국재성 서파가 많이 출현한다. 이것은 중심~마루부위의 겉질밑층에 많은 혈관성장애가 있거나 뇌혈관장애가 일어나기 쉬운 바닥핵인 뇌줄기 등의 병변이 뇌파에서는 중심~마루부위에 반영되기 쉽기 때문이다.

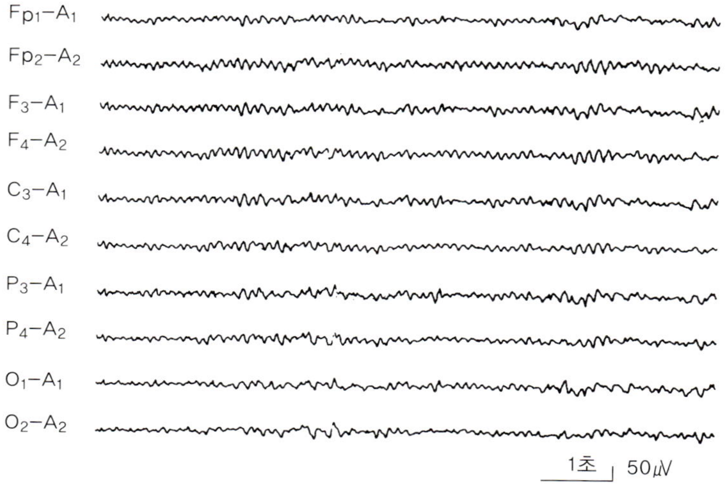

그림 Ⅰ-130. 노인의 각성 시 정상뇌파(76세, 여성)

소량의 θ파의 혼입이 보이며, α파의 주파수는 8㎐ 전후로 늦어진다. 기준전극의 활성화도 보인다.

④ **간헐성 관자부위서파가 좌측 우세로 보인다.** 60세 이상의 뇌파를 말하나 45세 이후에는 노인에서 관자엽의 생리적인 노화소견에 의해 관자부위서파(temporal slow of the elderly, temporal slowing)가 양측 관자부위에 출현한다(그림 Ⅰ-117).

⑤ **수면이 얕아지고 수면 3~4단계의 파형이 감소하며, 각성하기 쉽다. 렘수면기(REM sleep)도 70~80세 대에서는 전체 수면시간의 20~25% 이하로 감소한다.**

⑥ **이상뇌파의 출현율이 증가되는 경향이 있다.** 노인에서는 경수면기에 이마부위에 때로는 극파가 나타난다.

Ⅰ. 정상성인의 수면뇌파

1. 수면단계(sleep stage)의 분류

학습목표

1. 정상성인의 수면단계 뇌파의 특징적 소견을 이해한다. (A)
2. 비렘수면과 렘수면을 비교하여 이해한다. (A)

뇌파패턴은 의식수준에 의해서 변화하나 생리적인 의식수준의 변화인 수면 시에도 수면의 깊이에 따라서 뇌파는 시시각각으로 변화한다. 또한 각 수면단계마다 특징적인 파형이 출현하므로 그 파형으로부터 잠의 깊이를 알 수 있다. 그리고 뇌파는 각성 시에 비해 수면 시에는 개인차가 적기 때문에 수면 중의 상태를 객관적으로 알 수 있다.

수면의 깊이와 뇌파파형의 관계를 분류하는 방식에는 여러 가지가 있으나 Rechtschaffen &Kales(1968)의 수면단계인 국제분류방식(association for the psychophysiological study of sleep, APSS)이 이용되고 있다(표 Ⅰ–10). 이 분류법에서 **수면의 깊이는 뇌파, 안구운동, 아래턱근전도, 호흡, 심전도, 혈중산소포화도 등 수면 중에 나타나는 생리적 변화를 동시에 기록하는 수면다원검사(polysomnography, PSG)에 의해서 분류되고 있다**(수면다원검사항 참조). **뇌파검사에서는 각각의 수면의 깊이에 따라서 출현하는 특징적인 파형을 기준으로 한 분류법도 이용되고 있으나 수면뇌파는 이상뇌파의 부활법으로도 이용된다.**

국제분류법에서는 일반적으로 수면의 깊이에 따라서 크게 두 수면상태로 나누어진다. **빠른눈운동(급속안구운동, rapid eye movement, REM)의 출현 유무에 의해서 빠른눈운동을 동반하지 않는 비렘수면(non-REM sleep, NREM sleep)과 빠른눈운동을 동반하는 렘수면(REM sleep)으로 나누어진다.** 여기에서 빠른눈운동은 수면의 특정 패턴에서만 출현하며 각성 중에는 나타나지 않는 빠른눈운동이다. 전체 수면기간 중 비렘수면과 렘수면은 3~4회 교차되며, 비율은 나이에 따라 차이가 있으나 신생아기에는 렘수면이 성인에 비해 상대적으로 많은 부분을 차지한다. **비렘수면은 1~4단계로 나누어지며, 여기에는 경수면(얕은수면, 수면 1, 2단계)과 심수면(깊은수면, 수면 3, 4단계, 서파수면, slow wave sleep)이 포함되어 있다**(그림 Ⅰ–131, 132). **뇌파의 배경활동은 경수면기에는 저진폭 서파 경향을 보이나 그 후는 수면이 깊어짐에 따라 차츰 고진폭 서파화하는 일정한 경향이 있다.**

표 Ⅰ-10. 수면 깊이의 분류

<table>
<tr><th colspan="2">생리적 분류</th><th>국제분류
(Rechtschaffen&
Kales, 1968)</th><th colspan="2">관용 수면단계(Gibbs, 1950)</th></tr>
<tr><td colspan="2">안정, 각성</td><td>각성단계
(stage W)</td><td colspan="2">각성기(wakefulness)</td></tr>
<tr><td rowspan="4">비렘수면(NREM)</td><td rowspan="2">경수면기</td><td>수면 1단계
(stage Ⅰ)</td><td>입면기(졸음기)
(drowsiness)</td><td>• 억제파기(gradual reduction phase) 또는 잔물결파기(ripple phase)
• 유파기(hump wave phase)</td></tr>
<tr><td>수면 2단계
(stage Ⅱ)</td><td>경수면기
(light sleep)</td><td>• 유파 · 방추파 혼합기 (hump & spindle wave phase)
• 방추파기(spindle wave phase)</td></tr>
<tr><td rowspan="2">심수면기
(서파수면기)</td><td>수면 3단계
(stage Ⅲ)</td><td>중등도 수면기
(moderate sleep)</td><td>• 방추파 · 구파 혼합기 (spindle & hill wave phase)</td></tr>
<tr><td>수면 4단계
(stage Ⅳ)</td><td>심수면기
(deep sleep)</td><td>• 구파기(대서파기) (hill wave phase)</td></tr>
<tr><td colspan="2">렘수면(REM)</td><td>수면 렘단계
(stage REM)</td><td>렘수면기</td><td>• 재수기(null phase)
• 역설적수면기(paradoxical sleep)</td></tr>
</table>

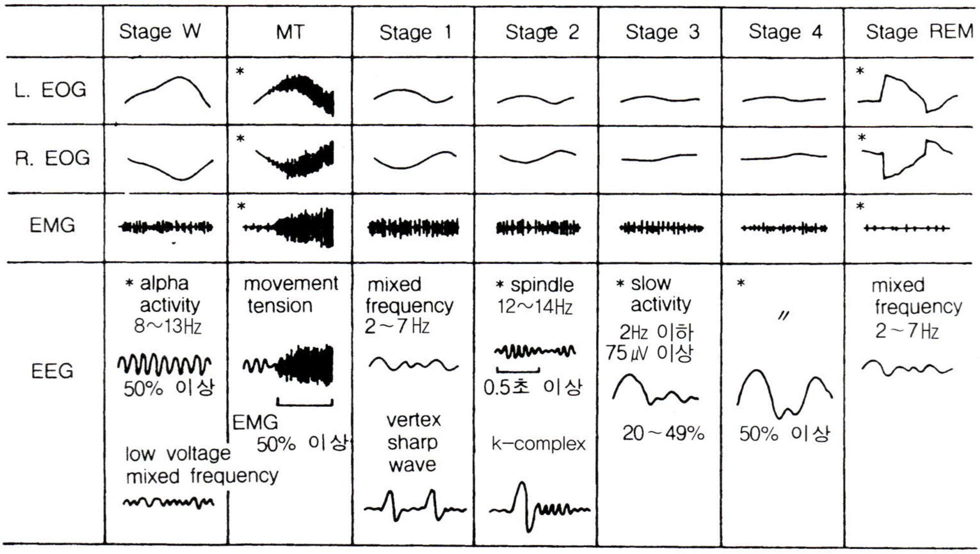

그림 Ⅰ-131. 수면 polygram의 판정기준(그림 중의 백분율은 % time, * 표시는 중요 지표)

국제수면학회기준에 의해 작성된 수면단계 판정의 모식도이다. MT는 movement time(운동시간)으로 어떤 수면단계 중에도 몸의 움직임에 따른 근육의 긴장과 인공산물 때문에 뇌파와 안구운동의 판독이 불가능한 시기이다. 운동시간은 각성, 수면 어디에도 포함되지 않고 별개로 판정한다. 전후 관계가 분명한 경우에는 각성단계에 포함해도 좋다.

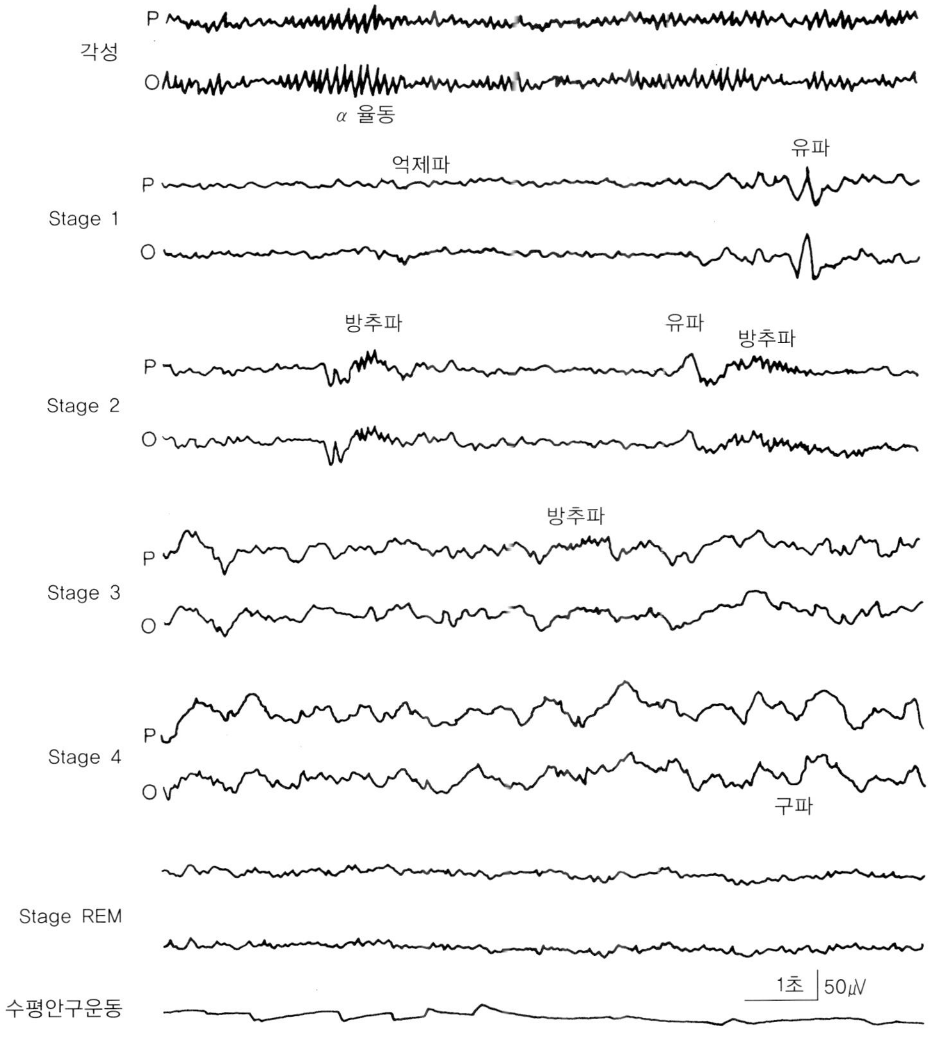

그림 Ⅰ-132. 수면단계의 전형적인 뇌파 파형

마루부위(P)와 뒤통수부위(O)의 유도이다.

1) 각성단계(stage W, 각성기, wakefulness)

학습목표

1. 각성기 뇌파의 특징적 소견을 이해한다. (A)

건강 성인의 수면뇌파는 각성 정도에 따라 다르다. **안정, 각성, 폐안상태에서 9~10㎐의 α 활동(alpha activity)이 주체가 되며, 50~100㎶의 진폭으로 양측 뒤통수부위(O_1, O_2) 우세로 나타난다.** 이 **α활동은 분포가 약간 넓은 경도의 점증 · 점감(waxing and waning)을 동반하며, 기록지 1장에 50% 이상 출현한다.** 이와 같이 분포가 넓은 α율동은 졸음이 강한 경우 건강인에서도 자주 볼 수 있으며, 검사 초기에 각성 시의 뇌파를 기록하여 그 파형과 비교하여 수면뇌파를 분류한다. 검사 중 안정하게 하면 잠을 자버려 α파의 진폭이 낮아지거나 주파수가 감소할 수 있으므로 주의해야 한다. 또한 **저진폭의 β파와 혼합된 여러 주파수 활동(low voltage, mixed frequency activity)이 나타난다**(그림 Ⅰ-133).

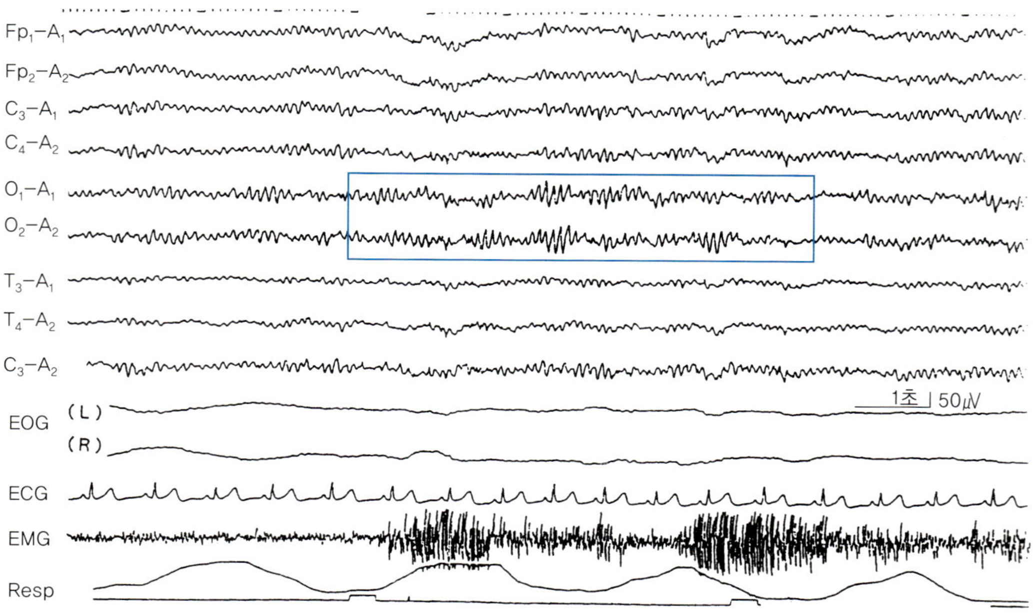

그림 Ⅰ-133. 각성단계(각성기)

EOG : 안구운동도, ECG : 심전도, EMG : 아래턱근전도, Resp : 호흡

2) 비렘단계(stage non-REM, 비렘수면기, NREM sleep)

비렘수면 초기에는 전위가 매우 작고 비교적 주파수가 느린파(slow wave)가 나타난다. 수면이 점차 깊어지면 전위가 큰 느린파가 많아지면서 유파(봉우리파, hump) 등이 관찰되고, 수면이 아주 깊은 상태에서는 전위가 큰 δ파가 매우 뚜렷해진다. 비렘수면에서 수면이 깊어짐에 따라 아래턱근전도의 진폭은 차츰 감소하며, 수면 1, 2, 3, 4단계가 포함된다.

(1) 수면 1단계(stage Ⅰ, 입면기(졸음기), drowsiness)

학습목표

1. 수면 1단계 뇌파의 특징적 소견을 이해한다. (A)

입면 초기에 우선 졸리기 시작하면 각성 시 뒤통수부위 우세로 나타난 α파의 진폭은 저하하고 주파수는 감소한다. α파는 연속성의 저하가 보이며, 기록지 1장에 50% 이하로 거의 소실한다. 수면이 깊어짐에 따라 비교적 저진폭(20~40㎶)의 불규칙한 느린파(4~7㎐의 θ파)가 광범성으로 출현하며, 이마부위에 빠른파(β파)가 혼입하는 등 여러 가지 주파수의 뇌파가 혼입된다. 뇌파는 전체적으로 저~중등도의 진폭이 평탄한 뇌파상이 되어 잔잔한 잔물결 모양의 패턴이 나타나는 시기로 억제파기 또는 잔물결기(ripple wave phase)라고 한다(그림 Ⅰ-134). 또한 고진폭의 지속성 근전도, 완만하고 느린 안구운동도 동반하는 일이 있다.

입면 후기에는 저진폭, 불규칙한 배경뇌파 중에 양측 중심부위(C_3, C_4), 마루점(두개정, vertex, Cz) 우세로 주파수 3~8㎐, 2~3상성의 고진폭(100~200㎶) 서파가 좌우반구에 대칭성으로 유파가 돌발적으로 나타난다. 이 파형은 **예파와 비슷하기 때문에 중심부위예파(중심예파, central sharp wave), 마루점예파(두정예파, vertex sharp wave)라고 하며 이 시기를 유파기(hump phase)라고 한다.** 중심부위예파는 이상뇌파인 간질뇌파의 예파와 혼동하기 쉬워 두개정예파트랜지언트(vertex sharp transient, V wave)로 표현해야 한다(그림 Ⅰ-135). 수면시 뒤통수부위양성예파트랜지언트(positive occipital sharp transient of sleep, POSTs)가 나타나며, 이전에는 람다모양파(lambdoid wave)로 불렸으나 두개정예파트랜지언트가 후기에 출현한다(그림 Ⅰ-136). **이 시기의 뇌파상은 전체적으로 저전위이며, 고진폭의 전위활동이나 인공산물의 혼입이 적기 때문에 극파 등의 이상파가 나타나기 쉽다.** 관자엽 간질의 각성 시 뇌파에서 볼 수 없는 이상파(관자엽 극파나 느린파)가 나타나는 경우가 많다. 이 단계의 수면에서는 사람의 목소리를 다소 구별할 수 있다. 젊은이의 경우는 유파가 매우 고진폭으로 연속하여 출현하는 경우가 있으므로 간질 이상파(극파, 예파, θ돌발)로 오인하는 경우도 있다.

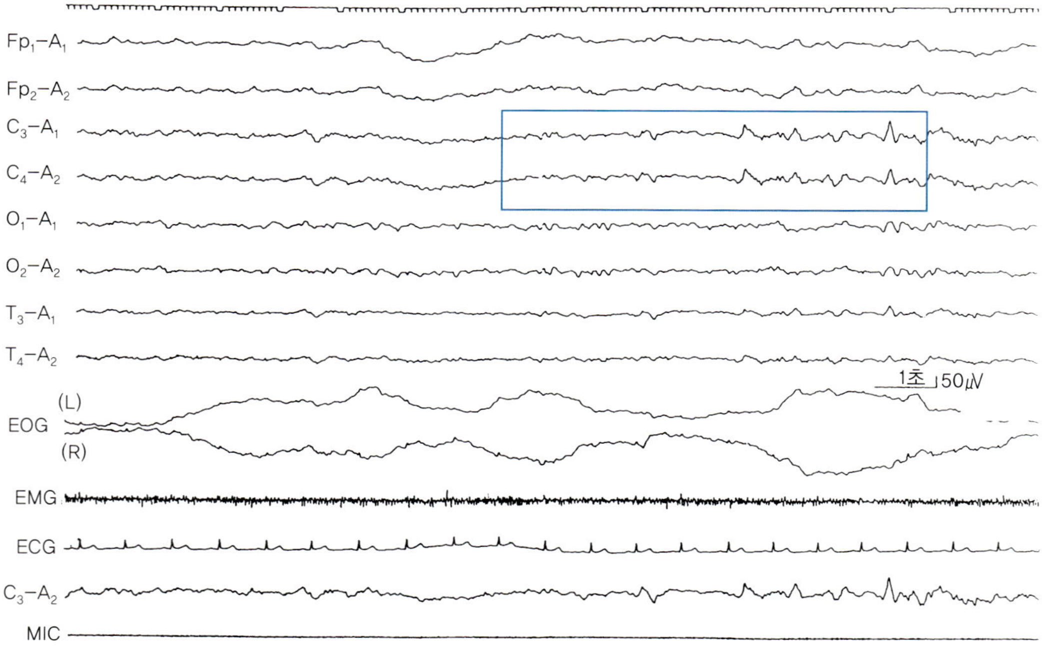

그림 Ⅰ–134. 수면 1단계(입면기, 졸음기)

α파는 저진폭, 불규칙화하며 이어서 저전위로 불규칙파가 광범성으로 출현한다.

EOG : 안구운동도, EMG : 아래턱근전도, ECG : 심전도

■ 두개정예파트랜지언트(vertex sharp transient, V wave)

고진폭 음성전위(250㎶ 이하)로 지속시간은 200ms 이내이며 마루점(두개정점, vertex, Cz)을 중심으로 전반성으로 분포한다(그림 Ⅰ–135).

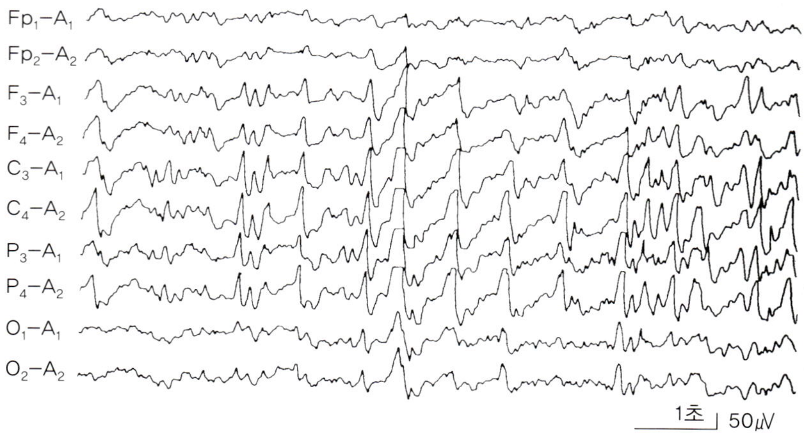

그림 Ⅰ–135. 마루점예파트랜지언트(V파, 유파, 12세, 소년)

수면 1단계에서 V파의 출현이 중심부위(C_3, C_4)를 주체로 연속해서 보인다.

■ 뒤통수부위양성예파트랜지언트(positive occipital sharp transient of sleep, POSTs)

수면 1단계의 후기부분에 양측 뒤통수부위(또는 일측성)에 1~3상성의 양성예파가 출현한다. 소아에서는 양성극파모양으로 출현하기 때문에 6㎐ 양성극파로 혼동하는 일이 있다(그림 Ⅰ-136). 또 이 파형은 양성극파와 다르며, 연령의 증가에 의한 영향을 받지 않고 출현한다.

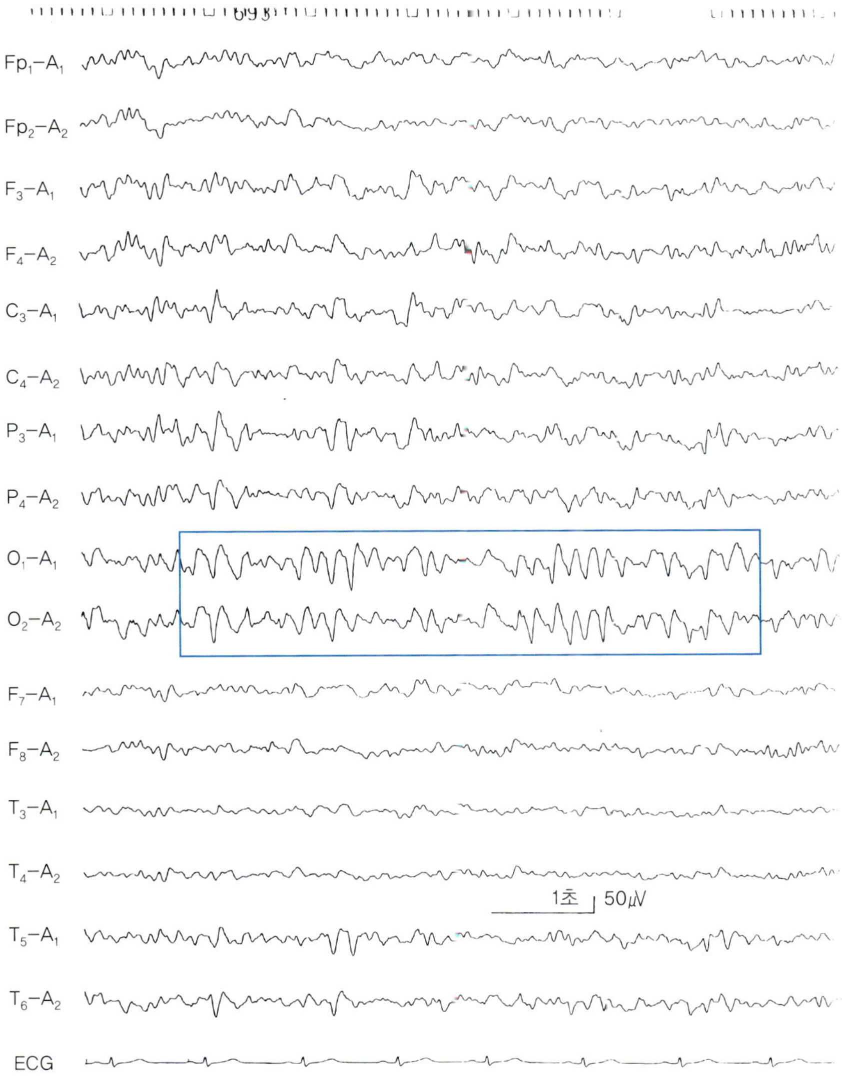

그림 Ⅰ-136. 뒤통수부위양성여 파트랜지언트(29세, 여성)

(2) 수면 2단계(stage Ⅱ, 경수면기, light sleep)

학습목표

1. 수면 2단계 뇌파의 특징적 소견을 이해한다. (A)

입면기로부터 잠이 깊어지면 억제파기의 뇌파패턴만이 나타나는 시기는 비교적 짧다. **약간 진폭이 크고 불규칙한 느린파인 유파가 산발적으로 나타나는 시기에 이어서 12~14㎐의 수면 방추파(sleep spindle)가 율동적인 돌발파로서 뇌파상으로 이행한다. 돌발파의 지속은 1~2초 정도로 방추상을 하고 있으며, 시그마(sigma, σ)율동이라고 한다. 유파와 방추파가 혼합하여 나타나는 시기를 유파-방추파 혼합기(hump and spindle phase)라고 한다.**

수면이 더욱 깊어지면 유파는 없어지고 광범성 고진폭 서파를 배경으로 β영역의 14㎐ 방추파가 중심부위(중심부, C_3, C_4), 마루점(두개정, vertex, Cz) 우세로 좌우반구에서 동기하여 양측성으로 광범위하게 출현하나 일측성으로 나타나는 경우도 있다. 그러나 **12㎐ 방추파는 이마부위 우세로 좌우에서 독립적으로 출현하는 경우가 많다.** 이 시기를 **방추파기**(spindle phase)라고 하며(그림 Ⅰ-137), **심수면기에 비해 이상뇌파가 출현하기 쉽다.** 수면 시 이를 가는 것은 이 시기에 가장 많이 볼 수 있으며, 임상 뇌파검사 중에 보이는 수면의 깊이는 이 정도까지이다. 이 시기에는 2~7㎐의 느린파가 지속적으로 나타나나 2㎐보다 느린파의 출현은 드물며, 뒤통수부위양성예파트랜지언트(POSTs)의 출현도 아직은 보인다.

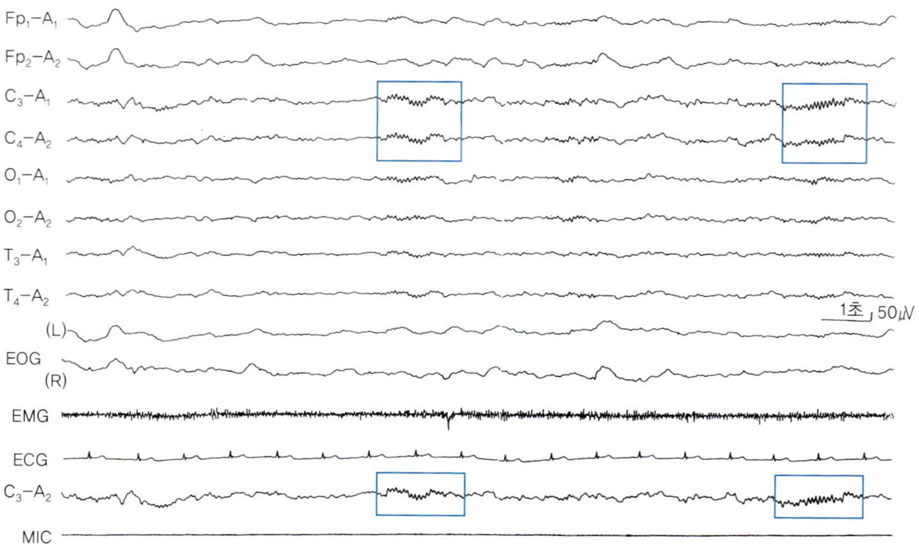

그림 Ⅰ-137. 수면 2단계(경수면기)

저전위의 θ파가 전반적인 뇌파패턴으로 양측 중심부위 우세로 수면 방추파가 출현하고 있다.

■ 각성반응(arousal response)

학습목표

1. 각성반응을 이해한다. (A)

수면으로부터 깨어날 때에는 어떤 자극에 의해 각성된다. **소리(청각)나 빛(시각) 등의 돌발적인 감각자극에 의해 각성되어 나타나는 파형을 K-복합파(K-complex)라고 한다. K-복합파는 경수면기(수면 2단계)에 비교적 저전위의 혼합형 뇌파활동을 배경으로 자발적으로 나타나나 신속하게 α파로 되돌아가는 정상반응이다.** 그러나 K-복합파는 확인할 수 없는 자극에서도 가끔 나타날 수 있다. **K-복합파는 지속시간이 0.5초 이상인 2~3상성의 고진폭 대서파로 수면 방추파(sleep spindle)를 동반하는 일과성의 복합파형이며, 양성파 직후에 분명하게 기록되는 음성예파(negative sharp wave) 형태를 가진다.** 전체 유도에서 출현하나 **중심-마루점(vertex, Cz) 우세로 진폭이 가장 크고, 좌우대칭성으로 나타난다**(그림 Ⅰ-138).

K-복합파는 성인 특유의 것이 아니라 소아에서 잘 나타나는 현상으로 이것을 이용하여 유아, 소아나 정신장애자의 청력검사를 실시하기도 한다. 그러나 영아, 유아기에는 K-복합파 및 유파가 뾰족하게 광범성으로 출현하므로 병적인 들발파와 감별해야 한다. K-복합파는 유파와 유사한 분포, 파형을 나타낸다. 유파는 고진폭 음성전위(250㎶ 이하)이며, 지속시간 200ms 이내로 마루점(두개정, vertex, Cz)을 중심으로 전반성으로 분포하는 것에 비해(그림 Ⅰ-135), K-복합파는 고진폭 음성전위(200㎶ 이상)에 뒤이어 중~고진폭의 양성전위가 보이고, 2~3상성 파형을 나타내며, 지속이 0.5초 이상으로 긴 것에 의해 유파와 구별된다. 또 K-복합파는 자주 방추파를 동반한다(그림 Ⅰ-139). 약물에 의한 수면에서도 방추파나 유파의 출현은 보인다.

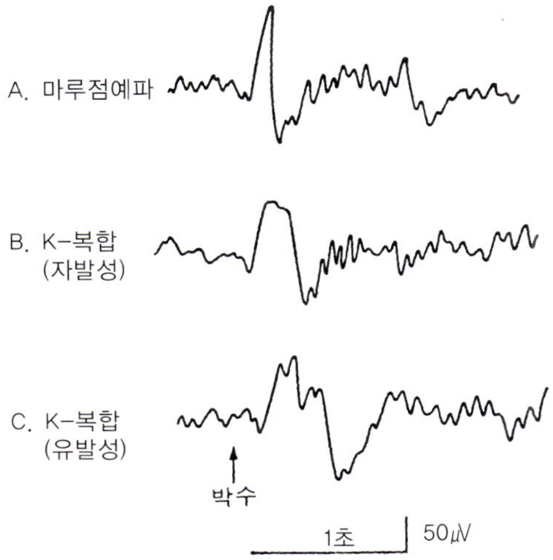

그림 Ⅰ-138. 마루점예파와 K-복합파
이들 파형은 매우 비슷하게 나타나고 있다.

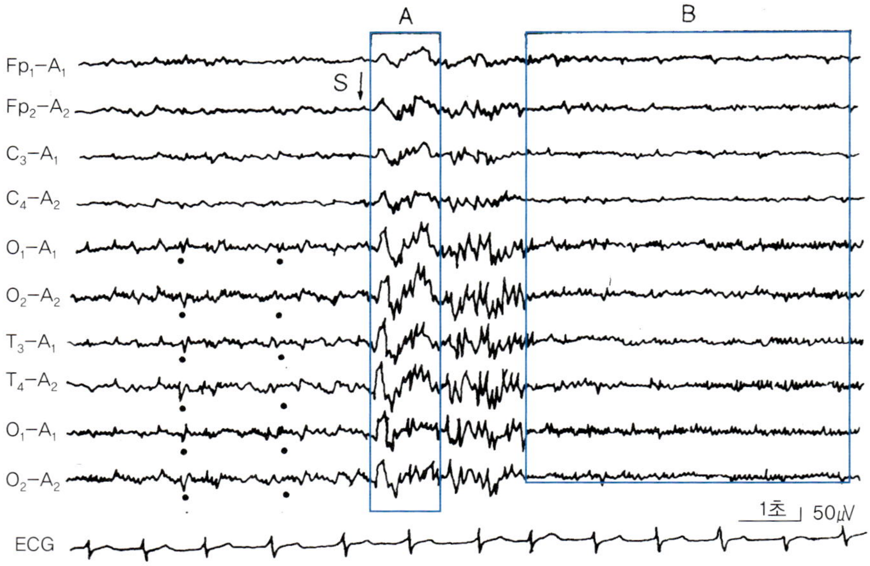

그림 Ⅰ−139. 성인의 각성반응의 예(K−complex→α파)

자극 전은 경수면기로 뒤통수부위에 생리적인 양성 삼각예파(• 표시)가 보인다. 음자극(S↓ 표시)에서 K−복합파(A)에 이어서 각성하여 α파 패턴으로 된다. 1분 후의 B에서 뒤통수부위 우세의 α파 패턴으로 되돌아갔다. 각성 후에도 정상의 α파 패턴으로 될 때까지 기록은 계속해야 한다.

(3) 수면 3단계(stage Ⅲ, 중등도 수면기, moderate sleep)

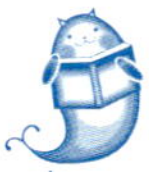

학습목표

1. 수면 3단계 뇌파의 특징적 소견을 이해한다. (A)

수면이 더욱 깊어지면 유파(봉우리파, hump)는 소실하고 광범성, 저진폭 서파를 배경활동으로 양측 중심부위에서 우세한 14㎐ 방추파와 혼합하여 전반적으로 불규칙한 고진폭 서파(진폭 75㎶ 이상, 주파수 2㎐ 이하의 δ파)가 전체 유도에서 단독으로 무리를 지어 출현(high amplitude slow wave activity)하기 시작한다. 이 시기를 방추파−서파 혼합기(spindle and slow wave phase)라고 한다. 이 방추파−서파 혼합 파형의 빈도는 감소하여 느린파모양으로 산발하여 나타나기도 한다. 이마부위(전두부) 주변에는 12㎐ 전후의 방추파가 나타나는 경우도 있다(그림 Ⅰ−140). **전체 유도에서 고진폭 서파(구파, hill wave)는 기록지 1장(30초간)의 기록에서 20~50% 출현한다.**

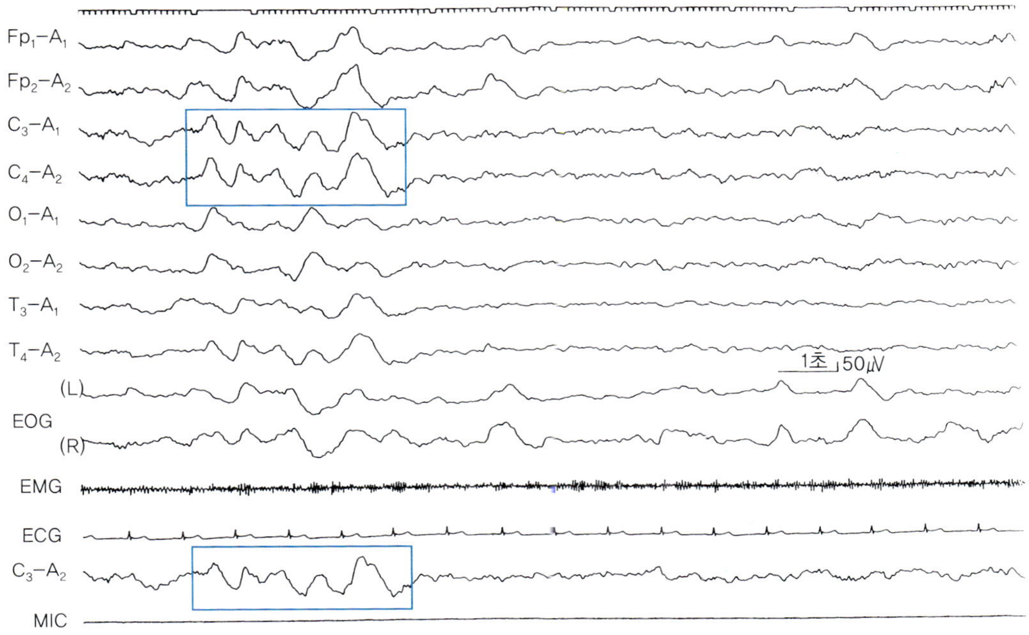

그림 Ⅰ-140. 수면 3단계(중등도 수면기)

양측 중심부위(C_3, C_4) 우세의 저진폭 방추파 및 전반성 구파의 출현이 보인다(구파의 출현율은 50% 이하).

(4) 수면 4단계(stage Ⅳ, 심수면기, deep sleep)

학습목표

1. 수면 4단계 뇌파의 특징적 소견을 이해한다. (A)

처음에는 14㎐ 수면 방추파의 진폭과 주파수가 감소하여 느린 방추파(10㎐ 전후)와 대서파가 혼합하여 나타나나 **수면이 더욱 깊어지면 14㎐ 방추파는 소실되고, 전반적으로 다양하고 불규칙한 고진폭 서파(진폭 75㎶ 이상, 주파수 2㎐ 이하의 δ파)가 우세하게 나타난다. 이 대서파는 구파(hill wave)라고도 하며, 이 파가 연속하여 출현하는 시기를 대서파기 또는 구파기(hill wave phase)라고 한다.** 구파는 전체 유도에서 전반적으로 연속하여 나타나고 양측 동기성은 상실되며, **기록지 1장(30초간)의 기록에서 50% 이상 출현한다**(그림 Ⅰ-141).

이와 같이 비렘수면(NREM sleep)에서는 수면이 깊어짐에 따라 배경활동은 보다 서파화해 가는 경향을 보인다. 비렘수면은 이러한 수면의 총칭이며, 렘수면(REM sleep)과 대비된다. 또 **수면 3, 4단계를 합하여 서파수면기라고도 하며, 최근에는 수면 3단계로 부른다.**

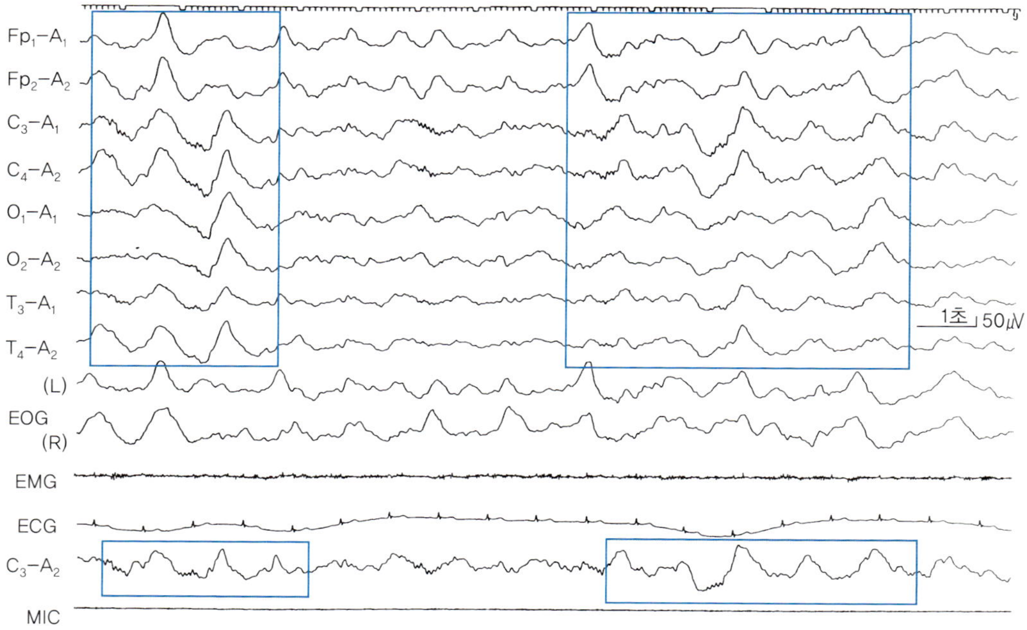

그림 Ⅰ-141. 수면 4단계(심수면기)

광범성 고진폭 서파(구파)가 우세(50% 이상)하게 되며 방추파의 진폭과 주파수는 감소하고 있다.

3) 렘단계(stage REM, 렘수면기, REM sleep)

학습목표

1. 렘단계 뇌파의 특징적 소견을 이해한다. (A)

수면다원검사에서 수면 4 또는 3단계에 이어서 렘수면 상태에 도달하면 갑자기 전체적으로 전위가 매우 작은 β파로 바뀐다. 그리고 안구에 가까운 이마부위에서는 안구운동에 따른 인공산물이 혼입되는데 이 시기를 렘수면기(REM sleep)라고 한다. 이 시기에는 불규칙하고 빠른눈운동(급속안구운동, rapid eye movement, REM)이 보이는 특징적인 수면상이 출현하며, 주로 수평안구운동(EOG)을 볼 수 있다. 이때는 뇌가 잠에서 깨어나고 있는 상태이며, 뇌파는 졸음기(입면기, 1단계)와 거의 같아 입면 시 뇌파와 구별하기 어려우나 유파는 나타나지 않는다. 저진폭의 불규칙한 θ파(진폭 20~40㎶, 주파수 4~5㎐)를 주체로 하는 여러 주파수의 파형이 광범성으로 나타난다. 아래턱근전도의 진폭은 아래턱근육(mandibular muscle)의 긴장 저하에 의해 근전도는 평탄화되어 비렘수면기의 어떤 시기보다도 현저하게 저하하여 각 수면단계 중 근전도는 최저 수준을 보인다.

렘수면 시의 뇌파는 각성 시 뇌파와 유사한 파형을 나타내나 체온의 변화 등 여러 가지 **자율신경계의 영향을 간접적으로 받고 있으므로 자율신경기능의 변동을 볼 수 있다.** 따라서 렘수면에서는 **아래턱근육이나 팔다리근육의 긴장 저하, 혈압상승, 음경 · 음핵의 발기 등이 보인다. 그리고 심박동수와 호흡수의 증가 및 맥박의 리듬이 불규칙하고 땀(발한)은 감소한다.**

심혈관계, 호흡기계 등에 장애가 있는 환자에서는 렘수면기에 심장발작 등의 증상을 나타내는 경우가 많다. 사람에서는 이 시기에 **주로 꿈(악몽)을 꾸는 일이 많으나** 100% 꿈을 꾼다는 의미는 아니고 렘수면이 비렘수면보다 확률이 높다는 의미이다(그림 Ⅰ-142).

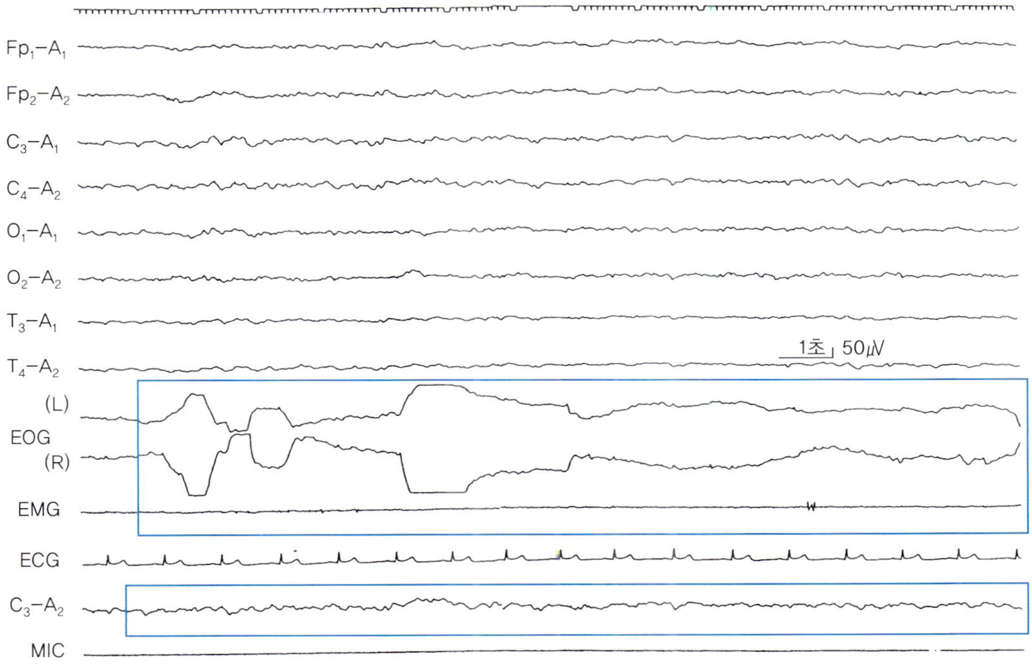

그림 Ⅰ-142. Stage REM
뇌파상은 수면 1단계와 거의 같으나 근전도의 평탄화와 안구운동(EOG)에서 빠른 움직임이 보인다.

이 시기에는 **외부자극에 의해서 쉽게 각성되지 않는 안정된 깊은 수면상으로 되며, 보통 건강 성인의 야간수면에서는 졸음기(입면기, 1단계)에서 심수면기(4단계)를 거쳐 렘수면기에 이르기까지의 시간은 1~2시간(평균 90분) 정도에 1회, 15~20분 정도 지속하여 출현한다.** 그 후는 자다가 몸의 뒤척임과 함께 단시간의 각성 또는 얕은 수면상으로 되며 뒤이어 수면상이 다시 차츰 깊어져간다. 이와 같은 순서로 **90분간 정도에서 하나의 주기를 형성하며, 대개 하룻밤의 정상수면에서는 4~5회 반복하는 경과를 나타낸다. 야간수면의 전반에는 서파수면인**

심수면이 많으며, 후반(새벽녘)으로 되면 렘수면이 많아지는 경향을 보인다(early morning sleep). 그러나 주간수면에서는 반드시 이와 같이 나타나지는 않는다.

비렘수면은 수면단계가 진행되면서 뇌파는 서파화되나 근력이 유지되는 것에 비해 렘수면은 뇌파가 얕은 수면단계로 지속되고, 근력저하가 나타난다. **뇌파는 얕은 수면으로 보이나 육안 관찰은 깊은 수면상태이므로 음자극 등 각성반응의 문턱(역치)이 상승하여 깨우기 어렵기 때문에 역설적수면(paradoxical sleep)이라고도 한다.** 잠이 깊은 것은 음자극 등에 의한 각성반응의 문턱이 상승하고 있는 수면상태이며, 수면 1, 2단계는 깊은 수면이라고 하지 않는다.

2. 수면주기(sleep cycle)

학습목표

1. 수면주기와 수면주기 이상을 비교하여 이해한다. (A)

뇌파의 변화는 수면의 깊이에 따라 다르다. **하룻밤의 수면에는 빠른눈운동(rapid eye movement, REM)을 동반하지 않는 수면 1~4단계의 비렘수면(non-REM sleep, NREM sleep)과 빠른눈운동을 동반하는 렘수면(REM sleep)의 2종류로 나누어진다.** 이 2개의 수면은 발현기구 및 생리현상에 큰 차이를 보이며, 야간수면에서는 이 2개가 교대로 나타난다.

수면주기(sleep cycle)는 수면 1~4단계의 비렘수면과 그것에 이어서 나타나는 렘수면을 하나의 조합으로 한 것이다. 수면주기는 렘수면의 끝에서 다음 렘수면의 끝까지를 1주기로 하여 하룻밤에 1~2시간(평균 90분)마다 4~5회 정도 나타난다. 건강한 정상성인의 하룻밤 수면의 깊이의 변화는 입면 후 우선 비렘수면으로부터 시작하여 출현한다. 즉 **수면 1에서 4단계로 되면서 깊어지고 1~2시간(평균 90분) 후에 1회의 렘수면이 출현하며, 다시 비렘수면으로 이행하는 현상을 4~5회 반복한다.** 각 수면단계의 길이는 하룻밤 중에 비렘수면은 수면 전반기에, 렘수면은 수면 후반기에 길어지며 새벽녘에는 렘수면의 출현이 많아진다. 렘수면의 길이를 수면주기마다 비교하면 처음의 주기는 짧고, 마지막의 주기는 80~120분으로 점차 길어지며, 한편 수면 3, 4단계의 깊은 비렘수면은 점차로 짧아진다. 수면 4단계의 추이로 보면 이 변화는 더욱 현저해진다. 이것에 대하여 수면 2단계의 길이는 각 수면주기에서 거의 변화하지 않는다. 이와 같이 **야간수면뇌파를 기록해서 수면단계의 변화를 도식화한 것을 수면경과도(sleep diagram)라고 한다**(그림 Ⅰ-143).

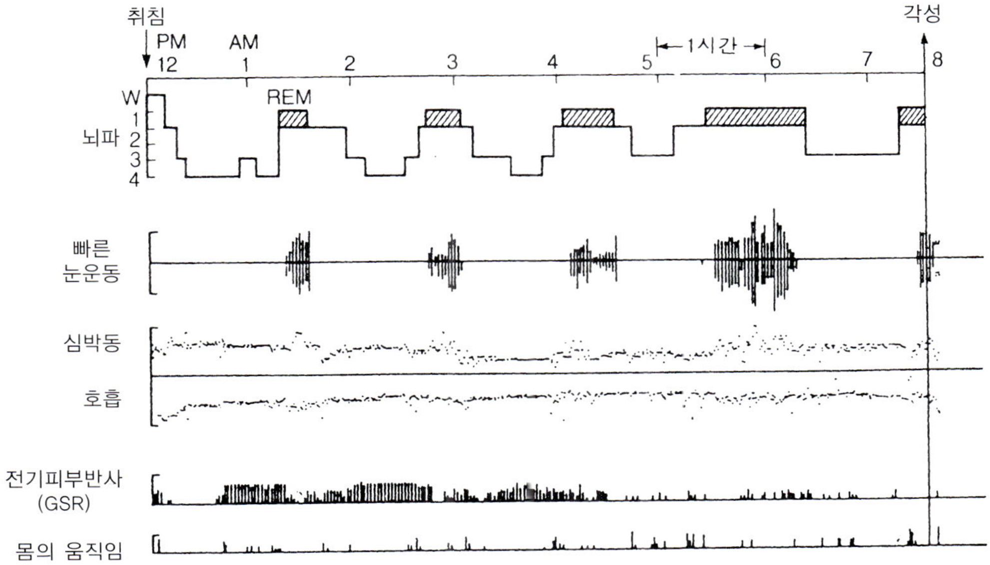

그림 Ⅰ-143. 야간수면 폴리그램

연령에 의한 수면내용의 변화는 수면-각성장어의 출현양식에도 반영된다. 젊은이의 불면 요인은 입면이 곤란한 일이 많으나 대신 한번 입면하면 수면은 양호하다. 반면에 노인은 밤새도록 잠들지 않고 조기에 각성하는 일이 많으나 낮잠을 자주 자는 것이 특징이다. 연령에 대응하여 출현하는 질환으로서 밤공포증(야경증, night terrors), 몽유병(sleep walking) 등은 어린이에서 보인다. 기면증(발작수면, narcolepsy)은 주로 20대에 나타나며, 수면무호흡증후군은 장년기 이후에 증가하는 경향을 보인다.

전체 수면시간에 대한 각 수면단계의 비율은 연령에 따라 변화하나 정상인은 대개 일정하다. 전체 수면시간의 길이 및 전체 수면시간 중의 비렘수면과 렘수면의 비율도 연령에 따라 변화한다. 20대의 젊은이에서는 **하룻밤의 전체 수면시간을 100%로 했을 때, 야간수면 중 각 수면단계의 대략적인 비율은 1단계가 5%, 2단계가 45~50%, 3단계가 5~10%, 4단계가 10~15%(3+4단계는 약 20%), 렘단계는 약 20~25% 정도로 2단계가 차지하는 비율이 가장 크다.** 그러나 **전체 수면 중에서 렘수면이 차지하는 비율은 유아가 성인에 비해 크다.** 그리고 **렘수면의 빈도는 연령의 증가에 따라 50대는 20%, 60~70대는 약 15% 정도로 감소한다**(그림 Ⅰ-144).

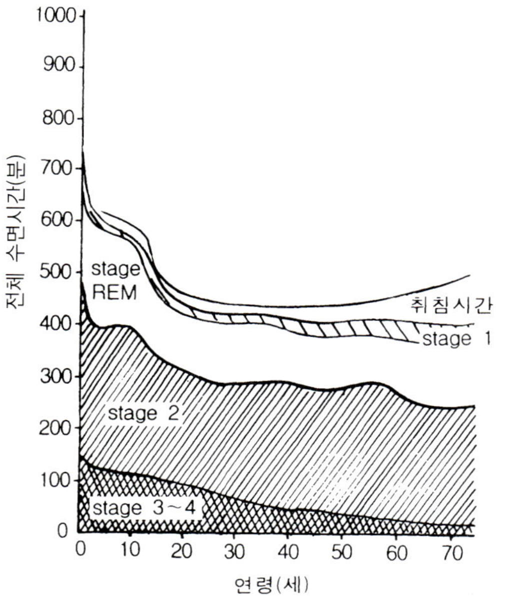

그림 Ⅰ-144. 연령에 의한 수면내용의 변화

생리적으로 하룻밤 중의 수면시간 및 구축은 연령에 따라 분명히 변화하므로 연령에 따른 수면의 생리적 변화에 대응하여 여러 가지 수면이상이 보인다. 하룻밤 중에 각성, 수면은 연령에 따라서 다상성 수면형, 단상성 수면형 등 다른 패턴을 나타낸다. 그리고 수면주기는 유아는 성인에 비해 짧다. 신생아에서 하루 중 전체 수면시간은 16~17시간이나 그 중 렘수면은 약 50%로 비렘수면의 비율과 거의 같다. 수유나 배설 때에 몇 시간을 주기로 단시간에 각성, 수면을 반복하는 다상성 수면형을 보인다. 생후 4개월경부터 전체 수면시간은 14~15시간이 되며, 1회의 수면시간도 연장하나 단상성 수면형으로 이행하는 경향을 보인다. 3세경의 전체 수면시간은 10~11시간이 되며(렘수면은 20~25%), 낮동안의 수면은 적고 짧아진다. 5세까지는 낮잠의 형태로 주간의 잠이 남지만 6세 이후에는 거의 성인과 같은 단상성 수면형이 된다. 10세경에는 통학과 환경 때문에 낮동안의 수면은 보이지 않게 되고, 수면시간은 10시간으로 되며, 단상성 수면형으로 된다. 14~15세 이후부터 청년기에는 8시간(렘수면은 약 20%)이 된다.

연령과 함께 수면시간은 변화하여 35세 전후를 경계로 취침시간은 점차 길어지나 전체 수면시간은 점차 감소한다. 또 연령의 증가에 따라 느린파가 나타나는 심수면(수면 3, 4단계)은 감소하며, 경수면(수면 1, 2단계), 특히 수면 1단계가 증가하게 된다. 노인에서 비렘수면은 6시간으로 분명하게 감소하나 렘수면의 감소는 적은 편이다(렘수면은 20% 이하).

3. 정상소아의 수면뇌파

학습목표

1. 소아의 수면뇌파의 특징을 이해한다. (A)
2. 교대성뇌파를 이해한다. (B)

각성–수면 이행기에 성인에서는 비교적 저진폭이 되나 소아에서는 큰 변화없이 고진폭 서파가 지속적으로 나타난다. 그림 Ⅰ–145에 신생아기에서 15세까지의 특징적인 뇌파 변화의 추이를 나타냈다.

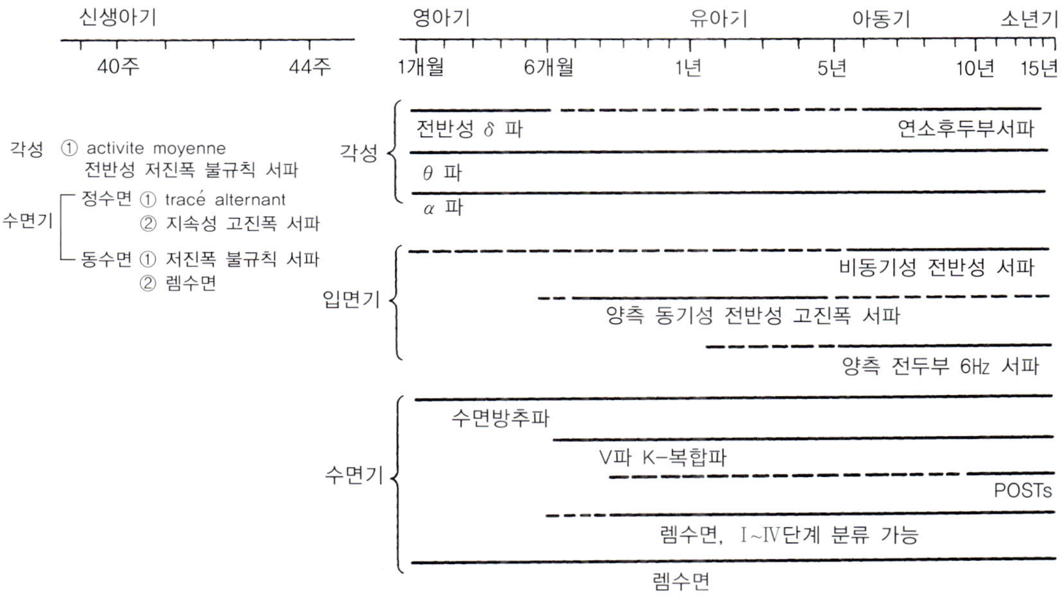

그림 Ⅰ–145. 신생아부터 소년기까지의 정상뇌파의 변화

1) 신생아기(0~4주)

신생아 뇌파에서 수면단계의 분류는 지금까지 설명한 방법과는 다르며, **각성(awake), 동수면(active sleep), 정수면(quite sleep), 중간수면(intermediate sleep)으로 나누어진다.**

① **동수면은 경수면과 렘수면에 해당되며, 뇌파에서는 저진폭의 불규칙한 느린파가 주로 나타난다**(그림 Ⅰ–146). 즉 눈을 감은 상태에서 얼굴, 팔다리의 움직임이나 빠른눈운동(rapid eye movement, REM)을 볼 수 있으며, 근육의 긴장이 소실하여 근전도는 나타나지 않으나 호흡은 매우 불규칙하다. **동수면은 성장하면서 렘수면(REM sleep)으로 이행한다.**

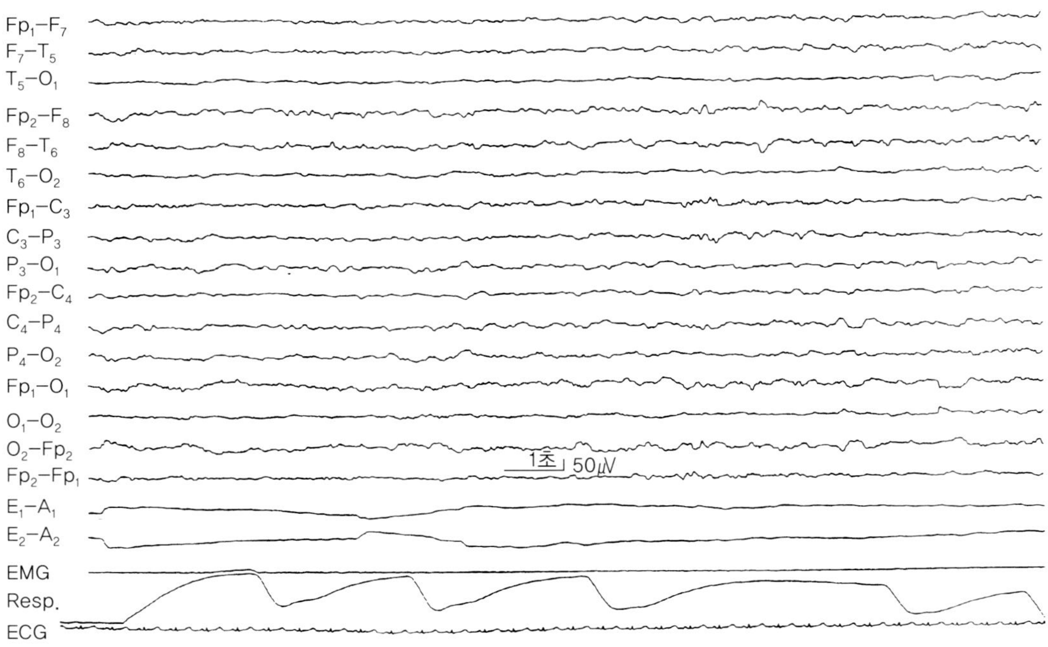

그림 Ⅰ-146. 소아뇌파 신생아기(동수면, 32주, 여아)

② **정수면은 심수면에 해당되며, 뇌파에서는 지속성의 고진폭 서파가 주로 나타난다**(그림 Ⅰ-147). 즉 눈을 감은 상태에서 몸의 움직임 및 빠른눈운동은 볼 수 없으나 근육의 긴장이 보이며, 호흡은 규칙적이다. **정수면은 성장하면서 비렘수면(NREM sleep)으로 이행한다.**

③ 중간수면은 2개의 수면 특징을 모두 가지고 있어서 어느 것인지 판정하기 곤란한 수면으로 부정수면이라고도 한다.

신생아는 정수면에 이어 동수면이 출현하나 뇌파만으로는 각성과 수면이 명확하지 않으므로 뇌파 외에 안구운동, 근전도, 호흡, 맥박, 심전도 등을 동시 기록해야 한다. 신생아의 **각성기 뇌파는 activite moyenne라고도 하며, 전반성, 좌우비대칭성, 비주기성, 불규칙한 저진폭(20~50㎶) 서파가 혼입한다. δ파(0.5~3㎐)를 주체로 하나 θ파(3~7㎐)가 혼입한다**(그림 Ⅰ-148). 이 불규칙한 느린파에 13~24㎐의 저진폭 속파인 α파, β파가 겹쳐 나타나고, 빠른파는 생후 며칠 지나면 감소되나 안정된 주파수의 파형은 나타나지 않는다. **신생아의 정수면기(비렘수면기)에는 1~3㎐의 고진폭(100~150㎶), δ파가 전반성, 불규칙성으로 4~5초간의 돌발파(burst)와 여러 가지 주파수 및 저진폭(5~30㎶)의 평탄한 뇌파가 4~5초간 돌발파로서 교대로 반복하는 교대성뇌파(tracé alternant)가 나타난다**(그림 Ⅰ-149). 고진폭상 때에는 이마부위에 자주 극파가 출현한다. 교대성뇌파 외에 정수면기에는 지속성, 전반성, 불규칙성

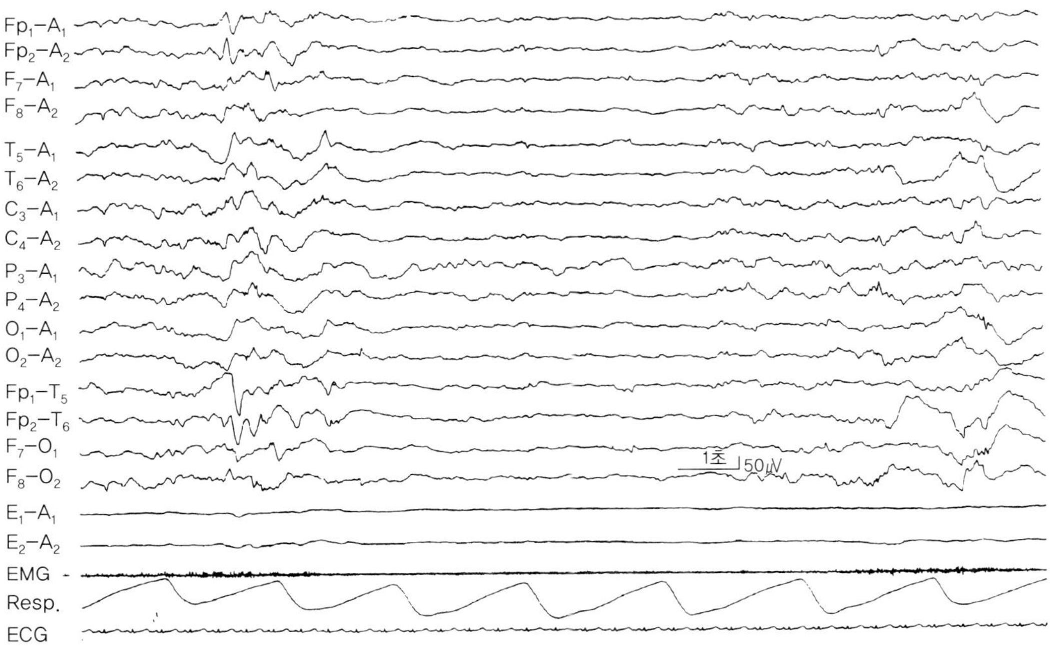

그림 Ⅰ-147. 소아뇌파 신생아기(정수면, 32주, 여아)

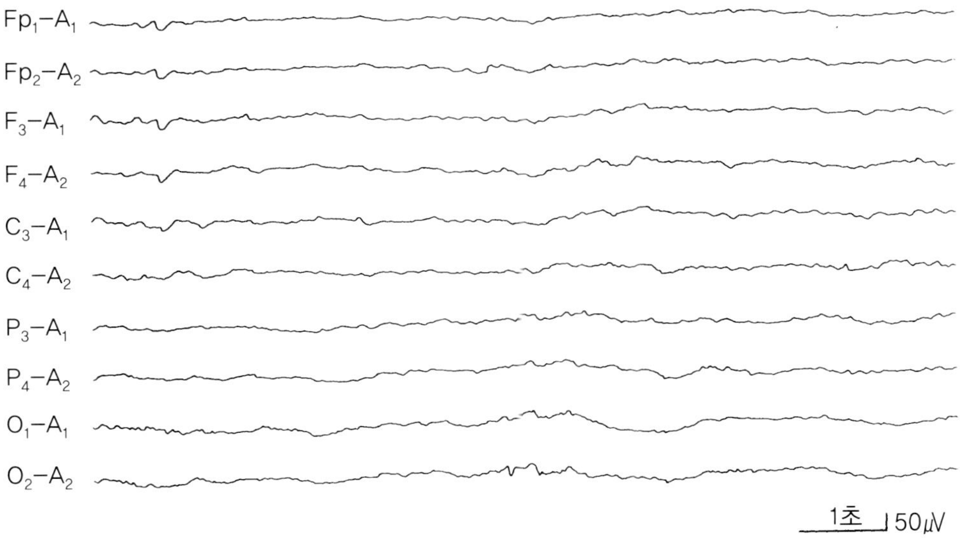

그림 Ⅰ-148. 신생아 각성기 뇌파(tracé alternant, 7일, 여아)

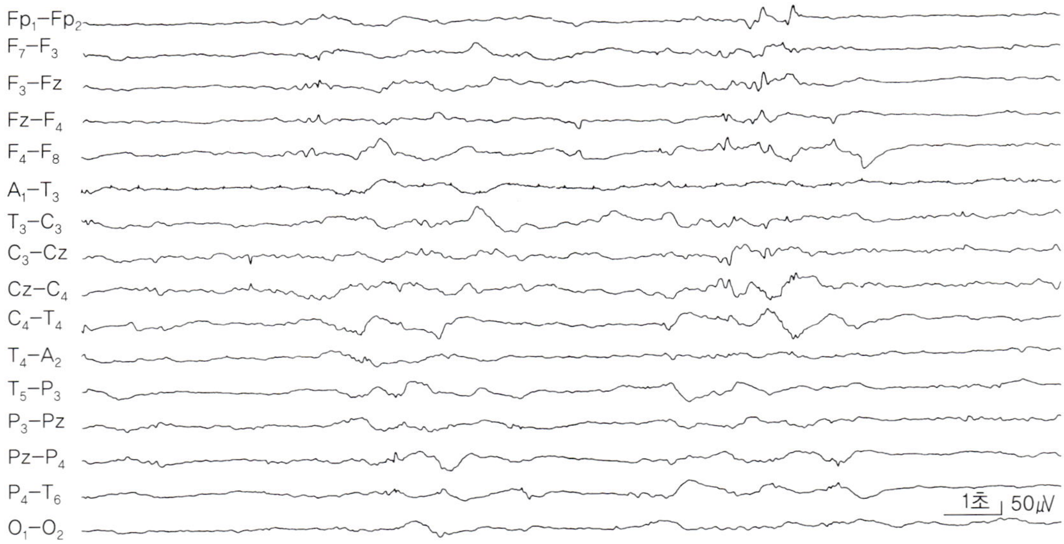

그림 Ⅰ–149. 신생아의 정수면기 뇌파(7일, 여아)

으로 0.5~2㎐의 고진폭(50~200μV) δ파가 뒤통수부위 우세로 출현하며, 자주 18~25㎐의 잔물결파가 겹쳐 나타나나 **유파는 나타나지 않는다. 동수면기(렘수면기)에는 지속성, 저~중진폭(20~60μV)의 불규칙한 느린파(θ파, δ파)가 나타나나 고진폭 δ파의 혼입도 보인다.**

신생아에서는 입면기(drowsiness)의 판정이 어렵고, 동수면과 정수면의 변화도 매우 빠르다. 그리고 신생아의 수면주기(sleep cycle)는 45~60분이며, 동수면은 약 25분, 정수면은 약 20분 정도이나 경계가 분명하지 않은 수면과 각성을 반복하므로 뇌파에서 그 이행은 분명하지 않다. 각성, 수면의 분화 및 수면주기의 구별이 분명하게 되는 것은 임신 32주경부터 가능하다. 교대성뇌파는 성숙아(임신 40주, 36주경부터 출현하여 44주경)에서 출현하나 만기출산일 때에는 생후 1개월에 소실되므로 뇌의 성숙도의 지표가 된다.

2) 영아기(4주~1세)

영아기는 각성기, 입면기, 수면기 뇌파의 변화가 분명하게 되며, 개월 수가 증가함에 따라 주파수, 진폭 모두 증가한다.

각성기에는 율동성 및 비율동성 서파(δ및 θ파)를 전반성으로 볼 수 있으나 자주 뒤통수부위 우세로 출현한다. 특히 5개월 이후에는 율동성 θ파가 중심 · 뒤통수부위에서 보인다. 뒤통수부위에서는 5개월경에 5㎐, 12개월경에 6~8㎐의 파형이 보이게 되며, 뇌파의 진폭도 1세경에는 50~75μV로 감소한다.

수면기에는 동수면이 렘수면으로 변화하게 되는데 1개월경에는 전체수면의 50%를 차지하며, 3~5개월경에는 40%, 6~12개월경에는 30%로 렘수면은 전체 수면시간에 대한 비율이 성장과 함께 감소한다. 3개월 이후가 되면 수면시작은 동수면이 없어지며, 비렘수면에서 렘수면으로 이행하게 된다. **6개월경이 되면 수면 1~4단계의 분류가 가능하다. 이 시기에 수면 방추파(sleep spindle), 두개정예파트랜지언트(vertex sharp transient, V wave), K-복합파(K-complex)가 출현한다.** 영아기에는 14㎐ 수면 방추파(spindle)가 생후 몇 주부터 경수면기에 중심부위 우세로 좌우동기성으로 출현하기 시작하여 생후 2~3개월경에는 분명하게 나타나며, 뇌발달의 중요한 지표가 된다(그림 Ⅰ-150). 수면 방추파는 영아기에 자주 진폭, 동기성이 비대칭성이며, 또 좌우 교대성으로 출현하는 일이 있으나 영아기에는 좌우 교대성으

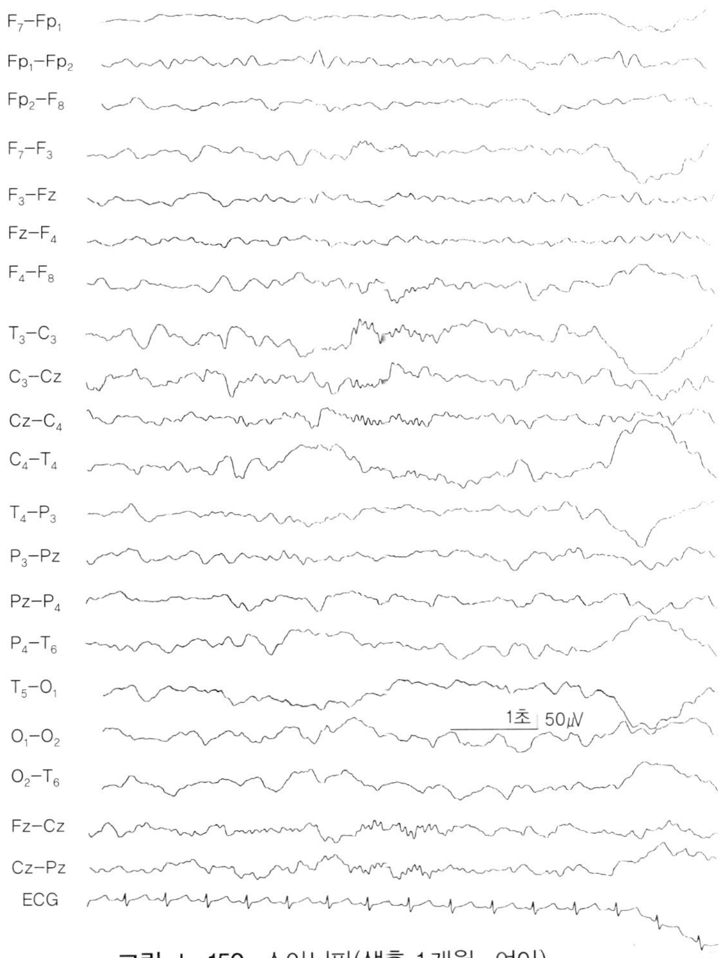

그림 Ⅰ-150. 소아뇌파(생후 1개월, 여아)
방추파가 나타나고 있다.

로 출현해도 이상은 아니다. 더욱더 이 시기가 되면 교대성뇌파는 쇠퇴한다. 보통 신생아기에 유파(봉우리파, hump)는 나타나지 않고, 생후 3~6개월경에 출현하기 시작하며, 출현이 분명하게 되는 것은 대개 12개월 전후이다. K-복합파는 강한 자극을 주어도 나타나지 않으나 생후 몇 개월부터 출현하며, 영아기에는 진폭이 크고, 뾰족하며, 연발되는 것도 있다.

각성과 수면 이행기에는 성인에서 광범성의 저진폭 서파 패턴으로 된다. 그러나 영아는 입면기와 수면에서 각성할 때 성인뇌파와는 현저히 다른 파형을 나타낸다. **영아에서는 입면기에 고진폭(300~400㎶) 서파(4~7㎐의 θ파)가 중심부위, 마루부위를 중심으로 양측 동기성으로 연속하여 광범성 혹은 돌발성으로 나타나고, 때로는 저진폭 속파를 동반하는 일이 있는데 이것을 입면기과동기성θ파(hypnagogic hypersynchronous θ wave) 또는 입면시과동기성θ군발(hypnagogic hypersynchronous θ burst)이라고 한다(그림 Ⅰ-151). 이 파형은 입면기에 보이는 고진폭 서파돌발파(군발)로 1세 전후에 가장 고진폭(150~200㎶)을 나타낸다.** 주파수는 생후 6개월경까지는 2~4㎐, 1세 전후에서 2~6㎐, 10세 전후에서 5~7㎐로 연령의 증가와 함께 주파수가 빠르게 되며, 15세를 넘으면 나타나지 않는다.

영아에서는 입면기에 고진폭 서파돌발파(군발)가 출현해도 생리적 반응으로서 이상이라고는 할 수 없으나 성인에서 출현하는 경우에는 이상뇌파로 판정된다. 따라서 이 파형과 간질(epilepsy) 돌발파의 구별이 뇌파진단에서는 매우 중요하다. 또한 건강한 유아에서는 입면기과동기성θ파에 극파를 동반하는 일은 없다.

각성될 때에는 좌우동기성, 전반성, 고진폭 서파가 지속적으로 나타나는데 이것을 각성직후고진폭서파군발(post arousal hypersynchrony)이라고 한다(그림 Ⅰ-152). 영아기에는 2~4㎐, 유아기에는 4~7㎐의 느린파가 고진폭으로 몇 십초 정도 계속된 후에 정상 각성시 뇌파로 이행된다. 이 파형은 연령이 증가함에 따라 점차 감소하여 나타나기 어려우나 돌발파(군발, burst)로서의 느린파는 간질(epilepsy) 이상파로 잘못 보는 경우가 있으므로 주의해야 한다.

3) 유아기(1~5세)

유아는 연령에 따라 점차로 성인의 수면과정에 근접하게 되나 본질적으로는 그다지 변하지 않는다. **유아의 입면기에는 4~6㎐의 θ파가 양측 동기성으로 광범위하게 돌발성으로 고진폭 서파군이 무리를 지어 나타나는데 이것을 입면기과동기성θ파(hypnagogic hypersynchrnous θ wave) 또는 입면시과동기성θ군발(hypnagogic hypersynchronous θ burst)이라고 한다.** 그리고 경수면기에는 양측 동기성, 좌우대칭성으로 14㎐의 수면 방추파가 중심-마루부위에 나타나며, 유파의 진폭은 크고 연속적으로 나타난다.

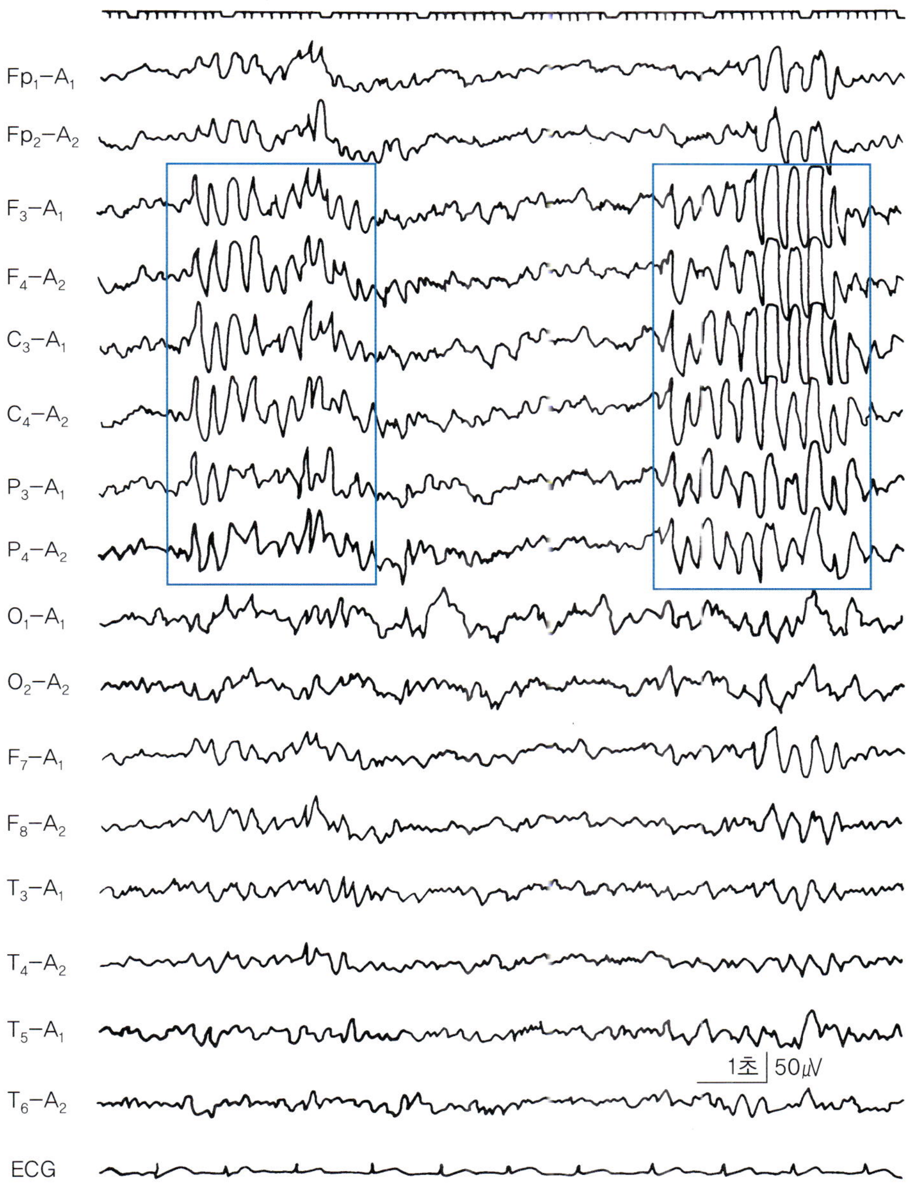

그림 Ⅰ–151. 소아의 입면기과동기성θ군발

수면 1단계의 입면기(졸음시)에 출현한 약 5㎐의 그진폭 서파돌발파(군발)이 양측 동기성으로 출현하여 이마, 중심부위 우세로 넓은 부위에 이르고 있다.

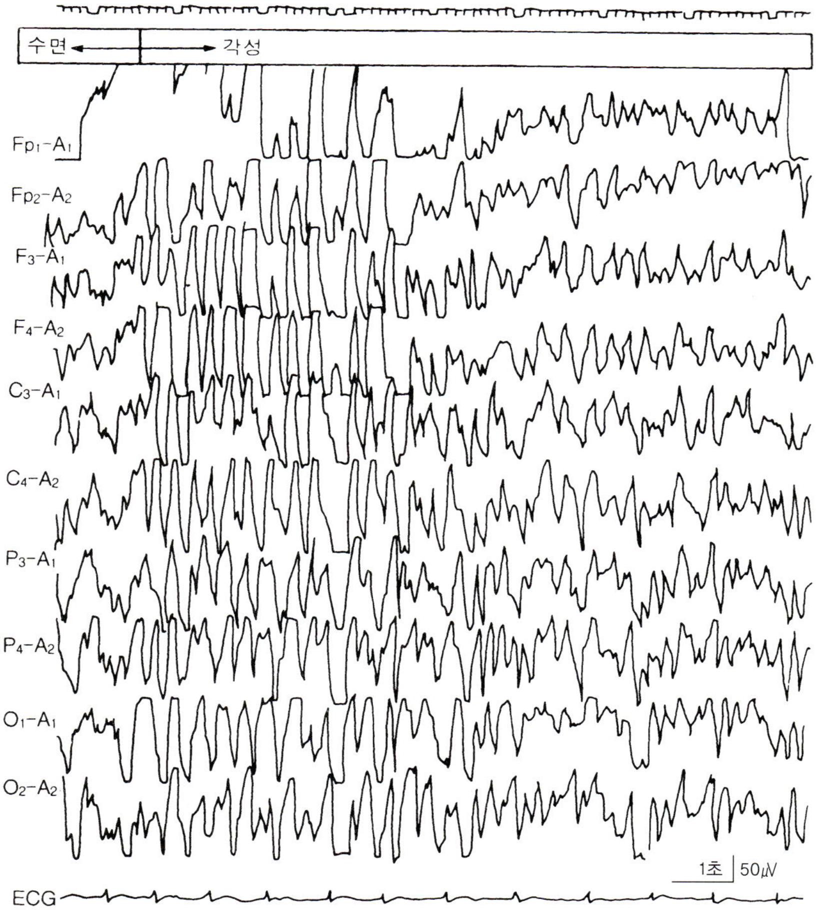

그림 Ⅰ-152. 각성시 고진폭 서파돌발파(군발)

소아에서는 입면기에 보이는 것과 같이 4~6㎐의 고진폭 서파군이 전체 유도에 출현하여 몇 초간 계속한 후 정상의 각성시 뇌파에 이행한다. 유아에서는 분명하다.

4) 아동기(6~10세)

아동의 입면기에는 성인뇌파와 같은 모양의 유파나 방추파가 출현한다. 유파는 진폭이 높고, 12㎐ 수면 방추파는 10세경에 현저하게 되며, 마루부위 우세로 출현한다. 그리고 입면기 과동기성 서파는 소실되어 거의 나타나지 않으며, 뒤통수부위에 양성의 예파모양인 뒤통수부위양성예파트랜지언트(positive occipital sharp transient of sleep, POSTs)가 나타난다(그림 Ⅰ-145, 표 Ⅰ-11).

5) 소년기(11~19세)

12㎐ 수면 방추파는 이마부위 우세로 진폭이 최대로 되나 이 연령 이후에는 감소한다. 그리고 심수면기의 뇌파는 성인과 유사하며, 각성반응도 완전히 소실된다.

J. 이상뇌파

이상뇌파는 피검자의 연령, 뇌파기록 시의 상태(안정, 각성, 수면 등) 및 협력도, 신체적 상태 등을 충분히 고려하여 정상뇌파의 기준에 포함되지 않는 것을 말하며, 다음과 같은 경우는 이상소견으로 한다.

① **건강한 정상인에서 출현해야 할 뇌파가 감소되거나 나타나지 않는 경우**
② **건강한 정상인에서 출현하지 않아도 되는 다른 뇌파가 나타나는 경우**

의사가 판독하여 진단하는 경우에는 뇌파가 정확한 방법과 순서에 의해 기록되었다는 것을 전제로 한다. 따라서 검사자는 다음의 모든 조건을 만족하는 뇌파를 기록할 수 있도록 항상 주의해야 한다. 아울러 뇌파소견을 판독하기 전에는 다음 상태를 먼저 확인해야 한다.

① 뇌파검사를 할 때에는 피검자의 상태(졸음여부, 의식여부)나 검사에 대한 협력정도가 어떤지를 확인한다.
   ㉮ 피검자에 대한 배려 및 적극적인 마음가짐을 하고 있을 것
   ㉯ 안정, 각성, 폐안 시의 기초파가 기록되고 있을 것
   ㉰ 부활법이 바르게 실시되고 있을 것

② 뇌파가 기술적으로 정확하게 기록되었는지를 확인한다. 뇌파계가 정확하게 작동되어 뇌의 활동전위, 즉 뇌파가 정확하게 기록되었는지 또는 전극배치나 도출과의 관계가 어떤지를 확인한다.
   ㉮ 전극의 종류와 부착방법이 적절할 것
   ㉯ 전극의 위치가 정확할 것
   ㉰ 유도방법이 적절하게 선택되고 있을 것

㉣ 뇌파계가 정상적으로 있을 것
㉤ 뇌파계가 바르게 조작되고 있을 것

③ **뇌파기록 중에 인공산물(artifact)이 혼입되었는지를 확인한다.** 가능하면 인공산물이 적은 상태로 기록하고, 만일 기록 중에 혼입되었다면 제거한 후 파형에 대해 판별해야 한다.

이상뇌파의 출현에는 뇌의 기질적 혹은 기능적장애가 관여한다. 기질적장애(뇌혈관장애, 뇌종양, 뇌고름집 등)가 관여하는 경우에는 병소부위의 뇌조직에 직접적인 영향과 주위조직에 간접적인 영향이 나타난다. 또 병소부위와 머리덮개(두피, scalp) 기록전극과의 거리관계(병소부위가 표재성인가, 깊은부분(심부)인가)에 의해서 이상뇌파의 출현양식이 다르다. 기능적장애로는 Po_2, Pco_2, pH, 전해질 등의 대사성인자가 관여한다. 그러나 뇌파는 뇌조직의 전기적 변화를 나타내므로 뇌파소견만으로는 임상진단이 곤란하나 전반적인 뇌기능 상태의 파악에는 중요한 정보를 제공한다.

1. 뇌파 판정의 기재사항

뇌파검사로부터 직접 질환을 진단하는 것은 아니며, 뇌파패턴을 잘 파악하여 임상경과나 소견, 다른 검사결과 등을 종합하여 진단하는 것이 중요하다. **뇌파를 판독하기 전에는 미리 피검자의 연령, 성별, 기왕력, 현재병력과 임상증상, 기록시의 상태 등을 잘 알아두어야 한다. 또한 의식 상태나 간질(epilepsy)이 의심되는 경우에는 증상 유무, 복용약물 등을 잘 알아두어야 한다.**

뇌파의 판독은 검사자의 업무영역이 아니라 판정의사에 의해서 판독되어 보고서가 작성된다. 그러나 뇌파검사 중 발생하는 인공산물들의 제거에 효과적으로 대처하기 위해서는 기본적인 판독 능력이 있어야 한다. 가장 중요한 것은 정상적인 뇌파의 기초율동을 아는 것이며, 보고서에는 다음과 같은 사항을 기재한다.

① **안정, 각성(awake), 폐안시의 기초율동 및 배경뇌파를 기재한다.** 기본파(α파) 및 빠른파와 느린파의 유무, 주파수, 주기, 진폭, 출현양식, 연속성, 개안 · 폐안에 의한 α파의 억제 여부 등을 기재한다. 기초율동의 전체적인 규칙성, 우세성, 좌우차의 유무, 위상,

연령 등을 고려한 서파화의 경향도 기재한다.

② **수면뇌파에 대한 사항을 기재한다.** 수면단계에 의한 뇌파의 변화, 결여활동(lazy activity), 수면시에 출현하는 비돌발성 및 돌발성 이상에 대해서 기재한다.

③ **부활법에 의한 뇌파의 변화를 기재한다.** 부활법에서 자극에 대한 반응성 등을 기재한다.

④ **이상뇌파의 출현을 기재한다.** 중요한 이상파의 종류, 양, 출현양식(산발성, 율동성, 지속성, 간헐성 등), 출현부위(광범성, 일측성, 양측성, 국재성, 초점성 등) 등에 대해서 기재한다. 검사 중에 나타난 이상소견의 변화와 뇌파상과의 관계를 기재한다.

⑤ **뇌파상의 병태생리적 해석을 기재한다.** 정상뇌파(normal), 경계뇌파(borderline), 이상뇌파(경도, 중등도, 고도) 등 이상 정도를 몇 단계로 구분하여 종합적으로 판정한다.

⑥ **필요에 따라 진단과 치료에 대한 판독의사의 의견을 반드시 기재한다.** 정상뇌파를 보여도 임상증상과 맞추지 말고, 의심스러울 때나 경계뇌파를 나타낼 때에는 날짜를 바꾸어서 검사를 반복하여 이상파의 유무를 확인하여 이상에 대한 근거를 제시해야 한다. 또 이상파는 증상에 의해 변동이 있으므로 검사를 반복하여 이상파의 변동을 추구하는 것은 진단이나 치료에서 유력한 단서를 주는 경우가 많다.

⑦ 기록 시 환자상태와 기록의 문제를 기재한다

2. 이상뇌파의 판독 요점

① **항상 나타나는 기본이 되는 배경파(background activity)가 같은 연령의 건강한 정상인과 비교하여 어떻게 변화하고 있는지를 확인한다.**

② **건강한 정상인에서 나타나지 않는 돌발파(paraoxysmal wave)가 나타나고 있는지, 그 이상뇌파는 어떻게 나타나는지, 나타난 부위는 어디인지, 좌우대칭부위에서 차이가 있는지를 확인한다.**

③ **이상뇌파는 언제 나타날지 알 수 없으므로 되도록 장시간의 기록을 얻어야 한다. 이상뇌파가 나타나지 않아도 완전히 정상이라고는 할 수 없으므로 의심스러울 때에는 여러 가지 방법을 이용하여 이상뇌파의 부활법을 실시해야 한다.**

3. 뇌파검사의 대상 질환

학습목표

1. 뇌파검사의 임상적 의의를 이해한다. (A)

뇌파는 객관적, 비침습적, 연속적인 동시에 간편하게 대뇌기능을 평가할 수 있는 검사로 **뇌의 기능을 다양하게 반영하므로 뇌기능에 장애를 일으키는 질환은 모두 뇌파검사의 대상이 된다.** 또한 **모든 수면 시에는 대뇌기능에 관계하므로 수면-각성장애에서는 뇌파검사를 필요로 한다.** 그러나 뇌파검사에서 가장 중요한 것은 적용과 한계를 잘 이해해야 하며, 뇌파는 어디까지나 임상진단의 보조검사법으로서 이용된다.

뇌파검사의 대상이 되는 질환은 다음과 같다.

① **지속되는 증상 : 두통, 구토, 의식장애, 현기증, 발육장애,** 감각장애, 운동장애 등 뇌가 관여하고 있는 증상

② **발작성(돌발성) 증상 :** 실신, 무반응, 전신 또는 국소부위의 경련, 이상행동, 복통, 두근거림(심계항진, palpitation), 호흡곤란, 히스테리 등

③ **질환 :** 뇌파검사만으로 질환의 진단명이 확정되는 것은 아니므로 임상소견이나 경과 및 다른 검사와 함께 종합하여 진단하는 것이 일반적이다.

㉮ **뇌전증(간질, epilepsy) : 대발작, 결신발작(소발작), 웨스트증후군, 레녹스-가스타우트증후군, 관자엽뇌전증(측두엽간질), 잭슨뇌전증, 자율신경발작 등 뇌전증의 범주에 들어있는 다양한 증후군. 뇌전증(cerebro electric disorders, CED)은 그동안 간질(epilepsy)로 불렸다.**

㉯ 공간점유병터(space occupying lesion)의 국재부위 및 그것에 따른 허혈이나 부종의 정도와 범위의 판단 : **뇌종양(brain tumor),** 뇌고름집(뇌농양, brain abscess), **뇌출혈, 뇌혈전, 뇌동맥류 등의 뇌혈관장애**

㉰ 중독성 및 대사성 뇌증 : 간성뇌증, 신성뇌증, 당뇨병성뇌증, 요독증, 갑상선기능 이상, 상피소체기능 이상, 부신겉질기능 이상, 뇌하수체기능 이상, 급성포르피린증, 저산소혈증, 페닐케톤뇨증 등의 뇌대사 이상

㉱ 감염성 뇌질환 : 수막염, 급성 및 아급성뇌염

㉤ **머리(두부)외상** : 뇌좌상, 뇌진탕, 머리(두개, cranial)내출혈, 머리뼈(두개골, skull) 골절, 외상성 뇌전증

㉥ 선천성기형 : 작은머리증(소두증), 정상압물뇌증(정상압수두증), 결절성경화증 등

㉦ **수면이상 : 기면증(발작수면, narcolepsy), 불면증(insomnia), 수면무호흡증후군** (sleep apnea syndrome, SAS)

이외에도 뇌파검사는 뇌의 기질적장애의 판별, 수면단계의 판정과 수면장애 검사, 영 · 유아의 뇌의 발달검사 등으로부터 수술 중의 모니터링까지 현재에는 폭넓은 범위에서 이용되고 있다. 이 중에서 **가장 중요한 질환은 뇌전증(간질, epilepsy)이며, 머리외상, 뇌종양 등의 뇌손상, 뇌와 기질적 및 기능적으로 관련되어 있는 증상을 알 수 있다. 또한 질환에 대한 진단, 치료효과 및 예후판정은 물론 각종 질환에 동반되고, 뇌사를 포함한 의식장애 등의 판정에 뇌파검사가 이용된다.** 그러나 뇌파소견으로는 뇌 작용의 일부를 추측하는 것에 지나지 않는다.

각 질환마다 특이적인 뇌파상은 없는 것이고, 뇌의 기능에 따라서 출현하는 뇌파패턴으로부터 질병상태를 추정하여 진단에 도움을 준다. 예를 들면 뇌척수액 소견, X선촬영, 뇌혈관촬영, 머리CT scan검사, 기타 영상데이터 등 다른 검사 데이터를 참고하여 정확하게 진단해야 한다. 즉 뇌파도 결국 임상진단의 하나의 데이터로 사용하는 것이 바람직하다. 최근 영상진단학은 중추신경계(central nervous system)의 병변부위나 병적 원인의 진단에 뇌파보다는 매우 우수한 검사방법으로 뇌종양, 뇌혈관장애 등 국재성 병변을 일으키는 질환에서는 분명하게 유용하나 대뇌기능을 평가할 수는 없다.

이상뇌파는 이상소견의 출현양식에 의해서 ① 비돌발성 이상(기초율동의 이상), ② 이상 서파의 출현 ③ 돌발성 이상(간질발작파), ④ 주기성 방전, ⑤ 의식장애, ⑥ 거짓간질(위간질) 발작파, ⑦ 기타 이상소견 등으로 나눌 수 있다. 뇌파검사에서는 그러한 것을 찾아내는 것과 동시에 발현부위를 알 수 있다. 이상뇌파는 표 Ⅰ-11에 나타낸 것과 같은 소견이 있으나 ① 각성 시 성인에서 느린파의 출현, ② 간질발작파(간질방전, epileptiform activity), ③ 의식장애의 뇌파, ④ 정신질환과 관련된 주기성 패턴(periodic patterns)이 중요하다.

4. 배경활동의 서파화

정상성인의 α율동은 뒤통수부위 우세로 분포하며, 점증 · 점감(waxing and waning)을 볼 수 있다. 그리고 **주파수는 9~12㎐ 범위 내에서 거의 일정하며, 일반적으로 약간의 β파가 섞여 있다**(그림 Ⅰ-153A). 이에 대해 단극, 쌍극 어느 유도법에서도 단조롭고, 비교적 고진폭으로 나타나는 **광범성 느린 α파(diffuse slow α pattern)는 만성적으로 뇌기능 수준이 저하되는 상태를 나타낸다**(그림 Ⅰ-153B).

표 Ⅰ-11. 뇌파의 이상소견

1. 비특이 소견(nonspecific patterns)
   1) 느린파(slow wave)
      (1) θ파, 국재성, 전반성
      (2) δ파, 국재성, 전반성
      이마부위간헐성리듬성델타활동(전두부간헐성율동성델타활동, frontal intermittent rhythmic delta activity, FIRDA, 퍼다), 다형성델타활동(PDA)
   2) 비대칭성(asymmetry)
   3) 배경활동 억제(background activity suppression)
   4) 과잉속파(excessive fast activity)

2. 특이소견(distinctive patterns)
   1) 간질발작파(epileptiform activity)
      (1) 전반성(generalized)
         ① 3㎐ 극서파복합
         ② 극서파복합
         ③ 느린극서파복합
         ④ 다극서파복합
         ⑤ 다극파
      (2) 집점성(focal) 극파, 예파
      (3) 다집점성(multifocal)
         ① 점두경련의뇌파(힙스아리트미아, hypsarrythmia)
         ② 다집점성 극파
   2) 주기성 패턴(periodic patterns)
      (1) 주기성동기성방전(PSD)
      (2) 3상성파
      (3) 돌발파-억제(burst suppression)
      (4) 주기성일측성간질형방전(PLEDs)
      (5) 주기성복합파(periodic complex)
   3) 혼수 패턴(coma patterns)
      (1) α, θ, β, 방추파 혼수
      (2) 평탄뇌파(electrocerebral inactivity)

각성시의 기초율동이 늦어지는 경우는 정현파(sine curve)에 가까운 α파와 같은 파형을 유지하면서 주파수가 늦어지는 단순하고 변화가 적은 서파화(그림 Ⅰ-153C)와 α파 속에 느린파가 불규칙하게 섞여 있는 불규칙한 서파화(그림 Ⅰ-153D)가 있다. 단순하고 변화가 적은 서파화는 뇌의 기능적 수준 저하와 대사 저하(예를 들면 내분비장애 등)에서 많이 볼 수 있다. 이에 대해 불규칙 서파화와 같이 비율동성, 다형성인 서파화를 나타내는 경우는 뇌의 기질적장애를 배경으로 한 것이 많다. 의식장애가 있는 경우에도 불규칙 서파화가 일어난다.

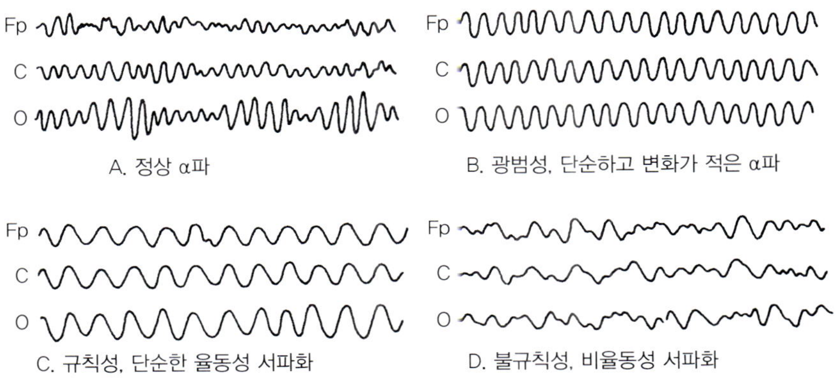

그림 Ⅰ-153. 기초율동의 변화

돌발성 이상에 비해 지속적인 **배경활동(기초율동)의 이상은 비돌발성(비간헐성, 비발작성 non-paroxysmal) 이상으로 나타난다.**

1) α파의 이상

① 주파수가 8㎐를 중심으로 한 느린 α파(slow α wave)

② 진폭이 100㎶를 넘는 고진폭 α파(high voltage α wave)

③ 점증 · 점감이 없는 지속성 α파(continuous α wave, 그림 Ⅰ-108)

④ 머리덮개(scalp)위에서 광범성으로 출현하는 광범성 α파(diffuse α wave, 그림 Ⅰ-107)

⑤ 일측성으로 결여하는 α파, 결여된 쪽의 결여활동(lazy activity, 그림 Ⅰ-111)

2) β파의 이상

① 진폭이 50㎶를 넘는 고진폭 β파(high voltage β wave)

② 편측성으로 출현하는 좌우차(출현, 억제를 이상으로 하는 것은 경우에 따라 다르다).

③ 한곳에 국한하여 출현하는 β파(자극과민성, irritable β wave)

5. 이상 서파의 출현

각성시 성인뇌파에서 θ, δ파의 출현은 분명한 이상이며 시간적으로는 지속성(비돌발성)~간헐성(돌발성) 출현, 공간적으로는 전반성~국재성 분포를 이상소견을 분류한다(표 Ⅰ-12).

① θ파의 이상

㉮ 이상뇌파의 대부분이 θ파의 출현에 의한 것으로 출현량이 많을수록 중증이다. 뇌파 보고서에는 출현량을 기록지의 각 장의 평균적인 값으로 대략적으로 소량(30% 이하), 중등량(30~70%), 다량(70% 이상)으로 표현한다.

㉯ 주파수는 늦을수록 중증이다.

② δ파의 이상

㉮ 출현량은 많을수록 중증이다.

㉯ 주파수는 늦을수록 중증이다.

표 Ⅰ-12. 느린파의 이상소견

	배경활동의 서파화	간헐성 서파	지속성 서파
주파수	θ파	θ, δ파	θ, δ파
분포	뒤통수부위 우세	국재성, 전반성	국재성, 전반성
파형	율동	율동~불규칙	불규칙
지속성	지속성	간헐성	지속성
반응성	있음*)	있음*)	없음
병변부위	광범성 대뇌겉질 기능저하 드물게 겉질밑층 기능저하	급성~아급성 광범성 대뇌겉질, 겉질밑층 기능저하 (심부 병변)	국재성~광범성 기질성 대뇌겉질 병변(표재성 병변)
질병상태의 정도	경도~중등도	경도~중등도	중등도~고도

*) 반응성 있음 : 개안, 정신활동 부활 등에서 이상소견은 감소하며, 과호흡 등에서 증강된다.

1) 간헐성 서파(intermittent slow waves)

국재성과 전반성 간헐성 서파로 나누어지며, 파형은 율동성(rhythmic)과 불규칙성(irregu-lar, 비율동성, arrhythmic)으로 나타난다(표 Ⅰ-12). 전반성간헐성율동성서파(generalized int-ermittent rhythmic slow waves, 그림 Ⅰ-154)는 θ~δ파가 율동적이며 전반성, 간헐성 돌발파(burst)로서 출현한다.

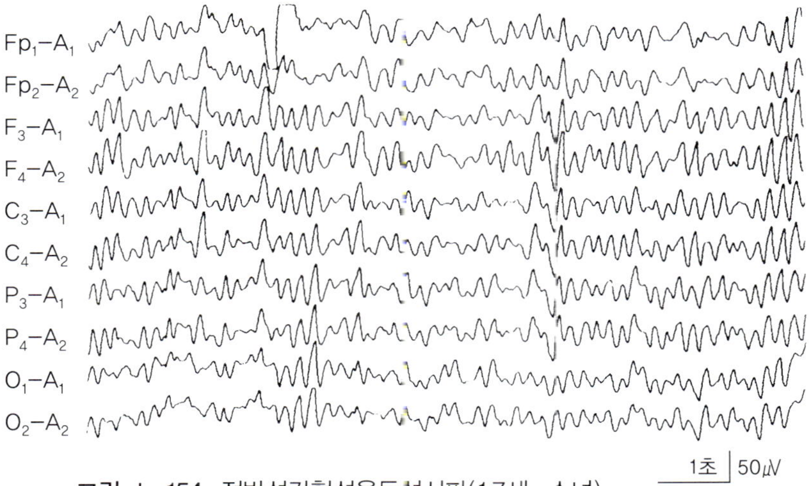

그림 Ⅰ-154. 전반성간헐성율동성서파(17세, 소녀)

대뇌 겉질밑층의 뇌바닥부분, 뇌줄기부분 등의 식부종양 및 소뇌종양의 병변이 있는 경우에는 원격성 뇌기능장애를 나타내는 파형으로 본래의 병변부위에서 떨어진 **이마부위나 뒤통수부위에 비교적 규칙적인 일련의 느린파가 출현한다.** 성인에서는 간헐성, 국재성, 양측성으로 **2~3㎐의 율동성 δ파가 양측 이마부위(Fp_1, Fp_2) 우세로 돌발파(burst)로서 나타난다. 이것을 이마부위간헐성리듬성델타활동(전두부간헐성율동성델타활동, frontal intermittent rhythmic delta activity, FIRDA, 퍼다)이라고 한다**(그림 Ⅰ-155).

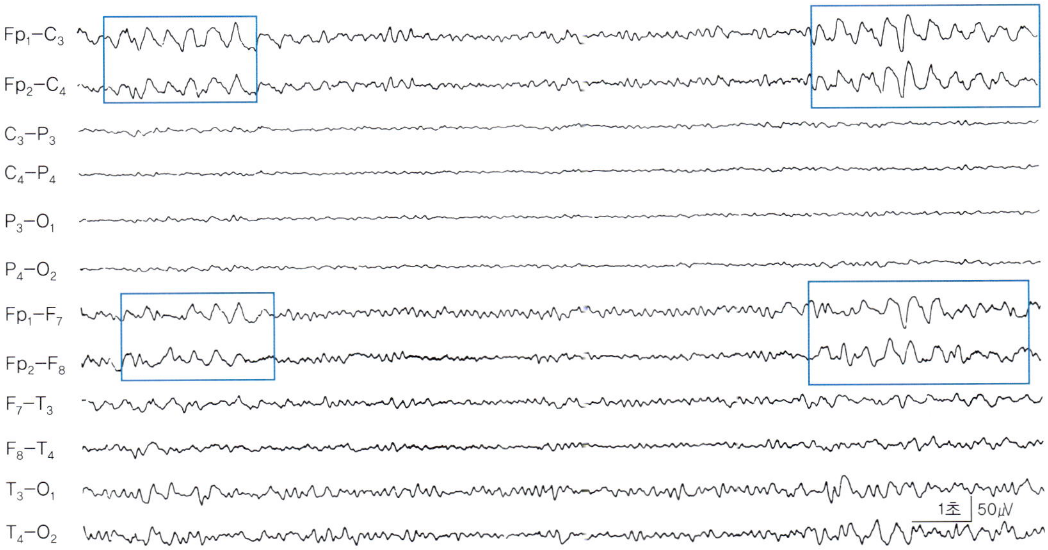

그림 Ⅰ-155. 이마부위간헐성리듬성델타활동(FIRDA, 61세, 남성)
양측 이마극부위(Fp_1, Fp_2)에 2.5㎐의 δ율동이 간헐성으로 출현하고 있다.

유아에서는 양측 뒤통수부위 우세로 출현하기 때문에 뒤통수부위간헐성리듬성델타활동(후두부간헐성율동성델타활동, occipital intermittent rhythmic delta activity, OIRDA, 오르다)이라고 한다. 이 둘을 총칭하여 단율동성델타활동(monorhythmic delta activity)이라고도 하며, 특징적인 율동성 서파로 나타나는 것을 간헐성율동성델타활동(intermittent rhythmic delta activity, IRDA, 이르다)이라고 한다. 전반성 율동성 서파는 ① 뒷머리뼈우묵(posterior cranial fossa tumor)이나 하수체종양(pituitary tumor) 등과 같은 중간뇌, 사이뇌 등 대뇌 깊은부분의 기질성 병변, ② 대사성, 중독성 뇌증, ③ 뇌압항진 상태 등과 관계가 있다.

느린파의 경우 율동성으로 개안 · 폐안 등에 의해 억제되고 과호흡 등의 부활에서 증강되며, 수면 시에 정상 수면패턴을 일으키고 빠른파가 겹쳐 나타나면 대뇌 깊은부분의 기원으로 추측된다. 그러나 그렇지 않은 경우는 표재성(대뇌겉질) 병변이 생각된다. 공간적 분포에서 국재성의 경우는 국재성 병변이 생각하며, 전반성의 경우는 대뇌 전체~심부병변이 생각된다.

2) 지속성 서파(continuous slow waves)

각성시 뇌파의 90% 이상에서 느린파가 출현하는 상태이며, 국재성과 전반성 지속성 서파로 나누어진다(표 Ⅰ-12). **국재성 지속성 서파는 국재성으로 불규칙한 δ파나 θ파를 지속적으로 보이는 상태로 뇌혈관장애 외에 뇌종양(brain tumor), 뇌외상 등 대뇌겉질의 기질성 병변(표재성 병변)에 의해 출현한다**(그림 Ⅰ-156).

전반성 지속성 서파는 δ파나 θ파만이 전반성으로 출현하며, α파나 빠른파의 출현은 보이지 않는다(그림 Ⅰ-157). **대뇌겉질의 광범성 기능저하를 의미하며, 의식장애가 심할수록 고진폭 δ파의 출현이 많아진다.** 급성뇌염, 대사성이나 중독성 뇌증, 광범위한 뇌혈관장애, 뇌부종 등의 광범성 대뇌기능 저하를 초래하는 질환, 전반성 강직-간대발작(tonic-clonic seizure) 등의 전반성 간질발작 후 의식 혼미상태(postictal stupor) 등에서 전반성 지속성 서파가 보인다. 뇌염, 뇌증 급성기의 뇌파 변화의 기본은 광범성 서파화가 주체가 되나 때로는 극파도 보인다.

지속성 서파는 개안 · 폐안 등의 반응성이 부족하고, 수면 시에는 정상수면 패턴을 보이지 않는다. 또 뇌종양은 부위, 깊이에 의해서 뇌파가 다르다. **표재성 뇌종양에서는 뇌종양 부위에 국재하는 뇌파 이상을 보이며, 지속성, 불규칙성, 집점성 δ파 등 느린파의 출현이 일반적이다. 표재성 뇌종양에서는 겉질활동이 겹쳐 나타나기 때문에 국재성으로 불규칙한 고진폭 δ파가 연속하여 출현하는데 이것을 다형성델타활동(polymorphic delta activity, PDA)이라고 한다.** 이것은 대뇌겉질의 병변을 시사하며, 국재성 기질성 질환과 관련이 있다.

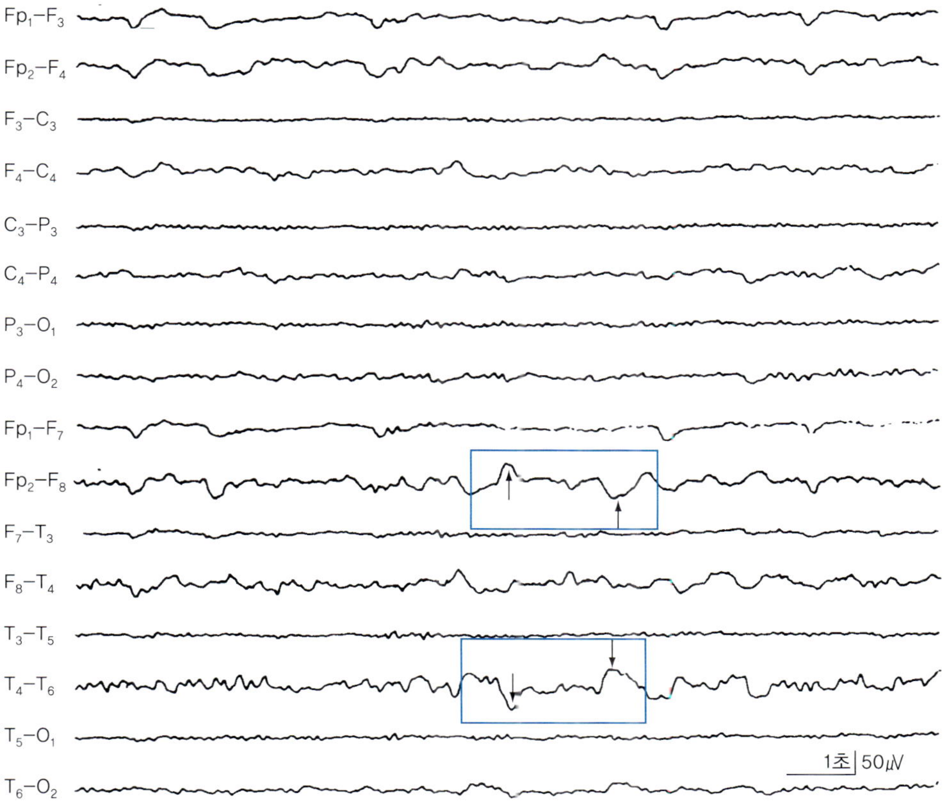

그림 Ⅰ–156. 국재성 지속성 서파(55세, 여성, 우측 관자엽출혈)
우반구에 지속성 느린파를 보이나 우측 관자부위에 위상역전을 보이고(화살표) 있다.

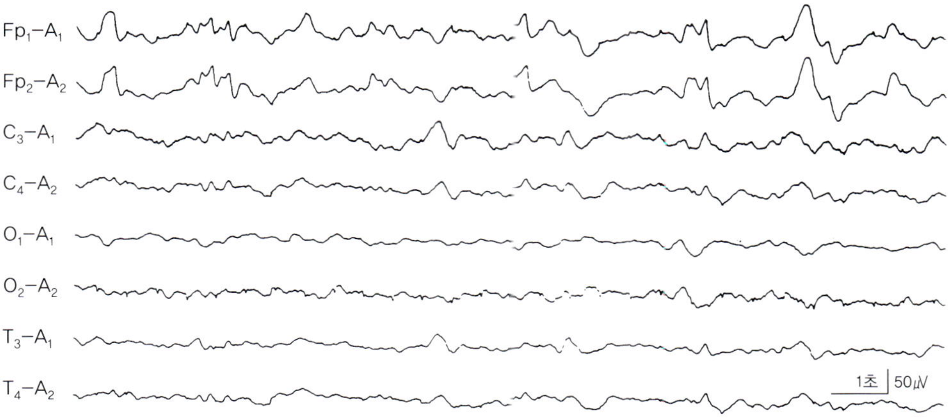

그림 Ⅰ–157. 전반성 지속성 서파(17세, 소녀)
바이러스성뇌염에 의해 반혼수 상태인 때의 뇌파이다.

6. 간질발작파(epileptiform activity)

학습목표

1. 간질발작파의 형태를 이해한다. (A)

간질발작파는 뇌파검사에서 가장 특징적인 소견이며, 간질을 확정 진단할 수 있는 중요한 소견이다. 이러한 발작파는 뇌 내의 발작이나 신체적인 발작과 관련되어 있으며, 돌발적으로 나타난다.

돌발파(paroxysmal wave)는 지속적인 이상이 아니라 파형이나 진폭 등 배경활동과 전혀 다른 특정 파형이 갑자기 1~몇 개 연속하여 나타났다가 갑자기 소실된다. 따라서 파형, 주파수, 진폭 등에 의해 배경활동으로부터 분명하게 구별할 수 있다. 이들 파형은 간질에서 특유한 이상소견이며, 지속이 몇 초 이내이면 발작간헐기간질발작파(interictal epileptiform activity), 지속시간이 긴 경우는 뇌파에서 간질발작 패턴(EEG seizure pattern)이라고 한다. 간질발작 패턴 때에는 자주 임상발작(clinical seizure)을 동반한다.

1) 전반성 간질발작파

여러 가지 유형의 간질발작파(간질방전)가 나타난다(표 Ⅰ-11). 복합(complex)은 극파와 느린파 또는 그 이상의 서로 다른 파형이 결합해서 하나의 특이한 파형이 되는 활동이며, 일정한 형으로 반복하여 나타나므로 배경활동으로부터 분명하게 구별된다.

(1) 3㎐ 극서파복합(3㎐ spike and slow wave complex)

매초 3㎐의 주기로 극파에 이어서 고진폭 서파(200~500㎳)가 결합하여 하나의 패턴을 형성하는 음성극파군이다. 극파의 시작에서 느린파의 끝까지를 1주기로 측정하여 주기에 따라서 주파수를 붙인다. 3㎐ 극서파복합은 규칙적이고, 전반성, 좌우동기성으로 2.5~3.5㎐의 주기로 반복하여 나타나는 돌발파(군발, burst)로서 3초 이상의 지속이 보이는 간질발작파이다(그림 Ⅰ-158). 3㎐ 극서파복합은 뇌파 연구 초기에 발견된 이상파로서 고전적인 극서파복합이라고 하며, 국재성과 광범성인 것이 있고 무리를 지어 나타나는 경우도 많다.

3㎐ 극서파복합은 결신발작(absence seizure)에서 가장 전형적으로 출현하는 대표적인 간질발작파이다. 이 발작은 지금까지 소발작간질, 순수 소발작으로 불렸으나 1981년 국제간질분류에서 결신발작으로 개정하였다. 극서파복합은 신경생리학적으로 극파성분은 뉴런의 흥분과정을 나타내며, 느린파 성분은 극파에 억제적으로 작용하는 과정을 나타낸다.

느린파 성분은 뇌의 제동기구가 나타난 것으로 이와 같은 느린파는 Bremswelle(브레이크의 역할을 하는 파)로 추측되며, 이 제동기구는 꼬리핵(미상핵, caudate nucleus)과 관련이 있다. 한편 Gibbs 등은 극파성분을 경련성분(convulsive component)으로 하고, 느린파 성분은 혼미성분(stupor component)으로 해석하였다.

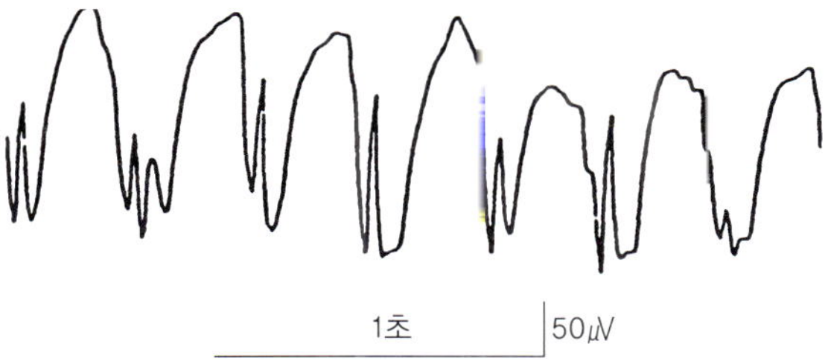

그림 Ⅰ-158. 3㎐ 극서파복합

(2) **예서파복합(sharp and slow wave complex)**

예파에 이어서 고진폭 서파가 결합하여 출현하는 음성극파군으로 주파수는 2.5㎐(1~2.5㎐)보다 느린 것이 많아 느린극서파복합(slow spike and wave complex)이라고 한다. 예서파복합은 정형 결신발작(typical absence seizure)의 발작 시에 나타나는 3㎐ 극서파복합보다 주파수가 느리기 때문에 이와 같이 부른다(그림 Ⅰ-159). **레녹스-가스타우트증후군(Lennox-Gastaut syndrome, LGS)의 발작 간헐기 뇌파에서는 광범성으로 1~2.5㎐의 느린극서파복합(diffuse slow spike and wave)이 나타난다.** 또한 비정형 결신발작(atypical absence seizure), 간대성근경련발작(myoclonic seizure), 탈력발작(atonic seizure) 등에서도 볼 수 있다.

예서파복합은 신경생리학적으로 예파성분은 뉴런의 흥분과정을 나타내며, 느린파 성분은 예파에 억제적으로 작용하는 과정을 나타낸다.

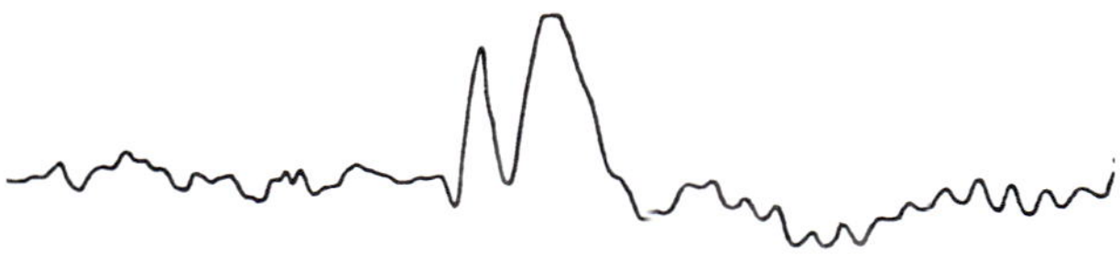

그림 Ⅰ-159. 예서파복합

(3) 극서파복합(spike and slow wave complex)

극서파복합은 반복하는 주기가 3㎐ 극서파복합, 예서파복합과 다른 경우이며, 전반성 강직-간대발작(tonic-clonic seizure, 이전에는 대발작), 간대발작(clonic seizure) 등 때에 보인다(그림 Ⅰ-160).

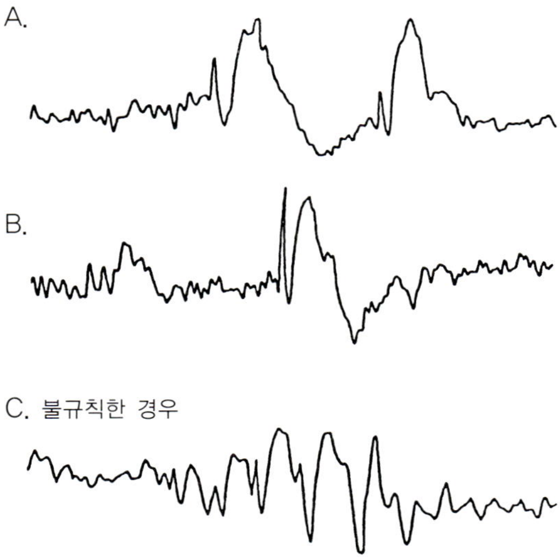

그림 Ⅰ-160. 극서파복합

(4) 다극서파복합(polyspikes slow wave complex)

3개 이상 반복하는 극파에 1개의 느린파가 결합하여 출현하는 음성극파군으로 복합이 전반성, 좌우동기성으로 불규칙하게 단발하거나 연발하여 출현하는 돌발파(군발, burst)이다(그림 Ⅰ-161). 주파수는 1~2㎐를 나타내는 것이 많고 팔다리(사지), 몸통(체간, trunk)의 급격한 연축발작을 일으키는 진행성 간대성근경련발작(myoclonic seizure)에서 출현한다.

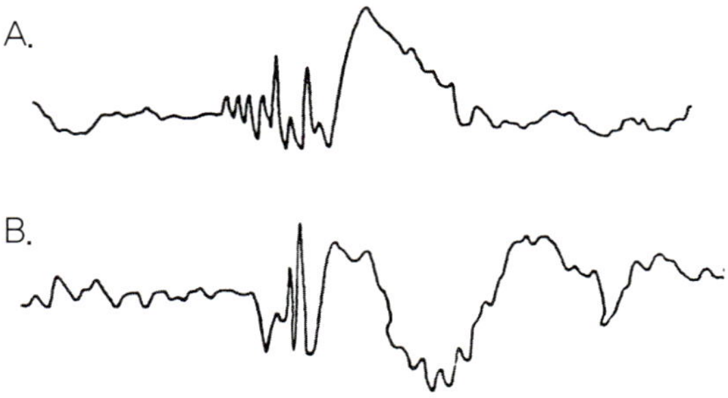

그림 Ⅰ-161. 다극서파복합

(5) 다극파(polyspikes, multiple spikes)

극파가 3개 이상 연속하여 무리를 지어 나타나는 음성극파군으로 기질성장애를 동반하는 난치성 간질(epilepsy)에 많고 극파의 수가 많은 것은 경련 경향이 강하다. 간질발작과 상관이 높은 돌발파로서 간대성근경련발작(myoclonic seizure)에서 출현한다(그림 Ⅰ-162).

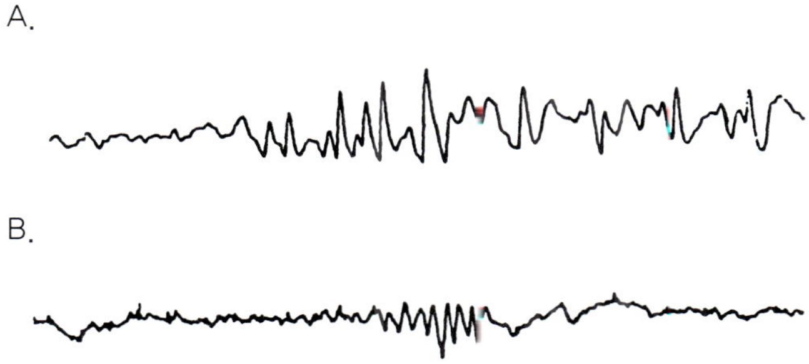

그림 Ⅰ-162. 다극파

2) 집점성 간질발작파

극파(spike)나 예파(sharp wave)는 국재성으로 출현하며, 간질발작파로서 중요한 소견이다. 집점부위에 의해 부분발작(이전에는 집점성 간질)의 임상증상은 다르다.

(1) 극파(spike)

극파는 끝이 뾰족하고 날카로운 일과성 활동의 돌발파로 출현하는 음성극파군으로 진폭이 큰 극파(100~150㎶ 이상)와 작은 극파(50㎶ 이하)가 있으나 명확하게 정해진 기준이 없다. **주기는 80ms 이하(30~80ms)이며, 지속시간은 1/12초 이하로 짧다. 극파는 겉질 또는 깊은부분(심부) 뉴런군의 과동기 방전에 의해 배경파로부터 돌출하여 출현한다**(그림 Ⅰ-163).

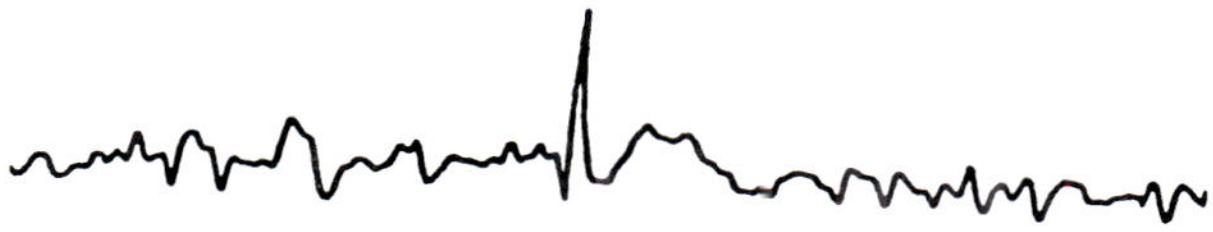

그림 Ⅰ-163. 극파

뇌파와 밀접한 관계가 있고, 뇌종양(brain tumor), 뇌혈관장애에서도 출현한다. 대부분은 **음성극파(negative spike)로 상향이나 양성극파(positive spike)는 하향으로 기록된다. 음성극파는 간질(epilepsy)에서 가장 많이 나타나고,** 머리덮개(두피, scalp)위에서 광범위하게 나타나거나(전반성 출현) 국한해서 나타나는 경우(집점성 출현)가 있다(그림 Ⅰ-164).

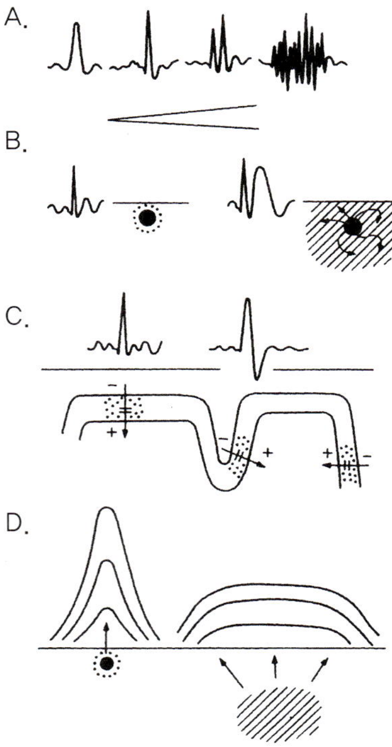

- 우측일수록 방전을 일으키고 있는 신경세포(군)의 동기성, 반복성이 강하게 된다.
- 복합파형의 경우 파의 근원에서 전기활동이 보다 복잡한 것을 나타낸다.
- 장애부위에서 쌍극자설에 의한 방전의 vector방향과 표면으로부터 방전의 극성을 나타내고 있다.
- 스파이크 방전의 표면 분포, 파형의 크기, 깊이에 의한 고립, 봉우리모양의 분포와 대지모양의 분포이다.

그림 Ⅰ-164. 스파이크 방전의 여러 가지 형태를 나타내는 모식도

간질 이상파는 진폭 100㎶ 이상의 파형으로 대부분은 국재성으로 출현한다. 국재(focus)가 있을 때에는 그 부위가 발작의 기원인 경우가 많으며, 그 외에 기질적장애가 있을 때에도 나타난다(그림 Ⅰ-166A).

국재성으로 출현하는 극파를 집점성 극파(focal spike)라고 하며, 출현하는 장소에 의해서 이마부위 극파(frontal spike), 관자부위 극파(temporal spike), 중심부위 극파(central spike), 뒤통수부위 극파(occipital spike) 등이 있다. **양성극파는 둘레계통(변연계, limbic system), 뇌줄기부분 등에 상해가 있을 때 또는 정신운동발작에서 나타날 수 있다.** 극파 및 예파는 대뇌 뉴런의 과잉 동시에 과도하게 동기한 방전(discharge)에 의해서 생긴 것으로 돌발파는 간질발작과 관계가 깊으며, 발작형에 의해서 어느 정도 특징적인 돌발파가 보인다.

실제적으로 극파는 ① 배경활동에서 돌출된 날카로운 파, ② 주변의 기록부위에도 파급이 보이는(extension), ③ 잡음은 아니라고 정의하는 것이 알기 쉽다. 극파나 예파가 기록 중 1회 밖에 출현하지 않는 경우나 파형이 현저히 다르게 출현하는 경우는 일과성 예파(sharp transient)이며, 이상으로 판정하지는 않는다.

(2) 예파(sharp wave)

예파는 극파와 같이 진폭이 높고 배경파에서 일과성으로 돌출하는 뾰족하고 날카로운 형태의 음성극파군이나 위쪽 끝은 극파에 비해 약간 둥근 경우가 많으며, 진폭은 극파와 마찬가지로 정해진 기준은 없다. **주기는 극파보다 약간 느린 80ms 이상(80~200ms)이며, 지속시간은 1/12~1/5초이다**(그림 Ⅰ-165). **예파는 겉질 또는 깊은부분(심부) 뉴런군의 방전 동기가 나쁜 때에 출현하며, 임상적 의의는 극파와 같다.** 예파의 출현양식은 여러 가지로 율동성 혹은 비율동성으로 출현한다. 또한 좌우동기성, 비동기성 집점성, 전반성, 일측성으로 출현하는 것도 있다. 극파(또는 예파)는 출현양식 및 진폭, 그것에 동반된 느린파의 주파수에 의해 여러 가지로 분류된다. **양성예파는 뇌파기록에서 하향으로 기록된다**(그림 Ⅰ-166B).

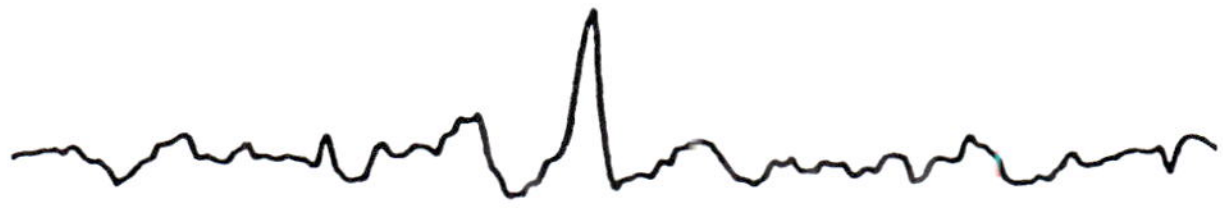

그림 Ⅰ-165. 예파

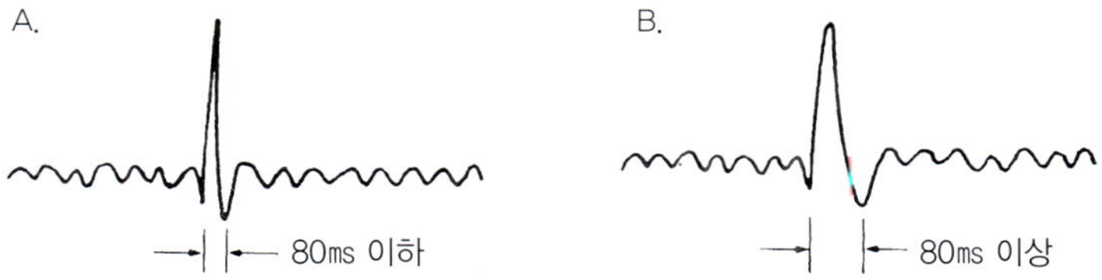

그림 Ⅰ-166. 극파(A)와 예파(B)의 비교

(3) 서파돌발파(서파군발, slow wave burst)

발작성 서파돌발파는 배경활동에서 기초활동과 분명하게 구별되는 고진폭 서파가 연속해서 돌발성으로 출현한다. 고진폭 서파가 연속해서 출현하는 것은 간질환자의 발작 간헐기에 많이 나타나는 이상소견이다. **지속시간은 1초 전후에서 몇 초 정도이며, 느린파의 주파수에 의해서 θ돌발파(θ burst), δ돌발파(δ burst) 등이 있다**(그림 Ⅰ-167). 돌발성 서파돌발파를 제외한 지속성, 비간헐성 이상파를 중심으로 보면 각성시에는 기초율동의 일부 또는 전체, 수면시에는 수면파형의 일부 또는 전체가 이상으로 된다. 돌발성 율동파는 고진폭 율동파가 돌발적으로 군을 이루어 나타나고, 주파수는 δ파 영역에서 β파 영역에 이르기까지 여러 가지이므로 특정 발작형과 연관시키는 것은 곤란하다. 간질발작의 간헐기에 종종 나타나며, 광범성인 경우가 많고, 관자엽간질 시에는 율동성 서파(6㎐ 전후)가 연속하여 출현한다.

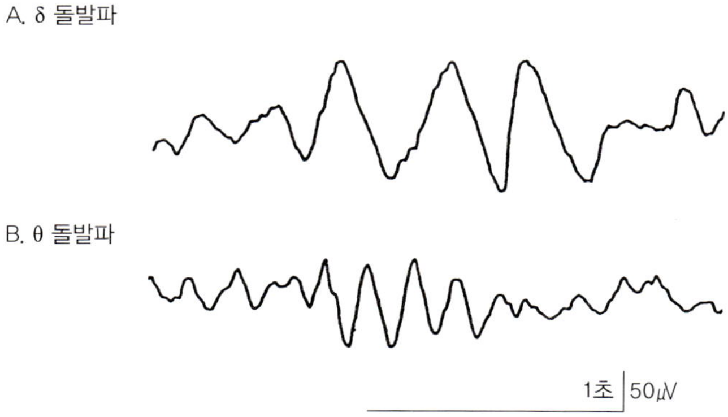

그림 Ⅰ-167. 서파돌발파

3) 다집점성 간질발작파

(1) 점두경련의뇌파(힙스아리트미아, hypsarrhythmia)

고진폭(300㎶ 이상)의 느린파(δ파 및 θ파)가 전반성, 지속성으로 출현하며 더욱더 다집점성의 극파, 예파가 어떤 규칙성 없이 무질서하게 연속하여 돌발파(군발, burst)로서 나타나는 특이한 뇌파패턴이다. 점두간질(웨스트증후군, West syndrome) 때에 보인다(그림 Ⅰ-168).

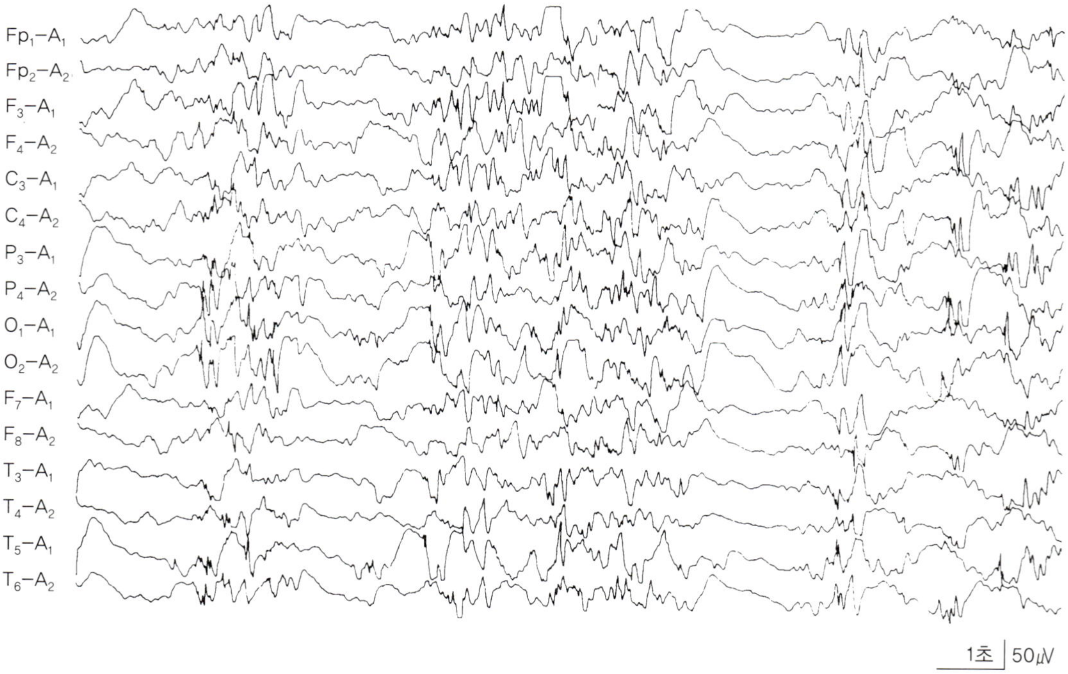

그림 Ⅰ-168. 점두경련의뇌파(6개월, 남아)

고진폭 δ, θ파가 지속성으로 보이며 집점을 동정할 수 없는 다집점성 극파, 예파가 돌발파로서 나타나고 있다.

(2) 다집점성 극파(multifocal spikes)

극파의 집점이 1곳이 아니라 3곳 이상에서 독립하여 보이는 경우이다. 각각의 집점에 대응한 여러 가지의 부분발작이 임상적으로 나타난다.

4) 2차성 전반성 발작(secondary generalized seizures)

국재성으로 출현하는 간질발작파가 대뇌 전체에 확대되는 상태이며, 임상적으로는 부분발작에서 전반성 간질로 이행한다.

7. 주기성 패턴(periodic patterns)

주기성을 가지고 특이적인 파형을 나타내며 출현하는 뇌파패턴으로 신경질환과 관련하여 나타나는 일이 많다.

1) 주기성동기성방전(periodic synchronous discharges, PSD)

0.5~1㎐ 전후의 주기로 1~3상성의 예파가 양측성, 전반성으로 나타난다(그림 Ⅰ-169). **주기성 방전은 일련의 파형 또는 복합파형이 규칙적으로 반복하여 출현하는 것으로 주기성 돌발파(periodic paroxysmal activities)라고도 한다.** 즉 극파, 예파, 극서파복합, 서파돌발파 등과 마찬가지의 이상파가 주기적으로 반복하여 나타나며, 돌발성 이상과 간헐성 이상 양쪽의 특징을 가지고 있다.

주기성 방전은 파형, 분포, 주기의 길고 짧음에 의해 몇 개의 아형으로 분류된다. 각각의 뇌파패턴은 특정질환이나 상태 등과의 대응이 나타나기 때문에 임상적으로 매우 주목되고 있는 뇌파소견이다. **이 파형은 크로이츠펠트-야곱병(Creutzfeld-Jakob disease, CJD) 초기에 특징적으로 출현하기 쉽고, 간대성근경련(myoclonus)을 출현시키는 원인이 된다.** CJD 초기에 나타나기 때문에 진단적 의의가 높고 증상이 진행하여 대뇌 위축이 분명하게 되면 PSD는 나타나지 않는다. 그 외에 **PSD를 일으키는 질환에는 무산소뇌증, 단순헤르페스뇌염 등이 있다. 단순헤르페스뇌염의 뇌파에서는 관자부위 우세로 주기성 예파가 나타난다.** CJD는 신경증상과 치매 등이 진행성으로 출현하며, 비교적 단기간에 죽음에 이르는 질환이다. 노년기에 발병하는 일이 많고 발병초기에는 신경쇠약 상태나 보행 장애를 나타내는 일이 있다. CJD의 질병 원인으로는 중년 이상에서 많은 느린바이러스감염증(slow virus infection) 또는 지발성바이러스감염증에 의해 대뇌겉질, 바닥핵, 시상, 척수 등이 장애가 되는 질환이다.

또한 **주기성 복합파(periodic complex)는 아급성경화성범뇌염(아급성경화성전뇌염, subacute sclerosing panencephalitis, SSPE) 등의 질환에서 보이는 특이한 뇌파패턴으로 높은 비율로 출현하며, 장기간 지속하기 때문에 진단적 가치가 높다.** 주기성 복합파는 CJD에서 보이는 PSD와는 약간 다르고 우선 예파가 단일하지 않으며, 다상성 예파(복합파)의 형태와 동시에 주기가 5~20초로 긴 것이 특징이다. 이 복합파에 관련하여 간대성근경련이 출현하는 것은 CJD와 비슷하다. SSPE는 증상이 나타나는 것이 매우 드물기(마진바이러스에 의한 느린바이러스감염증) 때문에 잘 알려지지 않은 뇌파패턴이다.

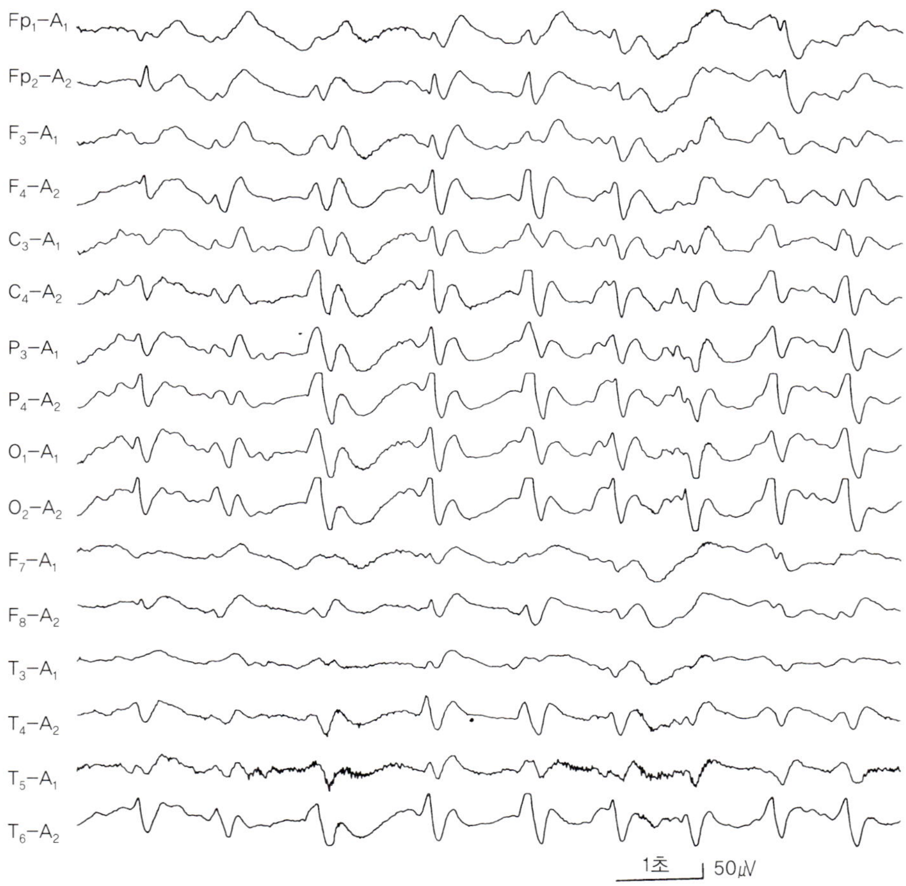

그림 Ⅰ-169. 주기성동기성방전(72세, 여성, 크로이츠펠트-야곱병)
1㎐의 주기로 고진폭 예파가 전반성으로 보인다.

2) 3상성파(triphasic wave)

간기능장애에 의한 의식장애나 정신신경 증상이 나타나는 경우 경도에서는 α파의 주파수 감소, 광범성 θ파 등이 보이나 의식혼탁이 두드러지게 되면 광범성 δ파가 출현한다. 이 이행 과정에서 간성혼수에서 특징적인 3상성파가 나타나는 일이 있다. 3상성파는 고진폭의 양성파(70㎶ 이상)가 주체이며, 그 전후에 비교적 저진폭의 음성파를 동반하여 3상성을 나타낸다 (그림 Ⅰ-170). 보통 음(양)성-양(음)성-음(양)성의 3상성에 의한 파형이나 양(음)성파의 진폭이 가장 높고, 느린파와 예파가 결합한 것으로 볼 수 있으므로 blunt wave and spike라고도 한다. **3상성파는 1~2㎐의 주기로 가쪽고랑(외측구, lateral sulcus, 실비우스고랑)의 양측 이마부위에서 우세하며, 좌우 동기성, 전반성으로도 출현한다. 즉 3상성파는 3상성의 예파로 배경활동은 광범성 서파화한다.** 3상성파는 뒤통수부위에서는 진폭이 낮고, 이마부위에 비해 25~140㎳ 정도 늦게 출현한다. 때로는 고진폭으로 뒤통수부위에 출현하거나 가쪽고랑의 뒤쪽에는 출현하나 이마부위에는 나타나지 않는 것도 있다.

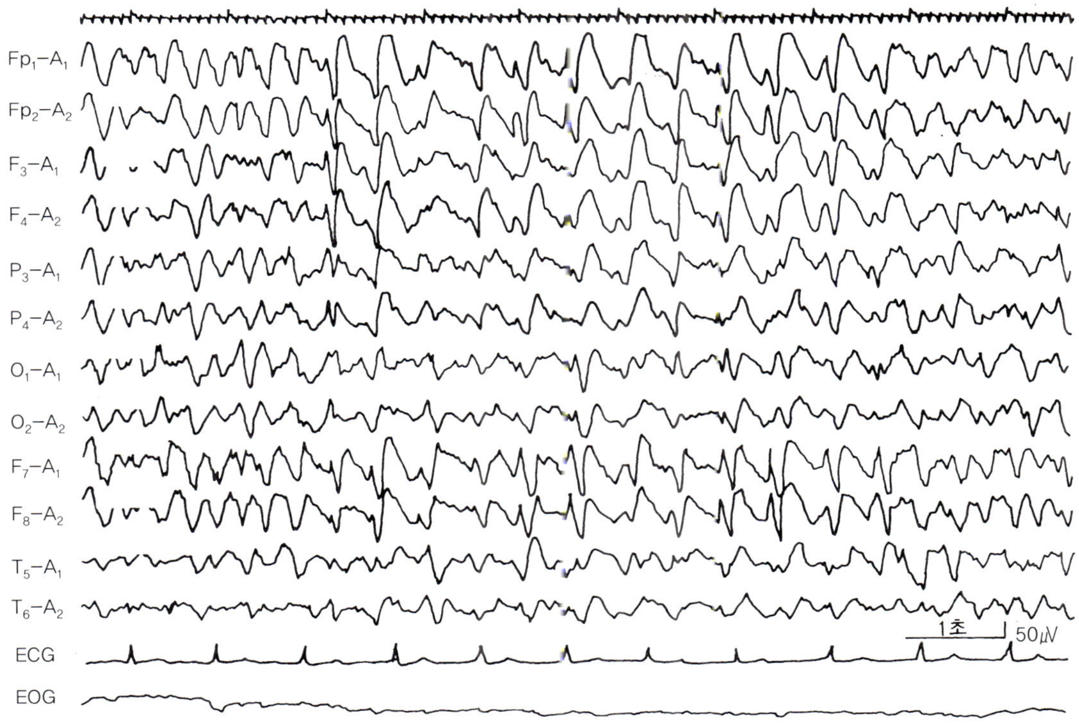

그림 Ⅰ-170. 3상성파(간성뇌증)
고진폭 양성전위 전후에 저진폭 음성전위를 동반하여 3상성을 나타낸다.

3상성파는 뇌의 대사성 이상에 의한 의식장애에서 나타난다. 혈중 암모니아 농도의 증가에 의한 간성혼수(hepatic coma)와 같은 대사성뇌증 전단계(precomma stage)에 특징적으로 출현(간성뇌증, hepatic encephalopathy)하며, 간경변증에 의한 혼수 초기나 인공투석 환자의 의식장애에서도 보인다. 그 외에 요독증성 혼수(uremic coma), 저산소성, 저혈당성 등의 대사성뇌증, 뇌혈관장애, 뇌종양(brain tumor), 중추신경변성질환, 뇌염 등, 리튬중독에 의한 의식장애에서도 출현한다.

간성뇌증에서 혼미한 경우에는 3상성파가 연속성으로 출현하고 있는 것처럼 보이고, 간성뇌증에서 3상성파가 출현하면 예후가 불량하며, 50~70% 정도는 사망한다. **간성혼수의 경과에 의해 뇌파는 θ파기, 3상성파기, δ파기로 분류된다(그림 Ⅰ-171). 3상성파기에는 α파의 출현은 없으며, 임상적으로는 혼수로의 이행기로 혼수에 빠지기 전에 나타난다.** 이 시기에는 의식이 정상으로 회복될 가능성이 있으나 간성혼수에서는 장애부위에 따라서 의식장애가 있는데도 α파가 나타나는 경우도 있다.

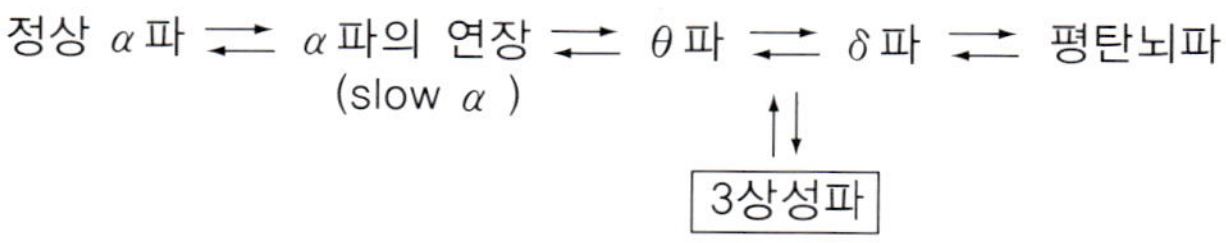

그림 Ⅰ-171. 3상성파 출현시기의 모식도

3) 돌발파-억제교대(군발-억제교대, burst-suppression)

주기성 방전으로 고진폭의 θ파나 δ파가 1.5~4초간 출현하며(서파돌발파, slow wave burst), 그것에 이어서 10㎶ 이하의 저진폭 평탄뇌파가 2~4초간 출현한다(배경활동 억제, background activity suppression). 이러한 것이 교대성, 주기적으로 출현하는 뇌파패턴으로 심한 의식장애에서 볼 수 있다. 돌발파-억제교대는 무산소뇌증이나 아급성경화성범뇌염(아급성경화성전뇌염, subacute sclerosing panencephalitis, SSPE)과 같은 위험한 질환에서 보이며, 머리외상, 뇌혈관장애 등의 기질성병변에서 출현하므로 중증의 전반성 대뇌기능장애의 지표로 되어 있다. 이 파형의 출현은 깊은 혼수상태를 나타내며, 예후가 매우 나쁘고 평탄뇌파로 이행하는 전단계에 있다. 그러나 barbiturate 등 마취제의 다량 투여나 티오펜토바르비탈(thiopentobarbital)의 깊은 마취에서도 이 패턴을 나타내나 이 경우에는 투약을 중지하면 뇌파의 개선이 보인다(그림 Ⅰ-172). 간질(epilepsy) 발작 후 단계(postictal stage)에서도 출현한다.

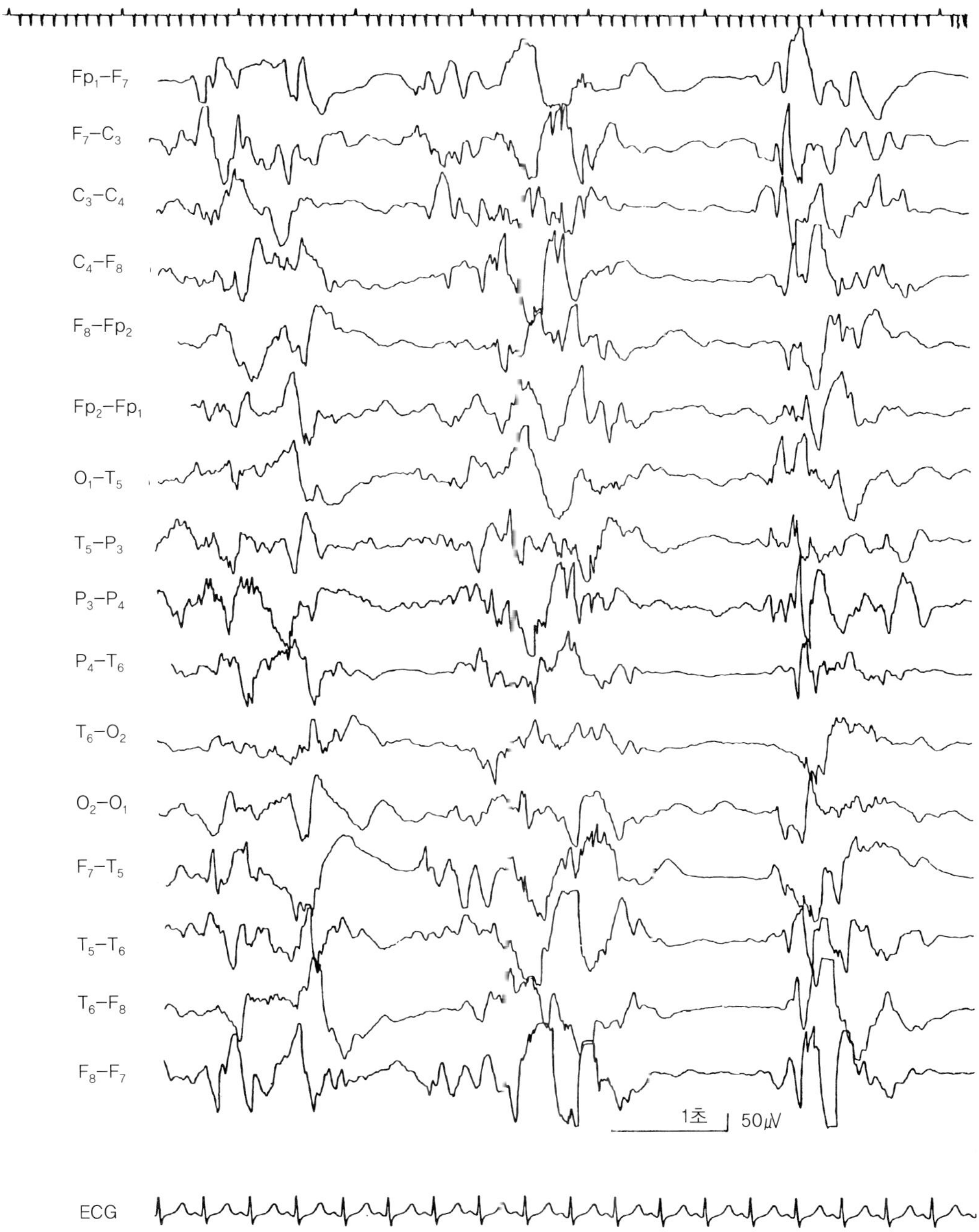

그림 Ⅰ-172. 돌발파-억제교대(1개월, 여아)
극파를 동반한 고진폭 서파가 저진폭 파형과 교대로 출현한다.

4) 주기성일측성간질형방전(periodic lateralized epileptiform discharges, PLEDs)

1~2초의 주기로 예파가 일측성으로 국재하여 출현하는 패턴이다(그림 Ⅰ-173). 급성~아급성 기질성 병변 때에 출현하며, **뇌혈관손상(특히 뇌경색)에서 가장 많이 출현하나 급속하게 진행하는 뇌종양(brain tumor), 단순헤르페스뇌염 등에서도 출현한다.** 그 외에도 대사성이나 중독성 질환 등에서도 보인다. CJD에서도 질병 초기에는 PSD없이 PLEDs를 일으키는 일이 있다. 간질 증상으로는 운동발작 등의 부분발작이 출현한다.

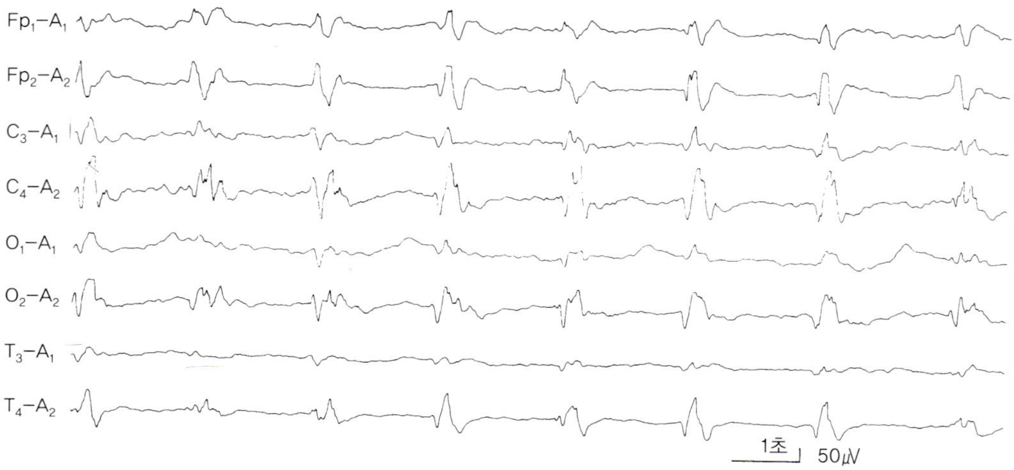

그림 Ⅰ-173. 주기성일측성간질형방전(65세, 여성, 단순헤르페스뇌염)
우반구에 편측성으로 약 2초 주기의 예파가 출현하고 있다.

5) 양측독립성주기성일측성간질형방전(bilateral independent periodic lateralized epileptiform discharges, BIPLEDs)

무산소성뇌증이나 중독성 질환 등에서 보이고, 고도의 의식장애와 관련이 있으며, 예후는 불량하다(그림 Ⅰ-174).

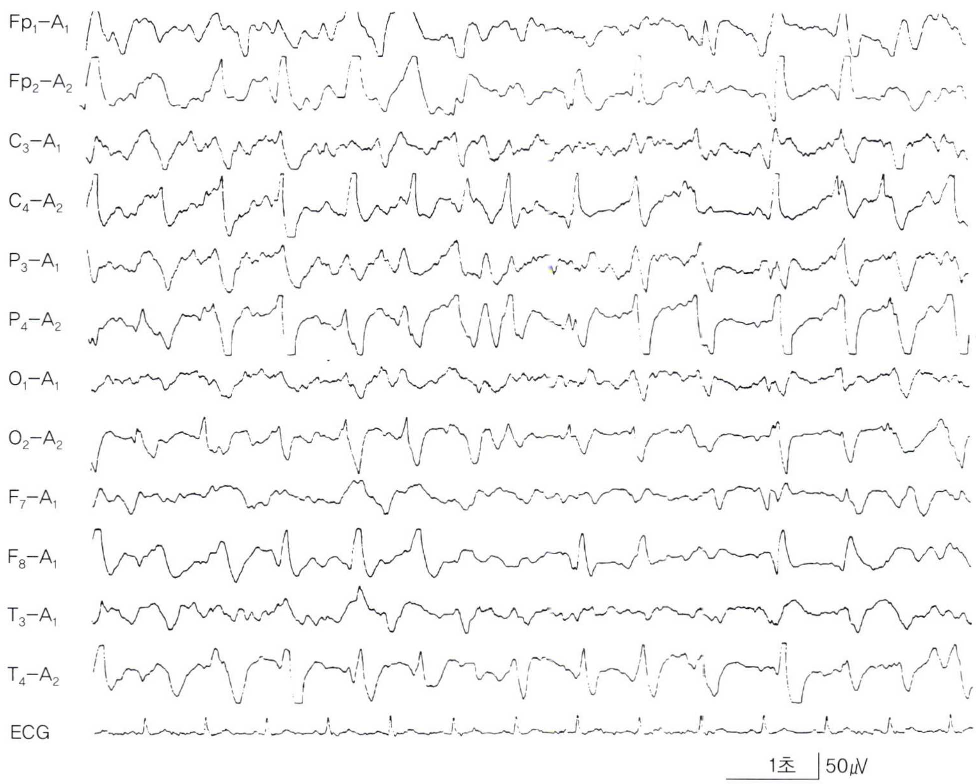

그림 Ⅰ-174. 양측독립성주기성일측성간질형방전(77세, 남성)

8. 의식장애 뇌파

> **학습목표**
>
> 1. 혼수에 따른 뇌파의 유형을 이해한다. (A)

여러 가지 원인에 의한 의식장애가 있으면 뇌파는 좋은 지표가 된다. **의식장애의 정도는 청명, 경면, 혼미, 반혼수, 혼수로 크게 분류되며, 의식장애의 정도에 따라 차가 있다.** 자세하게 의식장애를 분류할 때에는 Glasgow Coma Scale(GCS)이나 Japan Coma Scale(3-3-9도 방식)이 이용된다.

의식장애의 깊이와 뇌파의 변화사이에는 일반적으로 기본적인 패턴이 있다. 질환에 특이한 소견은 없고, 뇌기능 전체가 저하하거나 가벼운 의식저하가 있는 경우에는 배경파인 α파는 8~9㎐ 이하로 느려지고(slowing, slow α activity), 율동성은 저하하며, 뒤통수부위 우세성이나 점증·점감(waxing and waning) 등의 특징이 분명하지 않다.

이와 같이 머리(두개, cranial) 전체에 광범성으로 단조로운 α파가 출현하는 패턴을 광범성 α활동(diffuse α activity)이라고 하며, 가벼운 전반성 기능저하에 대응하는 뇌파패턴으로 된다. 더욱더 **뇌의 활동수준이 저하함에 따라서 α파의 출현이 감소하며, 진폭이 높거나 낮은 θ파가 불규칙하게 혼입하여 광범위하게 지속적으로 나타난다.** 이 서파화 과정에서 뇌파의 진폭은 높은 경우도 낮은 경우도 있으나 δ파 우세 단계에서 뇌기능이 보다 저하하면 더욱더 진폭은 감소한다. 뒤이어 θ파 중에서도 주파수가 느린 성분이 차츰 우세하게 되며, 드디어는 δ파가 주요한 성분으로 된다. 즉 **의식장애의 정도가 심할수록 α파의 출현이 나쁘고 느린파의 주파수는 느려진다. 그리고 혼수(coma) 상태가 되면 광범성 δ파가 주체가 되며, 외부자극에 대해서도 반응하지 않는다.** 그리고 더욱더 의식장애가 심하고, 혼수가 진행되어 위독한 뇌기능장애의 경우에는 불규칙한 서파돌발파와 저진폭 뇌파 등이 교대하는 패턴으로 돌발파-억제교대(burst-suppression)가 나타나는 일이 있다(그림 Ⅰ-172).

일반적으로 **뇌부종, 순환장애 등에 의한 전반성 뇌기능장애에서는 정도에 따라 광범성 서파가 나타난다.** 더욱더 병변이 진행되어 광범위하게 신경조직의 파괴가 일어나면 광범성 저진폭 뇌파(diffuse low amplitude EEG)가 된다. **10㎶ 이상의 전기활동이 보이지 않는 경우는 배경활동 억제(background suppression)라고 하며, 혼미(stupor), 혼수 등의 의식장애와 관련된 소견이다.** 이상과 같은 기본적 경과는 의식장애의 원인이나 장애부위에 따라 다르며, 뇌에 급성 및 아급성의 진행성 침범이 있으면 의식장애가 생긴다.

특이한 뇌파패턴을 나타내는 혼수로서 α-혼수, β-혼수, θ-혼수, 방추파 혼수가 있다. 혼수상태에서 각각 α파, β파, θ파, 수면 방추파의 출현이 보이는 특이한 뇌파패턴이다.

1) α-혼수(α-coma)

일반적으로 의식장애의 깊이에 따라서 배경파의 진폭 저하, 율동성 저하, θ파 및 δ파가 출현하며, 혼수의 진행과 뇌기능 저하에 의해 뇌파는 평탄화(flat EEG)한다. 그러나 **α-혼수는 뇌파 변화와는 다르게 임상적으로 의식이 강하게 혼탁되고, 깊은 혼수가 있음에도 불구하고 뇌파에서 서파화 경향은 나타나지 않는다.** 그리고 **α영역의 주파수를 주체로 한 파형이 전반적으로 보이며, 언뜻 보면 정상 각성상태를 나타내는 뇌파소견처럼 보인다(무반응성 알파모양 혼수 패턴). α-혼수는 뇌줄기부분(다리뇌, 숨뇌장애) 출혈에서 많이 보이나** 심호흡 정지에 의한 무산소뇌증, 고전압 전기충격, 약물중독 등에서도 보인다. α파의 출현양식은 정상 각성 시에는 뒤통수부위에서 우세하나 **α-혼수에서는 이마부위 및 중심부위에서 우세하며, 섬광자극에 대한 α파의 변화가 없다.** 일반적으로 α-혼수는 예후가 나쁘나 약물중독에서는 예후가 좋다.

2) β-혼수(β-coma)

혼수상태에서 전반적으로 20㎶ 이하의 저진폭, 20㎐ 전후의 β파가 보이고, 소량의 θ파나 δ파가 간헐기에 혼입하는 경우이다. 그리고 β-혼수는 수면약 등의 약물중독증이 의심된다. 망치뼈(추골, malleus)-뇌바닥동맥(뇌저동맥, basilar artery)의 혈전증에 의해 급격하게 깊은 혼수에 빠져 사망할 수 있다.

3) 방추파 혼수(spindle coma)

깊은 혼수상태에서 위험한 의식장애가 있고, **수면 시에 보이는 12~14㎐의 방추파가 돌발파로서 출현한다**(그림 Ⅰ-175). 방추파 혼수는 머리외상에서 많고, 예후는 양호하나 이외에 저산소뇌증(hypoxic encephalopathy), 뇌경색, 대뇌반구출혈, 소뇌출혈, 거미막밑출혈(지주막하강출혈, subarachnoid hemorrhage), 약물중독, 뇌염 등에서도 보인다. 뇌줄기 기능장애를 일으키는 경우에는 예후가 나쁘고, 방추파의 출현만으로 예후를 판정하는 것은 곤란하다.

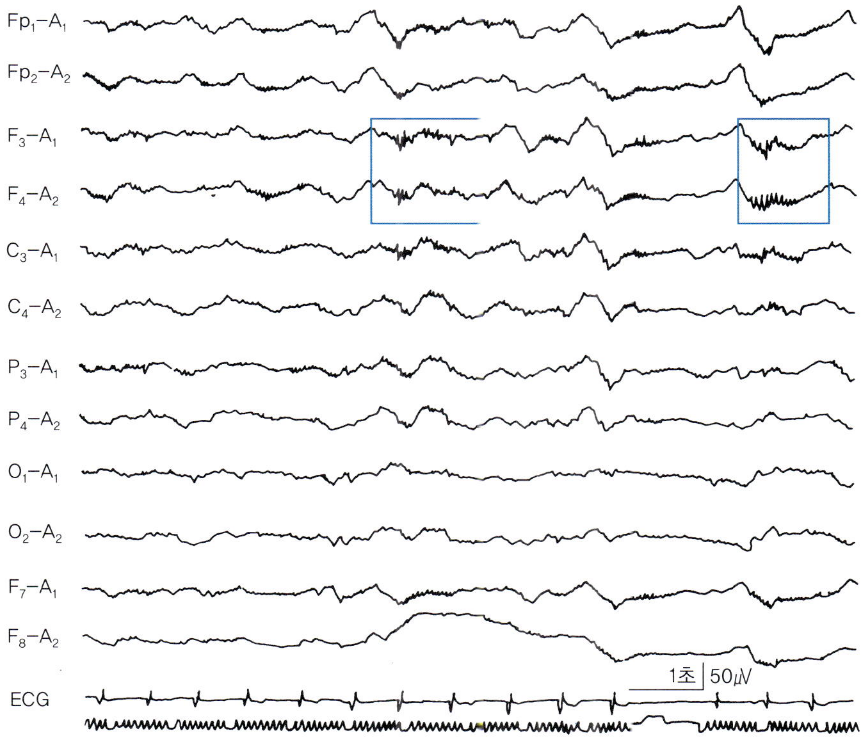

그림 Ⅰ-175. 방추파 혼수
Fp1, Fp2, F3, F4를 중심으로 13~14㎐의 파형이 보인다.

4) 뇌사

학습목표

1. 뇌사판정을 위한 뇌파검사의 기준을 이해한다. (A)

뇌기능이 더욱더 저하되어 대뇌겉질의 전기활동이 정지하면 뇌파는 광범위한 평탄뇌파(flat EEG)로 나타난다. 이와 같이 뇌기능의 불가역적인 정지상태를 뇌사(cerebral death)라고 한다. 그러나 다른 뇌기능 저하의 경우에는 뇌파상과의 관계가 반드시 단순하지 않다. 뇌사판정에 이용되는 평탄뇌파는 측정장치의 내부잡음 수준 이상의 뇌파가 전혀 나타나지 않는 상태를 의미한다. 즉 **전기적무활동(electrocerebral inactivity, ECI, electrical cerebral silence, ECS) 상태가 되는 것을 말한다. ECI는 전극간 거리가 10㎝ 이상에서 전극저항이 10㏀ 이하이고, 2㎶ 이상의 전기활동을 보이지 않는 상태로 6시간 이상 지속되면 뇌사를 시사한다** (그림 Ⅰ-176). 심장이식을 중심으로 하는 장기이식과 관련하여 뇌사판정의 문제는 보다 중요시되고 있다. 뇌사의 판정기준은 나라마다 약간 다르고, 아직 일정한 것은 없으나 어떤 판정기준에서도 뇌파검사 소견은 필수로 되어 있다. 따라서 숙련된 뇌파기록 기술의 중요성이 강조되고 있으며, 뇌사판정을 위한 뇌파검사는 다음의 조건에서 기록해야 한다.

(1) 배경활동 유무의 판정에 필요한 바른 잡음 감별법 및 주변 의용장치의 바른 작동상태를 숙지한 숙련된 검사자나 의사가 뇌파검사를 실시해야 한다. 혹은 이러한 감독아래에서 실시하는 것이 필요하다.

(2) 접지는 뇌파계를 포함하여 모든 주변의 의용기기 및 침대 주변의 금속부분을 보호접지선에 의해서 접지단자와 접속하는 등전위접지방식을 선택하는 것이 바람직하다.

(3) **뇌파기록장치는 뇌파기록에서 전극수는 적어도 8개 이상이고, 이것에 더하여 심전도, 호흡곡선, 기타 몸의 움직임(체동)을 기록하는 등 2~4개의 전극에서 다른 현상을 동시 기록할 수 있는 폴리그래프 기록을 원칙으로 한다.** 그리고 뇌파계의 내부잡음은 최대감도에서 3㎶ 이하이어야 한다.

(4) **전극은 은-염화은 평판전극을 사용하는 것이 바람직하며, 전극간 거리는 10㎝ 이상이어야 한다.** 그리고 전극접촉저항(10㎐)은 10㏀ 이하이어야 한다. 보통 뇌파기록에서 전극간 거리는 5~6㎝ 정도이나 전극간 거리가 가까우면 뒤통수부위에서 위전기적무활동(pseudo electrocerebral inactivity)이 기록될 수 있다.

(5) **머리덮개(두피, scalp) 전극은 8개 이상 부착해야 한다.** 전극의 배치는 대뇌를 넓게 담당하는 의미이기 때문에 활성전극으로는 이마극(Fp_1, Fp_2), 중심부위(C_3, C_4), 뒤통수부위(O_1, O_2), 관자부위(T_3, T_4)의 8개의 유도부위 및 기준전극으로는 양측귓불(A_1, A_2)에 전극을 부착한다. 부착한 두 전극간의 뇌의 전기활동 여부를 확인해야 하고, Cz과 F_3, F_4를 추가로 부착할 수 있다.

(6) 귓불을 기준으로 한 단극유도 및 장거리쌍극유도에서 적어도 1회 기록 시 30분의 연속기록을 실시하고, 6시간 이상 경과한 후에 같은 조건에서 기록해야 한다. 또 최저 4개 유도의 동시 기록이 필요하다. **24시간 동안 반복 기록하여 전기적무활동인 것을 확인해야 하고 여러 조건을 포함하여 이러한 것들이 6시간 이상 변하지 않아야 한다.**

(7) 평탄뇌파를 기록할 때에 부분적으로는 기록감도를 50㎶/20㎜까지 올려서 기록해야 한다. 감도(㎶/㎜)=교정곡선의 전압(㎶)/펜의 경사도(㎜)에 의해 50㎶/20㎜=2.5㎶/㎜가 된다. 2.5㎶/㎜에서 2㎶의 뇌파신호에서 펜의 진폭은 0.8㎜로 기록된다.

(8) 시정수는 0.3~0.4초이고, 고영역차단필터는 30㎐(−3㏈) 이상인 것이 바람직하다. 뇌파계에 내장된 60㎐의 험필터를 이용한 경우에는 그것을 기재해 둔다. 기록지의 이동속도는 30㎜/s를 표준으로 하나 잡음 감별이나 느린파를 강조하기 위해서는 기록속도를 의도적으로 변화시키는 것이 바람직하다.

(9) 뇌파기록 중에 크게 이름을 부르거나 음자극에 관계없이 적어도 5~6회의 강한 통증자극(예를 들면 핀 등으로 얼굴을 자극하거나 눈확패임부분(안와절흔부, orbital incisura)을 강하게 압박하는 등)을 주어 뇌파에 나타나는 반응을 관찰할 필요가 있다.

(10) 주변기기에 의한 인공산물에는 교류장애 이외에 생체유래 잡음과 감별하기 어려운 것이 있으므로 주의해야 한다. 상황이 허락한다면 주변 사람의 협력을 얻어 주변기기의 전원을 끄고 기록하는 것이 바람직하다.

(11) 뇌사판정에서 자발호흡의 정지를 확인하기 위해서는 무호흡검사가 필요하다. 이 검사 사이는 10분간 인공호흡을 정지하므로 심전도, 호흡곡선과 함께 뇌파를 기록하는 것이 바람직하다.

(12) 뇌사판정을 위한 뇌파검사나 뇌파가 평탄한 것을 확인하기 위한 **대상이 되는 피검자에서는 기록에 미리 생명징후(호흡, 심박동, 혈압, 체온)를 확인해 둔다.** 더욱더 ① 의식상태, ② 호흡상태, ③ 동공, ④ 각종 뇌줄기반사(빛반사, 각막반사, 모양체척수반사, 눈머리반사, 안뜰반사, 인두반사, 기침반사)의 4항목에 관한 정보를 얻어두고, 이러한 변화를 기록지 위에 시간과 함께 기입해두는 것이 바람직하다. 또 사용약제의 확인도 필요하다.

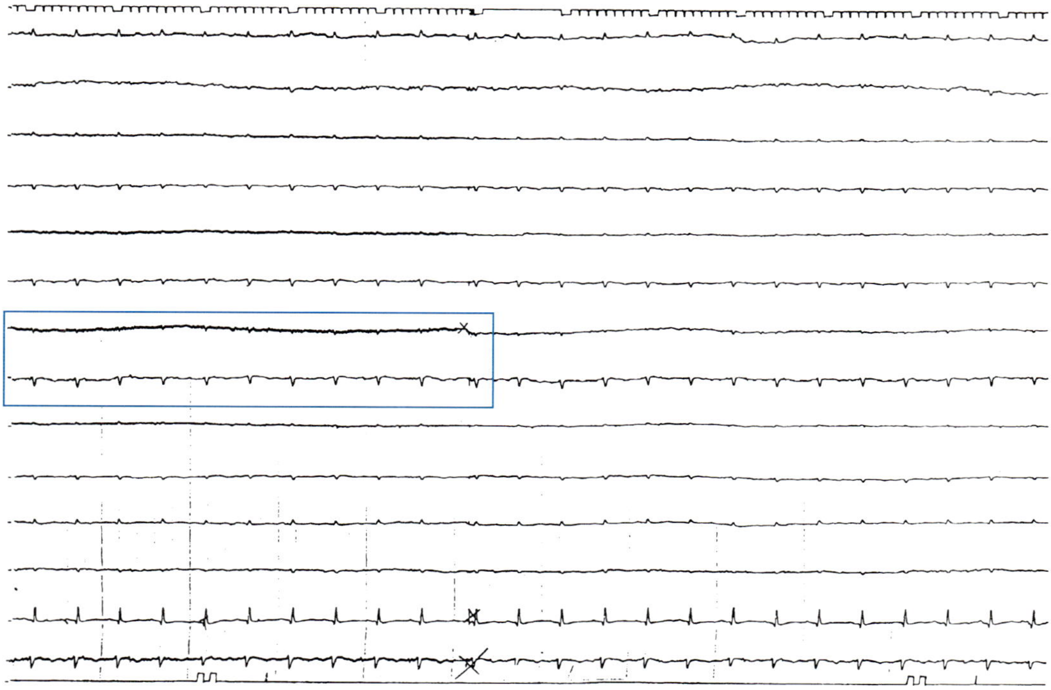

그림 Ⅰ-176. 평탄뇌파(45세, 여성, 혼수)
심전도, 교류장애의 인공산물이 보인다. 교류장애를 제거하기 위해서 도중에 전극코드를 묶어 놓았다.

9. 거짓간질발작파(위간질발작파, pseudo-epileptiform patterns)

예파, 극파모양의 파형을 나타내나 간질발작파(간질방전)라고는 해석하지 않고 경험적으로는 생리적 반응으로 생각되며, 이상파라고는 하지 않는다. 이상파 중에서도 정상뇌파로 분류되는 일이 있으므로 출현해도 정상뇌파로 판독한다.

1) 14㎐ & 6㎐ 양성극파(14㎐ and 6㎐ positive spikes)

14㎐와 6㎐의 주기로 하향의 양성극파가 율동적으로 단독 또는 둘이 결합하여 아치모양으로 연속하는 양성극파군이다(그림 Ⅰ-177).

이 파형은 **입면기, 경수면기, 렘수면기 등의 얕은 수면뇌파에서 뒤통수부위(후두부), 중간관자부위(중측두부), 뒤관자부위(후측두부) 우세로 일측성 또는 양측 동기성으로 국한하여 출현한다.**

소아에서는 각성과 수면 이행기에 마루(두정), 뒤통수부위(후두부) 우세로 출현한다. 14㎐는 사춘기 전의 청소년에서, 6㎐는 유아나 아동에서 비교적 많이 출현하나 70세 이상에서는 거의 보이지 않는다.

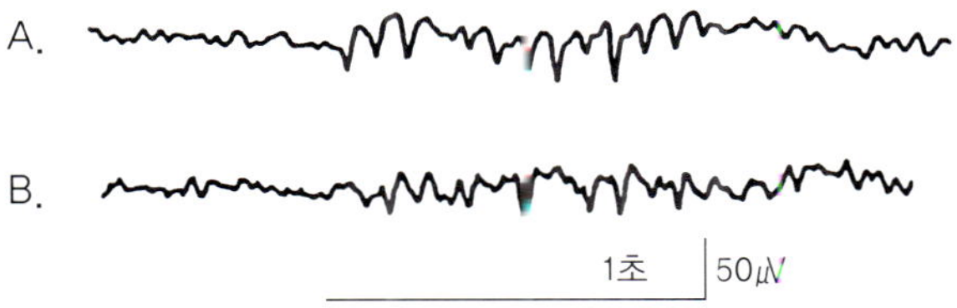

그림 Ⅰ-177. 14Hz(A)와 6Hz(B) 양성극파

2) 6㎐ 극서파(6㎐ spike and slow waves, phantom spike and waves, 팬텀 극파)

규칙적인 4~7㎐의 극서파복합 패턴이나 6㎐의 양성극파에 소극파가 결합한 것과 같은 양성극파군이다. 극파는 20㎶ 이하, 느린파는 50㎶ 이하로 비교적 저진폭이며, 30㎳ 이내의 짧은 주기로 출현하므로 환상극파(phantom spike)라고도 한다(그림 Ⅰ-178). 6㎐ 극서파의 지속은 1초 이내로 짧고 느린파 성분이 현저한 것은 좌우 동기성, 광범성(diffuse)으로 출현하며, 느린파 성분이 적고 양성성분이 현저한 것은 뒤통수부위, 중간관자부위(중측두부), 뒤관자부위(후측두부) 우세로 출현하며, 전반성 분포를 나타낸다(그림 Ⅰ-179).

6㎐ 극서파는 성인에서 각성 시로부터 입면기에 출현하기 쉬운 특징이 있으며, 과호흡이나 섬광자극에서 유발되나 섬광자극에서는 의문이 있다. 이것은 의식수준의 저하에서 섬광자극 중에 출현하는 것이 있기 때문이다. 만약 이것이 광과민 반응이라면 같은 자극에서 같은 반응이 몇 번이라도 보여야 하나 이 파형에서는 그와 같은 현상은 보이지 않는다. 드물게는 같은 자극에서 같은 반응이 몇 번이라도 보이는 일이 있으나 이것은 대부분의 경우 근원반응(myogenic response)으로 밖에는 되지 않는다. 여성에서 많으며, 14&6㎐ 양성극파에 비하면 이상성이 높고, 시상, 시상하부의 기능장애와 관계가 있다. 이 파형은 자율신경장애, 머리외상, 두통, 간질, 정신질환 등에서 보이며, 정신질환에서는 비정형정신병, 정신분열증(schizophrenia)에서 많이 출현한다. 임상적으로는 14㎐&6㎐ 양성극파와 같은 병적 의의를 갖는다.

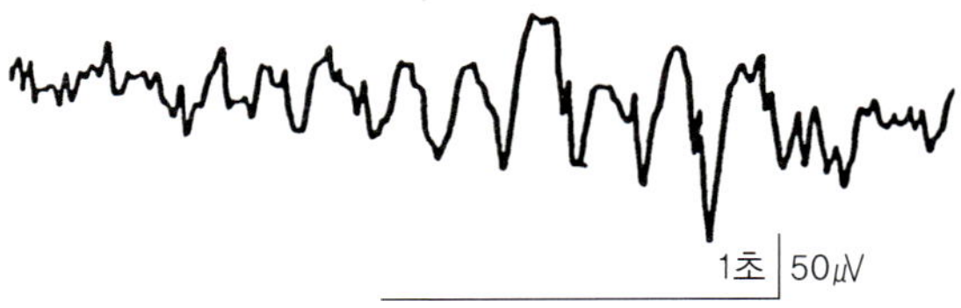

그림 Ⅰ-178. 6㎐ 극서파

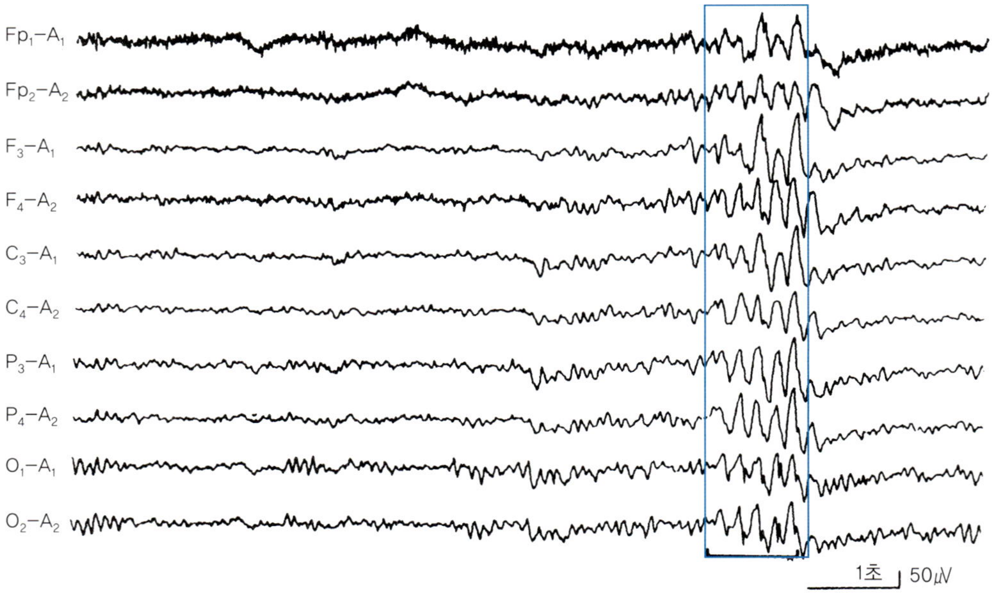

그림 Ⅰ-179. 6㎐ 극서파(14세, 소녀)
뒤통수부위 우세로 전반성으로 출현하고 있다.

3) 정신운동발작이형(psychomotor variant, rhythmic mid-temporal discharges, RMT, 졸음시율동성관자부위세타군발, rhythmic temporal theta burst of drowsiness)

입면기로부터 경수면기에 일측성~양측성으로 중간관자부위(T_3, T_4) 우세로 출현하며, 율동성은 4~7㎐(주로 6㎐)의 아치모양의 음성예파가 10초 이상 지속하는 θ돌발파로 빠른파가 겹쳐 나타난 것처럼 보인다(그림 Ⅰ-180, 181). 성인에서 보이며, 중년 이상의 여성에서 출현하기 쉬운 경향이 있다.

위켓극파(wicket spikes, mu리듬과는 다른 것)와 감별이 중요하나 정신운동발작이형의 경우는 양성파모양의 패임(incisura)이 있거나 평탄하게 되고, 위켓극파는 극파모양으로 1~2초간의 출현시간이 짧은 것에 의해 구별된다.

이 파형의 어원은 정신운동발작의 사다리형파(flat-topped waves, 귓불의 활성화에 의해서 C_3, C_4에서 보이는 하향의 spike)와 비슷하기 때문에 전해 오고 있으나 간질 이상뇌파는 아니다. 그러나 임상적으로는 자율신경장애나 외상에서 많이 보이기 때문에 경도의 이상뇌파로 보고 있다.

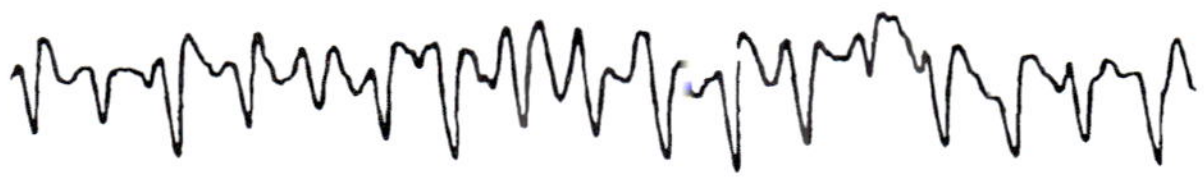

그림 I-180. 정신운동발작이형

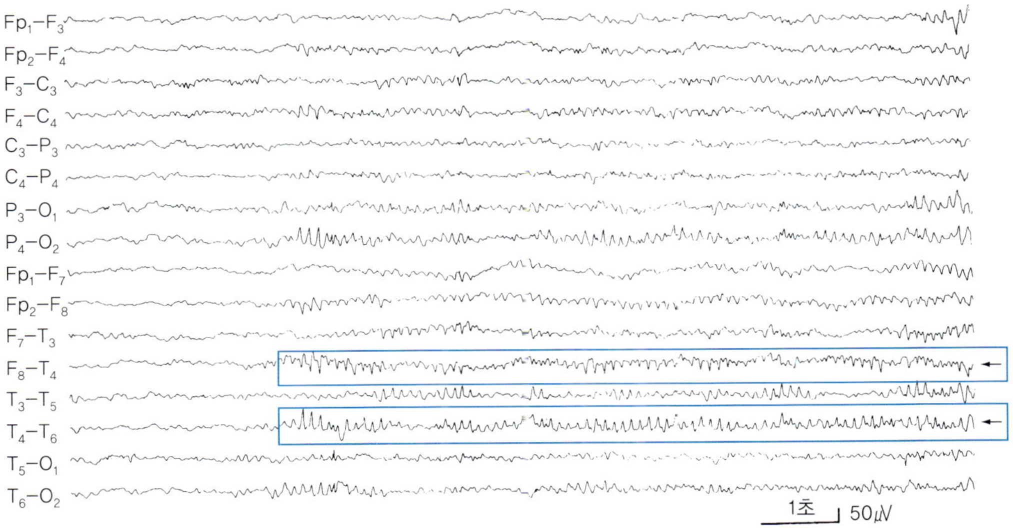

그림 I-181. 정신운동발작이형(11세, 소년)
졸음시율동성관자부위θ군발이 보인다(화살표).

4) 소예극파(small sharp spike, SSS)

입면기로부터 경수면기에 출현하는 20~50㎶의 단발성 음성극파로 느린파를 결합하는 일은 없다. 대개 양측성으로 광범위하게 출현하나 주로 **중간관자부위(중측두부), 앞관자부위(전측두부) 및 이마부위(전두부)에서 출현하기 쉽다.** 또한 30~50세의 성인에서 가장 많이 출현하며, 10세 이하에서는 출현하지 않는다. 간질 이상파로 볼 수 있으나 정신운동발작에서 보이는 앞관자부위 극파와는 다르다. 정상성인에서도 볼 수 있으나 임상적으로는 두통, 현기증, 구토 등의 증상을 동반하는 경우도 있으며, 신경증이나 조울병에서 관찰되는 일도 있다.

간질(epilepsy)의 검토에서는 소극파(small spike)와 혼동하여 판정되는 일도 있으며, 진폭이 높고 현저한 경우에는 간질과의 관련성이 지적되고 있다(그림 Ⅰ-182).

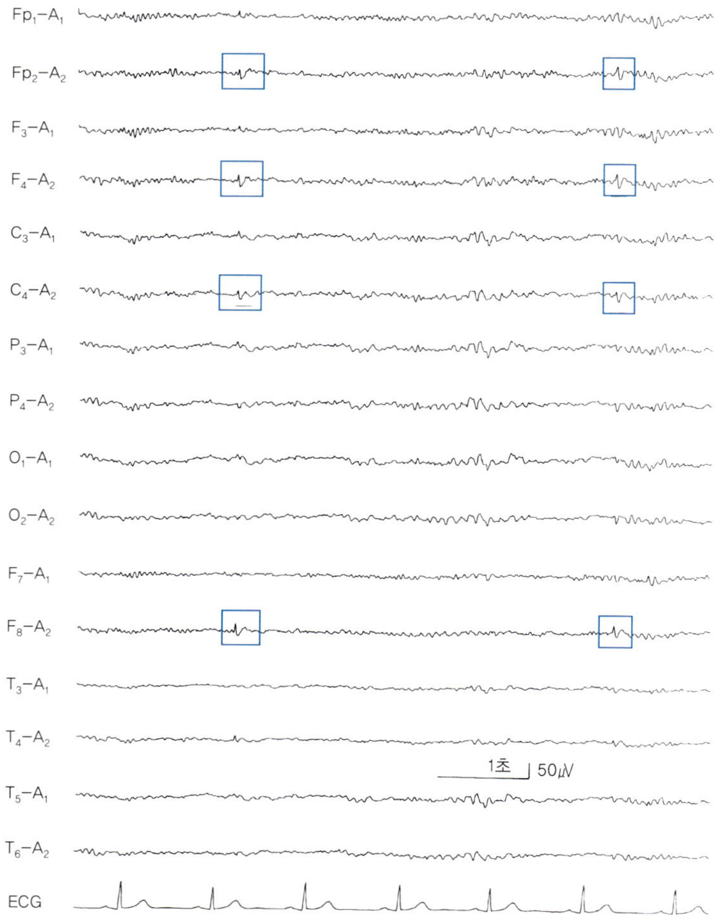

그림 Ⅰ-182. 소예극파(44세, 남성)
Fp_2, F_4, C_4, F_8의 우측반구에 소예극파가 출현하고 있다.

K. 질환과 뇌파

1. 간질(epilepsy)

학습목표

1. 돌발성 극파계 이상파와 간헐성 서파 burst를 이해한다. (A)
2. 서파계 이상파를 이해한다. (A)
3. 간질 관련용어를 이해한다. (A)
4. 간질에 대한 최신진단법과 치료법을 이해한다. (A)
5. 간질발작의 분류별 특징을 이해한다. (A)

간질(epilepsy)은 여러 가지 원인에 의해 생기는 만성뇌질환(chronic brain disease)으로 대뇌 신경세포의 과잉방전(excessive discharge)에 의한다. 간질은 반복되는 간질발작(epileptic seizure)을 주증상으로 하며, 여러 가지 임상소견 및 검사소견을 동반하는 장애로 정의되고 있다.

간질발작은 대뇌 뉴런의 과잉방전에 의해 생기므로 그것에 대응하는 뇌파검사 소견은 원칙적으로 돌발성 이상(돌발파)이 나타나고 배경활동은 불규칙하며, 저진폭 서파가 많다. 간질과 관련된 이상파(abnormal wave)로는 느린파(slow wave)나 극파(spike) 군이 주로 나타나며, 여러 종류의 이상파가 섞여서 나타난다. 돌발파는 발작형에 의해 파형, 출현부위, 출현양식 등에서 어느 정도의 특징적인 소견이 보인다. 간질 발작 시에는 돌발성 이상이 나타나므로 그것이 임상 발작유형과 일치하면 보다 확실한 진단근거가 된다. 그러나 실제 뇌파검사에서는 일상적인 발작시의 뇌파를 기록하는 것은 쉽지 않으며, 대부분의 경우 발작 간헐기 뇌파를 기록하는 것에 의해서 간질이 진단된다. 이 때 이상파가 높은 비율로 나타나고, 또 특이한 파형이 나타나므로 간질의 진단에는 뇌파검사로도 충분히 신뢰도 높은 검사결과를 얻을 수 있다.

간질발작의 분류는 국제항간질연맹(international league against epilepsy, ILAE)에 의해 처음으로 국제분류의 시안이 제안되어 세계적으로 현재 널리 사용되고 있다. 간질발작의 국제분류에서는 발작증상과 함께 뇌파상이 분류의 기준이 된다. 이 분류에서는 **간질발작이 대뇌반구의 어느 한 부위에서 국소적으로 시작되어 나타나는 부분발작(partial seizure, PS)과 중추신경계의 어떤 중심부위에서 시작되어 동시에 대뇌반구 전체에 퍼져 나타나는 전반발작(generalized seizure, GS)으로 크게 나누어진다**(표 Ⅰ-13).

표 Ⅰ-13. 간질 발작형의 국제분류

1. 부분발작
   1) 단순부분발작
      (1) 운동발작
      (2) 몸감각 혹은 특수발작
      (3) 자율신경발작
      (4) 정신발작
   2) 복잡부분발작
      (1) 단순부분발작에서 시작하는 복잡부분발작단순부분발작증상-의식감손발작
      (2) 의식 감손에서 시작하는 복잡부분발작
         ① 의식감손발작만
         ② 자동증을 동반
   3) 부분발작의 2차성 전반화 발작
      (1) 단순부분발작 유래의 2차성 전반화 발작
      (2) 복잡부분발작 유래의 2차성 전반화 발작

2. 전반발작
   1) ① 결신발작
      ② 비정형결신
   2) 간대성근경련발작
   3) 간대발작
   4) 강직발작
   5) 강직-간대발작
   6) 탈력발작(실립발작)

3. 미분류 간질 발작

1) 부분발작(partial seizure, PS)

임상증상이 한쪽반구의 국재성 신경세포의 이상흥분(abnormal impulse)에 의해 발생되며, 뇌파는 국재성 이상(local abnormal)을 나타낸다. 발작 집점이 대뇌겉질에 있는 부분발작에서는 원칙적으로 극파가 발작 증상에 대응한 부위에 국한하여 출현한다. 그러나 실제로 돌발파는 발작 간헐기, 발작 시 뇌파의 어느 것에서도 비교적 광범위하게 출현한다. 발작 집점부위가 겉질밑층에 있는 것은 돌발파의 대부분이 분명한 집점을 나타내지 않는다.

(1) 단순부분발작(simple partial seizure)

의식결여를 동반하는 발작으로 발작 시에는 집점성으로 차츰 증가하는 극파를 보이나 발작 간헐기에는 반대쪽에서 국재성으로 돌발성 이상파가 나타난다(그림 Ⅰ-183).

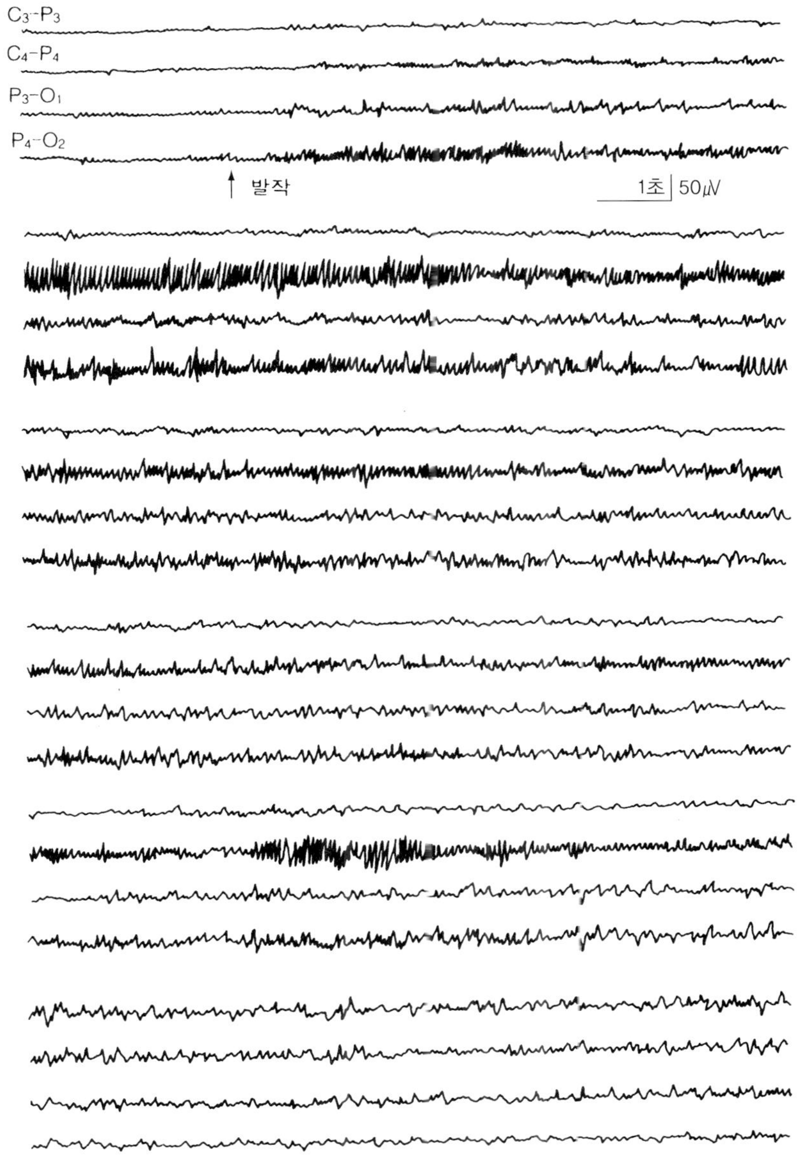

그림 Ⅰ-183. 단순부분발작

발작 시에 점증율동(recruiting rhythm)을 나타내고 있으며, P_4에서 점증하는 극파가 보이고 임상적으로 좌측 팔다리의 마비가 보였다.

① **운동발작(motor seizure) : 외상 등을 입은 후에 신체의 일부에 국한하여 경련이 일어나고, 차츰 같은 쪽의 팔, 다리에 확대되어 이것이 전신에 파급되는 Jackson발작을 일으킨다.** Jackson발작은 뇌의 상해부위에 국한하여 이마, 중심부위에 극파가 나타난다(집점 운동발작). 이것이 점차로 증가하고 광범위하게 전체영역에 퍼져서 경련 파형이 된다. 발작소실 후 몇 분간은 θ파, δ파 등의 느린파가 전체영역에 나타난다(그림 Ⅰ-184).

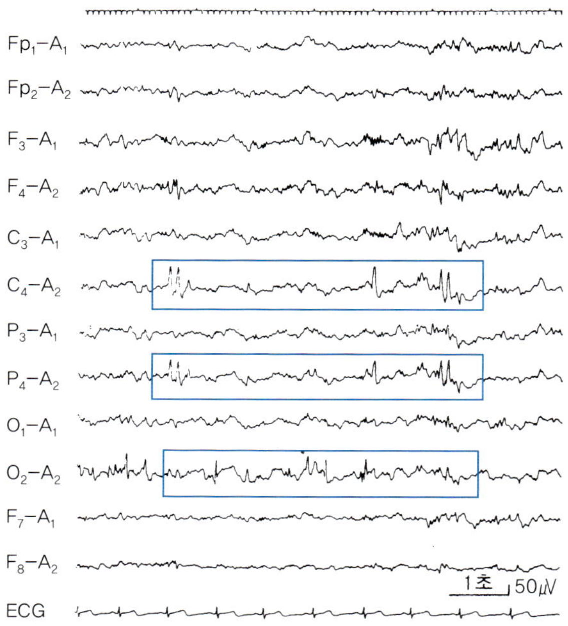

그림 Ⅰ-184. 운동발작
우측 중심, 마루, 뒤통수부위에 극파가 보인다.

② **자율신경발작(automatic seizure) : 자율신경계의 여러 증상이 복합적으로 나타나는 발작으로 두통, 실신, 현기증, 두근거림, 복통, 오한, 구토, 정서 불안정 등의 증상을 나타낸다.** 그리고 정신장애, 행동이상, 머리외상, 정신병, 야뇨증, 탈모증 등에서 보인다. 건강한 청소년에서는 15~20% 정도 나타나기 때문에 발달과정에 의한 변화와 관련이 있는 것으로 시사된다(그림 Ⅰ-185). 그리고 드물게 각성 시에 출현하는 일도 있으므로 이 발작을 간질 파형에 포함시킬지의 여부에 대해서는 아직도 논란이 많다. **이 발작은 입면기에 6㎐의 극서파복합이나 뒤통수부위 우세로 14㎐&6㎐ 양성극파(14㎐ and 6㎐ positive spikes)가 나타난다. 이 발작은 사이뇌(간뇌, diencephalon)의 시상, 시상하부의 기능장애에 의한 초점이 있다.**

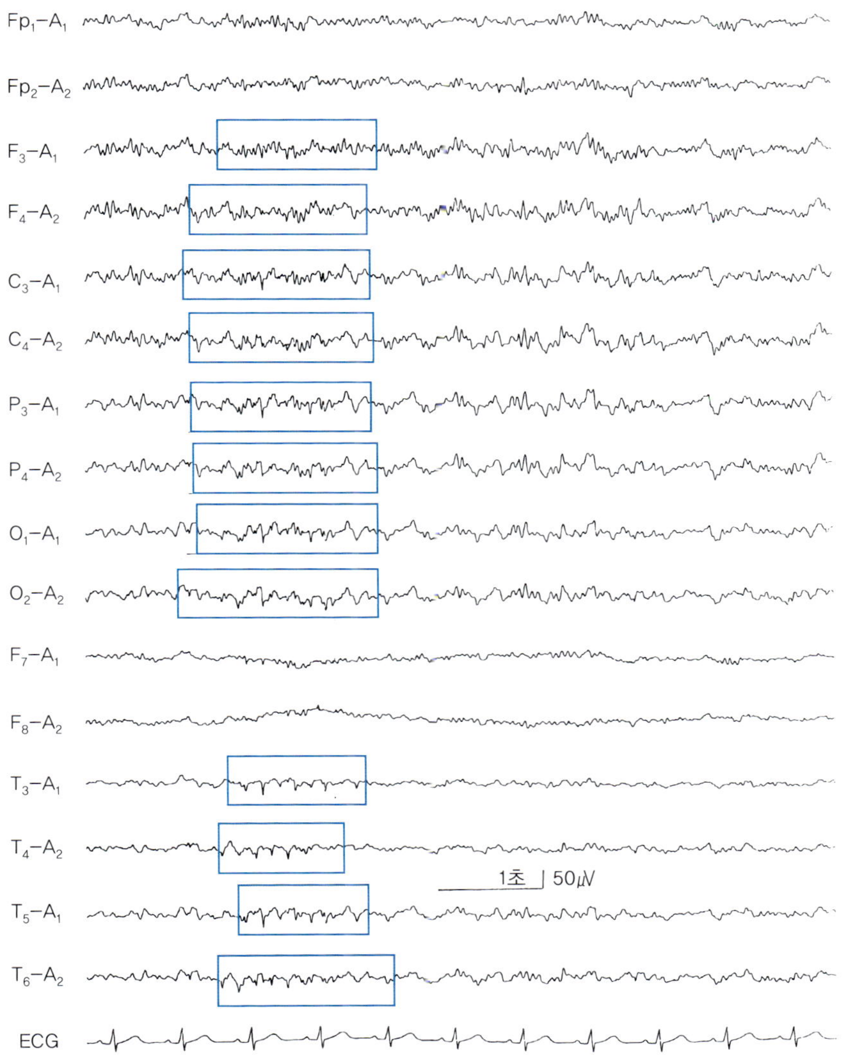

그림 Ⅰ-185. 자율신경발작(21세, 남성)

F_3, F_4, C_3, C_4, P_3, P_4, O_1, O_2, T_3, T_4, T_5, T_6에 14㎐&6㎐ 양성극파가 출현하고 있다.

(2) 복잡부분발작(complex partial seizure)

복잡부분발작(PS with complex symptomatology)은 단순의식감손발작, 인지발작, 감정발작, 환각, 망상, 착각이나 감정, 정서장애를 나타내는 정신지각발작(psychotic seizure)이 있다. 비교적 가벼운 의식 혼탁과 함께 의식하지 못한 채 활동을 하고 보통 발작 후(postictal)에는 기억하지 못하는 건망증 등의 후유증을 동반하는 자동증(automatism, 좁은 의미의 정신운동발작), 복합형 등 여러 발작형이 나타난다. 자동증은 의식상실과 함께 목적이 분명하지 않은 동작을 반복하나 정확하지 않지만 어느 정도 입술을 핥거나 입맛을 다지거나 음식을 씹는 등 완성된 동작이나 말을 하는 발작형이다. 또한 행동이상 및 행동변화 등이 있다.

① **정신운동발작(psychomotor epilepsy) : 발작 시 복잡부분발작이 관자부위 안쪽이나 이마부위에 인접한 부분의 손상이 있으면 이 부위에 초점이 있기 때문에 관자엽간질(측두엽간질, temporal lobe epilepsy)이라고 한다.** 인접한 관자엽 앞끝부분의 안쪽에는 둘레계통에 속하는 편도핵이 포함되어 있기 때문에 이 부분에 병변이 있으면 복잡부분발작의 하나인 자동증의 간질성 초점이 가장 많은 부위로서 중요하며, 간질집점이 해마에 있는 경우가 많다.

간질 부분발작의 경우에는 발작 증상에 대응하는 부위로부터 국재성 극파가 기록되는 일이 많다. 관자엽간질의 **특징적 뇌파소견은 발작 간헐기에 관자부위, 특히 앞관자부위(전측두부)에서 이마부위에 걸쳐서 일측성 혹은 양측성으로 비동기하여 산발성으로 국재성 극파(집점성 극파)가 돌발적으로 출현하는 일이 많다(관자부위 극파, temporal spike,** 그림 Ⅰ-186)**. 이 돌발파는 각성 시에는 30~50% 정도 나타나나 발작 간헐기의 수면부활에서는 대부분의 경우 입면기와 경수면기에서 90% 정도 출현한다.** 발작 증상은 결신발작과 구별할 수 없는 것도 많고, 소아보다는 성인에서 많이 나타난다. 성인의 국재 관련성 간질 중에서 가장 많고 난치성인 경우도 많다. 관자부위의 음성극파가 귓불전극에 파급되면 단극유도법의 경우 관자부위

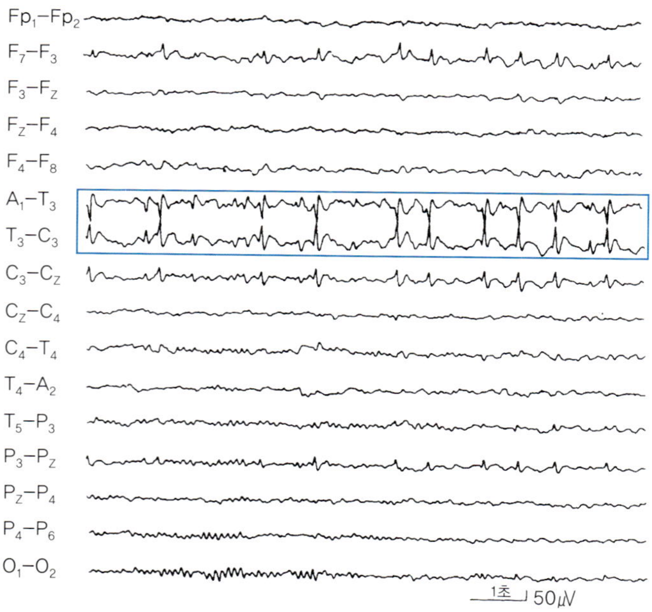

그림 Ⅰ-186. 정신운동발작(9세, 소녀)

좌측 중간관자부위(T_3)에 극파의 집점(위상역전)이 보인다.

이외에서 관자부위 극파와 동기하여 하향의 날카로운(양성극파)로 기록되는 경우도 있다.

(3) 양성부분발작(benign partial seizure)

대뇌겉질에 국한하여 기질성 병변을 가지며, **외부 요인이 관여하는 강한 증후성 간질로 전반성 간질과 비교하면 난치성이다.** 양성의 연령 관련성 간질이 주목되고 있다.

① **중심, 관자부위 극파를 동반하는 양성소아간질**(benign childhood epilepsy with centro-temporal spikes, BECCT) : **롤란드간질**(Rolandic epilepsy)**이라고 하며, 3~13세의 남아에서 증상이 많이 나타난다.** 입안 내의 이상 지각을 동반하는 편측안면을 중심으로 하는 짧은 부분운동발작이며, 2차성 전반경련발작으로 발전하는 것도 있다. **뇌파상은 발작 간헐기에 중심부위, 중간관자부위 우세로 극파가 나타난다(롤란드극파). 따라서 수면뇌파에서 중심, 관자부위에 집점성 극파를 가진 롤란드방전**(Rolandic discharge, RD)**의 출현은 양성소아간질을 진단하는데 필수조건이다.** 소아에서 약간 얼굴, 입꼬리, 팔 등의 몸운동발작을 나타내는 예후 양호한 간질로 15~16세가 되면 발작증상은 소실하고 뇌파도 정상화하며 치유된다.

2) 전반발작(generalized seizure, GS)

전반발작은 양쪽반구 신경세포의 이상흥분이 초기부터 나타나는 것으로 뇌파소견은 돌발파가 임상 발작증상과 마찬가지로 광범성, 좌우대칭성, 동기성, 양측성(bilateral) 이상으로 출현하는 것이 특징적이다.

(1) 결신발작(absence seizure), 소발작간질(petit mal epilepsy)

결신발작은 영·유아기에 조짐(전조, aura)을 동반하지 않고 갑자기 시작하여 5~10초 이하의 비교적 짧은 시간에 나타나는 일과성 의식소실 발작을 주증상으로 한다.

발작 간헐기의 뇌파는 정상이나 **발작 시에는 율동성, 고진폭의 3㎐ 극서파복합**(3㎐ spike and slow wave complex)**이 광범성, 좌우 동기성으로 나타나는 정형결신**(typical absence)**과 비정형결신**(atypical absence)**으로 나누어진다.** 간질발작 시 뇌파에서 전반성 율동성 3㎐ 극서파복합을 나타내는 정형결신의 예후는 대부분 양호하나 비정형결신은 몇 초간 멍한 상태(의시), 안구위쪽돌림(안구상전), 머리나 팔다리의 강직 등 자주 구르거나 넘어진다. 발작이 빈번하게 나타나는 시기에는 **과호흡**(HV) **부활에 의해서 3㎐ 극서파복합의 돌발파가 유발될 수 있다**(그림 Ⅰ-187). 또한 3㎐ 극서파복합은 각성시보다는 경수면기에 나타나기 쉽다.

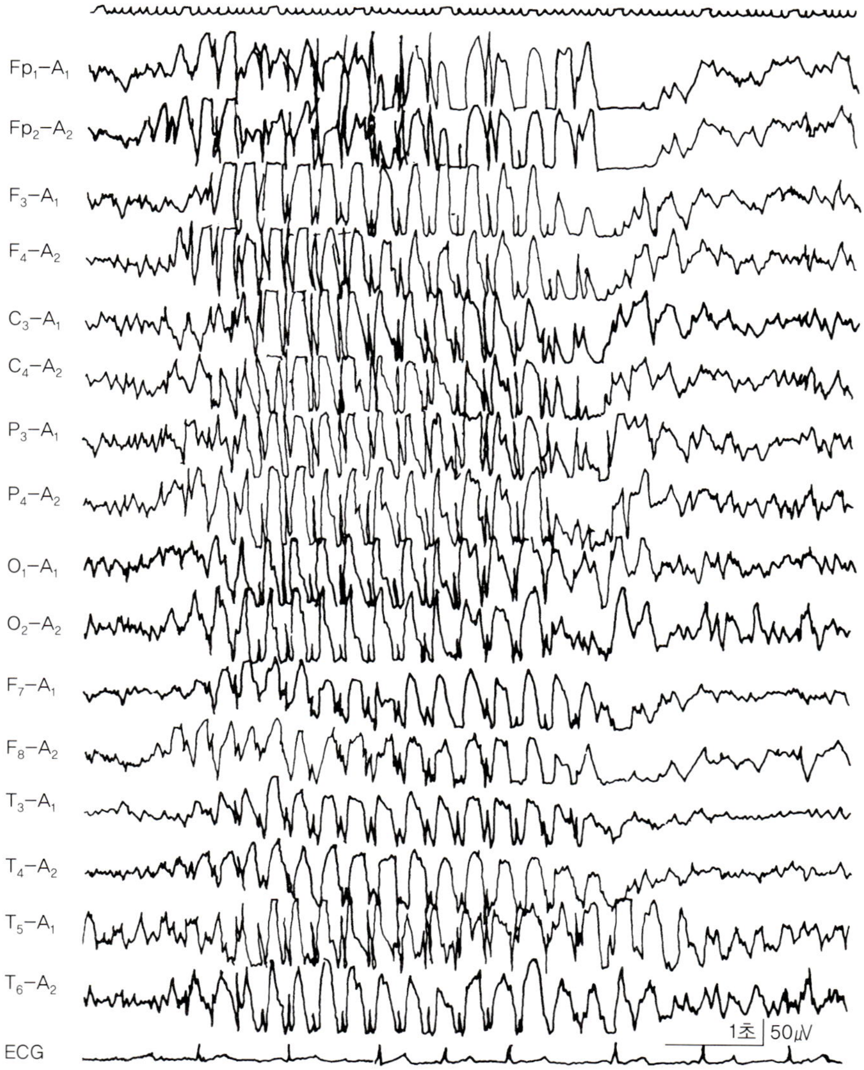

그림 I–187. 결신발작
3Hz 극서파복합을 나타내고 있다.

(2) 강직–간대발작(tonic–clonic seizure), 대발작간질(grand mal epilepsy)

발작 시 뇌파를 분명하게 기록하는 것은 실제로는 거의 불가능하며, 갑작스러운 의식장애를 동반한다. 전신의 지속성 긴장으로 근육이 수축하여 굳어지는 강직경축(tonic rigidity)이 10~20초간 지속되고, 그 후 근육경축이 일어나서 근육의 급격한 경축과 이완이 서로 뒤바뀌면서 계속되는 간헐성 경련인 간대경축(clonic rigidity)으로 이행한다. 30~60초간 지속된 후 팔다리(사지)는 완전히 이완상태로 된다.

발작 간헐기에는 광범성, 좌우 동기성의 느린파, 국재성 이마엽 극파, 불규칙한 **극서파복합**, 다극서파복합, 돌발성 서파 등 여러 가지 파형을 나타낸다. **발작 시에는 강직성경련(tonic seizure)과 일치하여 전체유도에서 고진폭의 6~10㎐의 율동성 극파가 연속하여 출현하며, 간대성경련(clonic seizure)에서는 경련에 일치하는 다극파와 근육이완에 일치하는 느린파가 같이 출현하여 다극서파복합을 나타낸다.** 이 때 의식소실이 일어나며, 점차 간격이 길어지다가 사라지고, 발작종료 후의 뇌파는 평탄화(전기적 정지)하여 혼수상태로 이행한다. 그 후 몽롱한 상태를 거쳐서 뇌파도 점차 회복된다(그림 Ⅰ-188). **이상뇌파의 유발은 과호흡 또는 섬광자극을 실시한다.**

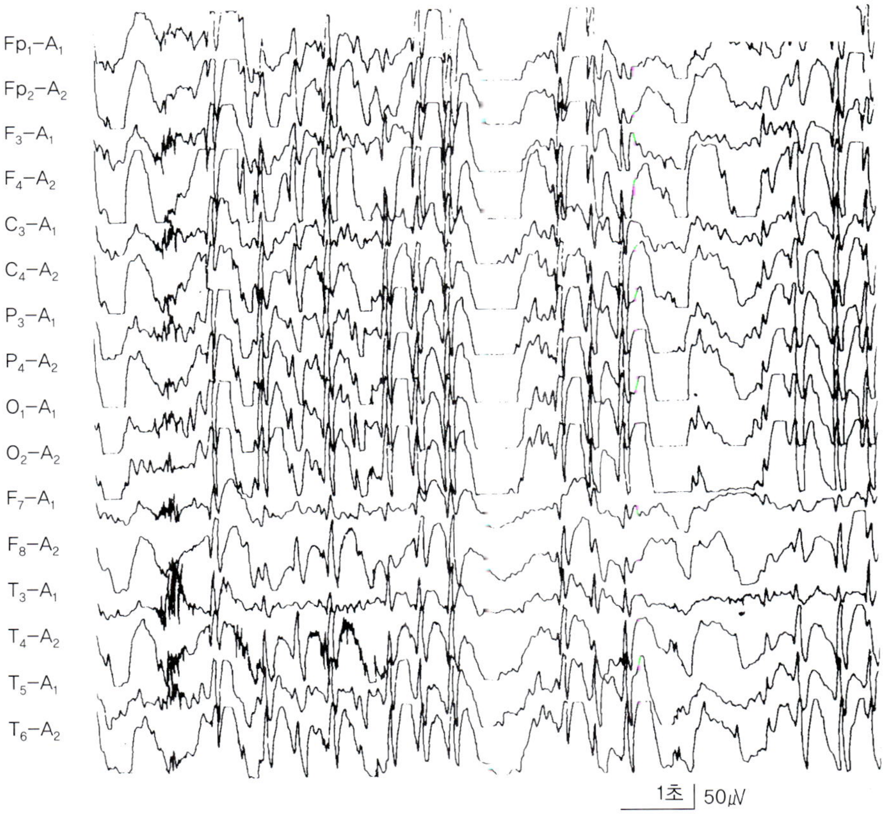

그림 Ⅰ-188. 강직-간대발작(6세, 소년)
극서파복합이 전반성으로 나타나고 있다.

■ 강직성경련

근육이 한번에 수축하여 특히 폄근(신근, extensor muscle)의 장력이 더 커서 팔다리를 쭉 뻗고 몸과 등을 뒤로 젖히는 경련

(3) 간대성근경련발작(myoclonic seizure)

팔다리(사지), 머리(두부), 몸통근육(체간근, trunk muscle) 등 전신에 순간적으로 생기는 짧은 연축발작(spasm seizure)으로 규칙성이 없는 무의식운동(불수의운동, involuntary movement)이 1~3회 연속하여 일어난다. 근육수축(muscle contraction)은 일반적으로 폄근(신근, extensor muscle)보다 굽힘근(굴근, flexor muscle)에서 나타나며 때로는 짧은 시간 동안의 의식장애를 동반하는 경우도 있다. **뇌파는 발작 시 혹은 발작 간헐기 모두 전반성, 좌우 동기성으로 다극파(polyspike), 다극서파복합(polyspikes slow wave complex)을 나타낸다.** 다극서파복합은 이마부위 우세로 나타난다. 발작파일 때 임상발작이 일어난다고는 할 수 없으나 대개 경련 경향을 나타낸다(그림 Ⅰ-189). **이상뇌파의 유발은 섬광자극을 실시한다.**

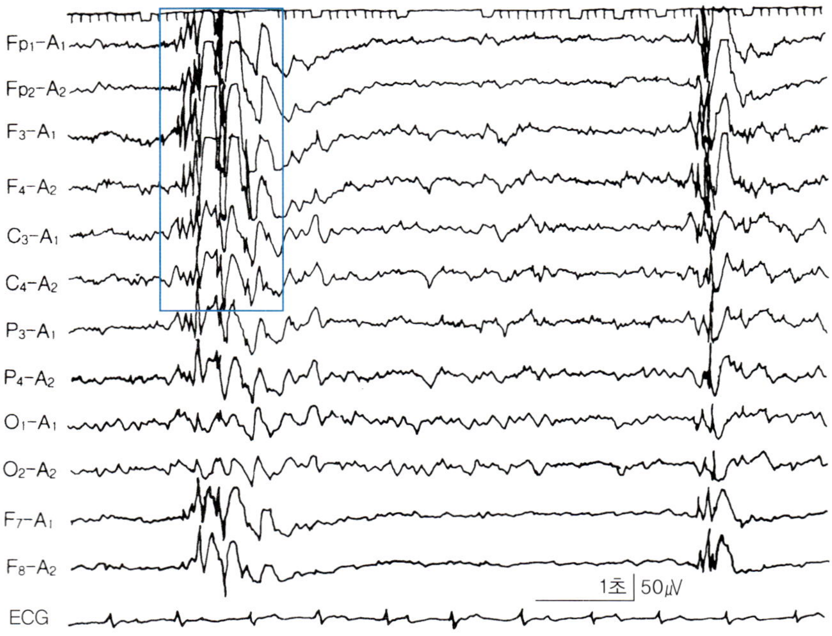

그림 Ⅰ-189. 간대성근경련발작

Fp1, Fp2, F3, F4, C3, C4를 중심으로 다극서파복합을 나타내고 있다.

3) 연령의존성간질뇌증(age-dependent epileptic encephalopathy)

영 · 유아기에 연령 의존성을 나타내는 간질 특수형으로 주된 것은 조기유아간질뇌증, 웨스트증후군, 레녹스-가스타우트증후군 등이 있다.

(1) 조기유아간질뇌증(early-infantile epileptic encephalography, EIEE)

유아 조기에 강직발작(tonic seizure)이 각성, 수면에 관계없이 나타나는 것으로 **뇌파에서는 돌발파-억제교대(burst-suppression)가 나타난다.**

(2) 웨스트증후군(West syndrome)

생후 3~4개월경부터 4세 이전의 영 · 유아기에 나타나므로 유아경련(infantile spasm), 점두경련(Nickkrampf), BNS경련(Blitz-Nick-Salaamkrampf)이라고도 한다. 증상은 머리나 상체의 앞굽음운동(전굴운동, anteflexion)을 주로 하는 급격한 경축이 일어나는 간질발작으로 반복적으로 광범위하게 근육에 경련이 일어난다. **이 발작은 특이하게 양손을 넓혀 상반신을 앞으로 구부리는 증상(두부전굴발작, 머리앞굽음발작)이 마치 회교도의 예배와 유사하여 salaam convulsion이라고도 한다.** 주요증상인 전굴발작(anteflexion seizure)은 3~6개월경의 영 · 유아에서 많이 나타나며, 횟수는 단발성인 것도 있으나 대부분의 경우는 몇 회에서 몇십 회의 연속성을 형성한다. 발작 중에는 강직발작과 같이 점증율동에 의해 시작하며 이어서 저진폭 속파 패턴으로 이행한다.

전체 머리덮개(두피, scalp)위에 매우 불규칙하고 넓게 나타나는 뇌파패턴을 점두경련의 뇌파(힙스아리트미아, hypsarrhythmia, 고도의 율동이상)라고 한다(그림 Ⅰ-190). **점두경련의 뇌파에서 hyps는 우뚝 솟다, 높다는 의미이고, arrhythmia는 율동이상을 나타낸다.** 이 파형의 특징은 **발작 간헐기에 비율동적인 고진폭 서파로 1~2㎐의 δ파와 극파 혼합파가 불규칙하게 섞여 나타난다.** 그리고 **전반적, 시간적, 공간적으로 완전히 무질서하며, 지속성, 비돌발성의 율동이상으로 출현한다.** 극파의 출현양식은 지속시간, 부위에서도 순간적으로 변화하며, 때로는 집점성으로, 때로는 다집점성으로 나타나기도 한다. 극파는 전반적으로 출현하는 경우가 있으나 소발작이형(petit mal variant)과 같은 율동적 반복이나 고도로 조직화된 패턴을 나타내는 일은 없다. 발작 시에는 비동기화(desynchronization)가 고빈도로 보이며, 비동기화는 지속하여 1~5초간 전체 유도에서 보인다. 또한 14~20㎐의 저진폭 속파 또는 느린파가 출현하며, 이때에 극파나 고진폭 δ파는 소실한다.

웨스트증후군은 분만 시의 뇌손상에 의한 원인이 많으며, 정신기능의 발달정지(지능발달장애) 등을 특징으로 하는 원인불명의 뇌증으로 난치성간질이다. 웨스트증후군에서 증상이 나타나고, 그 후 레녹스-가스타우트증후군으로 이행하는 경우는 매우 예후(발작, 지능발달)가 나쁘다. 치료하지 않거나 치료 초기에는 수면에서 나타나나 시간이 지남에 따라서 전형적인 파형은 각성 시에 나타난다. 이러한 파형은 입면기나 경면기와 같은 얕은 수면기에는 극파, 극서파복합이 동기성으로 출현하며, 심수면기에는 주기성 군집화를 이룬다.

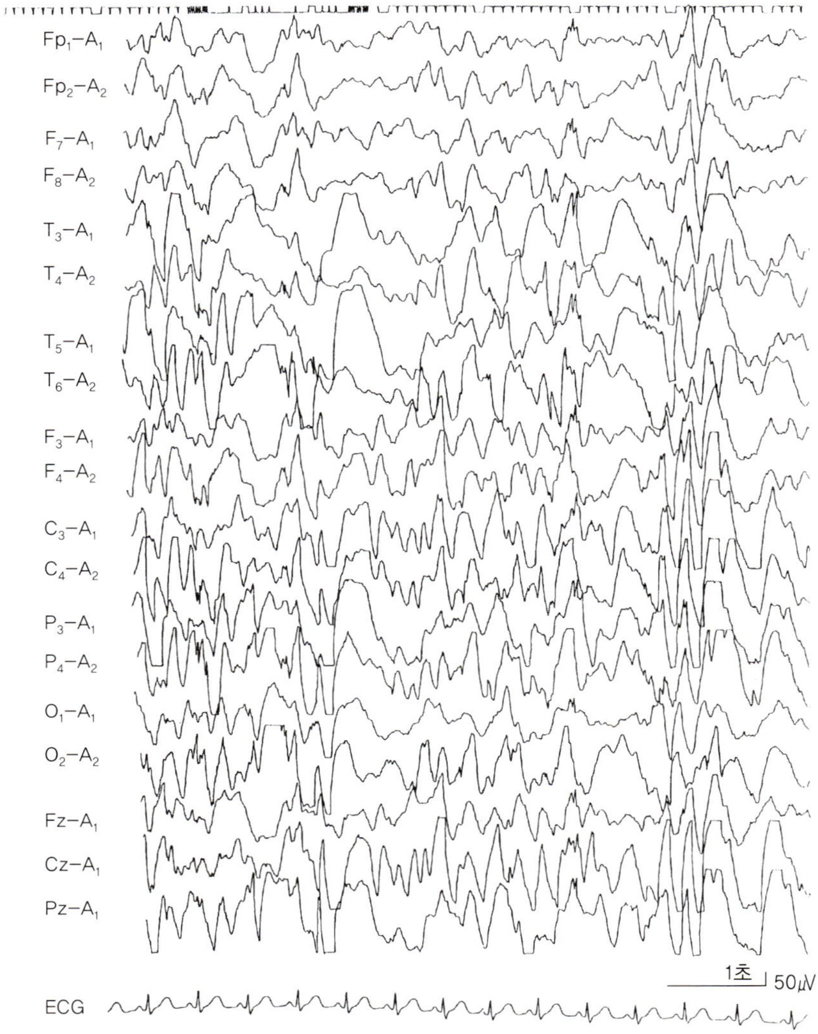

그림 Ⅰ-190. West증후군(1년 8개월, 여아)
고진폭 서파 및 극파의 불규칙한 출현이 보이며, 점두경련의뇌파(hypsarrhythmia)를 나타내고 있다.

(3) 레녹스-가스타우트증후군(Lennox-Gastaut syndrome, LGS)

정신발달지연(지능장애)을 동반하는 원인불명의 간질뇌증의 하나로 난치성 소아간질(epilepsy)이다. 임상 발작의 특징은 실립발작(astasia seizure), 탈력발작(atonic seizure)을 시작으로 강직발작(tonic seizure), 비정형결신(atypical absence), 간대성근경련발작(myoclonic seizure), 간대발작(clonic seizure) 등 여러 가지의 발작증상이 나타난다. LGS는 주로 소아기(1~10세 사이)에 나타나나 드물게는 사춘기에도 출현하며, 이 중 1/5이 유아기에 점두

경련(Nickkrampf)을 보인다. LGS는 Gibbs에 의해 소발작이형(petit mal variant)으로 이름 붙여졌다. LGS는 West증후군으로부터 이행하여 이미 성인이 된 경우에도 많이 나타난다.

발작 시 뇌파소견에서는 발작형에 의해 다르나 대표적인 강직발작에서는 점증율동(re-cruiting rhythm)이 출현하며, 심수면 시에는 8~14㎐의 율동파(rapid rhythm)가 광범성으로 돌발파로서 나타난다. 이것은 본 증후군과 시상비특수핵과의 관계를 시사하는 것으로서 주목되고 있다. **발작 간헐기의 뇌파소견에서는 1.5~2.5㎐ 예서파복합(sharp and slow wave complex)이 광범성(diffuse)으로 출현한다**(그림 I-191). **예서파복합은 1~3㎐ 이하로 결신발작의 3㎐ 극서파복합보다는 2㎐ 전후의 느린 극서파복합 파형이다(slow spike and wave complex).** 발작 시에는 율동성의 뾰족한 모양의 파가 돌발파(군발, burst)하여 출현하고, 발작 간헐기에는 위율동성(pseudo-rhythmic) 극파를 보이나 점두간질 시에는 불규칙, 비율동적인 고진폭의 느린파, 극파를 나타내는 hypsarrhythmia는 보이지 않는다. 그리고 **LGS는 수면부활(수면 1, 2단계)에 의해 1.5~2.5㎐ 예서파복합이 분명하게 유발된다.**

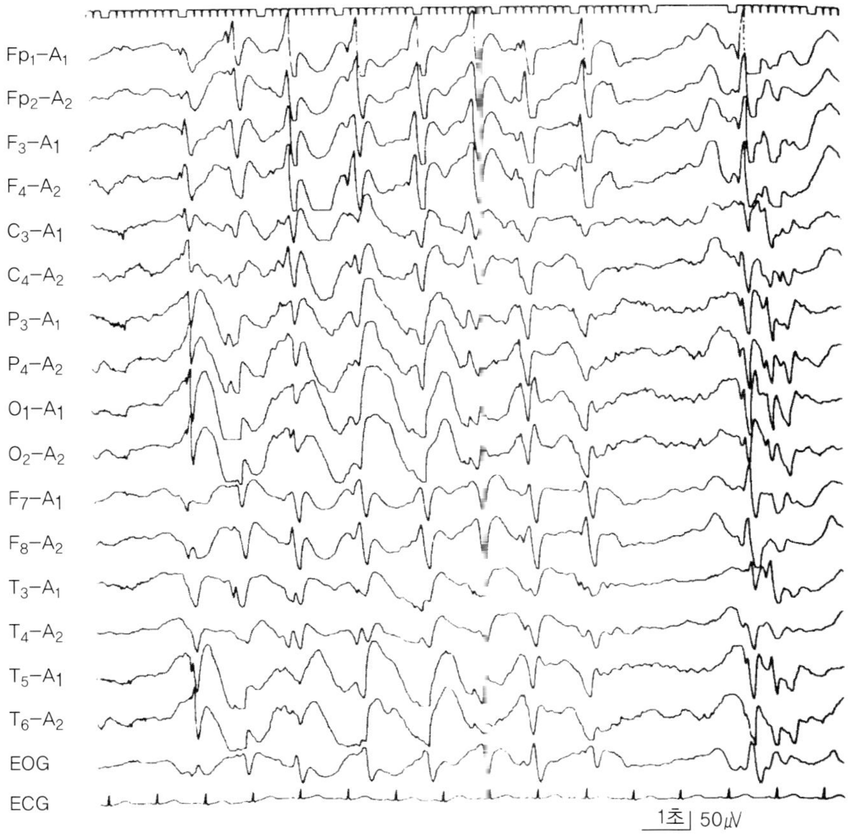

그림 I-191. Lennox-Gastaut증후군(5세, 소녀)

1㎐ 주기의 느린 극서파복합이 전반성으로 출현하고 있다.

(4) 열성경련

지금까지는 소아의 양성경련발작이었으나 현재에는 뇌파에서 돌발파의 유무 등에 의해 단순성, 복잡성, 간질성의 3형으로 분류되고 있다. 영 · 유아에서 38℃ 이상의 발열이 심한 직후에 경련발작이 나타나면 열성경련으로 진단된다. **열성경련에서는 입면기과동기성θ파(hypnagogic hypersynchronous θ wave)에 소극파(small spike)가 결합한 파형인 거짓소발작방전(pseudo petit mal discharge)이 많이 출현한다**(그림 Ⅰ-192).

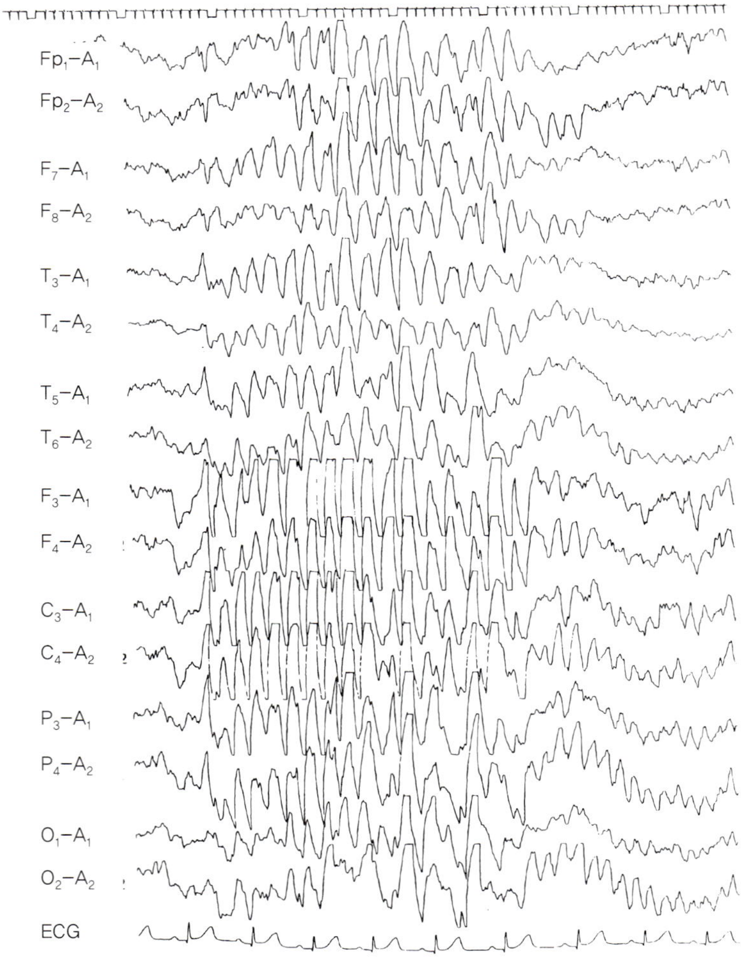

그림 Ⅰ-192. 열성경련(4년 7개월, 남아)
거짓소발작(pseudo petit mal)이 나타나고 있다.

(5) 란다우-크래프나증후군(Landau-Kreffner syndrome)

소아기간질증후군의 하나로 후천성간질실어(acquired epileptic aphasia)라고도 한다. 대부분의 경우 전반성 강직-간대발작 혹은 운동성부분발작과 청각성 실어, 실인 및 자발언어의 급속한 감소가 나타난다. 뇌파소견으로는 다집점성극파 및 서파수면 시의 극서파복합을 주징후로 한다. 예후는 비교적 양호하며, 15세 이전에 증상이 없어지는 것이 일반적이다(그림 Ⅰ-193).

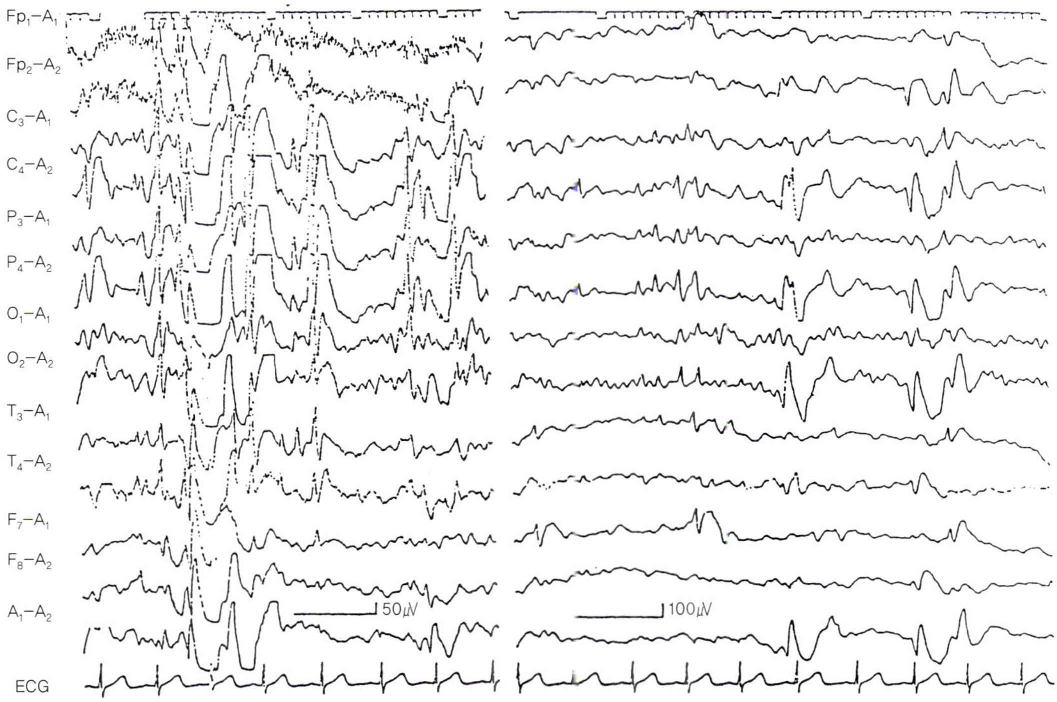

그림 Ⅰ-193. 란다우-크래프나증후군

4) 간질의 치료효과 판정 및 경과관찰

일반적으로 유효한 치료가 실시된 경우 임상발작 및 뇌파 이상은 동시에 감소 혹은 소실한다. 그러나 이 둘은 반드시 평행하지 않고 임상발작의 감소, 소실이 뇌파 이상보다도 먼저 나타나는 경우가 많다. 그러므로 임상발작이 소실한 후의 경과관찰에서는 뇌파상이 주된 대상이 된다. 발작소실에 이어서 뇌파상도 개선되어 가는 경우에는 일단 경과가 좋다고 생각되나 임상발작 소실 후의 뇌파소견에서 새로운 돌발파가 출현한 경우에는 다른 유형의 발작이 생길 가능성을 생각하여 처방을 변경할 수도 있다.

간질 치료 시작 직후에는 비교적 여러 번 뇌파검사를 해야 한다. 그 후는 경과가 좋아도 6개월에 1회 정도의 검사를 하는 것이 바람직하다. 항간질제(antiepileptic drug, AED)는 기초활동의 불규칙, 서파화, 빠른파(drug induced fast wave)의 혼입 등 뇌파소견에 영향을 주나 치료 중의 뇌파검사 때에는 약을 복용하지 않으면 안된다. 뇌파검사를 위해서 약을 복용하지 않아 발작을 재발시키는 것은 잘못된 일이다.

2. 뇌종양(brain tumor)

뇌종양에 의한 뇌파 이상은 종양 주위 뇌조직의 순환장애, 부종, 대사장애 등에 의한 것으로 뇌파소견에 영향을 미치는 전기활동은 얻어지지 않는다. 뇌종양에 의한 뇌파 이상은 뇌고름집(뇌농양, brain abscess), 머리(두개, cranial) 내 혈종 등 머리 내 공간점유병터(space occupying lesion)에서 공통된 것으로 뇌종양에서 특이적인 뇌파소견은 없다.

뇌종양에 의한 주된 뇌파소견은 느린파의 출현, 뇌파의 평탄화, 결여활동(lazy activity), 돌발파의 출현 등이다(그림 Ⅰ-194). 종양이 대뇌의 비교적 표층부에 있는 경우에는 그 부위에 국한하여 불규칙한 지속성 δ파가 나타나는 다형성델타활동(polymorphic delta activity, PDA)이 보이나 이것은 각성뿐만 아니라 수면뇌파에서도 출현한다.

대뇌표층의 종양에 의해서 가벼운 국재성 뇌기능장애가 있는 경우에는 때때로 서파화 경향은 대부분 보이지 않고, 그 부위에서 본래 나타나야 할 α활동, 빠른파활동, 수면시의 유파, 방추파 등의 감소, 소실로 나타나는 결여활동(lazy activity)이 보이는 일이 있다. 대뇌반구 심부(대뇌겉질 아래, 뇌바닥부분 등), 뇌줄기(뇌간, brain stem), 소뇌의 종양에서는 이상파의 출현부위와 병소부위의 관련은 표재성 병소일수록 단순하지 않다. 각성 뇌파에서 이마부위 혹은 뒤통수부위에 간헐성 율동성 고진폭 δ파가 반복하여 비교적 규칙적으로 출현하는 일이 있다. 이 느린파는 이마(뒤통수)부위간헐성리듬성델타활동(frontal(occipital) intermittent rhythmic delta activity, FIRDA(or OIRDA))이라고 한다(그림 Ⅰ-195). 이와 같이 병소와 떨어진 부위에서 출현하는 이상파를 원격파라고 한다.

3. 머리(두부)외상

머리외상은 부위, 정도, 손상 받은 후의 시간 경과에 따라서 여러 가지 소견을 나타낸다.

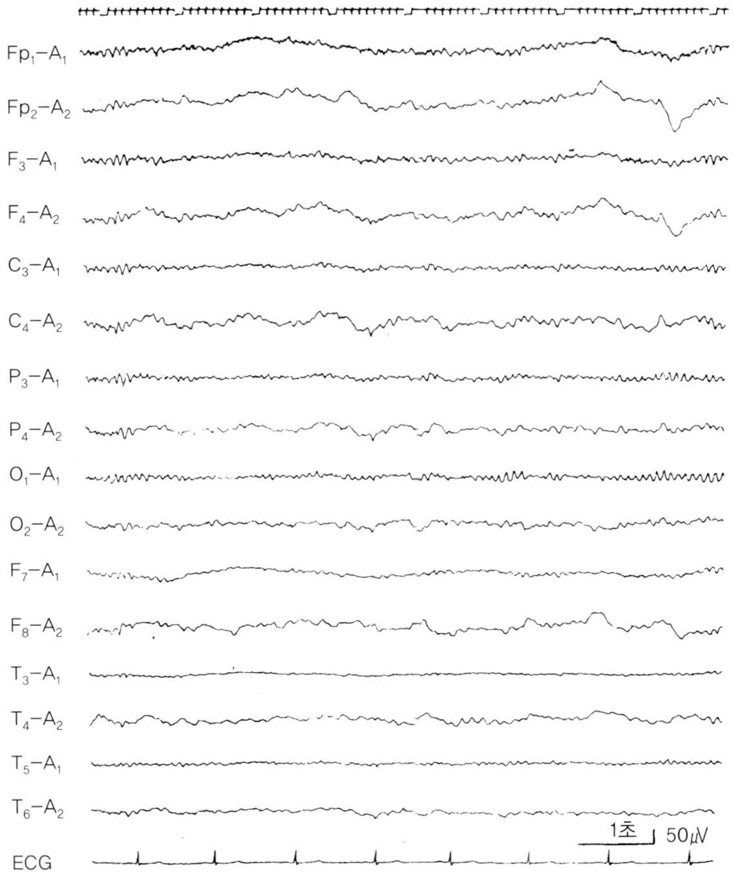

그림 Ⅰ-194. 뇌종양
좌우차가 있으며, 우측에 느린파가 나타나고 있다.

또 머리외상에서 뇌파검사의 의의는 급성기와 만성기에는 약간 다르다.

급성기에는 일반적으로 손상 받은 직후에는 뇌부종, 순환장애, 의식장애 등에 의한 뇌파의 광범성 평탄화가 일어난다. 그러나 회복과 함께 δ파가 출현하며, 더욱더 θ파로 되고 이어서 정상화한다.

만성기에는 뇌부종 등에 의한 광범성 이상소견은 소실하며, 국재성 손상이 존재하는 경우에 그 부위에 상당하는 국재성 뇌파 이상이 나타난다. 일반적으로 뇌표층의 손상에서는 국재성 지속성 고진폭 불규칙성 서파가 출현하나 저전위 서파, 극파, 결여활동(lazy activity, 그림 Ⅰ-219 참조) 등이 나타나는 일도 있다.

뇌심부 손상에서는 뇌종양(brain tumor)의 경우와 마찬가지로 주로 이마부위간헐성리듬성델타활동(전두부간헐성율동성델타활동, frontal intermittent rhythmic delta activity,

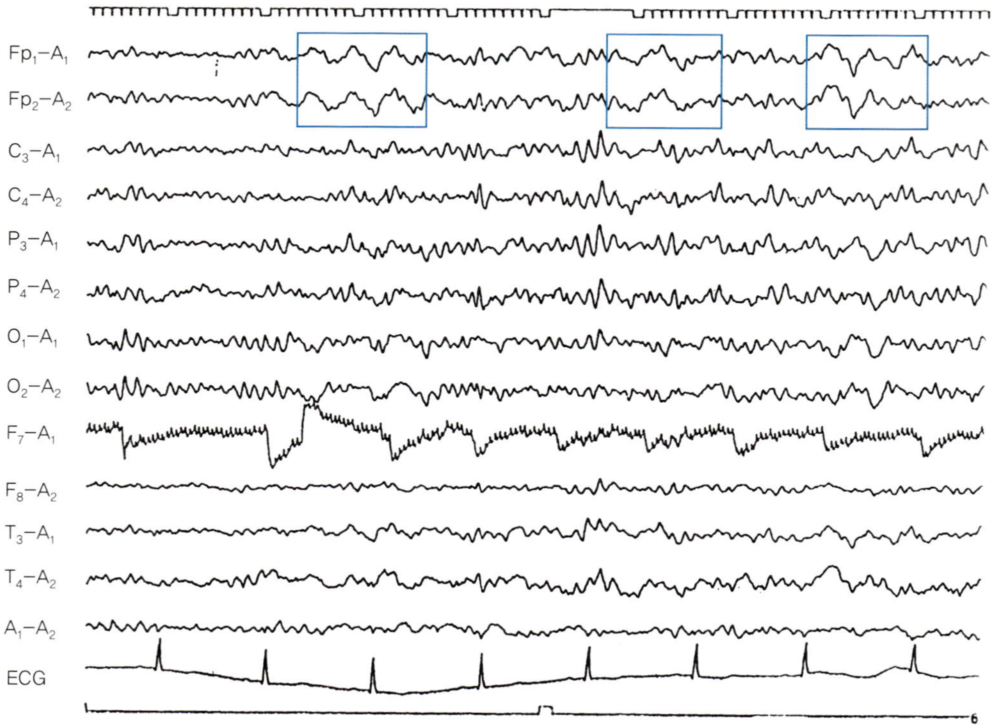

그림 Ⅰ-195. 머리인두종(두개인두종, craniopharyngioma, 46세, 남성)
양측 이마극(Fp_1, Fp_2)에 2~2.5Hz의 δ율동이 간헐성으로 출현하고 있고(FIRDA), 배경활동에도 8~9 Hz의 α율동에 7Hz의 θ파가 혼입하고 있어서 경도의 느린파 경향이 보인다. F_7은 전극부착상태의 불량에 의한 인공산물이다.

FIRDA, 퍼다)이 보이는 일이 있다. 이 시기에 뇌파소견이 진단에서 중요시되는 것으로 만성경막밑혈종(경막하혈종, chronic subdural hematoma) 및 외상후간질(post-traumatic epilepsy)이 있다. 만성경막밑혈종은 비교적 경도의 머리외상에서도 생기며, 임상증상은 여러 가지이다. 뇌파소견도 다양하나 혈종이 있는 쪽에 느린파, 저전위, 결여활동 등이 나타나는 일이 많다. 외상후간질을 미리 알고 진단하기 위해서는 뇌파검사가 매우 중요하다. 돌발파, 특히 극파의 존재가 중요시 된다. 머리외상 후에 돌발파를 볼 수 있는 경우에는 외상후간질 증상이 나타나는 것이 많다.

4. 뇌혈관장애

뇌혈관장애에서는 원인질환, 장애부위나 퍼짐, 증상이 나타난 후의 시간 경과에 의해서 뇌파소견도 다르다. 의식장애가 존재하는 경우에는 그것에 따른 광범성 뇌파 이상이 나타나며, 국재성 뇌파 이상은 분명하지 않은 것이 많다.

겉질밑층(subcortex) 깊은부분 장애에서는 대뇌 겉질 장애에 비교하여 느린파의 출현이 현저하지 않은 경향이 있다. 특히 뇌줄기부분 장애에서는 임상소견에 비해 뇌파의 이상소견은 비교적 뚜렷한 편이다. 다리뇌 중심부의 국재성 장애 급성기에는 혼수 중에 α파가 출현(α−coma)하는 것도 있다.

1) 뇌출혈

대뇌반구의 겉질밑층출혈에서는 급성기에 광범성, 지속성 서파(δ~θ파)가 나타난다. 이것은 뇌내혈종에서 기인하는 뇌순환장애, 뇌부종, 뇌줄기 압박에 의한 것이다. 뇌내혈종에 의해서 생기는 국재성 뇌파 이상은 느린파의 출현이며, 이것은 대부분의 경우 증상이 나타난 후 1주 정도에서 분명하다(그림 Ⅰ−196).

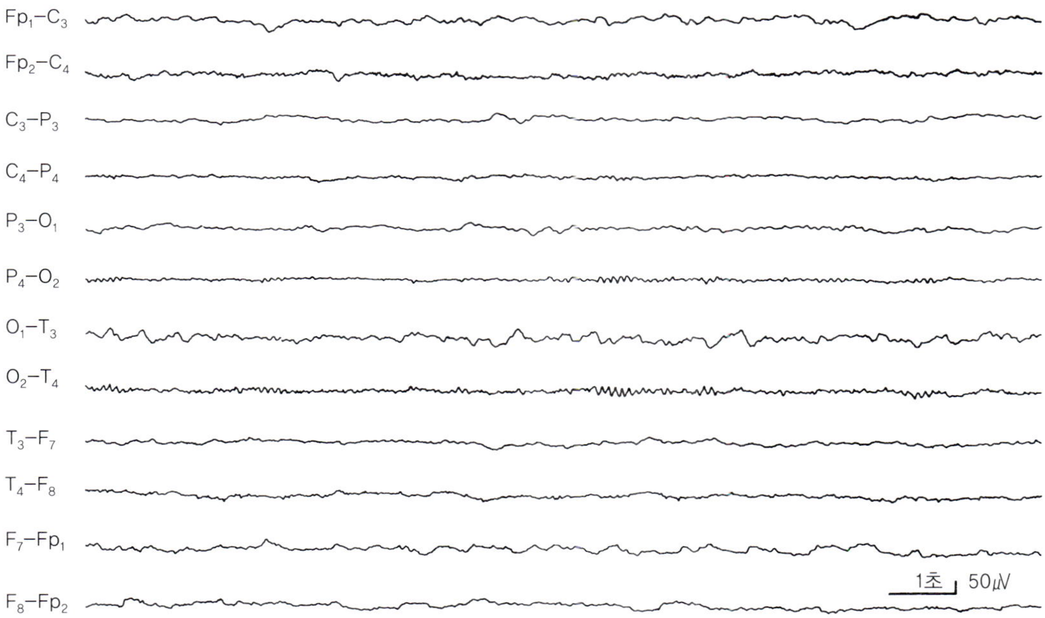

그림 Ⅰ−196. 좌측 중간대뇌동맥에서 질병이 생긴 뇌출혈(55세, 남성)

뇌내출혈 발병 2주간 후의 기록에서 광범성, 지속성, 불규칙한 느린파 경향이 있다. 양측 중심부 우세로 지속성, 불규칙, 다양한 느린파의 출현이 있었고, 좌측 뒤통수부위에서 α율동의 결여활동이 나타났다. 임상적으로 의식은 거의 청명하나 우편마비 및 실어증이 보였다.

2) 뇌경색

뇌경색에서는 뇌출혈에 비해 뇌파 이상은 가볍고 회복도 빠르다. 이 경향은 국재성의 겉질밑층 심부경색에서 보다 명확하게 나타난다. 뇌파 이상의 주된 것으로서 장애부위에 상응하는 국재성 서파의 출현, 기초율동의 진폭증대 및 수면 방추파, 마루예파, 광구동 반응(photic driving)의 좌우차 등 여러 가지 이상소견이 나타난다.

3) 거미막밑출혈

거미막밑출혈(구모막하출혈, subarachnoid hemorrhage) 급성기에는 광범성 서파가 출현하나 이것은 의식장애의 개선과 함께 소실한다. 그러나 때로는 국재성 이상이 지속되는 것도 있다. 거미막밑출혈은 대부분의 경우 뇌동맥류 파열에 의한 것이나 뇌동맥류에 의하나 뇌파 이상이 미리 나타나는 것은 드물다. 또 동정맥기형(arteriovenous malformation, AV-malformation)도 거미막밑출혈의 원인이 되나 이 경우에는 질환 측에 느린파나 돌발파 등이 나타나는 일이 있다. 강직-간대발작(tonic-clonic seizure)에 의한 증상이 나타나며, 좌부전편마비발작에 계속하여 강직-간대발작이 이행하는 발작이 나온다. 그러나 발작 간헐기에 신경학적 이상소견은 나타나지 않는다. 뇌파소견으로는 우측 이마극(전두극), 우측 앞관자부위(전측두부)에 고진폭 δ파가 나타난다.

4) 뇌바닥부분(뇌저부) 이상 혈관망(모야모야병)

Willis동맥륜 폐쇄, 모야모야병 등으로 불리는 뇌혈관장애로 원인불명의 진행성 혈관폐쇄성질환이다. 내경동맥 말단의 협착 혹은 폐쇄 때문에 측부혈행로(collateral circulation)가 많이 형성되어 특이한 혈관상을 나타낸다. 소아의 경우에는 운동마비, 언어장애, 경련발작 등을 일으킨다. 성인의 경우는 심한 두통이나 의식장애를 동반하는 머리(두개, cranial) 내 출혈에서 발견되는 일이 많다.

뇌파상에서는 안정, 각성, 폐안 시에 느린파경향을 나타낸다. 이것은 과호흡에서 증강(build up)되어 과호흡 종료 후에 일단 회복하여 증강이 다시 출현하는 현상(재증강, rebuild up)이 특징적이다.

5) 일과성뇌허혈발작(transient cerebral ischemic attack, TIA), 회복성허혈성신경장애(reversible ischemic neurological deficit, RIND)

모두 국재성 뇌혈류장애에서 기인하는 돌발성과 동시에 일과성의 신경증상을 나타내는 증후군이다. 본질적으로는 경도의 뇌경색이며, 미소색전(microemboli)에 의한다. 일과성뇌허혈발작은 신경증상이 24시간 이내(대부분은 15분 이내)에서 회복하고, 회복성허혈성신경장애 뇌허혈발작은 3주 이내에 신경증상이 소실한다. 뇌파소견에서는 해당 부위에 국한된 지속성 서파가 생긴다.

5. 수면이상

1) 기면증(발작수면, narcolepsy)

기면증은 일종의 비간질 발작성 질환으로 각성리듬장애와 렘수면에 의한 증상을 가지는 만성질환이다. **기면증은 항상 입면시의 파형을 보이므로 α파의 출현율이 나쁘고, 각성자극에 의해서 일과성으로 α파의 출현이 보이나 곧 저진폭 θ파나 빠른파 등을 나타낸다.**

건강인의 안정, 각성, 폐안 시 입면기 뇌파소견은 광범성 저진폭 서파 패턴을 나타낸다. 기면증은 수면이상(수면과잉)이 있어서 주간에도 입면경향이 강하여 쉽게 잠을 자게 된다. **안정되면 즉시 뇌파에서 지속성 얕은 수면파형을 나타내며, 입면 직후에는 저진폭의 θ파가 연속하여 출현하는 기초율동의 서파화가 보이고 이것이 계속 지속한다(persistent drowsiness).** 건강인의 안정, 각성 폐안상태에서 개안시키면 α파 억제는 잘 나타나나 입면기에 개안시키면 α파 억제는 보이지 않고 오히려 α파가 일과성으로 지속적으로 나타난다. 즉 **폐안 시에 α파가 억제되는 역설적 α파 억제가 나타난다. 따라서 각성 시 개안에 의한 α파 억제와는 반대반응이라는 의미에서 역설적 α파 억제(paradoxical α-blocking)라고 한다. 역설적 α파 억제는 지속성 얕은 수면파형이 출현하는 시기에 개안시키면 안정, 각성, 폐안 시에 보이는 α파 우세의 뇌파를 나타내는 것을 말한다.** 즉 **보통은 개안에 의해서 α파 억제를 보이나 반대로 개안에 의해서 α파가 증강되는 현상이다.**

폐안시에 α파가 감약 혹은 소실하는 현상이 나타나므로 역설적 α파 억제는 의식수준의 경도 저하를 나타내는 지표이나 기면증에서는 각성뇌파에서도 보인다. **입면시간이 5분 이내로 매우 짧으며, sleep onset REM periods라고 하는 것처럼 졸리기 시작하면(입면 직후) 10분 이내에 렘수면이 출현하는 수면주기 이상의 특징을 나타내므로 기면증의 진단에 중요하다.** 기면증 환자의 뇌파기록에서는 안구운동도, 아래턱근전도를 동시에 기록하는 폴리그램 기록을 해야 한다.

2) 수면무호흡증후군(sleep apnea syndrome, SAS)

수면 중에 주기성 무호흡을 일으키는 것으로 **7시간의 수면에서 10초 이상 지속되는 무호흡**

이 30회 이상 출현하거나 1시간당 5회 이상 출현한다. 수면무호흡증후군은 수면 1, 2단계에서 증가하나 느린파 수면에서는 출현하지 않는다. 수면잠복시간은 단축하며, 수면 렘단계는 감소한다. 수면무호흡증후군은 심한 호흡운동을 할 때마다 각성되므로 깊은 수면으로 이행할 수 없고, 심수면 패턴은 대부분 출현하지 않는다.

3) 피크위크증후군(Pickwickian syndrome)

심한 비만, 야간수면 시에 보이며, 여러 번 반복하는 무호흡 및 주간 졸음증 등의 증상이 있는 증후군이다. 비만에 의해서 협착한 윗부분(상부)의 기도가 수면 시에 폐쇄하여 무호흡을 일으키기 때문에 심수면으로의 이행이 곤란하고 수면 1, 2단계는 증가되며, 뇌파에서 각성반응에 의해 수면경과가 장애되어 주간 졸음증이 생긴다. 본 증후군은 폐쇄성수면무호흡증후군의 한 종류이다.

6. 정상압물뇌증(정상압수두증, normal pressure hydrocephalus, NPH)

임상적으로는 치매, 보행장애, 요실금을 3징후로 하며, 뇌실계의 확대(물뇌증)가 있는데도 불구하고 수액압은 정상인 상태이다. 원인은 뇌 표면의 거미막밑공간(지주막하강, sub-arachnoid space)으로부터 수액흡수장애에 의한 비폐색성(즉 교통성) 물뇌증에 의한다. 원인불명인 것과 거미막밑출혈(subarachnoid hemorrhage), 머리외상, 수막염, 뇌종양(brain tumor), 뇌출혈 등에서 계속 나타나는 것 등이 있다. 외과적 치료에 의해 증상의 개선이 보이기 때문에 치료 가능한 치매(treatable dementia)로서 주목받고 있다. 뇌파소견으로는 거의 양측 동기성으로 동시에 돌발성 서파가 출현하는 것이 많다.

7. 노년기 치매

노년기 치매는 알츠하이머형 치매와 뇌혈관장애성 치매로 구별된다. **알츠하이머형 노년치매(senile dementia of the Alzheimer type)의 뇌파변화에는 기초율동 주파수의 감소(7~8 ㎐), 진폭의 감소, 점증 · 점감의 감소 등이 생긴다. 뇌파패턴은 단조로운 광범성 α파와 비국재성으로 출현하는 느린파(θ파, δ파)가 섞여 불규칙하다.** 뇌파 이상과 치매 정도간에는 어느 정도의 상관성이 있다. 알츠하이머형 치매에서 뇌파 이상의 정도는 이른 노년기의 치매증에

속하는 알츠하이머병(Alzheimer disease)과 비교하여 경도이다. 뇌혈관장애성 치매의 뇌파상은 뇌혈관장애에 따른 소견에서 연령에 해당하는 변화가 더해진 뇌파소견이 된다. 노년기 치매의 뇌파를 경과를 시간적으로 기록해보면 뇌혈관장애성 치매에서는 초기보다 뇌파의 이상 정도가 상당히 강하나 진행은 느리다. 알츠하이머형 노년치매에서는 초기에는 뇌파 이상의 정도는 비교적 적으나 경과와 함께 뇌파이상은 급속하게 진행하여 나타난다. 뇌혈관장애성 치매와 알츠하이머형 노년치매는 뇌파소견에서 상당한 대비를 나타내므로 경과를 좇아 반복하여 뇌파를 기록하는 것은 알츠하이머형 치매의 감별에서 중요하다.

■ 알츠하이머병과 알츠하이머형 치매

알츠하이머병은 이른 노년기(40~60세) 치매의 하나로 뇌의 전반성 위축과 특유한 조직학적 소견(노인반점, 알츠하이머원섬유 변화 등)은 노년치매와 질적으로 차이는 없다. 최근에는 분명한 뇌혈관장애를 동반하지 않는 노인성 치매를 알츠하이머형 노년 치매라고 한다. 이 종류의 노인성 치매를 알츠하이머병으로 칭하는 것은 엄밀하게는 잘못된 것이나 현재에는 일반적으로 사용되고 있다.

8. 정신질환

정신질환의 뇌파소견은 원칙적으로 정상범위이나 신경증의 하나인 히스테리(hystery)와 간질과의 감별에는 뇌파검사를 해야 한다. 또 비정형 정신병(atypical psychosis)에서는 자주 동시에 발생하는 뇌파 이상(주로 돌발성 이상)의 유무 확인 때문에 뇌파검사는 반드시 해야 한다. 더욱더 주로 조울상태에서 처방되는 탄산리튬제제는 부작용으로서 뇌파 이상의 증상이 나타나기(돌발파의 출현 등) 때문에 같은 제제를 복용 중인 환자에서는 정기적으로 뇌파검사를 해야 한다.

■ 비정형정신병

질병상태는 급성정신분열병(급성환각망상상태, 급성착란)과 거의 같으나 경과는 이른바 조울병과 유사하게 나타나며, 주기성으로 계속되는 정신질환이다.

L. 비디오 감시시스템(video monitoring system)

간질발작은 관찰할 수 있는 기회가 드물기 때문에 어떤 간질발작형이 있는지 진단이 곤란한 경우가 많다. 따라서 언제 발작이 나타날지 모르는 간질의 발생을 포착하기 위해서 24시간 동안 계속하여 뇌파를 기록하는 방법이 도입되어 있다. 임상에서는 **뇌파와 피검자 비디오를 동시에 24시간 모니터하여 간질발작을 비디오테이프에 수록하고, 간질발작 시의 뇌파와 임상증상을 자세하게 관찰할 수 있는 시스템으로 되어 있다(그림 Ⅰ-197). 뇌파검사를 비디오와 일치시켜 24시간 이상 모니터할 수 있으므로 24hr EEG monitoring이라고도 한다.** 보통 발작 중의 비디오를 재생하여 관찰하면 동일 질환에서도 발작 때에 발작형이 다르거나 2차성 전반화하는 것이 분명하게 된다. 따라서 **뇌파검사로는 발작 원인을 알기 어려운 환자에서 발작이 간질(진성간질)인지 비간질(가성간질)인지를 알 수 있고, 간질환자에서는 발작의 유형을 감별할 수 있다. 또한 간질의 발생부위를 알 수 있으므로 간질의 수술적 치료가 필요한 환자에서는 간질의 수술 전 평가에 이용된다.** 그리고 **히스테리의 감별에도 유용하므로 정확한 간질의 진단에는 이와 같은 시스템의 도입이 필요하다.** 또한 **뇌파의 자동해석법도 컴퓨**

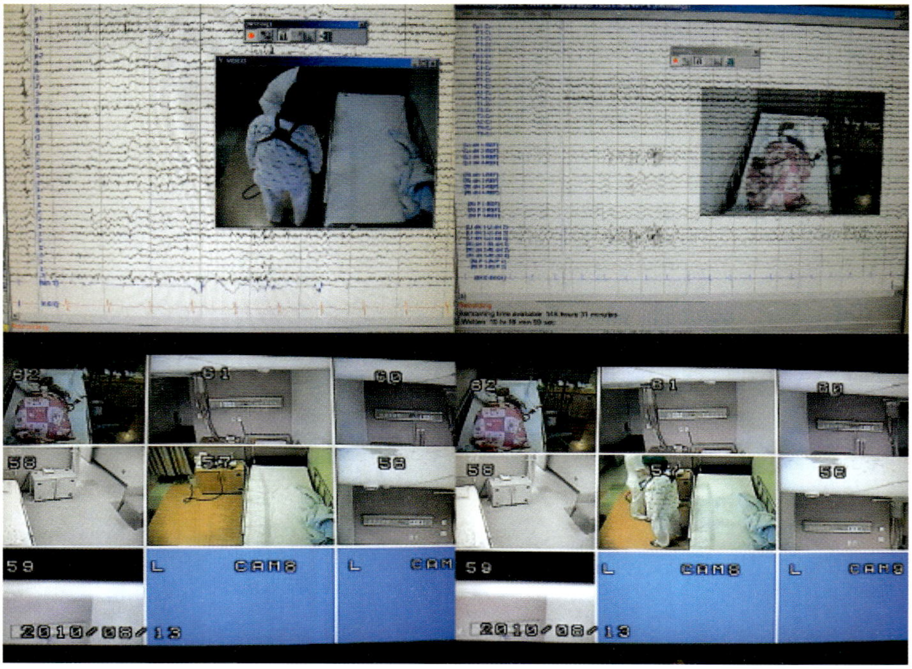

그림 Ⅰ-197. 뇌파 비디오 감시시스템

터의 진보와 함께 상당히 실용화되고 있다. 특히 극파 등 간질발작파의 자동검출, 머리덮개(두피, scalp)에서 뇌파 분포의 형태검사(topography) 해석, 주파수 자동해석, 수면주기의 분류 등에 응용되고 있다. 특히 컴퓨터에 의한 뇌파허석은 주파수 해석을 기본으로 하고 있다.

M. 이상뇌파의 부활법(activation)

학습목표

1. 이상뇌파의 부활법 4종류를 이해한다. (A)

뇌파는 안정, 각성, 폐안상태에서 나타나는 파형을 기준으로 그 상태에서 뇌파의 이상 여부를 판정한다. 피검자가 임상증상은 있으나 정상범위의 파형이거나 약간의 이상소견 외에는 나타내지 않으므로 뇌파소견이 임상진단에는 도움이 되지 않는다. 또 뇌파에 나타나는 이상은 안정 시부터 이미 나타나는 경우도 있으나 안정 시 기록만으로는 이상이 없거나 가벼운 이상뿐이기 때문에 판정이 어렵다. **간질에서는 안정, 각성, 폐안상태의 뇌파검사만으로는 충분한 이상소견이 얻어지지 않으므로 어떤 자극을 주어 이상뇌파를 부활시켜야 한다.** 부활은 뇌파의 생리적, 생화학적 상태를 변화시켜 잠재되어 있던 이상파가 유발되거나 이상이 증강되는 경우가 있으므로 안정 시 뇌파가 정상이라도 부활법을 실시하면 쉽게 진단할 수 있다.

이와 같이 **안정 시에 나타나지 않는 이상소견을 유발(provocation)하거나 안정 시에 나타나나 분명하지 않은 소견을 보다 분명하게 나타나드록** 외부로부터의 부하(과호흡, 섬광, 수면 등 여러 가지 감각자극)에 의해 **증강시키는 것을 부활법(activation)이라고 한다. 즉 부활법은 피검자의 잠재성 뇌의 활동 혹은 출현이 분명하지 않은 이상파를 짧은 시간 내에 이상소견을 인위적으로 유발할 목적으로 실시하는 방법이다.** 그러나 뇌파검사에서 부활법에 의해 간질환자가 때로는 발작을 일으키는 경우도 있다. 이상뇌파에서 느린파는 반복적인 것이 많으나 극파 등은 비교적 반복적인 것이 적고 매우 한정된 시간에만 출현하는 것이 많다. 이 경우 짧은 시간의 검사에서는 검사시간 내에 이상파가 출현하는 것은 오히려 드물고, 검사 목적에 도달하지 않은 채로 끝나버릴 염려가 있다. 또한 매우 드물게 출현하는 이상뇌파는 긴 시간 기록해야 하나 이상파가 출현할 때까지 기다리는 것은 여러 가지 제약 때문에 실제로 일상검사에서는 불가능한 것이 많다.

뇌파검사에 의한 간질환자의 돌발파 출현율은 발작형에 의해서 어느 정도 다르다. 결신발작에서 돌발파의 출현율은 80~90%로 비교적 높은 비율로 나타나나 강직-간대발작(tonic-clonic seizure, 대발작)이나 복잡부분발작(정신운동발작)에서는 30~45% 정도로 낮아진다. 그러므로 일상 뇌파검사에서 돌발파가 확인되지 않은 경우에는 부활법의 실시와 함께 검사를 반복하여 돌발파를 기록해야 한다. 부활법은 안정 시 뇌파에서 나타나지 않는 정상파형의 유발에 이용되나 **안정 시 뇌파에서 나타나는 이상소견이 오히려 부활에 의해 소실되거나 변화가 없는 것도 확인할 수 있는데** 이것도 진단에 의의가 있다.

부활법은 다음과 같은 효과가 있다.

① 잠재성 이상뇌파를 유발시킨다.

② 출현하고 있는 이상뇌파를 잘 나타나도록 하여 그 파급을 관찰한다.

③ 자극에 대한 반응성을 본다.

④ 과호흡은 긴장을 푸는 효과가 있으므로 긴장하고 있는 피검자에서는 과호흡 후에 안정 시의 뇌파를 기록할 수 있다.

뇌파검사에서 넓게 실시되고 있는 부활법에는

① 개안 · 폐안(eye open, EO, eye close, EC)

② 과호흡(hyperventilation, HV)

③ 섬광자극(photic stimulation, PS)

④ 수면부활(sleep activation, SA) **등이 있다.**

그 외에 경련제 정맥주사에 의한 약물부활법(bemegride 부활법, pentamethylenetetrazol 부활법) 등이 있다. 부활법은 한 종류뿐만 아니라 여러 종류의 부활법을 함께 실시하여 뇌파의 반응을 비교하여 진단하는 하는 것이 바람직하며, **부활 중의 뇌파검사는 일반적으로 단극유도에서 기록해야 한다.**

1. 개안 · 폐안(eye open, EO, eye close, EC)

학습목표

1. 개안 · 폐안을 이해한다.
   1) 방법 (A)
   2) 생리적 반응 (A)
   3) 이상 반응 (A)

1) 방법

안정, 각성, 폐안상태에서 뇌파를 기록하는 동안 10초간 개안, 10초간 폐안을 2~3회 반복 실시하는 것이 일반적이며, 뇌파의 기초활동 양상의 변화를 관찰할 수 있다. 개안 시 길게 개안하면 더욱 정보량이 증가하므로 가능하면 40초 이상의 개안을 하기도 한다. 개안에 의해 억제된 α파는 40초간의 개안에서 대부분 다시 나타난다. 특히 노인일수록 현저하며, 이것은 연령 증가에 따라 α파의 억제기구의 기능이 출현기구의 기능보다도 먼저 저하하기 때문이다. 또 개안하고 나서 α파가 다시 나타날 때까지의 시간은 정상성인에서 20~60초이나 뇌혈관장애나 머리외상과 같은 뇌기능 저하를 동반하는 질환에서는 20초 이내가 많다. 개안 · 폐안은 일상적으로 실시해야 하며, 각 몽타주에 대해서 적어도 1회 이상 실시하는 것이 바람직하다. 소아는 장시간 눈을 감고 있는 것이 어려우므로 여러 번 개안시키는 것에서 장시간 기록할 수 있는 장점도 있다.

개안 · 폐안의 목적은 ① 의식상태의 확인이나 수면상태에서 각성의 유지 관찰, ② 기초파의 반응성 판단, ③ 환자 협력도의 평가, ④ 이상파의 유발, 억제 등이 있다.

2) 생리적 반응

(1) α파 억제

건강 성인은 안정, 각성, 폐안상태에서 뒤통수부위에 50μV 전후의 α파가 출현하나 개안하면 α파의 주기와 진폭이 감소하는 저진폭 속파화가 현저해진다(비동기현상, desynchronization). 이와 같이 **개안에 의해 α파가 억제되는 현상을 α파 억제(α-blocking) 또는 α파 감쇠(α-attenuation)라고 한다**(그림 Ⅰ-198). 생리적 반응으로서 폐안하면 다시 α파가 출현하나 폐안 직후에 뒤통수부위에 개안 전의 α파보다도 주파수가 증가하는 현상이 단시간 출현하는 일이 있다(squeak 현상). **개안 · 폐안에서는 α파 억제 중에 나타나는 이상파를 관찰할 수 있고, 개안에서 폐안으로 이행한 직후에 돌발성 이상파가 출현하는 경우가 있다**(그림 Ⅰ-199, 200).

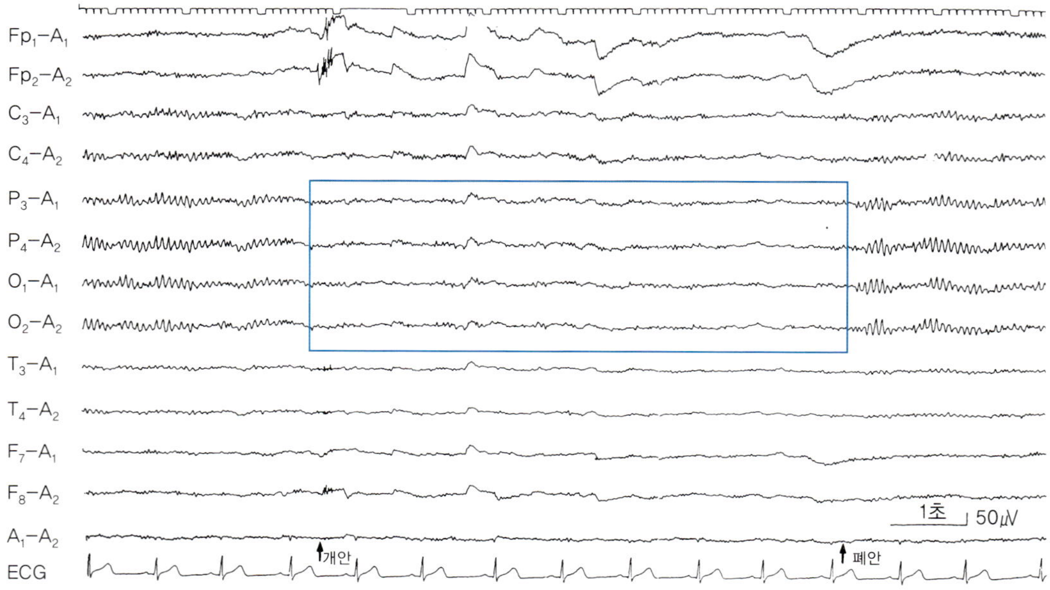

그림 I-198. α파 억제(47세, 남성, 건강인)

안정, 각성, 폐안 시 뒤통수부위에 출현하고 있는 α파는 개안(EO)과 동시에 감쇠하고 있다.

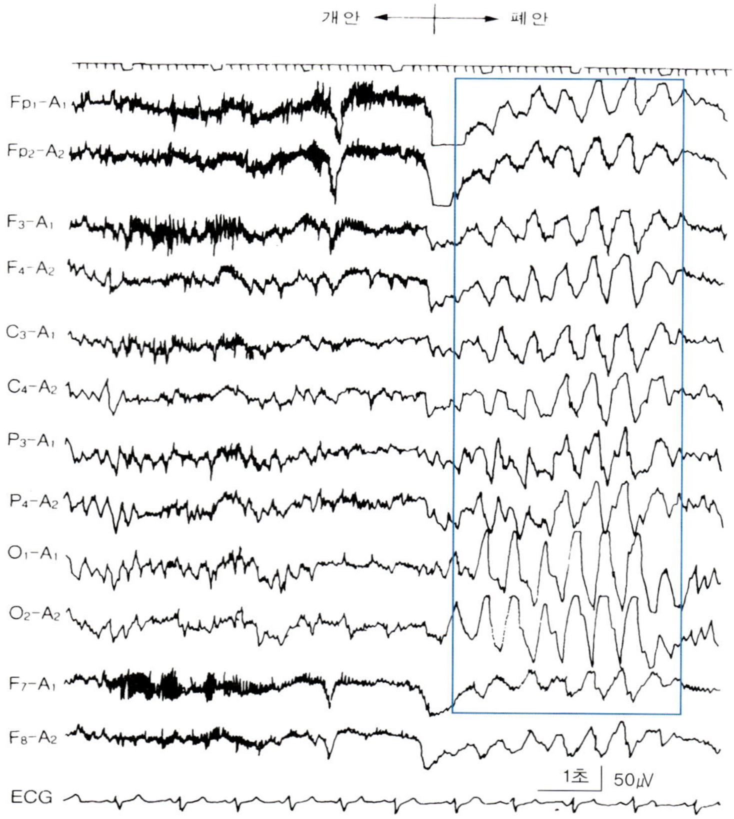

그림 I-199. 간질뇌파

폐안 직후에 3Hz 대서파군이 돌발하고 있다. 폐안 시 이마부위에 보이는 빠른파는 근전도에 의한 인공산물이다.

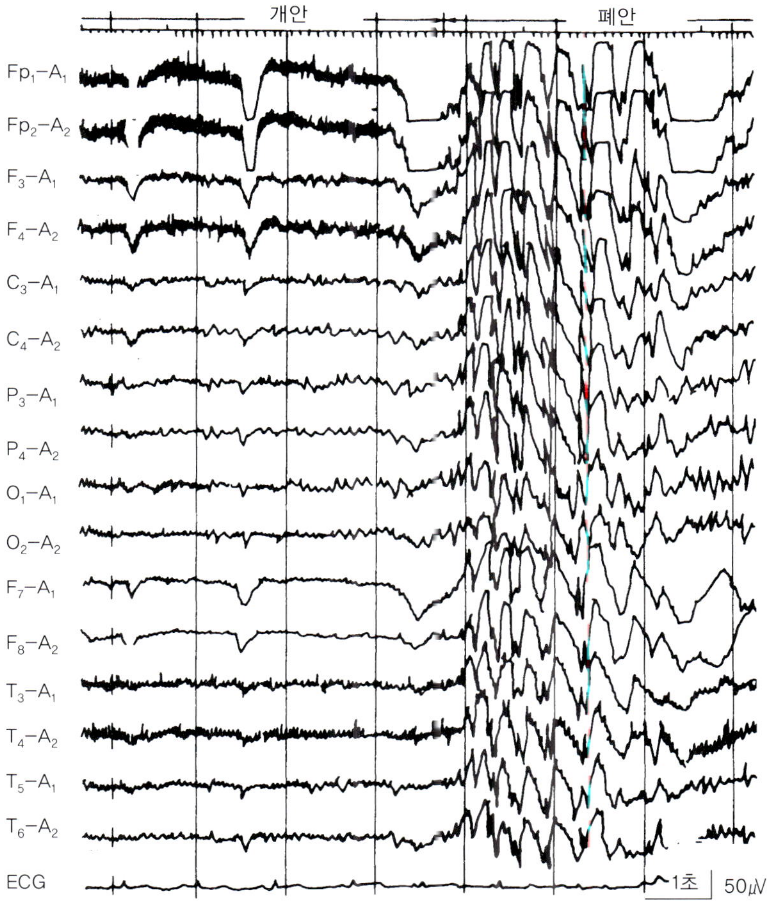

그림 Ⅰ-200. 개안 · 폐안에 의한 이상뇌파의 부활
개안에서 폐안으로 이행한 직후에 3㎐ 극서파복합의 돌발성 이상파가 나타나고 있다.

(2) 뮤율동의 판정

뮤율동은 **개안 중에 중심부위**(C_3, C_4) **우세로 대부분 양측성으로 출현**하는 10㎐ 전후의 아치형으로 그리스 문자의 μ(mu)와 유사하여 유래한 것이다. 각성 및 입면기까지 출현하므로 개안시에 α파가 억제되기 때문에 뚜렷해지나 개안에서 출현하는 것은 아니다(그림 Ⅰ-201).

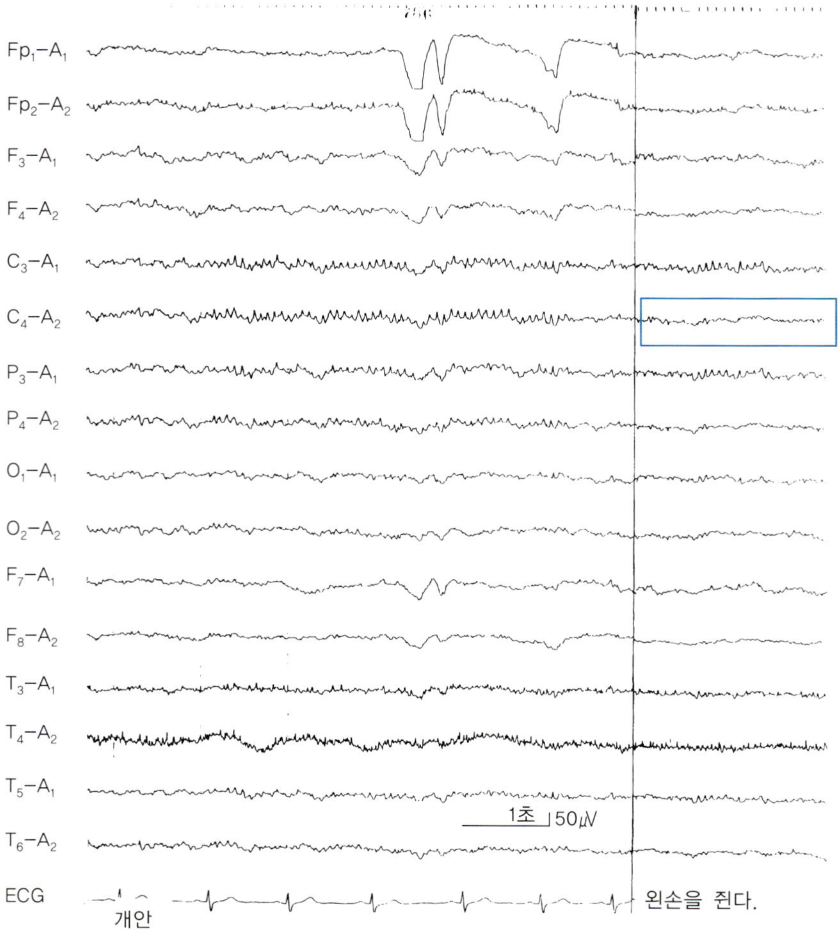

그림 Ⅰ–201. 뮤율동(24세, 여성)

팔다리의 운동부하나 감각자극에서 억제되며, 개안에 의해 뮤율동이 출현하고 있는 상태에서 왼손을 쥐도록 지시하면 C_4에 출현하고 있던 뮤율동이 억제된다.

(3) 광 ON, OFF반응

개안 직후에 극파가 출현하는 것이 광 ON반응, 폐안 직후에 극파가 출현하는 것이 광 OFF 반응이다. 광 OFF반응은 40초 이상의 개안 후가 효과적이다(그림 Ⅰ–202).

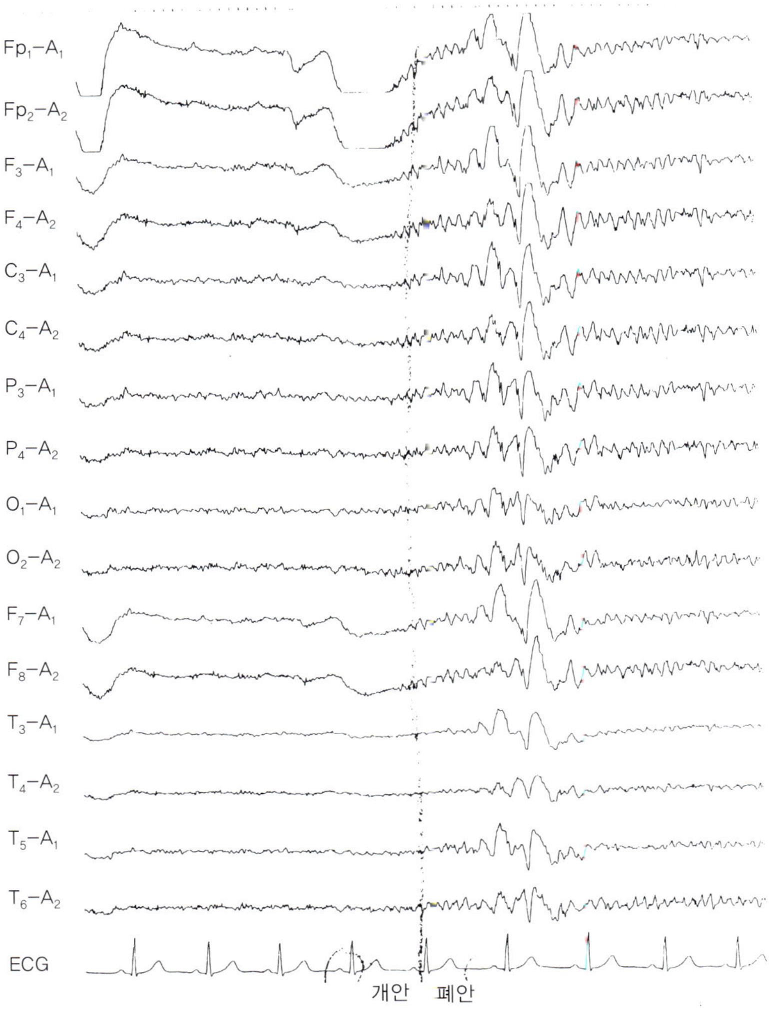

그림 Ⅰ-202. 광 ON, OFF반응(29세, 여성)

(4) 긴장을 푸는 효과

소아뇌파를 기록하는 경우 어린이는 장시간 눈을 감고 있으면 불안하게 되며, 안정성이 없어져 기록을 방해하는 일이 있다. 이와 같은 때에는 패턴을 바꾸거나 2~3분 정도 개안시키면 마지막까지 쉽게 기록할 수 있다.

3) 이상 반응

(1) **개안에 의해 α파 억제가 결여되어 있으면 결여된 쪽에 어떤 이상이 있는 것으로 의심된다.** 또한 α파 억제가 분명하게 좌우차가 있으면 양측성 또는 일측성의 이상이 의심된다. 사이뇌증(간뇌증, diencephalosis) 등에서 의식장애가 있는 경우, 기면증(발작수면, narcolepsy) 등에서 각성 정도(vigilance)가 저하하고 있는 경우, 노인성 치매와 같은 전반성 뇌기능 저하가 있는 경우에는 폐안 시에도 느린파의 혼입이 많으며, 개안을 해도 α파가 남는다.

(2) **개안 · 폐안은 일종의 광자극이기 때문에 광원성간질 등의 돌발파가 유발되는 경우가 있다.** 겉질부근에 집점이 있는 돌발파가 국재성으로 출현하는 경우는 개안에 의해서 억제되기 쉽고, 전반성으로 출현하는 중심뇌성의 돌발파는 억제되기 어렵다.

(3) **개안에 의해서 뇌파의 진폭이 감소되므로 폐안 중에는 배경뇌파에 덮여있던 이상파가 분명하게 보이는 일도 있다.** 이상뇌파가 보이는 경우 대뇌겉질 병변에 의한 이상소견은 개안 · 폐안에 의해 영향 받지 않으나 대뇌 깊은부분(심부) 병변에 의한 이상소견은 개안에 의해 억제되며, 폐안에 의해 증강되는 특징이 있다. 또 심전도의 혼입도 개안 중에는 분명하게 보인다. 실제로는 뇌파만으로 이상소견을 감별하는 것은 매우 곤란하며, 임상증상을 병행하여 판단해야 한다.

(4) **기면증(narcolepsy)과 같이 졸음이 강한 경우 입면기(수면 1단계)나 경수면기(수면 2단계)에 갑자기 개안시키면 부분 각성에 의해 α파 억제는 나타나지 않고, 오히려 α파가 율동적으로 연속해서 출현한다. 이 현상을 역설적 α파 억제(paradoxical α−blocking)라고 한다**(그림 Ⅰ−203). 이것은 안정, 각성, 폐안 시에는 졸음상태(입면기, 수면 1단계)에서 개안시키면 의식수준이 1단계 상승하여 반대로 안정, 각성, 폐안상태와 같아지며, 개안 중에 α파가 연속해서 출현한다. 그러나 장시간 개안하고 있으면 대부분의 피검자에서는 α파가 다시 나타나고, 정상인에서도 약간 졸릴 때에 개안하면 같은 모양의 현상이 일어나므로 충분히 주의해야 한다(그림 Ⅰ−204). 이와 같은 경우에는 개안, 폐안을 여러 번 연속하여 반복 실시하거나 한 점을 주시시키면 α파 억제가 보인다.

(5) **뇌의 기능저하, 의식장애가 의심되는 경우에 배경뇌파는 7㎐의 θ~8㎐의 slow α파가 광범위하게 출현하고, 이것에 다량의 δ파나 θ파가 혼입하고 있으나 개안시켜도 그다지 변화는 없다**(그림 Ⅰ−205A). 눈앞에 연필을 보여주고 이것을 주시시키면 몇 초간은 배경뇌파가 감쇠하나 곧 폐안 시와 같은 뇌파로 되돌아가버린다(그림 Ⅰ−205B). 이 상태는 개안 · 폐안을 여러 번 반복해도 변하지 않으므로 의식수준의 저하로 생각된다. 이와 같이 **경도의 의식장애나 치매환자 등의 경우에는 α파 억제가 충분하게 일어나지 않는다.**

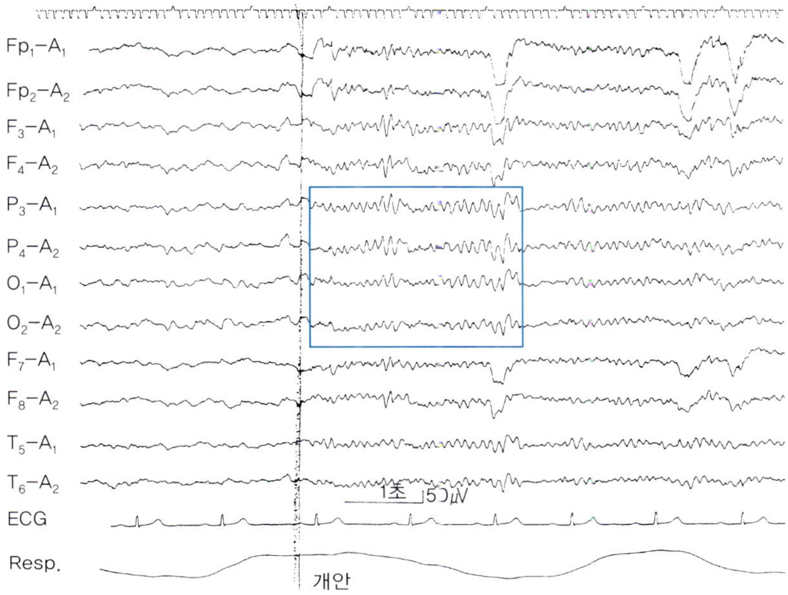

그림 Ⅰ−203. 역설적 α파 억제(35세, 남성)

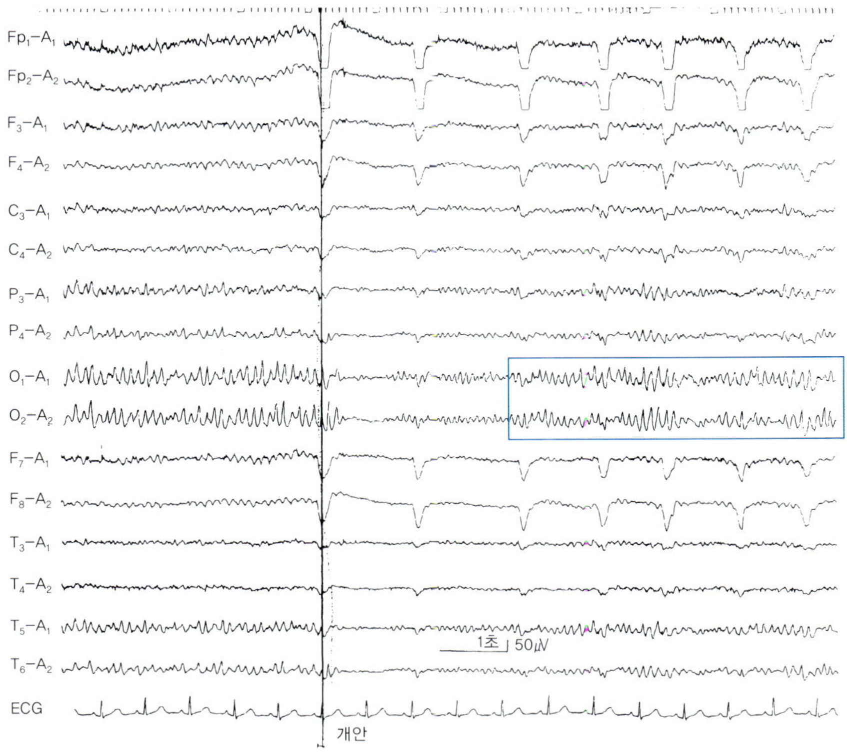

그림 Ⅰ−204. 장시간의 개안에 의한 α파의 재출현(55세, 여성)

또 의식수준은 시시각각으로 변동하므로 의식장애가 의심되는 경우에는 검사 중 피검자의 상태를 잘 관찰하여 기록지에 기록함과 동시에 이름, 생년월일 등의 간단한 질문을 시도하거나 각종 자극을 실시하여 그 때의 피검자의 반응 등을 될 수 있으면 상세하게 기재하여 두면 판정에 매우 유용하다.

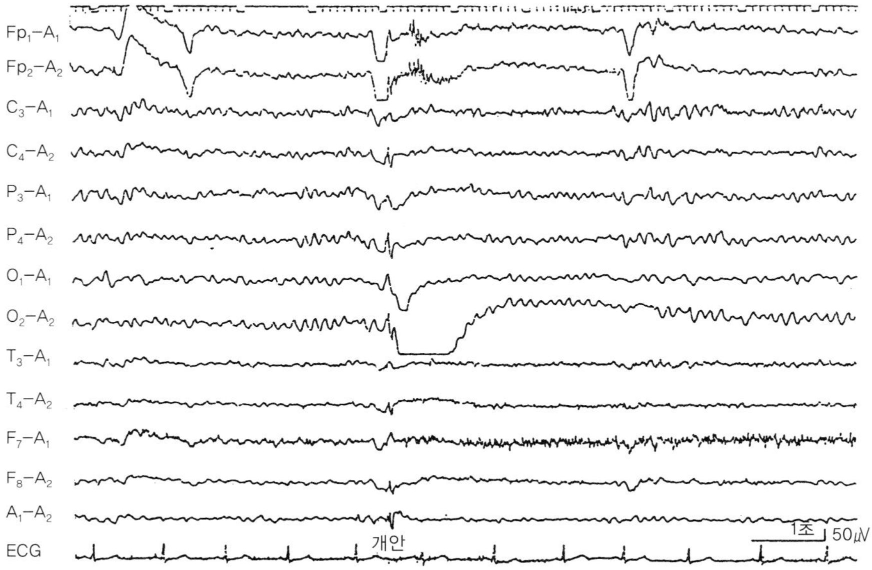

그림 Ⅰ-205A. 의식장애가 의심되는 환자의 α파 억제(89세, 남성)
경도의 노인성 치매가 의심되는 환자로 개안에 의해 α파 억제는 생기지 않는다.

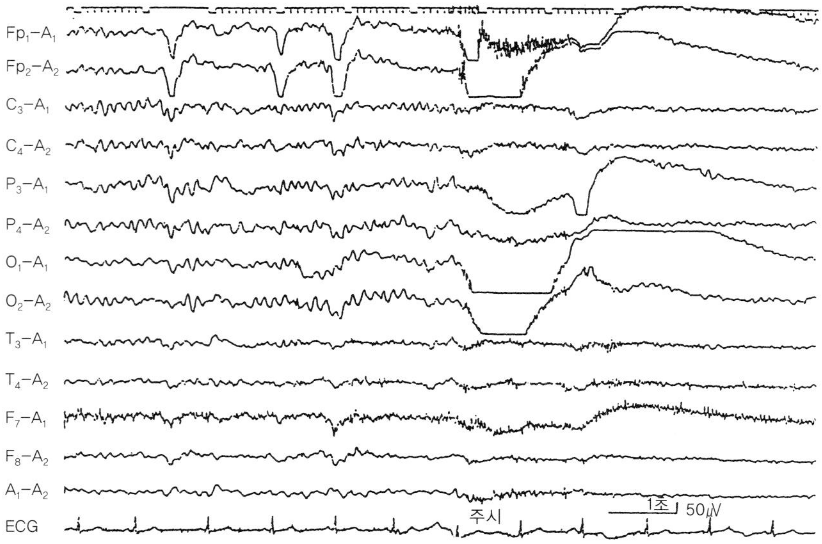

그림 Ⅰ-205B. 의식장애가 의심되는 환자의 α파 억제
개안 시에 연필을 보여주면 α파 억제가 생긴다.

(6) **시력장애자의 배경뇌파는 광범성 α 패턴(diffuse α pattern)이나 응답은 비교적 분명하다.** 개안에서 일시적으로 α파 억제가 생기나 곧 α파가 출현한다. 처음의 α파 억제는 피검자를 부르거나 또는 개안에 의해 생기므로 시력장애자의 경우 개안만으로는 α파 억제가 생기는 일은 거의 없다. 이와 같은 경우는 이름을 부르는 등 다른 자극에서 α파 억제가 생기는 것을 확인해야 한다(그림 Ⅰ-206).

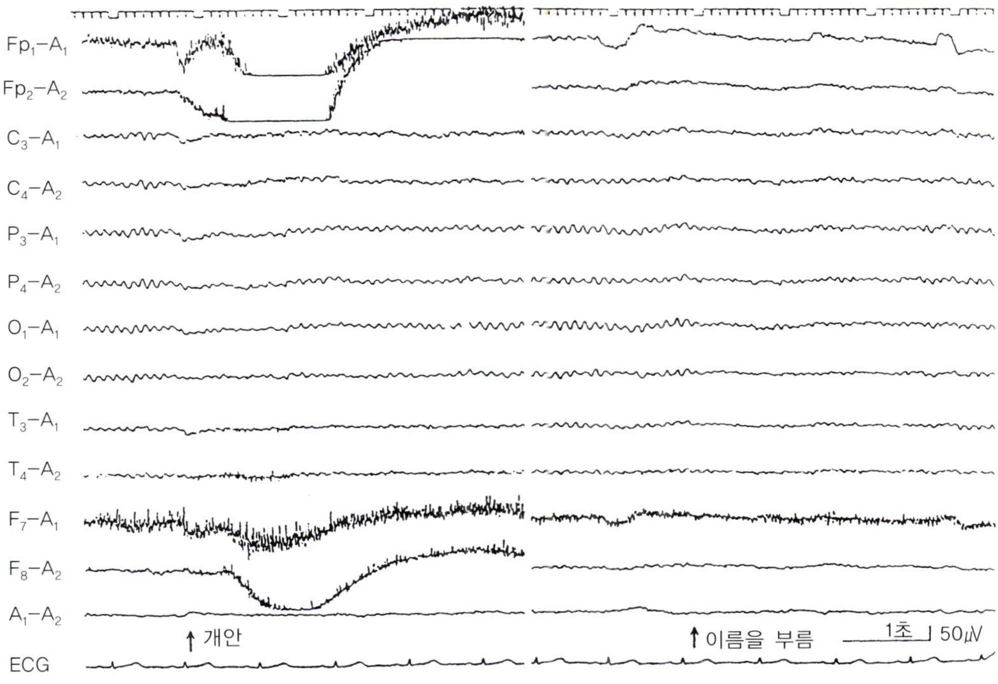

A. 개안에서는 α파 억제가 생기지 않는다. B. 청각자극에 의해 α파 억제가 생긴다.

그림 Ⅰ-206. 시력장애자의 α파 억제

4) 시행시의 주의점

(1) 단시간에 분명한 각성 시의 뇌파를 기록한다. 정상인에서는 각성 시의 배경뇌파에 이상은 없으나 비정상에서는 각성 시의 배경뇌파에 느린파의 혼입이 많아지는 경우가 있다.

(2) 개안 · 폐안은 반복하여 실시한다. 정상인에서는 반복하는 중에 졸음이 없어지게 되며, α파 억제가 분명하게 출현한다. 경우에 따라서는 도중에 몇 분간 기록을 멈추고 말을 하도록 하는 방법도 좋다.

(3) 개안 중에 한 점을 주시시키거나 손가락 등을 보게 하여 그 수를 세게 하는 방법도 유효하다.

(4) 병적으로는 개안에서 α파가 억제되지 않는 Bancaud현상(α파 억제의 일측성 결여)이 있으며, 이것은 결여 쪽의 마루 · 관자엽 병변을 시사한다. 이것은 시상출혈 등에서 α파의 억제기구가 손상되기 때문에 장애부분의 α파가 억제되지 않는 현상이다. 일상 뇌파검사에서 개안 중에 α파의 좌우차가 보이는 경우에는 주의한다.

(5) 개안 중에는 눈깜박, 안구운동, 근전도의 혼입에 주의해야 한다. 개안 · 폐안시에는 정면보다 약간 아래방향의 한 점을 주시하게 한다. 특히 눈깜박이 많은 피검자는 주의해야 한다. 너무 많이 동시에 크게 눈을 뜨면 근전도가 혼입되기 쉬우므로 조용히 개안하도록 한다.

2. 과호흡(hyperventilation, HV)

학습목표

1. 과호흡을 이해한다.
   1) 방법 (A)
   2) 생리적 반응 (A)
   3) 이상반응 (A)
   4) 과호흡에 의한 build up과 연령의 관계 (A)
   5) 금기사항 (A)

1) 방법

피검자에게 **안정, 각성, 폐안상태를 유지하면서 1분 동안에 20~30회의 빈도로 3분간 연속하여 실시한다. 과호흡은 들숨(흡기)과 날숨(호기)을 같은 강도에서 규칙적으로 실시하나 심호흡과 달리 날숨을 강하게 하여 깊은 호흡을 시키면 효과적이다. 그러나 소아에서는 1분간에 25~30회의 과호흡을 3분간 실시하고, 성인에서는 1분간에 20~25회의 과호흡을 4분간 목표로 실시할 수 있다.** 성인에서도 2분 30초 정도에서 증강(build up)이 보이는 경우는 3분 사이에 중지한다. 시작 전과 종료 후에 개안 · 폐안을 실시하여 졸음이 없는 것을 확인하는 것이 바람직하다. 소아는 능숙하게 할 수 없으므로 검사자가 도중까지 함께 하면서 들이마시고, 내뱉고의 소리를 내어 유도하거나 견본을 보여주고 눈앞에 15㎝ 정도의 종이조각을 불게 하는 방법도 효과적이다. 이 때 종이조각의 끝이 들숨(흡기) 시 입의 끝에 닿지 않도록 하면 폐안을 해도 능숙하다.

과호흡에 의해 혈중 탄산가스(CO_2) 농도가 저하(hypocapnea)되어 혈액의 pH가 알칼리성으로 되는 알칼리혈증(alkalosis)이 되면 이상파가 나오기 쉽다. 과호흡은 생리적으로 말초혈

관이 수축되어 뇌혈관 저항의 증대 및 뇌혈류량이 감소되므로 저산소증이 되어 신경세포에 산소나 당질의 공급이 감소되고, 뇌에서 대사산물의 증가 등이 원인으로 추측되고 있다.

과호흡의 목적은 ① 배경활동의 생리적 변화(build up), ② 과호흡 종료 후 서파화의 지속, re-build up, ③ 돌발성 이상파의 증강이나 유발, ④ 3㎐ 극서파복합 등 간질발작파의 유발, ⑤ 서파화 등 반응성의 비대칭성, ⑥ 국재성 이상파의 증강이나 유발 등이 있으므로 검사 중 가능한 실시해야 한다.

2) 생리적 반응

(1) 과호흡 시작 후 더욱 간헐성, 전반성 서파가 보이며, 과호흡 중에는 배경뇌파의 진폭이 증대하고 주기가 연장하며, 주파수는 감소하여 100㎶ 이상의 고진폭 서파(δ파)가 전체 유도에 연속하여 출현한다. 이와 같이 비발작성으로 기본(배경)활동이 서파화하는 현상을 증강(build up)이라고 한다. 이 서파화는 양측성, 좌우동기성으로 이마부위 우세로 나타나며 국재성이나 편측성으로 출현하는 일은 없다.

(2) 생리적 서파화(증강)는 정상소견으로 건강인에서 과호흡 시작 후 2분 후에 나타나며, 종료 후 30초~1분 이내에 빠르게 소실되어 과호흡 시작 전의 안정한 뇌파양상으로 되돌아가면 정상이다(그림 Ⅰ-208). 정상인에서 정상범위를 넘는 경우는 과호흡 시작 1분 이내에 뚜렷한 증강이 나타나는 경우이다. 경우에 따라서는 연령에 비해 이상하게 강한 증강이 일어나며, 과호흡 종료 후에도 느린파가 1분 이상 계속되는데 이러한 것을 지연성 증강(prolonged build up)이라고 한다. 또한 정상인에 비해 간질이나 뇌의 기질적장애에서 증강이 분명하게 나타난다(그림 Ⅰ-207). 1분이 넘어도 계속해서 느린파가 소실되지 않거나 좌우차가 나타날 때에는 뇌기능장애가 있는 것으로 본다.

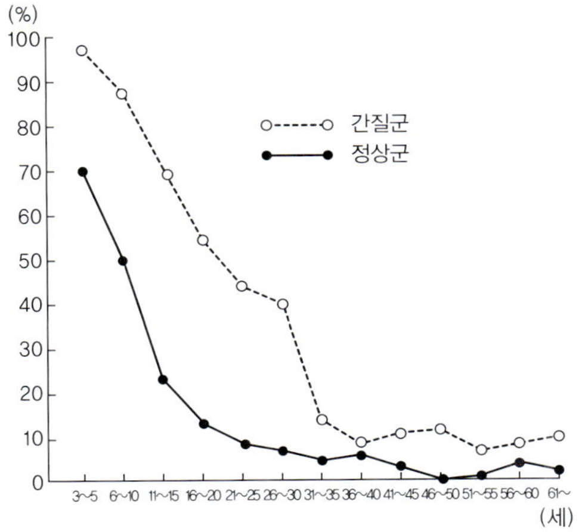

그림 Ⅰ-207. 과호흡에 의한 build up과 연령의 관계
정상군에서는 연령이 낮을수록 build up 수준이 높으며, 간질군에서는 더욱더 분명하다.

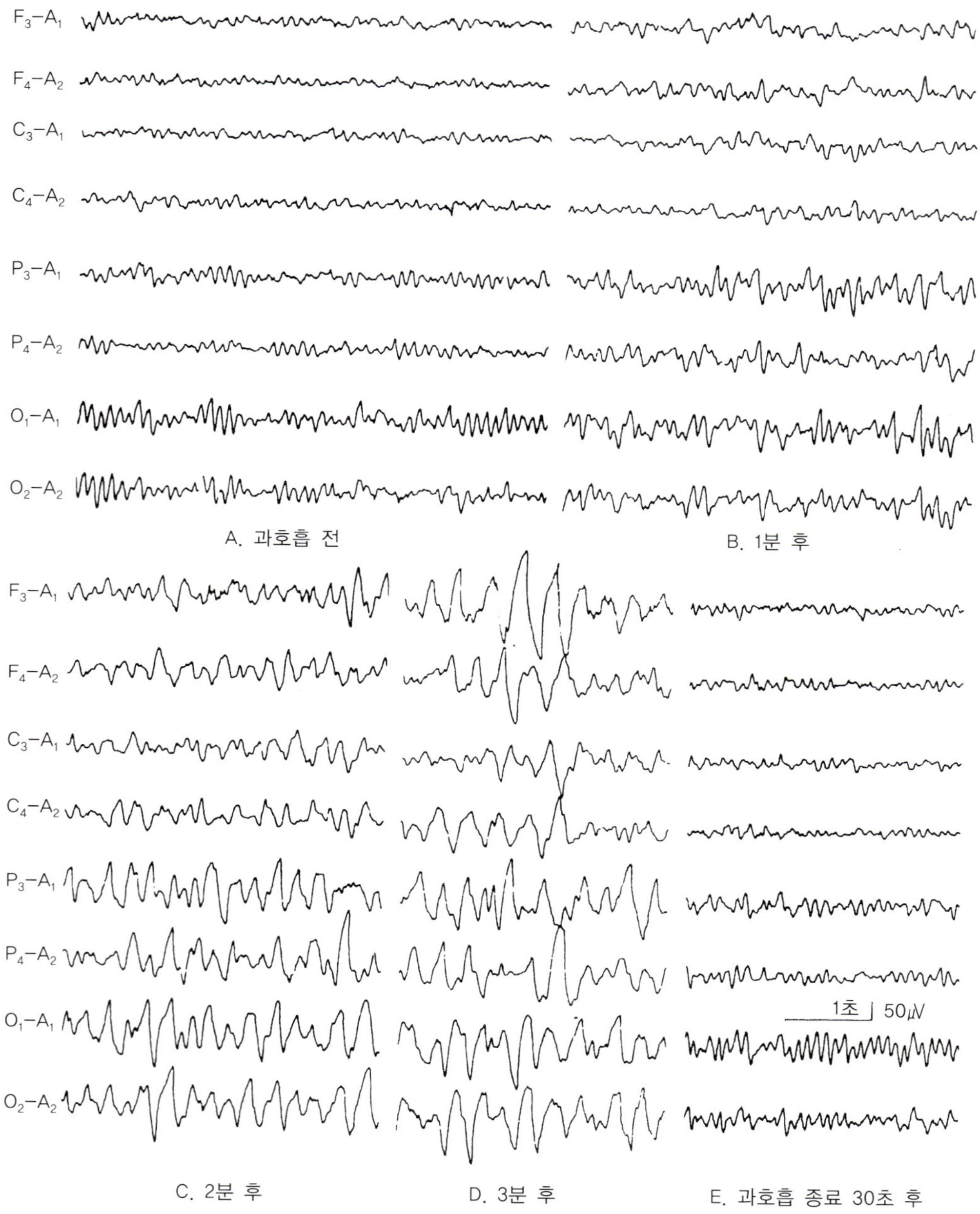

그림 Ⅰ-208. 정상 과호흡 반응(10세, 아동)

과호흡 전의 각성시 뇌파는 뒤통수부위에서 α파가 율동적으로 나타나나 과호흡에 의해 느린파가 전반성으로 출현하고 있다. 과호흡 반응은 분명하나 과호흡 종료 30초 후에는 완전하게 실시 전의 상태로 되돌아가고 있다. 이 연령에서는 정상범위로 보아도 좋다. 이와 같이 과호흡에서 느린파는 보통 종료 후 30초 이내에 회복한다. 그림의 B는 경도, C는 중등도, D는 고도 증강의 대표적 파형에 해당된다.

(3) **증강의 출현 정도는 연령에 따라 다르며, 소아나 청년에서 출현하기 쉬우나 반대로 성인에서 노인에 이르면 출현하기 어렵다.** 증강은 건강한 유아에서 70% 정도로 고율인데 대하여 성인에서는 10% 이하이다. 성인에서는 대부분 인식되지 않거나 인식되어도 그 정도는 가벼운 경우가 많다. 따라서 **과호흡은 정상성인에서 뚜렷한 변화는 적으나 소아일수록 예민하게 반응을 나타내기 쉬우므로 증강이나 이상파의 부활은 유 · 소아에서 적극적으로 실시해야 한다.** 소아의 경우에는 고진폭 서파(δ파나 θ파) 들발파(군발, burst)가 생리적으로 많아지므로 연령에 따른 증강의 범위를 고려해야 한다(그림 Ⅰ-207).

3) 이상 반응

(1) **과호흡에 의한 간질발작파(간질방전)의 출현은 간질 중 결신발작(absence seizure)에서 가장 현저하며, 특이적으로 보이는 현상이다. 결신발작은 과호흡에 의해서 3㎐ 극서파복합(3㎐ spike & slow wave complex)을 나타내는 것과 함께 대부분은 임상적으로 의식소실발작을 일으킨다**(그림 Ⅰ-209). 치료하지 않은 대부분의 환자에서는 3㎐ 극서파복합(3㎐ spike and slow wave complex)이 광범성, 좌우동기성으로 20~60초 정도 출현하고, 많은 경우에는 임상발작도 볼 수 있다. 이때 환자의 얼굴을 관찰하면 눈꺼풀이나 입술이 3㎐에서 실룩실룩하게 움직이고 있는 일이 있다. 또 발작 중에는 의식이 없으나 큰 소리로 환자의 이름을 부르면 의식이 되돌아오거나 동시에 3㎐ 극서파복합은 소실한다. 결신발작이 의심되나 3분간의 과호흡에서 발작파가 유발되지 않는 경우 2~3분간 과호흡을 연장시켜 지속하면 처음의 발작파가 출현하는 일도 있다. 극파군이나 돌발성 서파군도 쉽게 유발시키는데 유용하다.

이 발작은 비교적 여러 번 일어나므로 검사 중에도 자주 보인다. 이때 검사자는 경련 유무, 몸의 움직임(체동) 등에 대한 반응 유무 등 피검자를 점검한다. 과호흡 중에 발작이 일어나면 피검자의 상태를 기재함과 동시에 과호흡을 중단하든지 아닌지를 점검한다. 호흡곡선을 병행하여 기록하면 좋으나 피검자에게 미리 마커를 쥐게 하여 날숨에서 마커를 누르도록 하면 언제부터 결신으로 되었는지 객관적으로 알 수 있다.

(2) **과호흡 종료 후 길게 증강(build up)이 계속되거나 일단 시작 전의 원래의 뇌파파형으로 되돌아간 후 몇 십초~몇 분후에 다시 증강이 나타난 경우는 뇌혈관장애를 시사한다. 소아의 바이러스륜폐쇄증에서 바닥부분의 혈관성 기형인 모야모야병(moyamoya disease)에서는 일과성 뇌허혈발작(transient cerebral ischemic attack, TIA)을 일으키며, 과호흡 종료 직후에 증강에 의한 느린파가 쇠퇴하고 나서 1~2분 후에 다시 전반성 고진폭 서파(단율동성 서파)인 증강이 더욱 강하게 출현하는 일이 있으며 이것을 재증강(rebuild up)이라고 한다**(re-

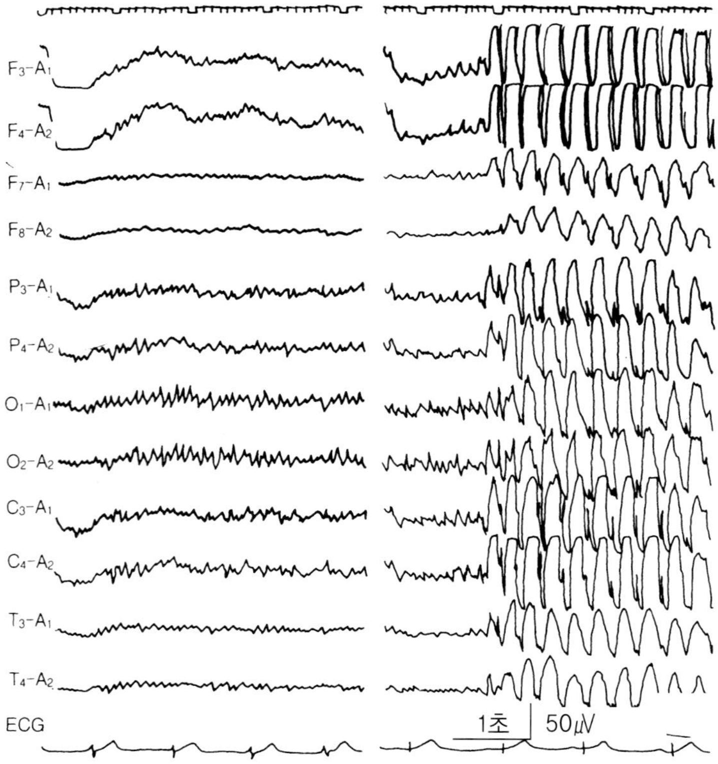

A. 과호흡 전 B. 과호흡 중

그림 Ⅰ-209. 간질뇌파
과호흡 전의 각성시 뇌파는 10 Hz, 약 30㎶의 α파가 율동적으로 보인다. 좌우차는 없으며 과호흡 부활에 의해 돌발적으로 전반성, 양측성으로 3Hz 극서파복합이 나타난다.

build up delayed slowing). 다른 혈관성 질환에서도 과호흡에 의해서 고진폭(big build up), 조기출현, 좌우차, 회복불량, 재증강 등 이상 증강이 보인다(그림 Ⅰ-210C, D, E).

(3) **배경활동의 좌우비대칭성도 과호흡 중에 증강되기 쉬우며 현저하다. 국재성 서파화도 이상소견이며, 국재성 병변을 시사하고 있다.**

(4) **과호흡을 실시할 때에는 돌발성, 비돌발성 이상파의 유발과 증강 및 부활 후의 회복상태, 재서파화의 유무를 관찰한다. 이상소견으로는 과호흡 중에 돌발성 이상파가 부활되는 것이 있고,** 또한 **대발작간질(강직-간대발작)에 의한 전신 경련발작이 일어난다.** 대부분의 간질에서 극파나 불규칙 극서파복합의 출현 및 증강이 보인다. 이때 주의해야 하는 것은 안정시의 출현성과 다른 것이다. 예를 들면 일측성인 것이 양측성으로 출현하거나 국재가 현저하게 된다(그림 Ⅰ-211).

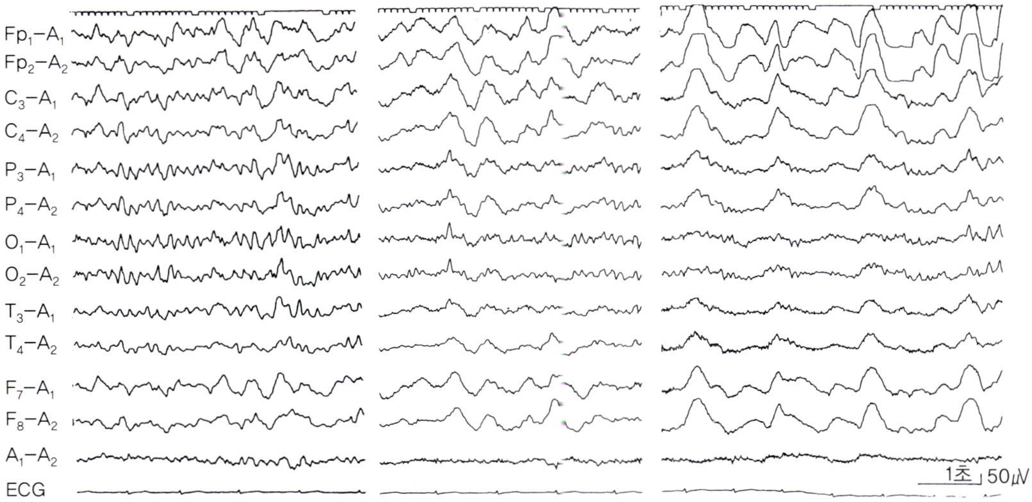

A. 30초 후
과호흡 종료 30초 후 전반부에 고진폭 δ 파가 보이며 점점 진폭이 증대하고 있다.

B. 2분 10초 후

C. 3분 30초 후
과호흡 종료 3분 30초 후에는 build up의 진폭이 최대로 된다.

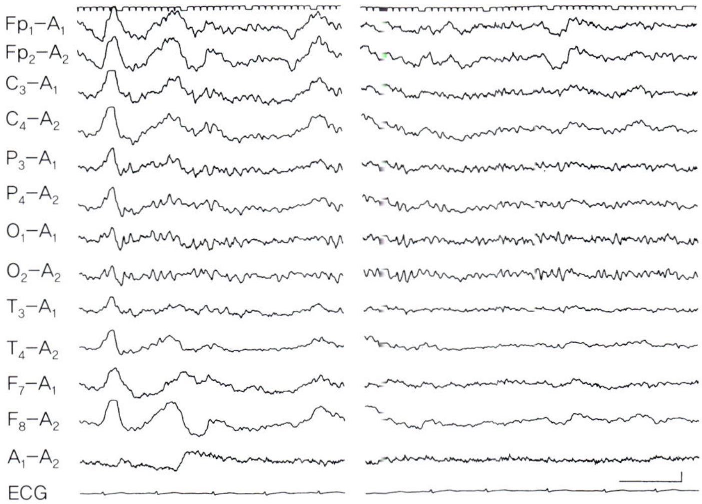

D. 4분 후
과호흡 종료 4분 후에 진폭이 감소하고 있다.

E 5분 후
과호흡 종료 5븐 후에는 안정상태의 뇌파로 되돌아왔다.

그림 Ⅰ-210. 재증강(rebuild up)

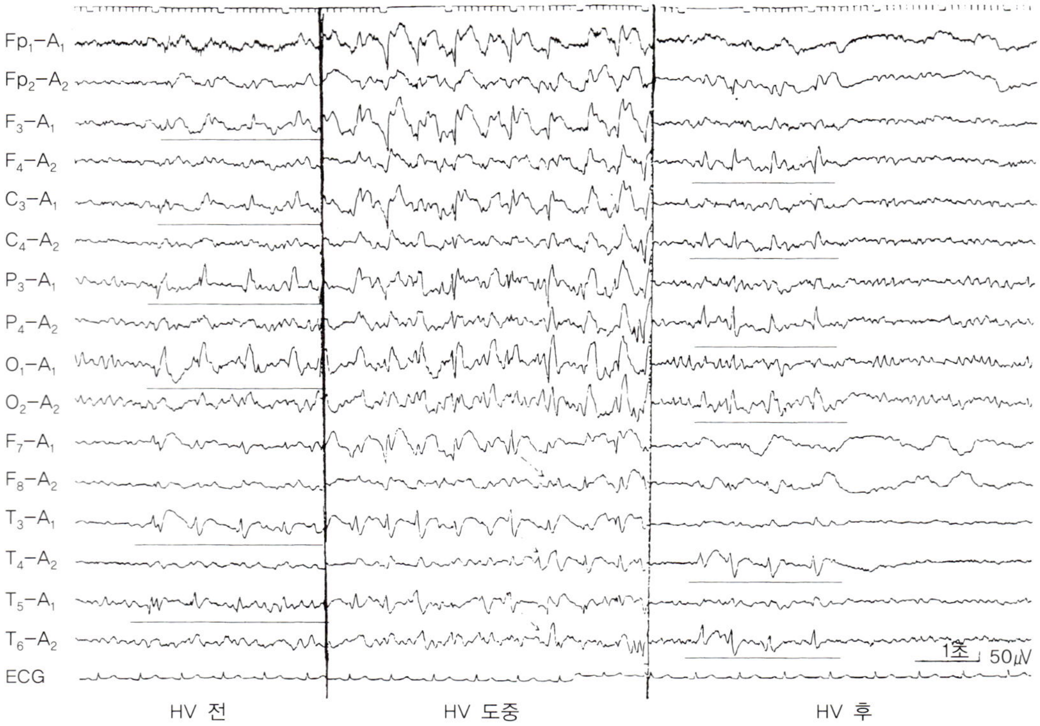

그림 Ⅰ-211. 과호흡에 의한 극파나 불규칙 극서파복합의 출현(46세, 여성)
과호흡 중에 국재가 반대측으로 바뀐 예

4) 시행 시의 주의점

(1) 과호흡을 시작하기 전에 먼저 동일한 몽타주로 안정, 각성, 폐안상태의 뇌파를 1분간 기록하여 대조용으로 사용한다. 과호흡 종료 후에도 뇌파상에서 정상으로 되돌아간 것을 확인하기 위해서 2~3분 이상은 연속해서 기록하는 것이 바람직하다. 과호흡에 의해서 느린파가 출현해도 증강은 과호흡 종료 후의 경과를 보는 것에 의미가 있다. 정해진 과호흡 횟수 종료 후 즉시 기록을 중지하지 말고 느린파의 지속시간도 뇌파 판정에는 매우 중요하므로 그대로 기록을 실시하여 종료 후의 뇌파 변화까지 기록해야 한다. 과호흡에 의해서 극서파복합이 출현할 경우에도 예정시간(횟수)까지 과호흡을 하고 종료 후에도 충분히 회복과정을 기록해야 한다. 과호흡 도중과 종료 후에는 피검자의 상태와 노력 정도를 기재해야 한다.

(2) **과호흡은 정상인이 해도 상당한 부담이 되므로 피검자에게 분명한 고통과 피로가 보이거나 과호흡증후군이 유발되기도 한다. 간질환자는 과호흡 도중에 간질발작을 자주 일으킬 수 있으므로 간질발작파가 유발되는 경우에는 즉시 과호흡을 중지시킨다.** 따라서 과호흡 중에는 항상 뇌파의 변화뿐만 아니라 피검자의 상태도 충분히 관찰해야 한다. 그리고 적어도 이

상이 있으면 뇌파를 기록해가면서 과호흡을 일시 중지하여 안전을 확인한 후 재개하도록 한다. 그러나 피검자의 임상상태를 고려해야만 되는 경우 등은 예외가 된다.

(3) 과호흡을 심하게 하면 정상인도 일과성으로 손발이 저리는 일이 있으므로 미리 위험이 없다는 점을 설명해야 한다. 만약 손끝의 저림감을 호소하면 그 시점에서 중지한다. 그대로 계속하여 실시하면 근육의 경축을 초래하는 일이 있으나 너무 주의를 주어 설명하면 오히려 불안하게 되므로 역효과이다.

(4) **과호흡은 노인, 뇌출혈 직후나 뇌경색, 급성심근경색증 등의 중증 심장질환, 뇌혈관장애 급성기, 고혈압, 거미막밑출혈(subarachnoid hemorrhage), 호흡부전 등 호흡기계 질환, 전신상태가 나쁜 경우에는 원칙적으로 실시해서는 안된다.** 만약 필요하면 담당의사에게 상의한 후 실시해야 한다.

5) 금기

(1) 과호흡 중의 기록은 날숨(호기)에 맞춰서 마커를 눌러 호흡의 빈도를 점검한다. 이것은 이상파로 혼동하기 쉬운 몸의 움직임(체동) 등 인공산물의 판별에도 유용하다. 호흡센서를 부착하여 기록하면 더욱더 과호흡 상태를 잘 파악할 수 있다.

(2) 시작, 종료, 도중에 시간을 재고(30초 마다), 기타 피검자의 상태 등을 될 수 있으면 꼼꼼하게 기록지위에 기재해야 한다.

(3) 과호흡 종료 후 적어도 2~3분은 회복과정을 관찰한다. 증강(build up)이 생겨도 정상성인의 경우에는 종료 후 30초 이내에 원래의 뇌파로 되돌아오나 이상한 경우는 종료 후 2~3분 경과해도 고진폭인 느린파 성분이 남아 있다.

(4) 뇌혈관장애에서는 과호흡 종료 5~10분 후에 증강이 나타날 수 있으므로 과호흡을 기록 앞부분에 실시하면 재증강(rebuild up)을 놓치는 일은 없다. 그러나 과호흡에 의해 긴장을 푸는 효과에 의해 과호흡 후의 기록이 원활할 수 있으며, 자연수권의 도입률이 높아진다.

(5) 증강은 공복이 아닌 상태에서 과호흡 종료 후 1분 이내에 과호흡 전의 배경활동으로 되돌아간다. **증강은 저혈당, 저산소 상태 및 고체온 등에 의해서 일어나기 쉬우므로 이러한 것은 검사 전에 미리 점검해 둔다. 특히 저혈당 상태인 공복 시에는 증강이 분명하게 출현하므로 공복 시의 검사는 피하도록 한다.** 따라서 검사 시작 전에 최종 음식물 섭취시간을 확인해 두어야 한다. 전반성 서파화(증강)가 과호흡 종료 후에도 1분 이상 지속을 계속하는 경우는 저혈당, 저산소뇌증 등이 의심된다.

(6) 히스테리성 의식장애에서 보이는 과환기증후군, 일과성 뇌순환부전에 의한 마비 등 비간질 증상이 유발되는 경우에는 과호흡 종료 후에 심호흡을 멈추도록 지시해도 멈추지 않는

상태로 된다. 따라서 종이봉지, 비닐봉지를 입에 대어 자신이 뱉어낸 탄산가스를 들이마시는 것에서 서서히 보통의 호흡으로 되돌아간다.

3. 섬광자극(photic stimulation, PS)

학습목표

1. 섬광자극을 이해한다.
   1) 방법 (A)
   2) 생리적 반응 (A)
   3) 이상반응 (A)

1) 방법

안정, 각성, 폐안상태에서 주기적으로 발광하는 흰색 섬광용램프(stroboscope)를 피검자의 눈앞 20~30㎝ 위치에 고정하여 점멸시켜 자극한다. 램프는 양쪽눈 중앙에 위치시켜 균등하게 조사되도록 한다. 광간대성근경련반응(광미오클로닉반응, photomyoclonic response)이 나타나는 경우에는 자극 중에 개안시키는 경우도 있다. 자극 중 자주 졸리는 경우가 있으나 그 때는 이름을 부르거나 음자극 등으로 각성시켜 자극 한다.

실내 환경은 약간 어둡게 하는 것이 자극효과가 있으며, 흰색보다는 적색의 섬광이 더 유효하다. 따라서 자극용 램프 앞에 적색이나 청색 필터 혹은 흑백 서양장기판 모양(checker board)의 필터를 삽입하여 검사하는 방법도 있다. **자극방법은 점멸 주파수를 바꾸어 자극한다. 자극 주파수는 3배수로 낮은 쪽에서 시작하여 순서대로 3㎐간격으로 30㎐까지 실시한다.** 섬광자극의 빈도는 1~20㎐ 부근까지는 촘촘하게 그 후의 25, 30㎐는 큰 간격으로 하는 것이 좋다. 필요에 따라서 임의의 주파수를 추가할 수 있다(예를 들면 3, 6, 9. 12, 15, 16, 17, 18, 20㎐). 섬광자극의 주파수는 피검자의 배경뇌파 부근의 주파수를 포함하도록 한다. 유도법은 뒤통수부위를 포함한 단극유도(기준전극유도)에서 실시하는 것이 일반적이다.

자극은 어떤 주파수로 자극한 후 다음 주파수의 자극으로 옮겨가기 전에 일정시간의 휴지기간을 두어야 한다. **자극방법은 섬광을 매회 10초의 점멸자극을 주고 다음 주파수로 옮겨갈 때에는 10초간의 휴지기간을 주어 반복하는 것이 일반적이다. 어떤 주파수에서 10초간 자극 → 10초간 휴지 → 주파수를 바꾸어 10초간 자극을 반복하는 간헐적인 자극법을 실시한다.** 최근에는 시작 스위치를 누르는 것만으로도 전체 주다수의 자극이 자동적으로 연속하여 주파수를 변화시킨 방법이 실시된다. 섬광자극에 의해서 자극 도중 또는 종료 직후에 돌발성 이상파가 출현하는 경우도 있다.

섬광자극의 목적은 ① 배경활동의 반응성, α파 억제(α-blocking) 등, ② 광구동 또는 광유발 반응의 출현 유무, ③ 광근원 반응 및 광경련 반응, ④ 돌발성 이상파의 증강이나 유발 등이 있으므로 검사 중 가능한 실시해야 한다.

2) 생리적 반응

(1) 광구동 반응(photic driving response)

광구동 반응은 섬광자극에 의해서 배경활동이 자극 주파수의 빈도에 동기하여 나타나는 특이한 율동으로 배경활동이 남아 있는 경우는 광유발 반응(photic evoked response)이라고 한다. **광구동 반응은 정상인에서도 어느 정도 인지되는 생리적 반응으로 섬광자극 중에만 나타난다.**

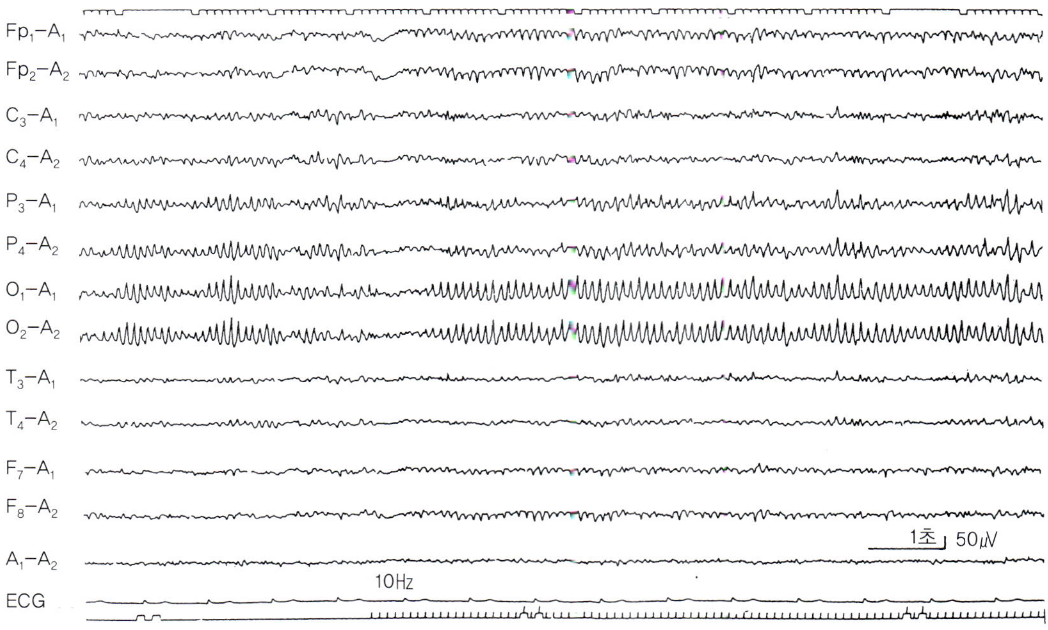

그림 Ⅰ-212. 광구동 반응(47세, 남성, 건강인)
안정, 각성, 폐안 시에 10㎐, 50~60μV의 α파가 뒤통수부우 우세로 보인다. 10㎐의 광자극(가장 아래단의 광자극 마커)에 의해서 뒤통수부위 우세로 자극에 일치한 광구동 반응이 출현하고 있다.

일반적으로 **광구동 반응은 배경활동에서 우세한 α파(8~13Hz)와 가까운 6~15Hz 주파수의 섬광자극에 의해서 가장 잘 유발된다.** 주로 **뒤통수부위 우세(occipital dominant)로 좌우대칭성으로 출현하며, 이상파에 대한 부활효과도 높다**(그림 Ⅰ-212). 부활효과는 대개 3Hz의 2배가 되는 주파수가 3Hz 극서파복합을 유발하기 쉬우므로 성인에서는 6~15Hz 사이가 유효하나 소아에서는 낮은 주파수의 자극이 유효하다. 광구동 반응은 성인보다는 6세 이상의 소아에서 잘 나타나나 노인에서는 출현하기 어렵다.

광구동 반응의 출현양식에는 3종류가 있으며, 어느 것도 생리적 반응이다.

① 기본 동조 구동반응(기본구동, fundamental driving) : 주어진 자극 주파수(섬광자극)와 같은 주파수에 일치하여 광구동이 생기는 반응으로 10Hz의 자극에 대해서 10Hz의 구동반응을 나타낸다. 즉 자극 주파수에 뇌파가 동기하는 것으로 1:1로 동기한다(harmonic driving, 그림 Ⅰ-213).

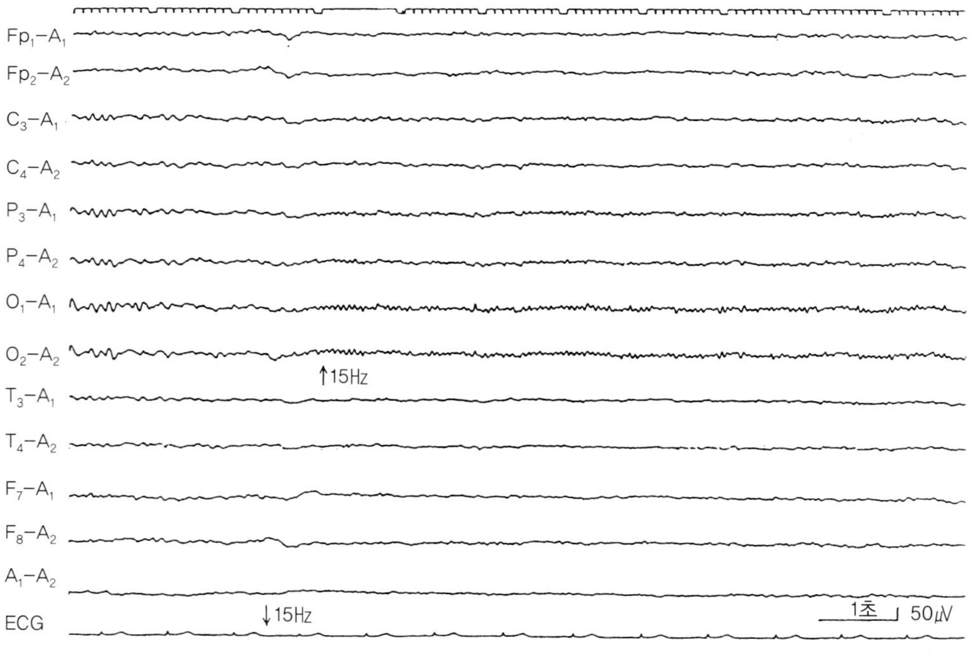

그림 Ⅰ-213. 기본 동조 구동반응(54세, 남성)

15Hz의 섬광자극에 대해서 뒤통수부위에서 같은 주파수의 기본 동조 구동반응이 보인다. 섬광자극 마커와 광구동 반응이 1:1로 대응하는 것을 알 수 있다.

② 저차 동조 구동반응(저조구동, subharmonic driving) : 자극 주파수의 1/2의 주파수에서 구동되는 것으로 10㎐의 자극에 대해서 5㎐의 구동반응을 나타낸다. 즉 1:1/2로 동기한다(halving, 그림 Ⅰ-214).

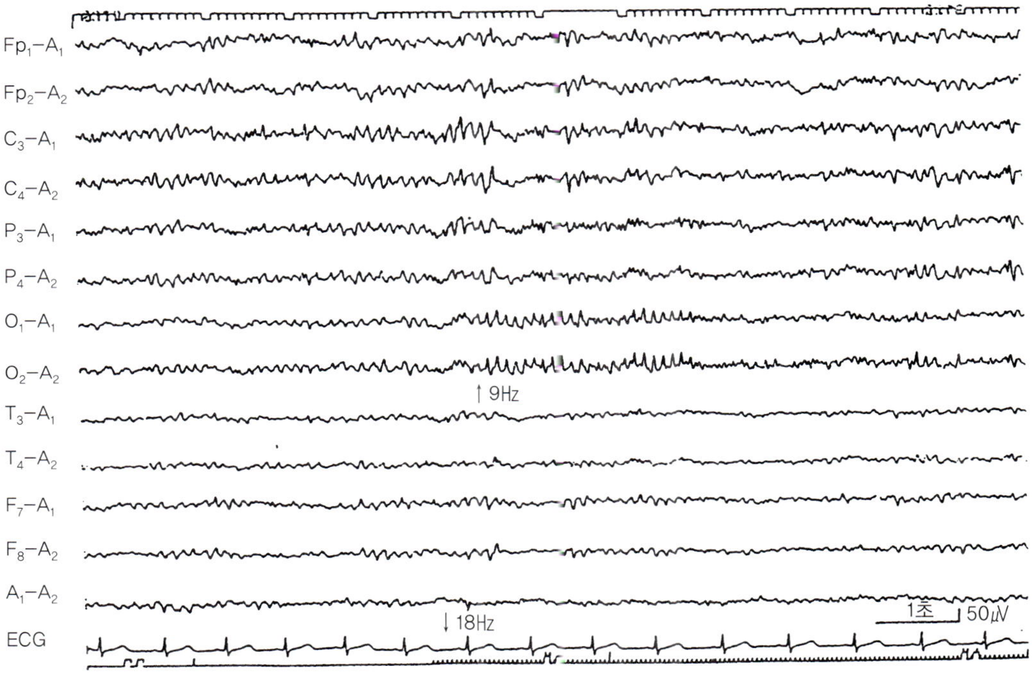

그림 Ⅰ-214. 저차 동조 구등반응(57세, 남성)

18㎐의 자극에 대해서 뒤통수부위에서는 자극의 1/2로 되는 9㎐의 구동반응이 출현하고 있다.

③ 고차 동조 구동반응(고조구동, harmonic driving) : 자극 주파수의 2배의 주파수에서 구동되는 것으로 10㎐의 자극에 대해서 20㎐의 구동반응을 나타낸다. 즉 1:2로 동기한다(doubling).

(2) 광근원반응(photomyogenic response, PMR)

섬광자극 기간 중 자극빈도와 일치해서 피검자의 얼굴(안면), 팔다리(사지)에 간대성근경련반응이 일어나는 것으로 광간대성근경련반응(광미오클로닉 반응, photo myoclonic response)이라고 한다(그림 Ⅰ-215). 주로 눈확(안와, orbital) 주변의 눈꺼풀의 근육수축에 의해 얼굴근육에 경련이 일어나나 때로는 머리, 목부분, 팔다리에서 근육수축이나 간대성근경련이 일어나는 경우가 있다. 이것은 광과민성을 나타내지만 광경련반응과 혼동하지 않아야

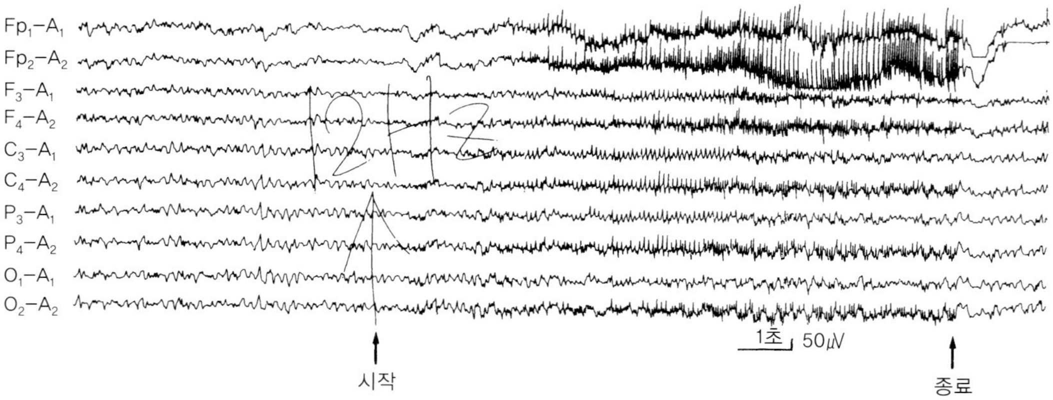

그림 Ⅰ–215. 12㎐ 광자극에 의한 광근원반응(28세, 여성)
광자극과 동기한 간대성근경련반응의 출현으로 광자극의 종료와 동시에 소실하는 것에 주의한다. 이것은 간질 이상파는 아니다.

한다. **자극과 일치한 근육의 활동전위는 이마부위 우세로 극파모양의 짧은 근전도(EMG)와 몸의 움직임(체동)에 의한 인공산물이 연속적으로 출현한다.**

광간대성근경련반응은 섬광자극을 중지하면 반응은 동시에 소실하고, 섬광자극 중에 개안하면 이마부위의 극파모양 방전은 대부분 소실하며, 자극의 주파수에 따라서 극파모양의 주파수도 변화한다. 또한 극서파복합을 나타내지 않는 것 등에 의해서 정상반응으로 생각된다.

3) 이상 반응

(1) 광구동 반응의 출현양식의 이상

광구동 반응의 출현양식의 이상은 임상적으로 의의가 있다. **광구동 반응이 분명하게 출현하지 않거나 진폭의 좌우차만으로는 이상이라고 할 수 없다.** 그러나 **좌우를 비교해서 한쪽에 광구동 반응의 결여(lazy activity)나 진폭의 분명한 좌우차, 구동(driving)되기 쉬운 주파수대 영역의 변화 등이 나타나면 이상소견이 된다**(그림 Ⅰ–216). 일반적으로 광구동의 좌우차를 보기에는 쌍극유도가 좋다. α파의 좌우차나 국재성 서파를 동반하는 경우에는 저진폭 쪽의 시각교차(시교차, chiasmatic) 이후의 병변이 의심되며, 그쪽 망막에서 뒤통수엽(후두엽, occipital lobe)에 이르는 **뇌의 시각계통 경로에 기능장애의 원인이 되는 종양, 경색 등이 의심된다. 성인에서 5㎐ 이하의 저영역의 구동반응이 α파 영역의 구동보다 항진된 경우에는 뇌기능의 이상이 의심된다.** 광개안 · 폐안 부활법(30초의 섬광자극 중에 10초간 개안시키는 방법)에서 나타나는 광구동의 좌우차는 안정, 각성 뇌파의 이상이 비교적 가벼울 때 가장 많으며, 이런 경우 장애측의 진단 적중률도 높다.

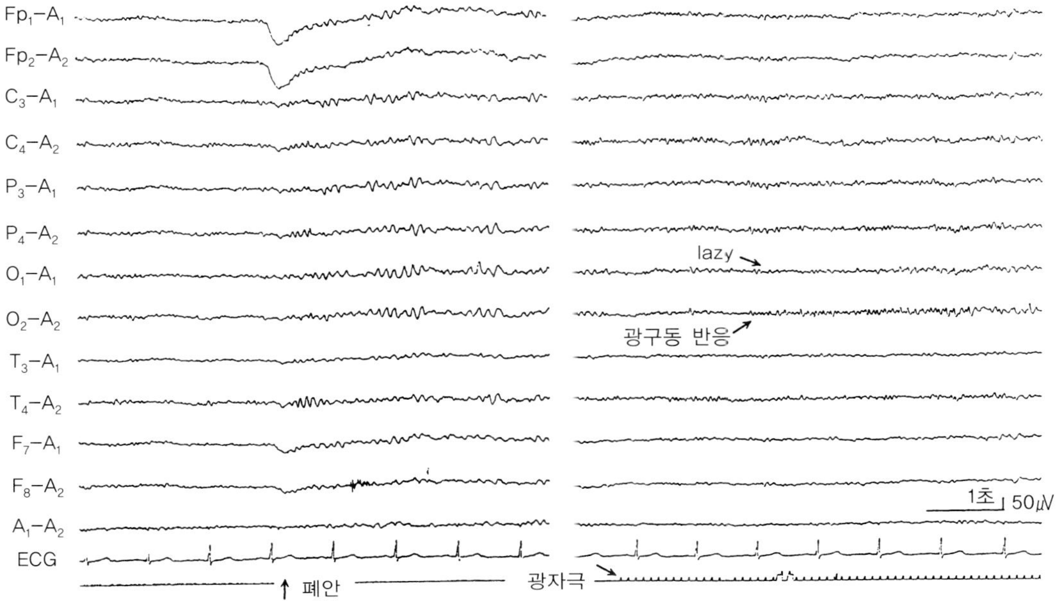

A. 개안에 의한 변화는 정상이다.　　B. O_1에서 광구동 반응은 나타나지 않는다.

그림 Ⅰ-216. 광구동 반응의 좌우차(63세, 남성)

교통사고에 의해 머리외상 후유증이 있는 환자로 섬광자극에서 결여활동이 보이는 우측 편마비. 배경뇌파는 8~9㎐의 slow α파가 뒤통수부위 우세로 출현하며 개안에 의한 α-blocking도 거의 정상으로 출현하고 있다. 섬광자극을 실시하여 좌측 뒤통수부위의 광구동 반응이 결여하였다.

① 광구동이 일측성 또는 양측성에서 결여되거나 전혀 출현하지 않는 일이 있으나 판정을 좌우하는 요인은 아니다. 단 일측성의 경우 섬광자극 이전의 기록에서 광구동 반응이 보이지 않는 쪽에서 느린파가 혼입하거나 α파의 결여활동(lazy activity) 등이 나타나면 판정에 유용한 정보가 된다.

② 노인에서는 뇌동맥경화증, 뇌위축 등에 의해 전반성으로 경도의 뇌기능 저하가 있거나 알코올의존증, 어떤 종류의 향정신약의 복용 등에서 과잉 구동반응을 일으키는 일이 있다.

(2) 광경련반응(photoconvulsive response, PCR)

간헐적 섬광자극에 의해서 뇌파상에 극파나 극서파복합 등의 간질발작파(epileptiform)가 유발되는 반응으로 광경련응답이라고도 한다. 광경련반응은 광과민성 간질 등에서 보이는 이상소견으로 광돌발반응(photo paroxysmal response) 또는 광돌발응답이라고 한다. 이 반응은 발작파의 주기와 섬광자극의 빈도(주파수)는 일치하지 않고 광범성, 돌발성으로 간질 이상파가 유발되며, 대부분의 경우는 섬광자극을 중지한 후에도 발작파가 지속한다(후방전, after discharge). 광경련반응의 극파는 개안해도 소실하지 않고 자극 주파수에도 영향을 받지 않는다. 또 섬광자극 종료 후에도 느린파나 극파가 남아있는 것이 많으므로 이 둘을 감별할 수 있다. 광경련반응은 간대성근경련발작을 가진 간질과 히스테리에서는 매우 항진된다.

(3) 발작파의 유발

섬광자극에서 발작이 유발되는 간질을 광원성간질((photogenic epilepsy)이라고 하며, 특히 간대성근경련발작(myoclonic seizure)이 가장 유효하다. 간대성근경련발작에서는 다극서파복합이나 간대성근경련반응에 일치하여 근육의 연축이 보이는 돌발성 이상파가 유발된다(그림 Ⅰ-217). 그리고 **소발작간질에서는 3㎐ 극서파복합 등도 유발되기 쉽다.** 그러나 개안 · 폐안에서 광ON · OFF반응이 나타난 경우에는 주의해서 실시해야 한다. 특히 광원성간질에서 이상파의 부활이 분명하면 임상발작을 나타내는데 이것은 광과민성(photosensitivity)의 표현이다. 광과민성 간질에서는 1~2초간 빛을 조사하는 것만으로도 극파가 다발하고 경련발작으로 이행하는 일이 있으므로 즉시 정지할 수 있도록 해야 한다. 유발되는 이상파는 대개 전반성, 대칭성, 동기성이지만 때로는 관자부위와 뒤통수부위에 국재성 극파가 나타나기도 한다. 보통 자극하는 빛의 주파수가 발작파의 주기와 일치하지 않는 경우가 많고, 섬광자극을 중지해도 발작파가 지속되는 경우가 많다. 대개 이 반응이 출현할 때에는 경련발작이 유발되기 쉽기 때문에 섬광자극을 중지해야 한다. 발작성 이상파의 부활에 가장 유효한 섬광빈도는 10~20㎐이며, 특히 15㎐부근이다.

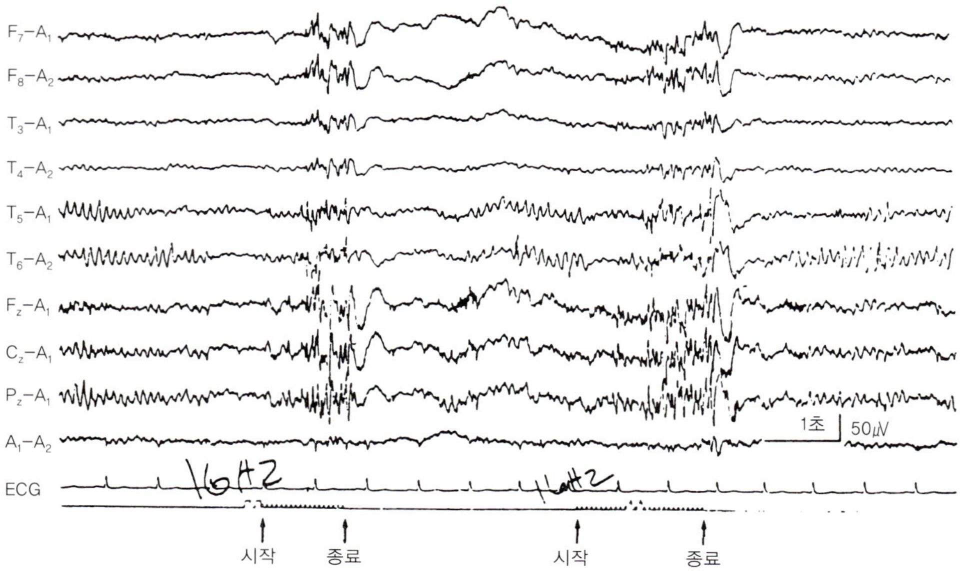

그림 Ⅰ-217. 16㎐ 광자극에 의한 광경련응답(전반성 강직-간대발작)

4) 시행 시의 주의점

(1) 광구동 반응은 정상인에서는 좌우대칭으로 출현하나 때로는 좌우차가 생기는 일이 있다(그림 Ⅰ-218).

(2) 섬광자극은 광경련반응 등의 발작을 유발하기 쉬우므로 이전보다 환자의 상태에 충분하게 배려하는 것이 중요하다.

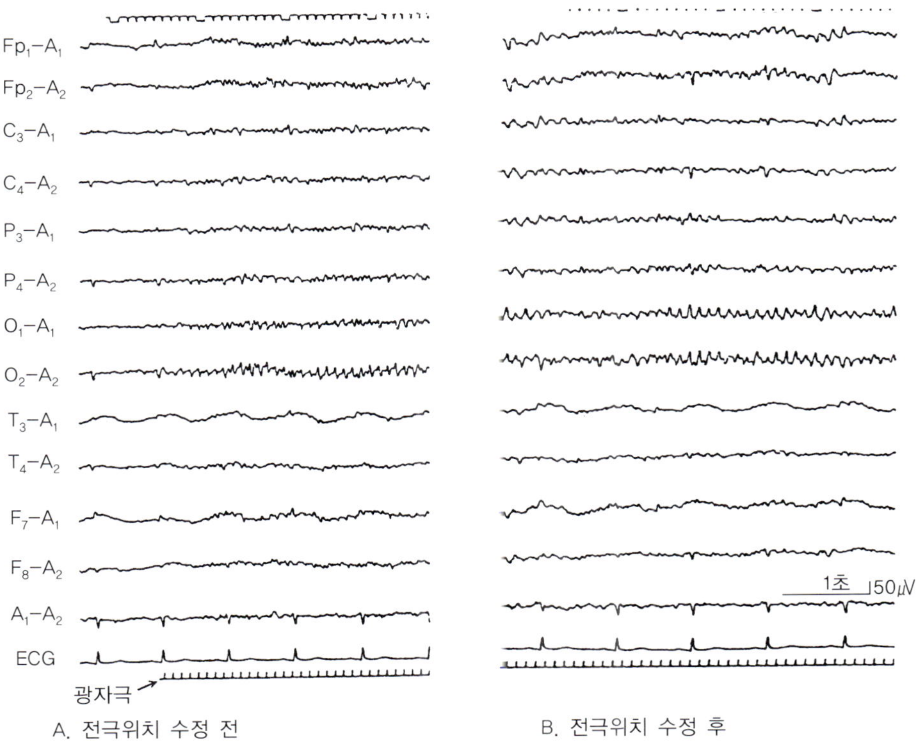

그림 Ⅰ-218. 전극위치의 불량에 의한 광구동 반응의 좌우차
전극위치가 좌우비대칭인 것을 수정해서 다시 부착한 결과 좌우대칭적인 광구동 반응이 출현하였다.

(3) 섬광자극 중에 졸면 광구동반응은 매우 작아지며(그림 Ⅰ-219), 의식수준의 저하에 의해 발작파가 출현하는 일이 많다. 이와 같은 경우 빛으로 유발된 것인지 또는 의식수준의 저하에 의해 출현한 것인지를 확인하는 것이 중요하다.

(4) 섬광자극 중에는 폐안시켜 둔다. 만약 자극 중에 개안해도 점멸시간이 몇 초 이하로 매우 짧으므로 망막의 영향은 없다. **부활효과는 흰색보다는 파장이 긴 적색이나 등색의 섬광이 더 유효하다.**

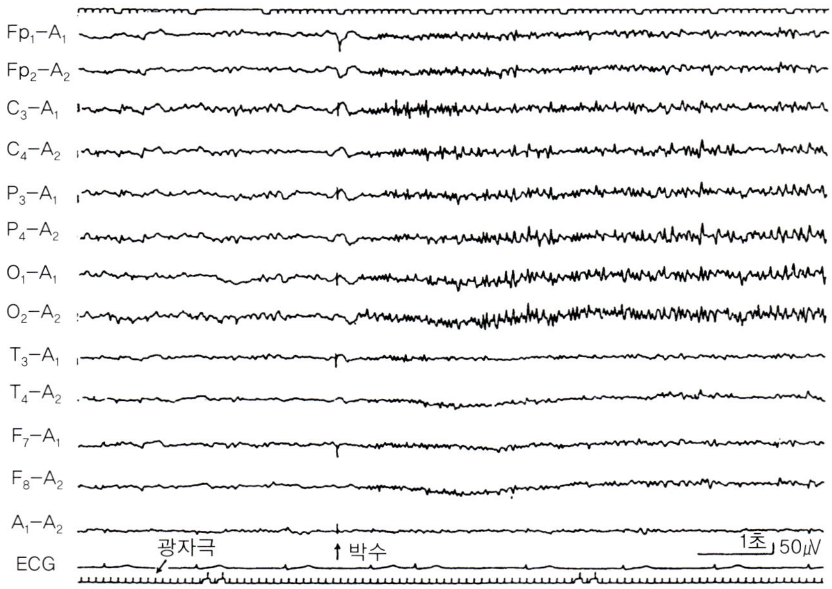

그림 Ⅰ–219. 수면 중에 광자극, 박수(↑)에 의해 각성, 광구동 반응이 출현(56세, 남성).
졸음이 강한 경우이며, 자극 중에 이름을 부르거나 박수 등으로 각성시키면서 자극을 준다.

4. 수면부활(sleep activation, SA)

학습목표

1. 수면부활을 이해한다.
   1) 자연수면부활 (A)
   2) 약물수면부활 (A)
   3) 비정상뇌파가 출현하기 쉬운 수면단계 (A)
   4) 음자극부활 (A)

1) 방법

수면 중의 뇌파기록은 각성 시에는 나타나기 어려운 간질발작의 진단에 유효한 부활법이다. 따라서 간질이 의심되는 질환이나 각성뇌파에서 간질발작파가 나타나지 않는 경우에는 수면 중에는 간질방전이라고 하는 이상 패턴이 나타나므로 수면을 유도하여 뇌파를 기록해야 한다.

수면뇌파는 수면의 깊이에 의해 각 단계마다 다른 뇌파파형을 나타내므로 이것으로부터 잠의 깊이를 관찰하면서 그 때 나타나는 이상파를 감별할 수 있다.

수면부활에 의한 이상파(간질발작파)는 수면 초기에 α파가 감소하고, 마루부위 우세로 저진폭의 θ파, 빠른파 및 유파(봉우리파, hump)가 나타나는 입면기(수면 1단계, 억제파)에서 수면방추파가 나타나는 경수면기(수면 2단계)까지의 얕은 수면에서 부활효과가 가장 높아 출현하기 쉽다. 수면 초기에는 돌발성 이상파가 유발되기 쉬우므로 기록은 각성 및 수면 1~2단계의 기록을 포함하여 10~20분간의 경과를 기록하면 이상파의 검출률이 좋으므로 이 시기를 길게 기록해야 한다(그림 I-220). 그러나 **심수면기(3, 4단계, 서파수면기)나 렘수면기의 깊은 수면에서는 오히려 이상파가 유발될 가능성은 적으므로 뇌파검사에서는 가능한 얕은 수면이 얻어지도록 해야 한다. 따라서 대서파가 나타나는 심수면기에 들어가면 박수를 치거나 이름을 부르는 등의 소리를 내어 각성할 때까지의 과정을 기록하고 각성 후에도 2~3분간 기록을 계속한다.** 심수면기에 유발하는 발작파도 있으므로 경수면기까지에서 출현하지 않는 경우는 깊게 재워보는 것도 좋다. 이 경우의 기록법은 느린파가 많이 출현하고 극파를 보기 어려우므로 시정수를 0.03초로 전환하여 기록하면 극파가 현저해진다. 또 결신발작(absence

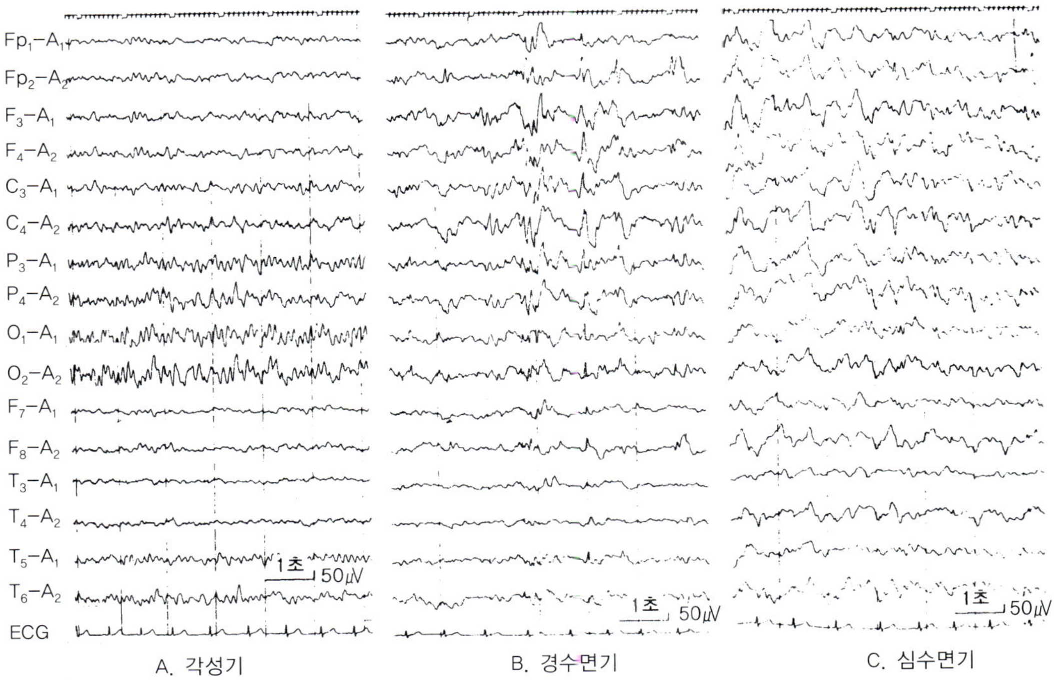

그림 I-220. 수면부활에 의한 효과
경수면기에 극파가 나타나고 있다.

seizure)에서는 국재 유무가 임상 진단에서 중요하다. 이 질환은 과호흡 부활이 중요하며, 수면부활은 중요하지 않으나 재우면 국재가 뚜렷하게 되는 일이 있다. 영 · 유아는 자연수면 상태나 수면약제를 투여한 후에 실시하도록 한다. 수면부활법에는 자연수면과 약물에의한 유발수면 등이 있다.

(1) 자연수면부활

수면뇌파는 가능한 약물수면보다는 자연수면에서 실시하는 것이 바람직하다. 이것은 약물이 뇌파에 주는 영향을 피할 수 있고, 약물을 이용하면 급속하게 졸음이 깊어지므로 이상파를 검출하기 좋은 얕은 수면단계를 길게 관찰 할 수 없다. 이것에 대해 자연수면, 특히 **주간의 졸음은 수면 2단계까지의 얕은 수면이 길게 계속되며, 수면 3, 4단계의 깊은 수면으로 되는 일은 적으므로 매우 좋다. 따라서 자연수면을 하기 쉬운 환경을 만들어 피검자가 자연스럽게 입면해가는 과정을 기록하는 것이 가장 좋으며, 식사를 충분히 하는 것도 좋은 방법이다.** 자연수면은 얕은 수면이 비교적 길게 계속되므로 수면부활 효과는 좋으나 어느 정도 자연수면이 바람직해도 피검자는 간단하게 조는 일은 없다.

예약검사의 경우는 전날 밤 수면시간을 단축시켜 수면이 부족한 수면박탈(sleep deprivation) 상태로 해둔다. 수면박탈은 검사하기 전날 잠을 거의 재우지 않고 검사당일 검사 중에 잠을 잘 수 있도록 하는 것이다. 수면박탈은 각성이나 수면뇌파에서 간질발작파를 유발하기 쉬우므로 일상 뇌파검사에서 간질발작파가 나타나지 않을 때에 시도되나 하루를 수면박탈시키는 것은 곤란하므로 드물게 실시된다.

검사자는 피검자가 졸기 위한 환경을 만들어야 하며, 그 포인트는 다음과 같다.

① **기록 중 실내는 조용하고 조명은 약간 어둡게 하여 안정시키도록 한다.** 병원은 낮에 여러 가지 소리가 있으나 완전 방음하여 주위의 소리를 너무 차단하거나 어둡게 하면 감각이 차단된 상태가 되어 실내에 들어오는 사람은 오히려 침착해지지 않고 불안감을 주어 버리므로 역효과이다. 외부의 소리는 문의 개 · 폐음, 큰소리 등은 곤란하나 연필을 떨어뜨리는 것과 같이 그다지 크지 않은 일정한 음량의 돌발적인 작은 음은 졸음을 유도하므로 계속적으로 들리게 하는 것이 오히려 졸리는 데는 유효하다.

② **검사실 내의 기기류는 될 수 있으면 눈에 띠지 않도록 배려하여 부드러운 분위기로 한다.** 뇌파계 등이 보이면 그것만으로도 긴장해버리는 사람이 있다.

③ **수면을 하기 위해서는 침대가 바람직하나 침대가 딱딱하면 몸이 아프게 되고 잠이 잘 들지 않는다.** 그러나 침대가 너무 부드러워도 몸의 움직임이나 호흡 등의 인공산물이

혼입될 수 있다. 또 침대가 너무 좁거나 짧아도 잠이 잘 들지 않는다.

④ **검사에 대한 불안감을 해소시켜 검사자의 신뢰감을 얻도록 노력한다.** 특히 뇌파검사를 처음 받는 피검자는 불안하거나 긴장하지 않도록 전극을 붙이면서 검사에 대한 안전성에 대해 설명한다.

⑤ **약간 어두운 방에서 검사 중에 눈을 감고 있으면 자연히 졸리게 되므로 졸리면 잠을 자도 괜찮다고 직접 말해주는 것도 좋다.** 그것이 오히려 뇌파를 잘 기록할 수 있다고 설명해준다.

⑥ 유 · 소아는 검사전날 밤에 수면은 약간 부족하게 하고, 검사 당일에도 검사 전에 낮잠을 자지 않도록 한다. 전날은 보통 단계대로 수면을 하도록 하고, 검사 시에는 공복을 피하고 적당하게 배가 부르면 의외로 편안하게 되어 졸릴 수 있다.

⑦ 기록 중 잠이 든다면 다른 부활 도중이라도 일시 중단하고 수면기록을 우선적으로 해야 한다. 기록순서가 장애가 되어 졸고 있는데 무리하게 깨면 나중에는 졸지 않게 되는 일이 있다.

(2) 약물수면부활

수면기록이 필요하나 어떻게 해도 자연수면이 얻어지지 않고, 유 · 소아 등에서 알아듣지 못하여 협조를 받을 수 없으며, 전신발작 지연이 있는 경우에는 뇌파검사가 불가능하다. 따라서 **간질이 의심되는 임상발작이 출현하고 안정 시나 여러 가지 부활법에 의해서 이상파가 나타나지 않는 경우에는 경련유발제를 정맥주사하여 간질발작파를 유발시키는 방법이다.** 정상인에서도 일정량 이상 투여하면 간질발작파나 전반성 간질이 유발되기 때문에 이것이 유발되는 약물량(역치, threshold)에 의해 정상, 간질 이상파 등의 이상을 판정한다.

그러나 간질과 정상인 문턱(역치)의 구별이 어려워 간질 진단에 이용되는 것은 하다. 약물부활은 매우 드므나 외과적 치료대상이 되는 치료성 간질의 부분발작(집점성 간질)에서 정확한 간질 집점을 결정하기 위해서 실시된다.

① **약물수면에서는 각 수면단계에서 보이는 뇌파상을 나타내며, 이상파는 입면기에서 경수면기의 얕은 수면에서 나타나기 쉬우므로 이 시기가 긴 수면제가 좋다.**

② 투여방법은 성인의 경우 주로 경구적으로 투여하나 이외에 피하주사, 정맥주사, 항문좌약 등도 있다.

③ 수면제는 중추신경에 작용하는 약물이기 때문에 많든 적든 뇌파에 어떤 영향을 미치나 수면부활에 이용되는 약제는 자연수면 뇌파와 비교해서 그다지 뇌파가 변하지 않는 것이 바람직하다.

④ 임상에서 사용되는 약제의 양은 뇌파변화에 그다지 영향을 미치지 않는다. 그러나 뇌파

변화의 정도는 투여되는 약제의 종류, 양, 투여속도, 투여경로, 투여횟수 및 개인의 감수성에 따라 달라진다. 약제의 양은 연령, 체중, 증상 등에 의해 의사가 처방한다. 약제에 따라서는 빠른파가 많이 나타나고 수면파형이 변화하는 것도 있다. 약물량도 소량으로 깊은 잠에 빠지지 않도록 해야 한다.

⑤ 어떤 종류의 의식장애가 지속성 또는 변동성으로 존재하고 있을 때는 약물 수면부활을 피하고, 자연적인 의식수준의 변동을 기록하는 것이 중요하다. 또한 대사질환 등에 의해서 의식장애가 일어날 때에도 수면제나 진정제를 투여하면 증상을 더욱 악화시키는 경우가 있다.

⑥ 대부분의 검사실에서 사용되는 경구 수면제는 pentobarbital(Ravonal, Seconal), amobarbital(Amytal, Isomytal), 포수클로랄(chloral hydrate), 트리크로랄(mono-sodium trichlorethyl-phosphate) 등이 가장 많이 이용된다. 포수클로랄은 장에도 주입하는 경우가 있다. 정맥주사법에 의해서는 thiopental(Ravonal, Pentothal) 등이 이용되나 부활효과는 뇌파패턴과 정맥주사량에 의해서 정한다.

⑦ 약물부활에는 중추신경 흥분제(강심제)인 pentetrazol(Pentazol, Cardiazol, Metrazol)이나 bemegride(Megimide)에 의한 부활로 이상파가 출현한 시점에서의 약제의 양을 지표로 한다. 소량씩 천천히 정맥주사하고 뇌파상에서 이상파가 유발하는 것을 본다(역치 약량). Pentetrazol계에서는 총량 400㎎ 정도, bemegride계에서는 150㎎ 정도에서 중지하면 된다. 주입약량은 체중으로 나눈 수치로 나타낸다. 그 외에 자율신경차단제인 chlorpromazine, 항울제인 amitriptyline 등도 간질 이상뇌파 부활에 유효하다.
정맥을 통한 pentetrazol, bemegride의 주입은 의사가 실시해야 한다. Pentetrazol은 부작용이 많아 고혈압이나 심장질환 환자에서는 사용할 수 없으므로 비교적 안전성이 높은 bemegride가 사용된다. bemegride는 경련성 약물의 정맥주사에 의한 방법으로 정맥 주사량이 많으면 경련발작을 일으키는 일이 있다. Bemegride는 단독으로 사용하거나 섬광자극과 조합하여 사용한다.

⑧ Bemegride(경련제) 1앰플은 10㎖(50㎎)이다. 주사방법은 15초 걸러 1㎖씩 주입한다. 이때 검사자 또는 뇌파를 보고 있는 의사가 기록지 1장 반(15초)마다 예라고 말하여 주입시간을 알려준다. 10㎖를 주입하나 주입 도중(예를 들면 5㎖ 주입 시)에 발작파가 출현한다면(발작파 역치) 그 시점에서 빠르게 한다. 만약 이때 발작파가 보이지 않으면 다음 주입에서 경련발작이 유발되는 경우가 있다(그림 Ⅰ-221A).
침을 뺀 후 발작파의 출현이 없는 경우에는 10초 간격으로 개안 · 폐안을 반복한다(그림 Ⅰ-221B). 침을 뺀 후에는 빛에 민감하게 되므로 효과적이다. Bemegride부활에

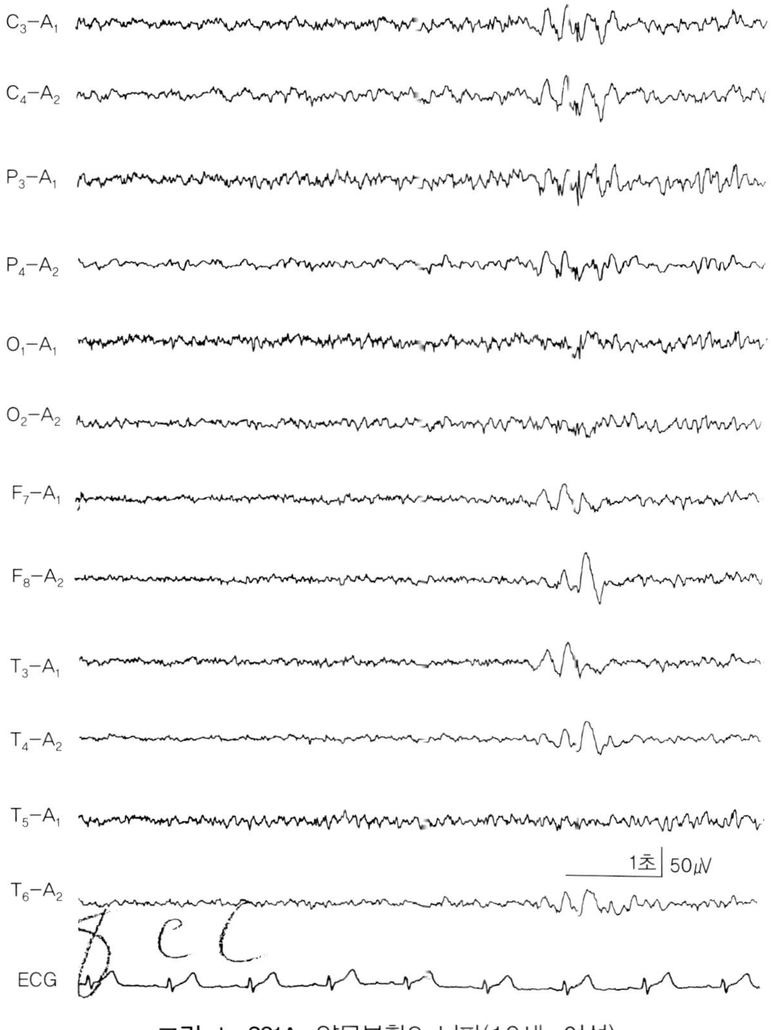

그림 Ⅰ–221A. 약물부활으 뇌파(19세, 여성)

Bemegride 40㎎을 투여한 경우이다.

서 대부분은 정상범위 내의 뇌파이나 α파의 주파수가 저하하거나 뒤통수부위 느린파가 출현하는 경우도 있다. 또 경련성 부활에 대한 문턱(역치)이 낮은 경우가 많다(그림 Ⅰ–221A).

⑨ 항히스타민제인 diphenhydramine(Benadryl Restamin)은 14&6㎐ 양성극파를 유발하기 쉽다. 약물부활은 전반성 간질을 유발하기 때문에 일반검사에서는 실시하지 않는다. 부득이 하게 실시해야 하는 경우에는 간질발작에 대처할 수 있도록 diazepine, phenobarbital, phenytoin 등의 항간질제(antiepileptic drug, AED)를 준비해 두어야 한다.

⑩ 수면부활은 자연수면이 가장 좋은 방법이나 자연수면은 검사 중에 입면되는 일이 적고

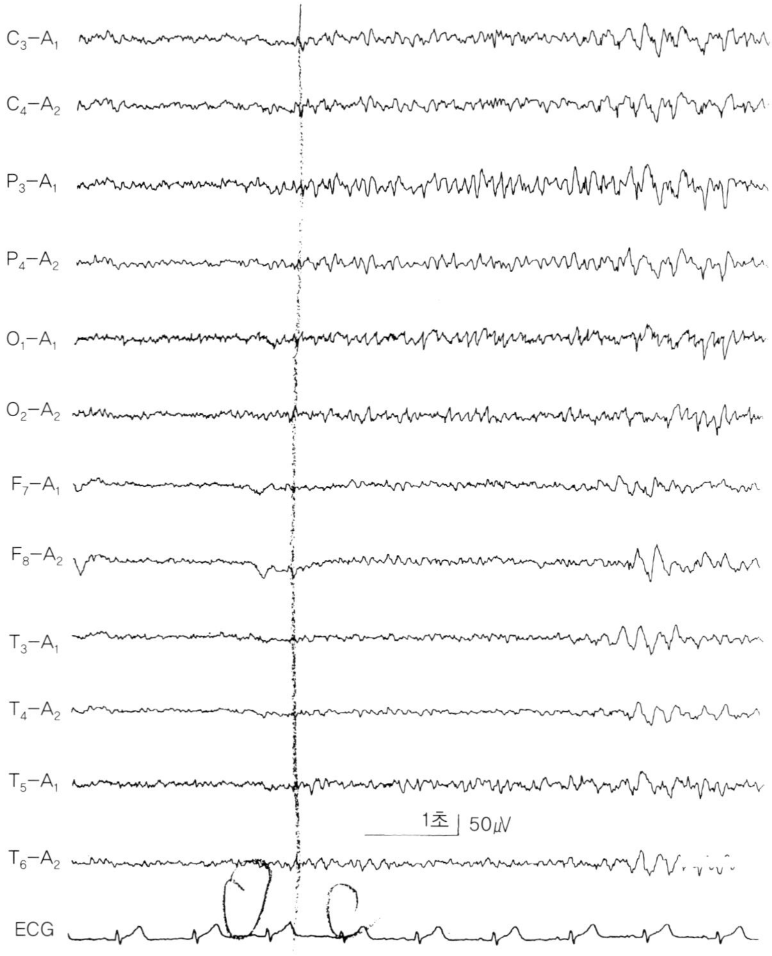

그림 Ⅰ–221B. 약물부활의 뇌파(19세, 여성)
Bemegride 부활 후 개안 · 폐안을 하였다.

자연스럽게 잠드는 것을 기다리는데 시간이 너무 오래 걸리므로 시간적 제약 때문에 자연수면을 기다리지 못하는 경우가 있다.

이런 경우에는 제한된 시간 내에 검사를 하기 위해서 수면제를 주어 잠들게 하여 뇌파 기록을 실시한다. 따라서 수면부활은 시간이 충분하지 않을 경우에는 정상적인 수면부활에 어려움이 따를 수가 있으며, 일상검사로서는 실제로 불가능한 경우도 있다.

⑪ 약물을 사용하면 급속하게 수면이 깊어져 버리거나 빠르게 입면되는 일이 있으므로 환자의 상태에 따라 수면제를 투여해야 한다. Barbiturate계나 정신안정제(tranquilizer)의 투여에 의한 수면 시의 뇌파는 경수면기에 속파화의 경향을 나타낸다. 약물을 혈관에 주입하는 일(sedation)은 담당의사가 신중하게 판단하여 실시해야 한다. 이 약제는 경련유발제이기 때문에 정상인에서도 대량으로 주사하면 경련을 일으킨다. 수면제는

여러 가지 계통의 약제가 있으나 수면효과가 다르므로 환자에게 익숙한 약물을 사용한다.

수면부활에 이용되는 수면제는 다음과 같은 조건을 가지고 있어야 한다.

㉮ 약효는 빠르고, 지속시간은 비교적 짧을 것.

㉯ 부작용이 없고 안전성이 높을 것.

㉰ 뇌파에 영향을 주지 않는 자연수면 뇌파에 가까운 파형을 얻을 것.

㉱ 깊은 느린파 수면보다는 자연수면에 가까운 졸음이 얻어지는 얕은 수면을 비교적 길게 계속하여 안정하게 얻어질 것 등이 있다.

2) 생리적 반응

임상적으로 간질이 의심되는 경우 안정, 각성상태만의 기록은 불완전한 뇌파검사이다. 각성 중에 나타나지 않았던 이상파가 수면 중에는 나타나기 쉬우므로 이상파의 부활법으로서 수면 중의 뇌파가 기록된다. 수면부활은 간질발작의 진단에 유효하며, 위험이 적은 우수한 부활법으로 수면 경과를 추적하면서 기록할 필요가 있으며, 단순히 잠자는 것을 기록하는 것이 아니라는 것에 유의해야 한다. 수면 시에는 정상인이라도 느린파가 나타나므로 각성 시에 나타나는 느린파는 수면에 의한 느린파와 구별할 수 없는 것이 있다.

3) 이상 반응

수면부활에 의해서 다음과 같은 간질발작파가 유발되기 쉽다. **수면부활은 뇌의 기질성장애 검사에서 매우 중요하다.**

(1) **결신발작에서는 전반성 3㎐ 극서파복합(spike and slow wave complex)이 수면 중에 출현하는 일이 있다**(그림 Ⅰ-222). **또한 레녹스-가스타우트증후군에서 1.5~2.5㎐ 예서파복합(sharp and slow wave complex)은 수면부활에 의해 유발된다.**

(2) **복잡부분발작(complex partial seizure)인 정신운동발작(관자엽간질, temporal lobe epilepsy)에서는 발작 간헐기의 수면 초기의 얕은 수면(입면기와 경수면기) 중에 앞관자부위(전측두부)에 국한하는 극파나 예파가 유발되기 쉽다.**

(3) **14㎐&6㎐ 양성극파(14㎐&6㎐ positive spike)는 수면에 의해서 출현**하기 쉬우며, 특히 항히스타민제 투여에서 유발하기 쉬운 자율신경발작 때에 높은 비율로 출현하나 정상파형으로 생각된다(그림 Ⅰ-223).

(4) 수면 시에 출현해야 할 파형(느린파, 마루예파, 방추파, K-복합파)이 이상 시에는 관자엽에서 결여(lazy activity)되는 경우가 있다. 또한 약물의 영향에 의한 빠른파 등이 양측 또

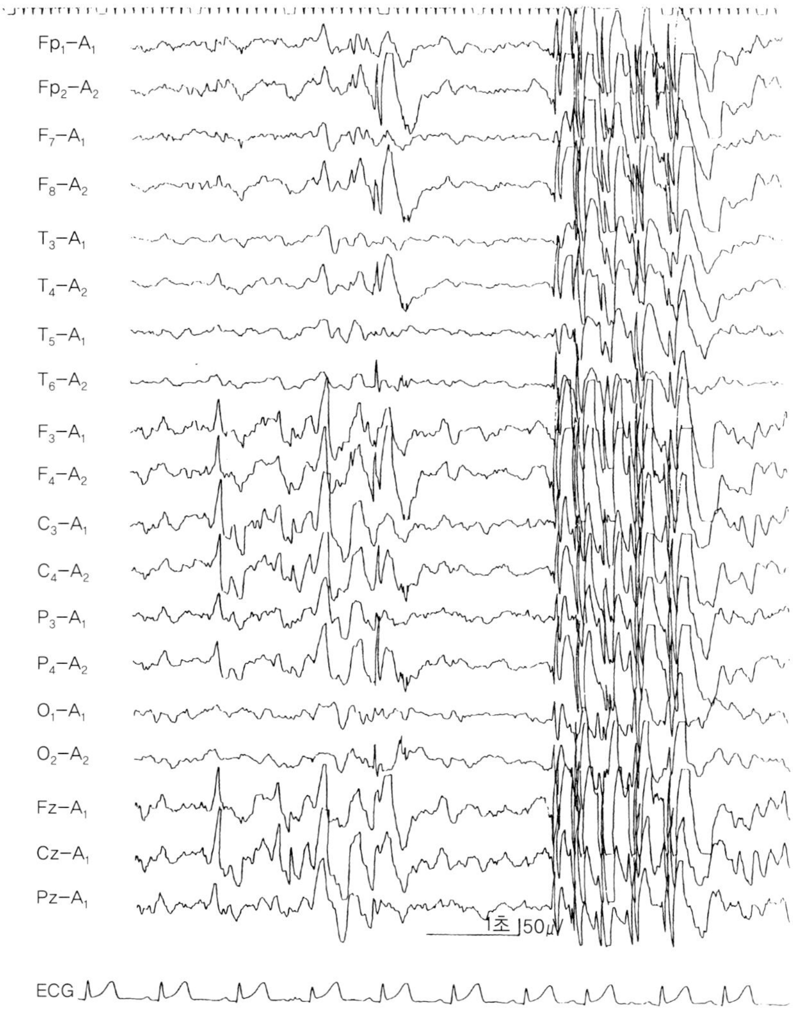

그림 Ⅰ-222. 결신발작(6년 8개월, 여아)
수면부활을 실시하여 3㎐ 극서파복합이 나타나고 있다.

는 일측에서 결여하거나 좌우차가 생기는 것도 있다. 따라서 간질 파형, 특히 정신운동발작에서 관자엽 극파의 검출은 불가결하며, 대부분은 수면 초기에 나타나기 쉽다. 일반적으로 간질 환자에서 나타나는 이상뇌파 중 극파나 극서파복합 등은 안정, 각성 시에는 분명하지 않으나 수면에 의해서 분명 출현하는 일이 많다(그림 Ⅰ-224).

(5) 강직-간대발작(tonic-clonic seizure)은 기상 직후나 출근 직후 갑자기 일어날 때에 출현하기 쉽다. 안정, 각성 시에는 이마부위 우세의 예서파복합이 연속적으로 출현하나 이름을 부르는 등에서 이상파가 감소한다. 각성, 이완하고 있을 때에 돌발파가 가장 출현하기 쉽

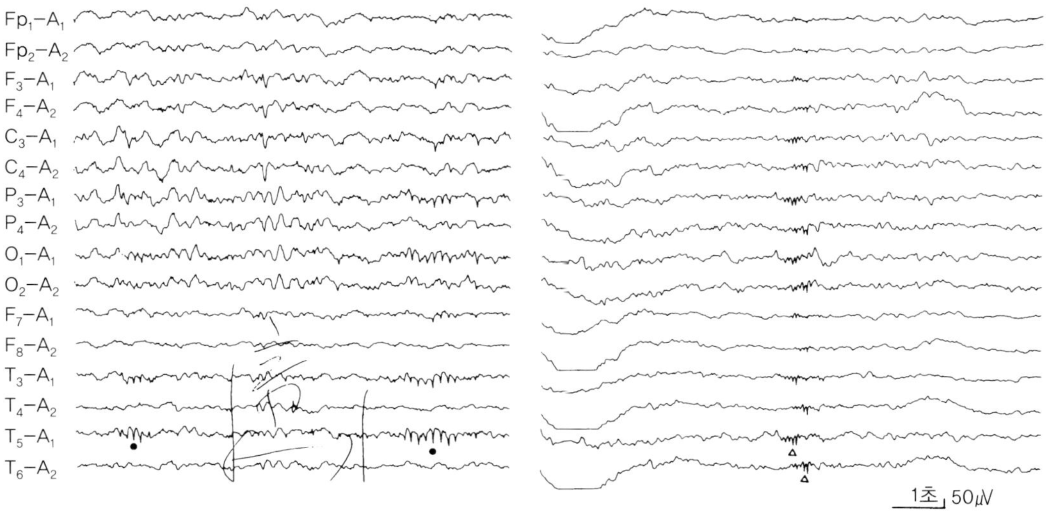

그림 Ⅰ-223. 14Hz&6Hz 양성극파(3세, 남아)

• 표시가 6Hz, △표시가 14Hz 양성극파이다.

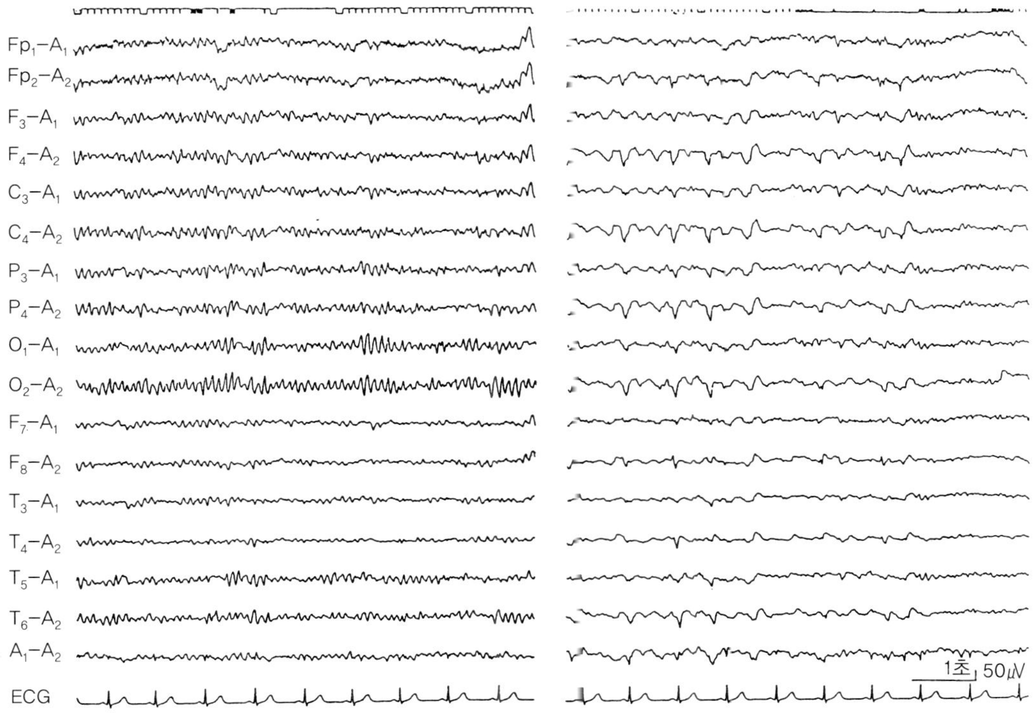

A. 각성시의 기록에서 이상파는 출현하지 않는다.

B. 약간 졸리게 되면 우측 관자부위($F_8>T_4$)에 극파가 출현한다. 다른 부위에 양성예파가 출현하고 있으나 이것은 기준전극의 활성화에 의한 것이다.

그림 Ⅰ-224. 수면부활에 의해 관자부위 극파의 출현(36세, 여성)

고, 각성 시에도 이름을 부르는 등에 의해 의식수준이 상승되어 이상파의 출현이 감소한다. 각성, 수면 시에도 단계에 의해서 이상파의 출현상태가 변화하는 경우가 있다(그림 Ⅰ-225).

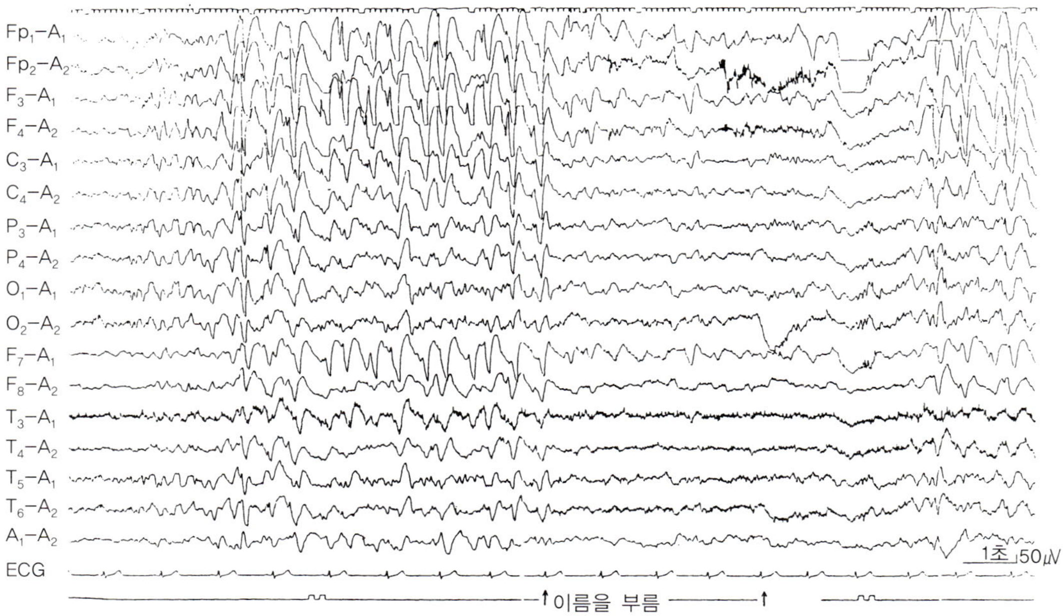

그림 Ⅰ-225. 강직-간대발작(21세, 여성)
이름을 부르는 등 의식수준의 상승에 의해 이상파의 출현이 감소하고 있다.

5. 기타 부활법

1) 음자극(auditory stimuli)

박수나 특정 주파수의 음으로부터 간질발작파 등이 유발되는 일이 있으나 섬광자극에 비하면 부활효과는 낮다. West증후군과 같이 자극에 민감한 간질에서는 박수 등 어떤 음에서도 반응한다. 드물게 음에 민감한 간질이 있으므로 발작을 일으킨 때의 상황을 들어보고 적절한 부활을 한다. 일상 뇌파검사에서는 수면 시 각성반응을 볼 때 또는 수면을 얕게 하거나 K-복합파의 출현을 보는 방법으로도 이용된다. 음자극(청각자극)으로는 지속적인 음이나 째깍음(click)을 듣게 하는 방법도 있다.

(1) 생리적 반응

수면 중에 음자극을 주면 전반성 고진폭 서파가 일과성으로 출현하는 각성반응(arousal response), 각성기과동기(hypnagogic hypersynchrony)이나 K-복합파가 생리적 반응으로서 출현한다. 좌우비대칭성이 있으면 반응이 나쁜 쪽의 대뇌 기능저하가 의심된다.

(2) 이상 반응

돌발성 이상의 유발이나 증강의 유무를 본다.

이외에서도 도형, 단면, 안구압박, 안구운동, 경동맥압박, 경사대시험, 저혈당, 저산소(무호흡, 질소가스 흡입시험), 서자(asemia), 독서, 계산, 촉각, 드드림, 차게 함, 입욕 등의 부활이 있으나 발작이 일어난 때의 상황을 잘 이해하여 적절한 부활을 실시해야 한다. 그러나 ① 뇌출혈이나 뇌수술 후, 협심증 치료 중의 과호흡, ② 약물, ③ 안구압박, ④ 경동맥압박, ⑤ 저혈당 등의 부활을 실시할 경우에는 반드시 의사와 동반한 업무이므로 절대로 검사자 단독으로 실시하지 않는다.

이상파가 나타나는 정도를 정상인과 비교하는 방법이 있으나 이러한 것은 특별한 경우에 의사가 실시하는 것으로 일반적인 검사방법은 아니다. 그리고 약물(경련유발제)을 투여하면서 섬광자극을 주거나 과호흡을 시키는 조합법도 유효하게 이용되고 있다. 음자극, 경동맥압박 혹은 2종류 이상의 자극을 조합시키는 방법 등을 실시하는 것도 있다.

N. 인공산물(인공잡음, artifact)

학습목표

1. 인공산물의 발생 원인을 이해한다. (A)

인공산물은 뇌파기록 중에 혼입하는 뇌파 이외의 전기적인 모든 신호(전위변동)를 말한다. 뇌파 이외의 신호로 있어도 주파수나 전위가 뇌파신호와 관계없는 것은 뇌파계의 증폭기에 의해 처리되어 출력되지 않는다. 그러나 **문제가 되는 것은 주파수나 전위변동이 뇌파신호와**

매우 비슷한 신호로 단독이 아니라 뇌파신호와 겹쳐진 파형으로서 출력되므로 뇌파와 감별이 어렵다. 뇌파신호는 매우 작은 전위이기 때문에 이것을 증폭하기 위해서 최근에는 뇌파계의 정밀도를 향상시킨 고감도의 증폭기가 이용된다.

따라서 뇌의 전기활동을 증폭하는 과정에서 뇌의 활동전위 이외의 각종 잡음으로 입력된 것이 모두 증폭되어 기록된다. 뇌파는 피검자의 여러 가지 조건에 의해 변화하고, 또 작은 전위변동도 증폭되어 기록되기 때문에 그만큼 외부잡음에 의해 크게 영향을 받기 쉬우므로 바른 기술에 의해 기록해야 한다.

뇌파를 판독하는 경우 정상파형과 다른 파형이 나타나면 이상뇌파라고 하는데 인공산물 중에는 병적인 이상파와 유사한 것도 있으므로 판정을 잘못할 수도 있다. 그러므로 이상한 파형이 나타나면 일단 인공산물을 의심하고, 그것에 대한 발생 원인을 알아내어 적절한 대책을 세워야 한다. 또한 인공산물을 뇌파기록 중에서 찾아내고 판별하여 가능한 제거하는 것은 바른 뇌파를 기록하기 위해서 반드시 필요하다. 소아는 성인에 비해 인공산물이 많고, 각성 시 뇌파에서는 현저하게 많이 발생하므로 판독에 어려움을 주는 경우가 있다. 그리고 이상파, 특히 발작파의 국재소견과의 구별이 곤란한 경우도 있다. 그러나 인공산물에는 각각의 특징이 있기 때문에 특징을 알고 경험을 쌓으면 쉽게 감별할 수 있으며, 뇌파 유도 기록의 기술을 숙련해두면 인공산물의 혼입이 적은 뇌파를 기록할 수 있다. 기록된 파형만으로 인공산물을 감별할 수 없을 경우에는 의심스러운 현상을 동시에 기록하여 파형과의 연관성을 확인하여 감별하는 방법을 얻어야 한다. 또한 기록된 파형뿐만 아니라 검사 중 피검자의 상태를 알아두는 것도 중요하다.

일상 뇌파검사에서 인공산물과 뇌파의 감별은 다음과 같은 기준에서 실시한다.

① **파형이 부자연스럽다.** 극파가 지나치게 뾰족하거나 느린파가 너무 율동적인 경우가 있다.

② **어떤 채널에서도 같은 형태로 출현하고 있다.** 인공산물은 보통 출현한 파형의 진폭이나 극성이 완전하게 같은 형태를 하고 있으나 생체신호는 특수한 예를 제외하고 어딘가에 우세부위가 있다.

③ **출현부위에 일관성이 없다.** 때때로 좌반구에 출현하고 다음에는 우반구에 출현하는 경우나 극파 등이 이마부위와 뒤통수부위에 동시에 출현하는 등 일관성이 없을 때에는 대부분의 경우 인공산물로 생각해도 좋다.

④ **임상증상과 일치하지 않는다.**

이와 같은 현상이 출현하여 인공산물로 판정한 후에는 어디에서 어떤 원인으로 발생한 것인지, 제거는 어떻게 하는 것이 좋은지를 생각한다.

뇌파계의 고장이 발생한 때 **인공산물이 뇌파계의 내부에서 나오는 것인지, 외부에서 나오는 것인지를 판별하기 위해서는 입력신호 전환 손잡이를 CAL위치에 두고, 교정곡선(CAL파형)을 기록하면 인공산물을 쉽게 감별할 수 있다. 교정곡선이 정상으로 기록되면 원인은 기기외부에 있으며, 교정곡선이 이상하게 기록되면 원인은 기기내부에 있는 것으로 판단한다.**

인공산물의 발생장소는 다음과 같이 분류된다.

① 기기외부(CAL파형 정상) : 뇌파계 이외의 검사실의 전기적 조건의 원인에 의해 발생한다.

㉮ **생체에서 유래 : 심전도, 맥파, 근전도, 몸의 움직임(체동), 무의식운동(불수의운동), 호흡, 땀(발한), 안구운동, 눈의 깜박임, 눈꺼풀떨림(안검진전), 틀니(의치) 등**

㉯ **외부에서 유래 :** 교류장애(정전유도, 전자유도, 누설전류), 정전기, 심장박동조율기 전위의 혼입, 섬광자극 펄스의 혼입 등

② 기기내부(CAL파형 이상) : 뇌파계 본체의 내부원인에 의해 발생한다.

㉮ 트랜지스터, 저항의 잡음, 기계의 노후, 전극의 부착불량, 유도코드의 접속불량, 스위치의 접속불량, 전원불량, 펜끝 설비 불량 등

뇌파파형의 유사성에 중점을 두어 분류하면 다음과 같다.

① **빠른파모양 파형 :** 극파나 예파 등과 비슷하므로 감별을 해야 한다.

㉮ 생체신호 : 심전도, 근전도

㉯ 전극이 원인 : 접촉불량, 반단선, 분극

㉰ 기타 원인 : 틀니, 수액주입(점적), 심장박동조율기 전위의 혼입, 섬광자극 펄스의 혼입

② **느린파모양 파형 :** 집점성 서파, 서파돌발파 등과 비슷하므로 감별을 해야 한다.

㉮ 생체신호 : 맥파, 몸의 움직임, 무의식운동, 호흡, 땀, 안구운동, 눈의 깜박임, 눈꺼풀떨림

㉯ 기타 원인 : 전극의 분극, 정전기, 침대의 동요, 바람

③ **교류장애**(hum)

㉮ 상용 교류 : 전극 유도선의 단선, 정전유도, 전자유도, 누설전류

㉯ 고주파 잡음 : 휴대전화, 전기메스 등

1. 생체에서 유래하는 잡음

학습목표

1. 생체 내에서 유래하는 잡음을 이해한다.
   1) 잡음종류(A), 2) 발생원인(A), 3) 제거대책 (A)

뇌파계의 외부로부터 들어오는 잡음은 피검자를 대하는 방법에 의해 대부분 제거하는 것이 가능하다. 피검자로부터 발생하는 인공산물에는 다음과 같은 것이 있다.

1) 심전도(ECG)

뇌파기록 중에 **심전도는 QRS군의 R파가 주기적으로 혼입하면 극파(spike)처럼 보이고, 심전도 채널에서는 QRS군과 같은 시기에 출현하므로 극파가 나타나면 심전도와의 일치성을 보아야 한다**(그림 Ⅰ-226). 심전도는 특히 소예극파(small sharp spikes, SSS)로 혼동하기 쉽

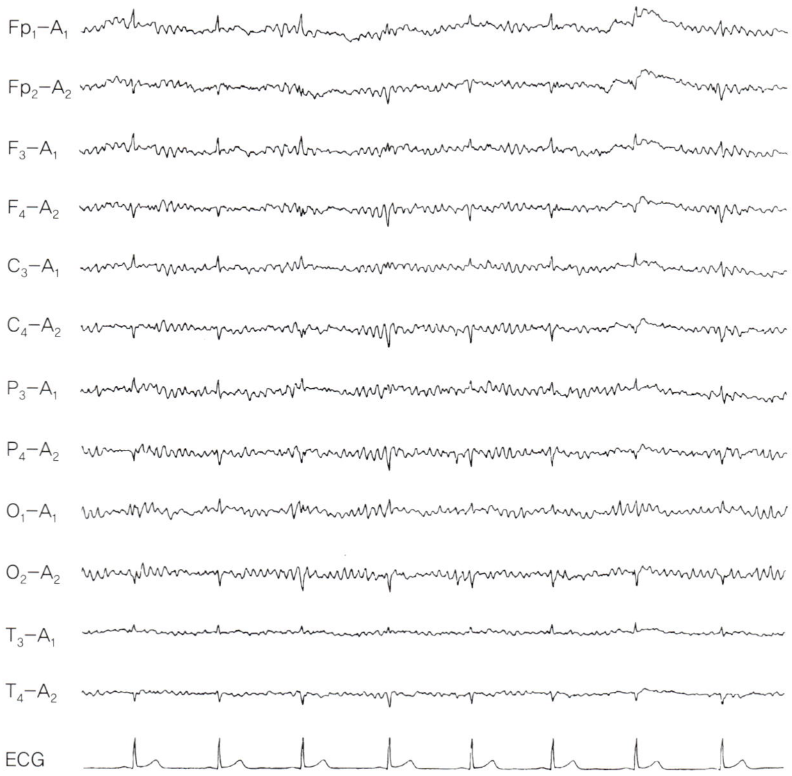

그림 Ⅰ-226. 심전도의 혼입

ECG채널의 QRS군과 동일 시간에 크고 작은 극파모양의 파가 심전도의 R파와 같은 시기에 출현하고 있다.

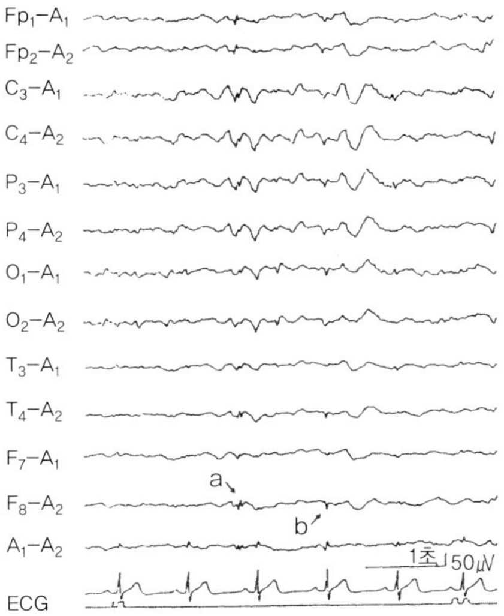

A. 원래파형
같은쪽 귓불을 기준전극으로 한 단극유도에서 소예극파모양의 파형 a와 b가 우측 앞관자부위에 출현하고 있다.
양쪽방향에서 같은 부위에 출현하고 파형이 비슷하기 때문에 감별이 어렵다.

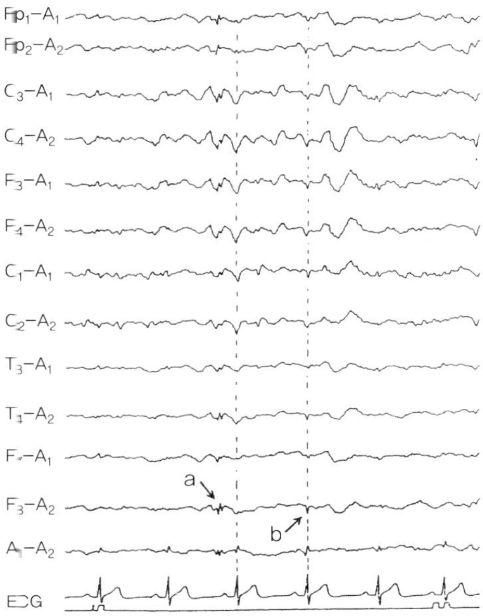

B. 141% 확대 그림
A의 막대선 부분을 확대한 것으로 심전도의 R파와 비교해 보면 파형 a는 R파와 일치하지 않고 심전도와 시간의 어긋남이 보다 분명하므로 a는 소예극파이나 파형 b는 R파와 일치하므로 b는 심전도로 감별할 수 있다.

그림 I−227. 심전도와 소예극파의 감별법(25세, 관자엽간질)

고, 때로는 뇌파의 느린파와 결합하여 극서파복합(그림 I−227)과 같이 보이거나 심실조기수축이 혼입하면 감별이 어렵다(그림 I−228). 심전도는 소아나 심장비대, 비만자, 머리가 크고, 키가 작으며, 목이 굵은 체형의 사람에서 많이 혼입되기 쉽다. 그리고 심장이 가로자세(횡위)로 되어 있는 사람에서 혼입되기 쉬운 경향이 있다.

[대책] ① **마지막 채널에 심전도를 동시 기록한다.** 심전도는 주기가 일정하기 때문에 감별이 쉬우나 불규칙하게 혼입하는 경우도 있다. 따라서 심전도를 극파와 분명하게 감별하기 위해서는 심전도 1채널(일반적으로 손목에서 유도)을 동시 기록한다. 이것은 보통 심전도 검사에서는 실시되지 않는 장시간 기록에 의한 부정맥을 발견할 수 있는 부차적인 효과도 있다. 심전도는 혼입되는 유도부위에 따라 다르나 전체영역에 나타난다. 그러나 빠른파의 혼입이 많을 경우에는 돌발파와의 감별이 곤란한 경우도 있다.

② **유도법을 바꾸어 본다.** 유도법을 바꾸어 심전도의 인공산물이 어떻게 변화하는지 비교해 보아야 한다(그림 I−229). **심장전위는 귓불전극에서 가장 크게 혼입되므로 양측귓불을 단락(A_1+A_2)한 기준전극으로 하면 대부분 감소한다. 그리고 귓불전극을 포함하지 않는 평균기준전극법(AV법)에서는 거의 혼입되지 않는다.** 심전도는 귓불을 기준전극으로 한 단극유도

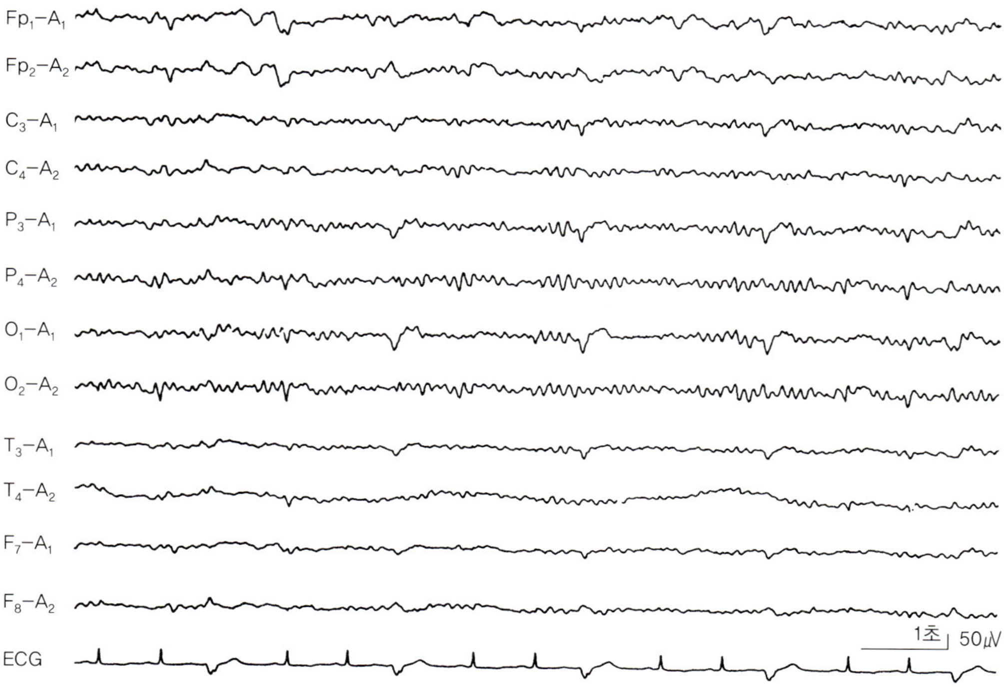

그림 Ⅰ-228. 심실주기외 수축의 혼입

좌반구 특히 좌측 마루−뒤통수부위 우세로 서파 모양의 파형이 출현하고 있다.

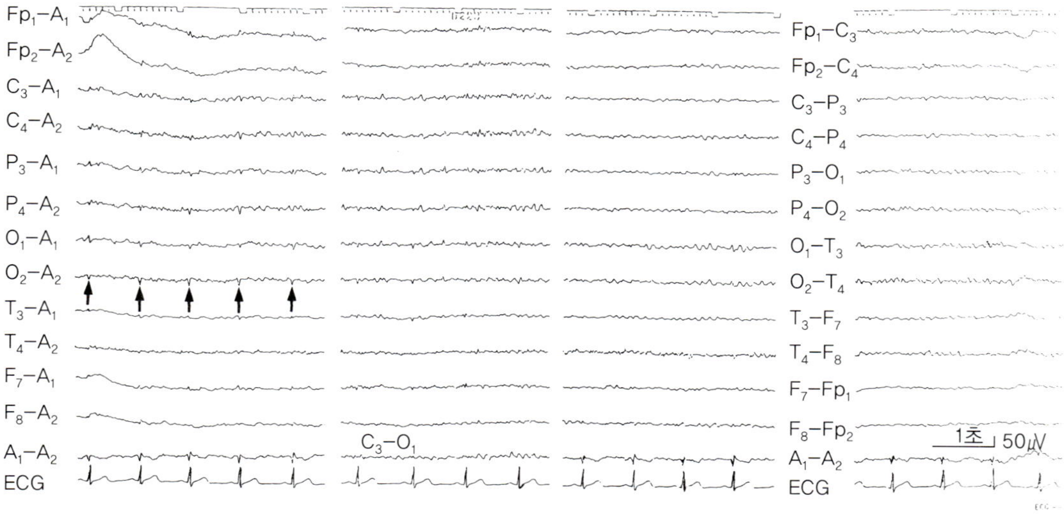

A. 단극유도법(MP)에서 우측귓불(A_2)에 심전도(화살표)가 혼입하였다. 따라서 기준전극의 활성화가 생기며, 우반구 전체에 심전도가 출현

B. 양측귓불을 단락한 기준전극(A_1+A_2)에서는 심전도의 진폭은 작아진다.

C. 평균기준전극법(AV)에서는 심전도의 혼입은 보이지 않는다.

D. 쌍극유도법(BP)에서 심전도의 혼입은 보이지 않는다.

그림 Ⅰ-229. 유도법에 의한 심전도의 출현양식의 변화에서 출현하기 쉬우나 쌍극유도에서는 비교적 혼입하기 어렵다. 따라서 심전도가 여러 유도 부위에서 율동적으로 출현하면 인공산물로 의심하고, 기준전극을 바꿔 부착하거나 심전도를 동시 기록하여 감별해야 한다.

③ **기록지의 이동속도를 바꾸어 본다.** 심전도와의 시간차를 분명하게 하기 위해서 기록지의 이동속도를 2배로 하든지 혹은 문제가 된 장소를 확대복사 한다.

④ **체위를 바꾸어 본다.** 등 가운데에 낮은 베개(목욕타올을 겹친 것도 좋다)를 넣어 신체를 기울여 본다. 또 바로누운자세에서 머리를 우측방향으로 60° 기울여 기록하면 혼입한 심전도의 진폭이 감소되는 경우가 있다.

2) 맥파(pulse)

전극이 관자동맥(측두동맥, temporal artery)의 혈관 바로 위에 부착되어 있을 때 혼입한다. 혈관 박동의 움직임이 뇌파에 동기하여 혼입한 것으로 주기적이고 율동적인 집점성 서파(δ파)와 매우 비슷하며, 기선의 동요와 같이 저주파 신호로 혼입한다. 앞관자부위(F_7, F_8) 부근에 국한하여 출현하나 뒤통수부위, 귓불, 이마부위에 출현하는 경우도 있다(그림 Ⅰ-230).

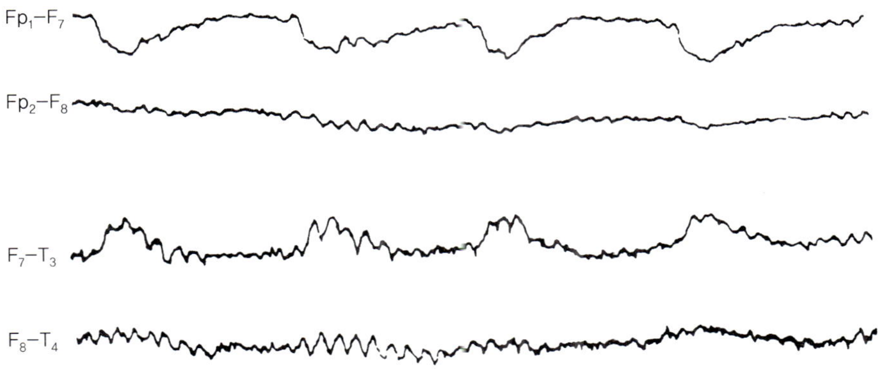

그림 Ⅰ-230. 맥파
Fp_1–F_7, F_7–T_3에 나타나는 커다란 느린파는 맥파이다.

[대책] ① **심전도를 동시 기록한다.** 맥파는 심장 박동에 동기하므로 맥박과 일치한 주기성 뇌파를 기록할 때에는 **심전도를 동시 기록하면 심전도보다 약간 뒤에 나타나므로 쉽게 감별할 수 있다.**

② **전극의 위치를 이동한다.** 전극의 위치를 위아래앞뒤로 약간(가능하면 10㎜ 이내의 범위) 비켜 놓으면 제거할 수 있다. **이때 위치의 좌우차가 생기지 않도록 대응하는 반대측의 전극도 마찬가지로 비켜 놓는다**(그림 Ⅰ-231).

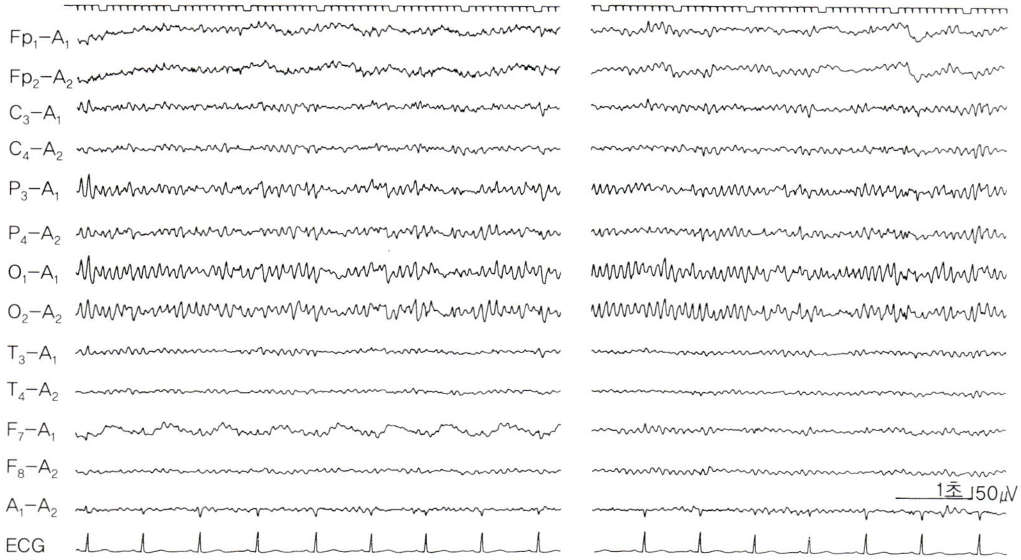

A. 좌측 관자부위(F_7)에 서파가 출현하고 있다. 이것은 심장박동의 리듬에 일치하므로 맥파이다.

B. A에서 전극의 위치를 5∼10㎜ 뒤쪽으로 약간 이동하면 맥파는 소실한다.

그림 Ⅰ−231. 맥파의 혼입과 대책
관자동맥 부근에 전극을 부착한 경우 동맥의 박동이 뇌파에 혼입한다. 가장 출현하기 쉬운 부위는 관자부위(특히 F_7, F_8)이나 뒤통수부위에서도 출현한다. 심전도를 동시 기록하면 뇌파의 집점성 서파와 구별할 수 있다.

③ **뒤통수부위에 혼입한 경우는 머리의 위치를 바꾼다.** 뒤통수부위에서는 베개의 높이를 조절해 보아도 의외로 간단하게 제거되는 일이 있다.

3) 근전도(EMG)

뇌파에 비해 주파수가 빠르고(10∼1,000㎐ 정도), 고전위(20㎶∼몇 ㎷)의 전위변동이 있는 인공산물로 뇌파기록 중에 가장 빈번하게 혼입하나 근전도가 혼입하면 뇌파에 덮여 가려져버리므로 판독을 곤란하게 한다. 근전도는 심전도나 교류장애보다 날카롭고 불규칙한 몇 십 ㎐(주로 20㎐ 이상)의 다극파모양의 파형으로 간질 극파로 혼동하기 쉽다. 그러나 대부분 지속성 또는 돌발파(군발, burst)로 출현하므로 감별은 비교적 쉽다. 전극을 근육활동이 많은 부위에 부착한 때에는 근전도가 혼입하므로 발생부위에 따라서 파형과 대책이 다르다.

근전도는 실내온도가 낮거나 불안하여 매우 긴장하고 있을 때, 치아를 꽉 깨물고 있거나 이를 갈 때, 베개의 높이가 맞지 않고, 몸의 위치가 불편하거나 머리의 위치가 나빠 목근육을 잡아당기고 있을 때, 방이 너무 밝아 얼굴을 찡그리거나 침을 삼킬 때, 몸이나 머리에 힘이

들어가거나 몸의 움직임(체동)이 있을 때 등에서 볼 수 있다. 그 외에 밴드를 지나치게 조이거나 화장실에 가고 싶을 때, 의치를 하고 있거나 침대의 크기가 작은 경우에도 근전도의 혼입을 볼 수 있다.

[대책] 병적인 것을 제외하고 **근전도는 정도에 관계없이 발생하나 근육활동을 멈추면 소실한다.** 근전도가 많이 혼입하고 있어도 피검자가 잠들어버리든지, 의식이 없어지면 자연히 없어진다. 그러므로 **피검자를 가능한 안정한 상태로 하는 것이 근전도를 제거하는 대책이 된다.** 때로는 교류장애와 감별하기 어려운 것도 있으나 기록지의 이동속도를 빠르게 하면 근전도는 불규칙한 파형이 되므로 간단하게 알 수 있다.

(1) 광범위하게 혼입한 근전도

비교적 머리에서 떨어진 부위의 **큰 근육에 힘이 들어가거나 몸의 움직임이 있을 때 혼입된다.** 또 **검사실의 온도가 낮거나 긴장하고 있으면 몸 전체에 힘이 들어가므로 근전도가 혼입된다.** 파킨슨증후군에서는 손발의 떨림에 의해 4~7㎐의 특징적인 율동성 근전도가 나타난다. 일측성의 근전도 혼입에 의해 부분마비를 발견하는 경우도 있다.

[대책] 근육에 힘이 들어가거나 몸의 움직임이 있으면 그 부위를 찾아내어 이완시킨다. 그리고 실내온도를 적당하게 조절하거나 피검자는 안정하도록 한다.

(2) 관자부위(측두부)에 혼입한 근전도

이를 꽉 깨물고 있거나 긴장상태에 있으면 귀 위의 관자부위(T_3, T_4)에 지속적으로 근전도가 혼입한다. 관자근(측두근, temporalis muscle)이 국재성으로 수축할 때에는 주기가 짧은 전위변동으로 나타나기 때문에 극파와 감별이 어렵다(그림 Ⅰ-232).

[대책] 입을 가볍게 벌리거나 전신의 긴장을 제거해 주면 근육의 활동전위는 소실하므로 근전도는 제거된다. 입을 벌리거나 이완해도 제거되지 않는 경우에는 시간이 지나면 감소되는 것도 많으므로 그대로 검사를 계속한다. 피검자가 긴장하고 있으면 근전도가 소실하지 않는 경우도 많으므로 잠깐 기록을 멈추어 가벼운 이야기를 하여 긴장감을 완화시키는 노력을 해야 한다. 긴장하지 말아 줄 것을 반복하여 주의를 주면 오히려 역효과가 될 수도 있다. 또한 전극을 약간(10㎜ 이내) 위아래앞뒤로 이동하여 근육활동이 높은 부위로부터 비켜 놓으면 제거되는 경우도 있으나 이 경우는 가능하면 반대쪽의 전극도 이동하는 것이 좋다.

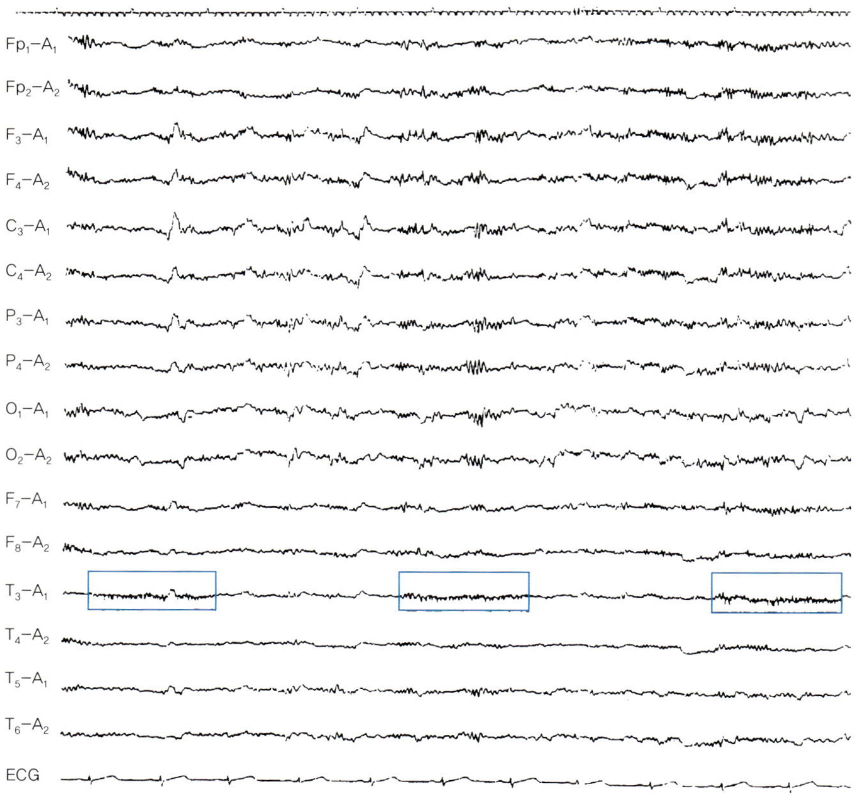

그림 Ⅰ–232. 관자부위에 혼입한 근전도

(3) 앞관자부위(전측두부)에 혼입한 근전도

이를 꽉 물었을 때에는 깨물근(교근, masseter muscle)의 긴장으로 앞관자부위(F_7, F_8)에 근전도가 혼입된다.

[대책] 검사 중에 약간 입을 벌리게 하면 제거할 수 있다(그림 Ⅰ–233, 234C). 만약 그래도 소실하지 않는 경우는 전극의 위치를 조금 이동하면 소실된다.

(4) 뒤통수부위에 혼입한 근전도

주로 베개의 높이가 피검자의 체형에 맞지 않아 혼입한다. 마비가 있거나 비스듬히 누워 있는 사람, 정상인에서도 한쪽방향을 향하여 잠을 자는 사람에게 바로누운자세를 하게 하면 근전도가 혼입된다. 귓불전극에 근전도가 혼입하는 경우가 많고, 어느 쪽의 반구에도 근전도가 넓게 분포한다. 소아에게 높은 베개를 사용하면 근전도가 혼입될 수 있다(그림 Ⅰ–234A).

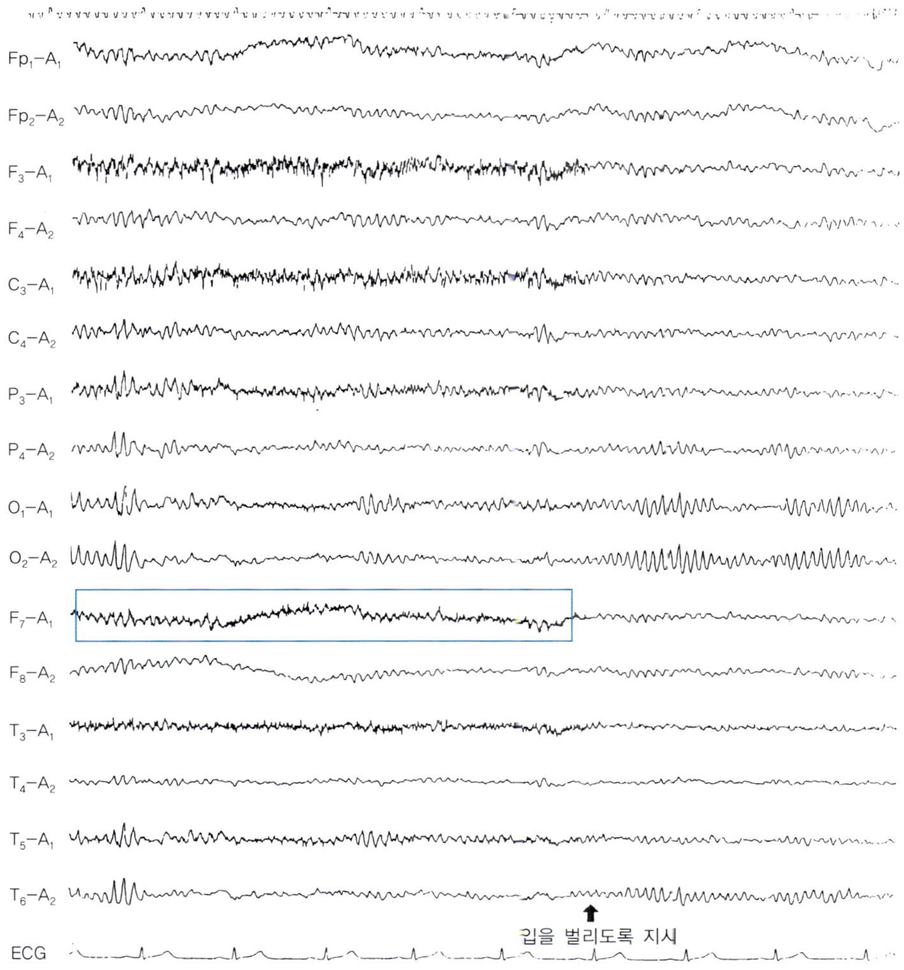

그림 Ⅰ–233. 앞관자부위에 혼입한 근전도

[대책] **머리의 각도나 위치, 체위를 바꾸거나 베개의 높이를 조절하는 것만으로도 근전도가 소실되는 일이 있으며, 전극위치를 이동시키면 완전하게 소실한다.** 머리가 좌우 어느 쪽으로 기울어져 있지 않은지, 무리한 체위로 되어 있지 않은지를 확인한다. **근전도의 혼입을 방지하기 위해서는 성인용, 어린이용의 베개를 준비하거나 낮은 비개(1, 2)를 여러 개 준비하여 체형에 맞게 사용하도록 한다**(그림 Ⅰ–235). 노인에서 척추가 변형하여 구부러져 있는 경우에는 높은 베개를 사용하여 머리가 휘어지지 않도록 한다.

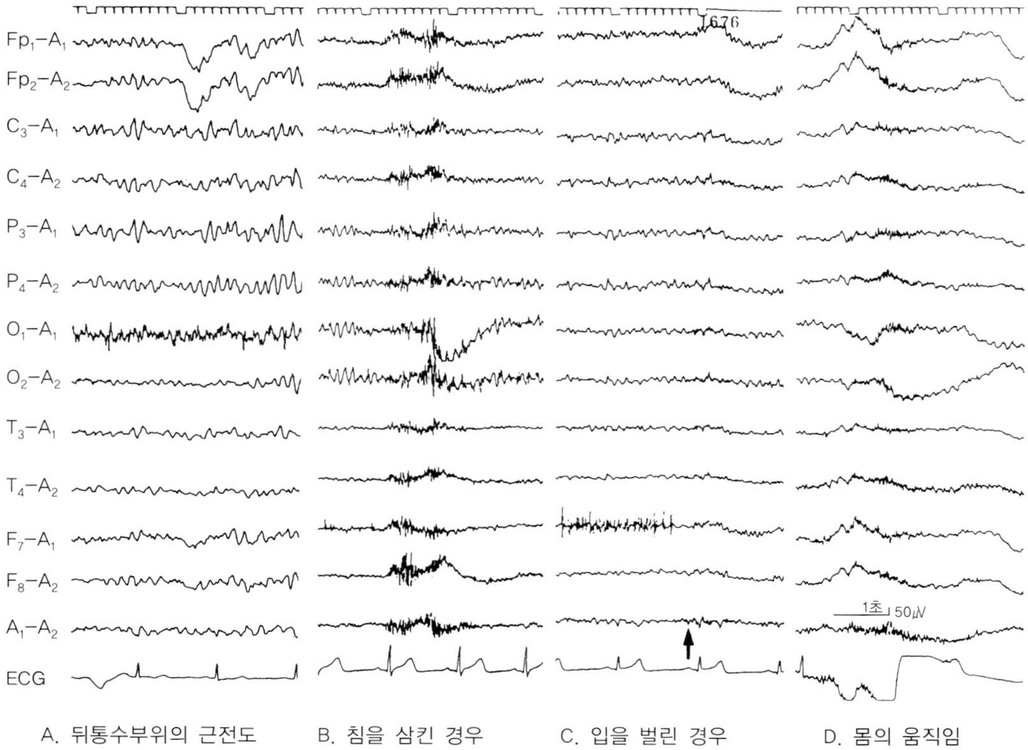

그림 Ⅰ–234. 뒤통수부위에 혼입한 근전도

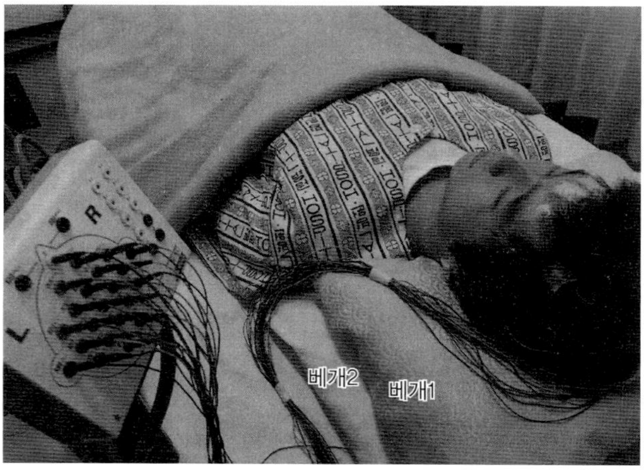

그림 Ⅰ–235. 근전도의 혼입 대책

(5) 이마부위(전두부)에 혼입한 근전도

방이 너무 밝아 얼굴을 찡그리거나 눈을 꼭 감을 때, 안구를 움직이거나 눈꺼풀이 흠칫하면 이마부위(Fp_1, Fp_2)에 근전도가 혼입된다(그림 Ⅰ-236). 또한 어깨를 이상하게 하면 이마부위에 근전도가 혼입할 수 있으며, 기선의 동요를 동반하는 경우가 많다.

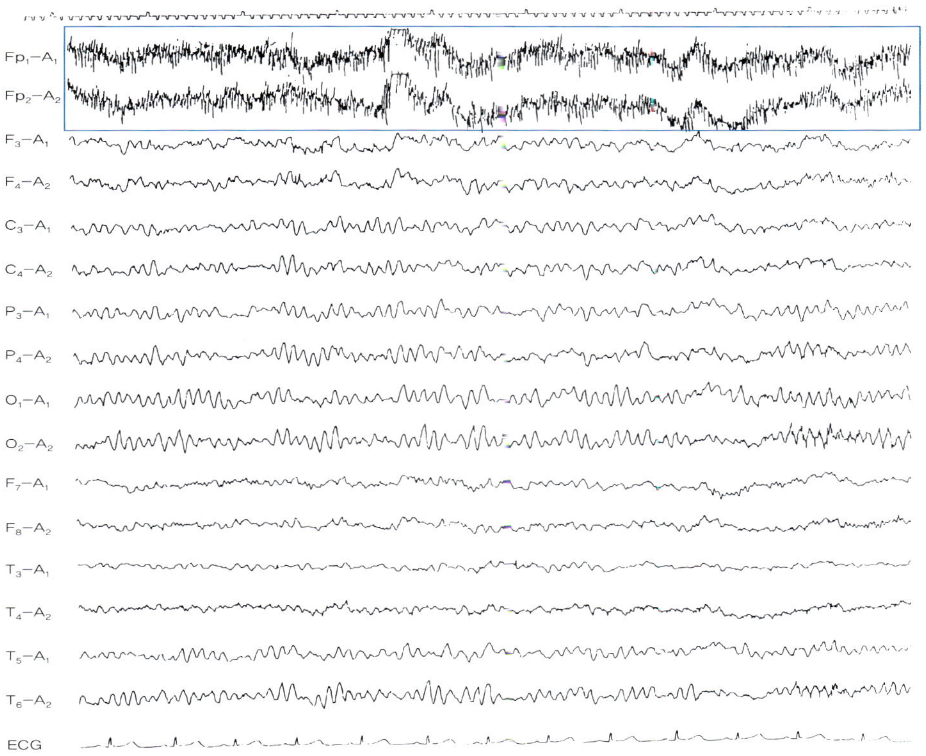

그림 Ⅰ-236. 이마부위에 혼입한 근전도

[대책] 근전도의 혼입이 심한 경우에는 눈을 감고 있으면 제거되는 일이 있으나 긴장이 심한 경우에는 한번 개안시키고, 가볍게 폐안시키면 소실한다. 불쾌한 상태의 피검자에게 여러 번 주의시키면 오히려 반발하여 머리를 좌우로 흔들거나 할 수도 있다.

(6) 침을 삼켰을 때 혼입한 근전도

침을 삼키면(swallowing) 연하운동에 의해 관자부위를 중심으로 전반성의 근전도가 1~2초간 돌발파(burst) 모양으로 혼입하므로 감별은 쉽다. 침을 삼키면 인두근(pharyngeal muscle)의 수축에 의해 가장 가까운 유도전극에 반대위상의 신호로서 혼입한다(그림 Ⅰ-234B).

[대책] 근전도의 혼입이 많을 때에는 이완시켜야 하나 그래도 없어지지 않을 때에는 고영역 차단필터(high cut filter)를 ON으로 해야 한다.

4) 몸의 움직임(체동, body movement)

검사 중에 몸이나 손발, 특히 **머리를 움직이거나 자다가 몸을 뒤척이면 몸의 움직임에 의해 뇌파에 불규칙한 주파수의 근전도를 동반하는 큰 기선의 동요로 나타난다**(그림 Ⅰ-237, 234D). **또한 심한 긴장이 있거나 몸의 위치가 좋지 않은 경우, 추위나 배뇨의사가 있는 경우에도 나타날 수 있다.** 몸의 움직임은 전체 유도에서 고진폭의 율동성 서파나 극파, 예파모양으로 나타나므로 뇌파기록 중에는 계속해서 피검자의 움직임을 관찰해야 한다. 큰 몸의 움직임은 뇌파로 감별하기 쉬우나 작은 것은 기록 중에 피검자의 모습을 충분히 관찰하여 어떠한 동요를 했는지 기록지 위에 기재해 두지 않으면 판정하는데 감별이 어렵다.

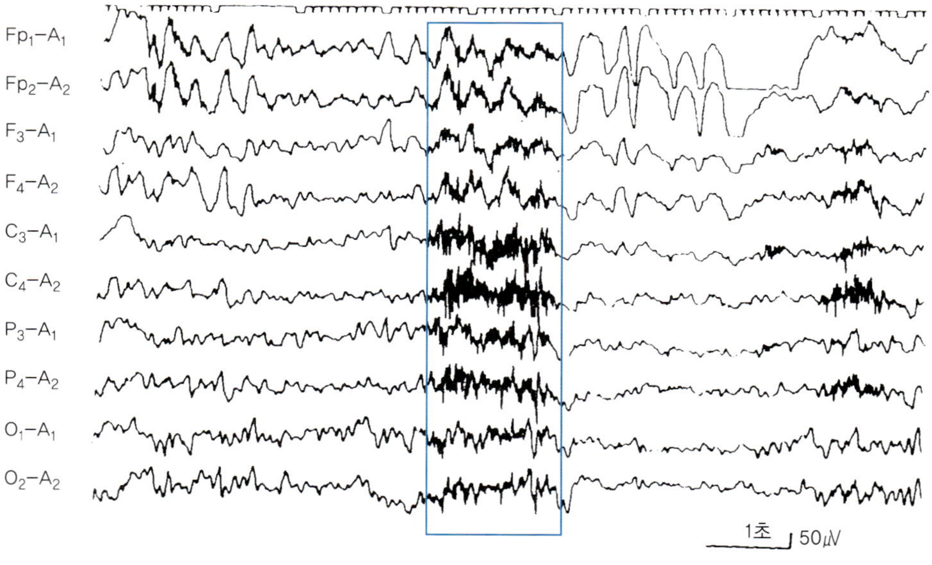

그림 Ⅰ-237. 몸의 움직임에 의한 근전도(12세, 소년)

[대책] 불안이나 긴장을 완화시키기 위해서 가볍게 대화를 하거나 방의 분위기를 부드럽게 하는 것도 중요하다. 몸의 움직임 중에는 침대나 베개가 몸에 맞지 않아 좋은 자세가 되도록 몸을 움직이는 경우가 있으므로 잠깐 기록을 중단하고 피검자의 몸에 맞는 편안한 자세로 바꾸면 비교적 쉽게 인공산물을 감소시킬 수 있다.

5) 무의식운동(불수의운동, involuntary movement)

파킨슨병, 뇌성소아마비 등 무의식운동을 동반하는 경우에는 대부분 이것을 멈추려고 노력한다(그림 Ⅰ-238). 그러나 멈추려고 하면 더욱 움직임이 심하게 된다. 검사에 앞서서 움직이는 것을 무리하게 멈추지 않아도 좋기 때문에 자발적으로 움직이지 말라고 하면 편안하게 되어 무의식운동도 감소한다. 또 근전도 등을 함께 기록하면 감별에 유용하다.

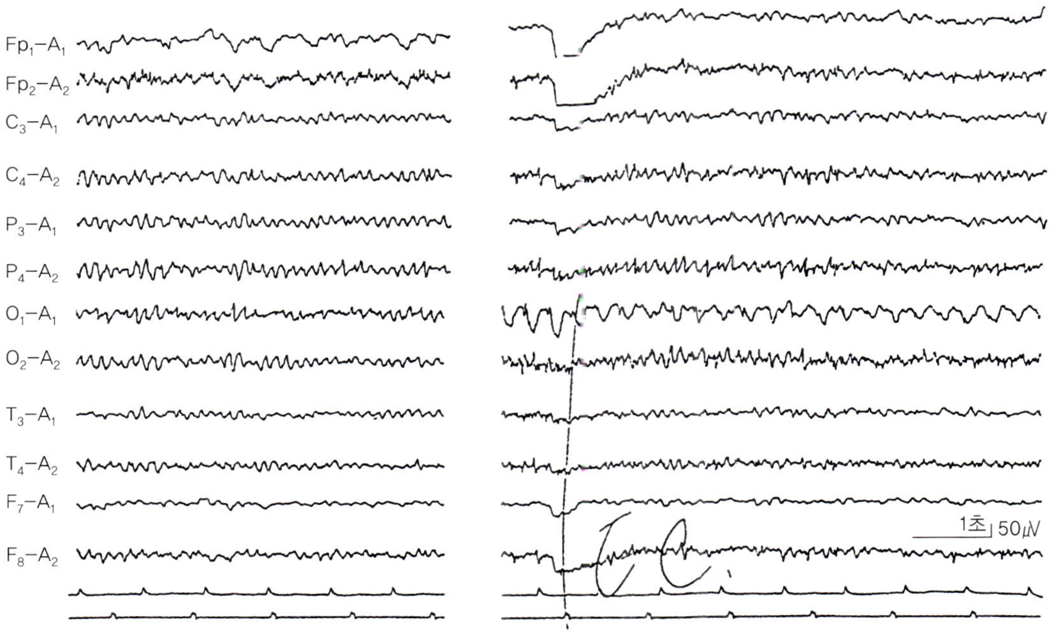

A. 안정 시 뇌파에서 변한 것은 없었다.

B. 개안을 시키고 있는 중에 머리에 무의식 운동이 있었다. 좌측 뒤통수 부위에 5㎐의 θ파가 연속하여 출현하며 폐안 후에도 지속하였다. 이것은 머리가 좌우로 무의식적으로 움직였기 때문에 생긴 것이다.

그림 Ⅰ-238. 무의식운동에 동반하는 인공산물(58세, 여성, 파킨슨병)

6) 호흡(respiration)

호흡에 의한 몸의 움직임(체동)으로 분극전압이 변화하기 때문에 생기는 것으로 주로 **각성 시에는 과호흡 부활 중에 뒤통수부위에서 호흡에 일치하여 느린파 모양의 규칙적이고 완만한 0.1~0.3㎐ 정도의 느린 기선의 동요로서 혼입한다**(그림 Ⅰ-239). 이것은 침대가 지나치게 부드럽거나 베개의 높이나 위치가 부적당하거나 전극의 부착불량, 유도선이 피검자의 가슴에 접해 있어 호흡과 함께 흔들려 움직이기 때문에 발생한다.

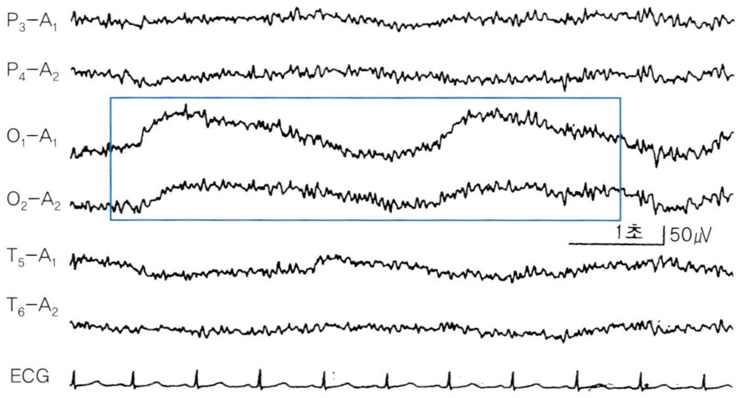

그림 Ⅰ-239. 호흡

호흡에 의해 뒤통수부위에서 흔들림이 보인다.

[**대책**] 전극의 위치나 베개의 위치를 바꾸거나 유도선을 가슴에서 떼어 놓는다. **시정수를 0.3초에서 0.1초로 작게 하여 기록한다.**

7) 땀(발한, sweat)

땀은 완만하고 주기적이며, 불규칙한 기선의 동요로 나타나고, 앞이마에 땀이 있으면 δ파와 겹쳐서 느린파로 혼동하기 쉽다. 땀에는 체온 조절을 위한 온열성 땀과 긴장이나 흥분에 동반되어 나타나는 정신성 땀 등이 있다.

(1) 온열성땀

실온이 상승하거나 발열이 있을 때 생기는 것으로 이른바 땀이다. 땀이 나면 땀샘(sweat gland)의 활동전위가 이마부위나 관자부위에 출현하는 땀에 의해 피부의 전기 저항치가 변동(분극전압의 변동)하여 전류 피부반사가 변하기 때문에 고진폭의 느린 기선의 동요로서 나타난다. **출현방식은 정신성땀에 비해 불규칙하게 출현하며, 출현부위는 일정하지 않으나 머리카락이 없는 이마부위와 베개가 접해 있는 뒤통수부위에서 많이 보인다**(그림 Ⅰ-240).

[**대책**] 기본적으로는 **실내온도를 조절해야 하나 제거되지 않을 때에는 전극을 다시 부착한다.** 이 때 피부를 알코올솜으로 잘 닦아 피부의 수분을 마른 거즈 등으로 닦아내고 나서 전극풀을 바르도록 한다. 피검자가 발열하고 있는 경우에는 아이스팩 등을 몸쪽이나 머리에 두어 체온을 내리면 효과적이다. 어떻게 해도 **뇌파를 보기 어려운 경우에는 시정수를 0.3초에서 0.1초로 작게 하여 기록한다.**

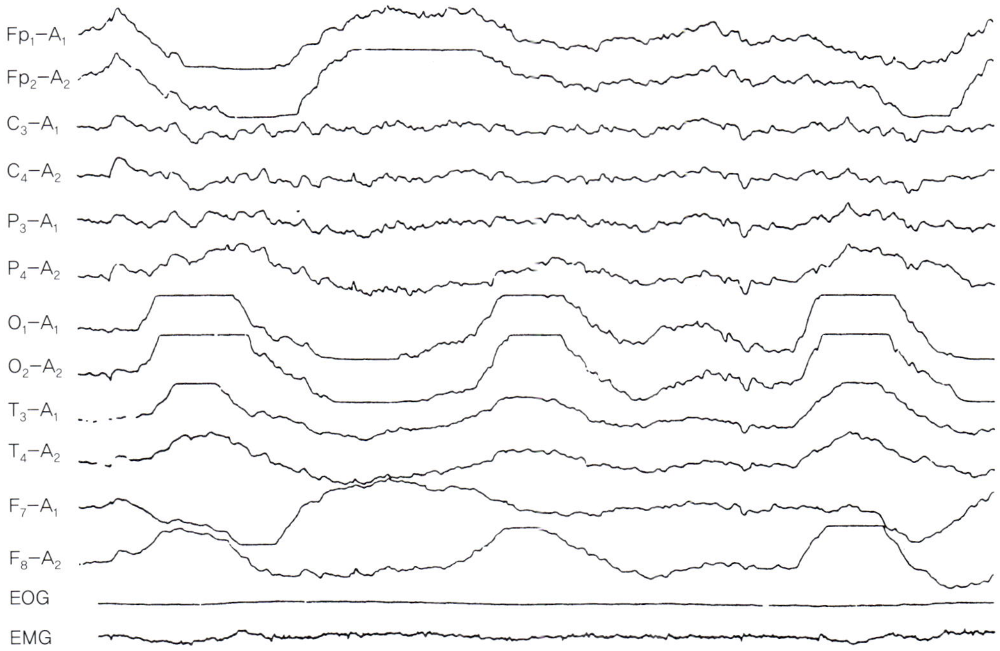

그림 Ⅰ–240. 입면에 의한 온열성땀의 출현(34세, 남성)

(2) 정신성땀(전기피부반사, galvanic skin reflex, GSR)

정신적 동요를 일으키는 외적, 내적 자극에 의해 생기는 땀으로 긴장하는 경우에는 식은 땀, 진땀 등에 의해 피부저항이 변화하여 생기는 느린 기선의 동요로서 출현한다(그림 Ⅰ–241). 정신성 땀에 의한 잡음은 1/4㎐~1㎐의 느린 δ파로 잘못 알기 쉬우나 율동성 서파로 출현하지는 않는다. 온열성땀만큼 불규칙하지는 않으나 각종 감각자극(검사자의 목소리, 박수 등), 정신적 부하 등에 의해서 유발된다. **출현부위는 주로 머리 앞쪽(Fp_1, Fp_2, F_7, F_8)에서 우세하게 나타난다.**

[대책] 기본적으로는 **땀을 내지 않는 것이 중요하므로 더울 때에는 실내온도를 조절하고, 긴장에 의한 경우에는 가능한 안정하도록 한다. 검사 전에 충분히 설명하여 검사에 대한 불안감을 제거해야 한다.** 또한 기록 중에는 불필요한 소리나 말소리 등을 들리지 않도록 배려해야 한다. 땀이 나는 경우에는 전극 주변의 땀을 닦거나 전극을 떼어내고, 땀을 알코올솜으로 깨끗하게 제거하고 전극을 다시 부착한다. 그래도 제거할 수 없을 때에는 **시정수를 0.3초에서 0.1초로 작게 하여 기록한다.** 오히려 시정수를 크게 하면 땀에 의한 기선의 동요는 더욱 커진다. 따라서 **뇌파실은 항상 최적의 온도, 습도를 조절해야 한다.**

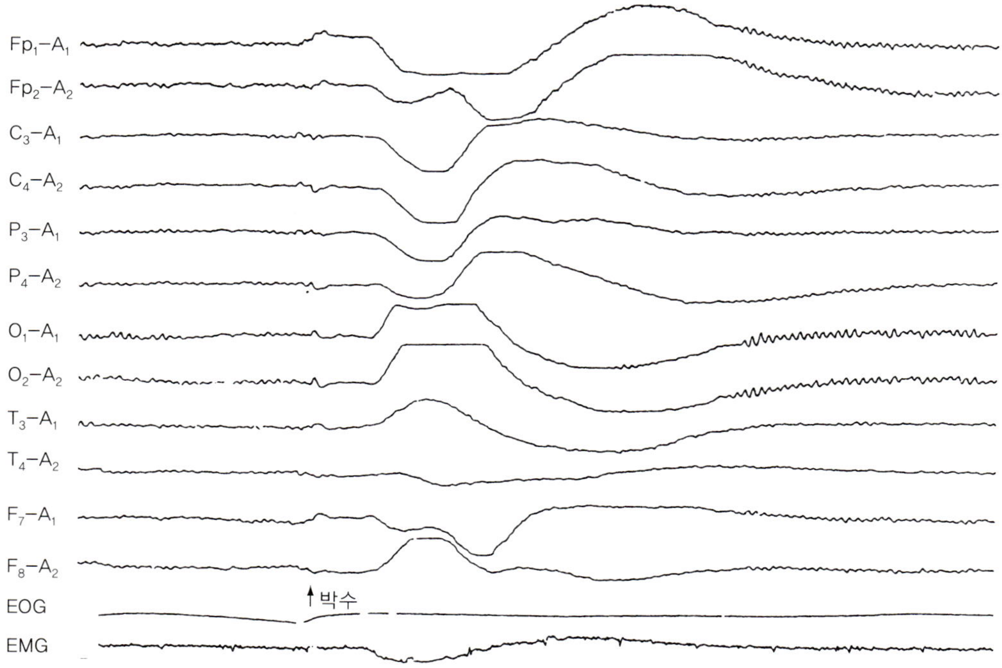

그림 Ⅰ−241. 각성시 자극(박수)에 의한 정신성땀의 출현(34세, 남성)

8) 안구운동(electrooculogram, EOG)

(1) 정상인 경우

안구는 망막과 각막사이에서 매우 큰 직류전위를 가지기 때문에 작은 움직임에도 잡음으로서 혼입한다. **안구운동은 안구의 움직임에 따라 1~3㎐의 파형이 출현하며, 눈의 움직임이 있을 때에는 율동적으로 출현한다. 개안 · 폐안(eye open, eye close)에 동반하여 혼입되는 커다란 전위변동이 개안 시에는 상향, 폐안 시에는 하향의 완만한 기선의 동요로서 나타난다.** 그리고 **양쪽 좌우대칭성으로 집점성 고진폭 서파인 δ파모양으로 혼입한다.**

개안 · 폐안, 눈꺼풀의 깜박임 운동이나 안구(eye ball)의 움직임에 따라 이마극(Fp_1, Fp_2) 뿐만 아니라 이마부위(F_3, F_4), 앞관자부위(F_7, F_8)에서 우세하게 출현한다. 귓불(A_1, A_2)에도 파급되어 기준전극의 활성화 때문에 뒤통수부위에도 영향이 나타난다(그림 Ⅰ−242).

안구의 움직임은 위아래방향과 좌우방향에서 특이한 형태로 나타나므로 파형에서 감별이 쉬우나 본래의 뇌파와 혼동하기 쉬운 것도 있다. **위아래방향으로 움직인 안구운동이나 눈의 깜박임은 이마부위에서 동위상으로 혼입되나**(그림 Ⅰ−243) **좌우방향으로 움직인 안구운동은 관자부위(특히 F_7, F_8에서 현저)에서 역위상의 느린파로서 혼입된다**(그림 Ⅰ−244). 졸음을 느낄 때의 특징인 느린안구운동(slow eye movement, SEM)은 좌우로 움직임이므로 이

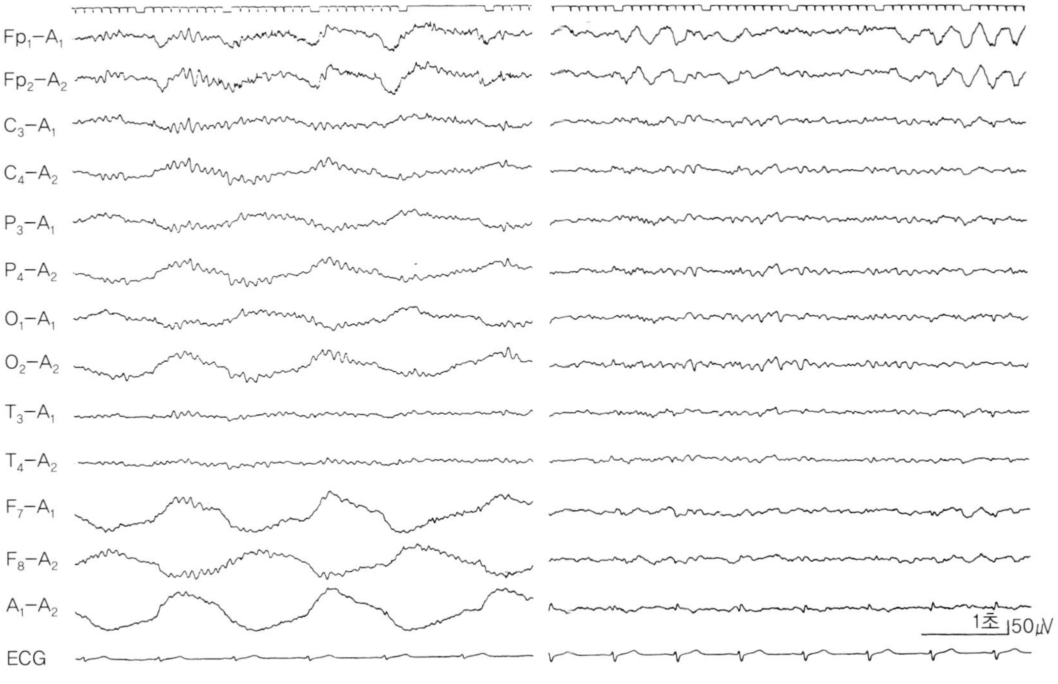

그림 Ⅰ-242. 안구운동과 눈깜박

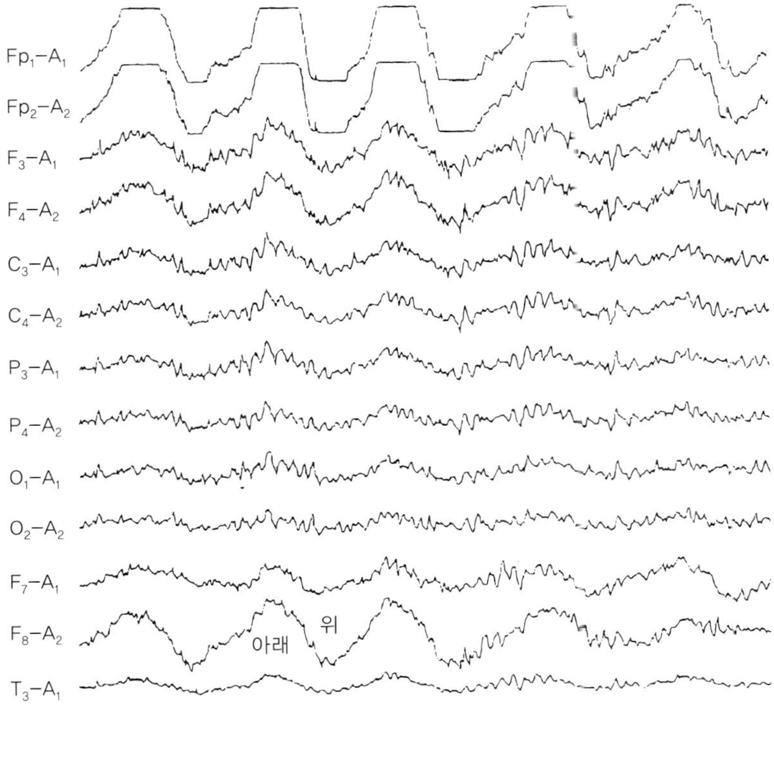

그림 Ⅰ-243.
위아래방향의 안구운동

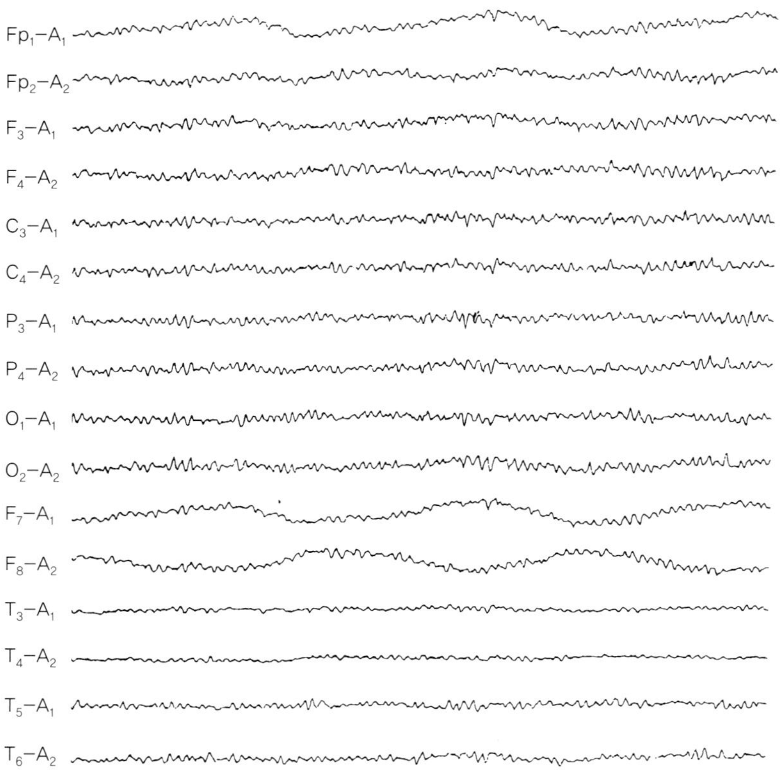

그림 Ⅰ-244. 좌우방향의 안구운동

것을 고려하여 판별한다. 특히 **이마부위(전두부)에서는 수직안구운동이 우세하며, 관자부위(측두부)에서는 수평안구운동이 우세하게 출현하나 좌우 기록에서는 위상이 반대로 된다.** 이때 눈꺼풀(안검)위의 위아래, 좌우에 전극을 붙여 안구운동을 뇌파와 동시 기록하면 다른 부위의 진폭차에 의해 구별할 수 있다(그림 Ⅰ-245). 야간수면뇌파의 기록에서 입면기에는 좌우방향의 느린안구운동(SEM)이 나타나나 렘수면기에는 특징적인 빠른눈운동(급속안구운동, rapid eye movement, REM)이 나타나므로 반드시 안구운동을 동시 기록해야 한다. 이외에 눈꺼풀떨림(안검진전)이나 전기눈떨림검사도(전기안진도, electronystagmogram, ENG)와 관련해서 비교적 낮은 진폭의 율동성 안구운동이 혼입한다.

(2) 이상한 움직임

전기눈떨림검사도이나 눈꺼풀떨림(안검진전)이 있으면 이마부위의 전극에 율동성 서파모양의 파가 혼입하여 뇌파 판독의 장애가 된다(그림 Ⅰ-246). 이때에는 피검자의 눈을 보거나 가볍게 손가락으로 만져 보면 알 수 있다.

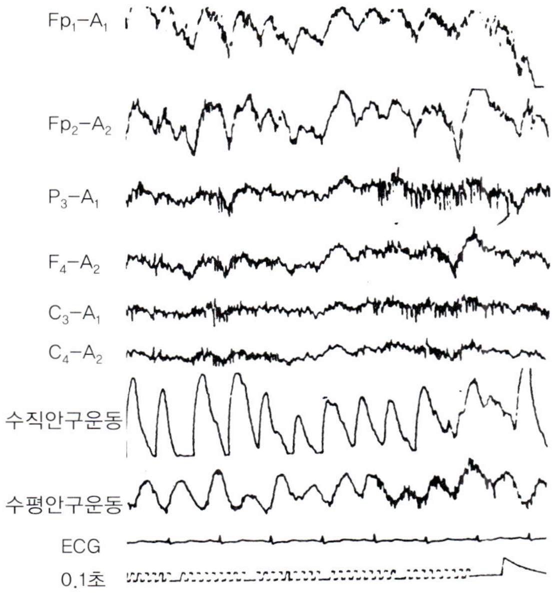

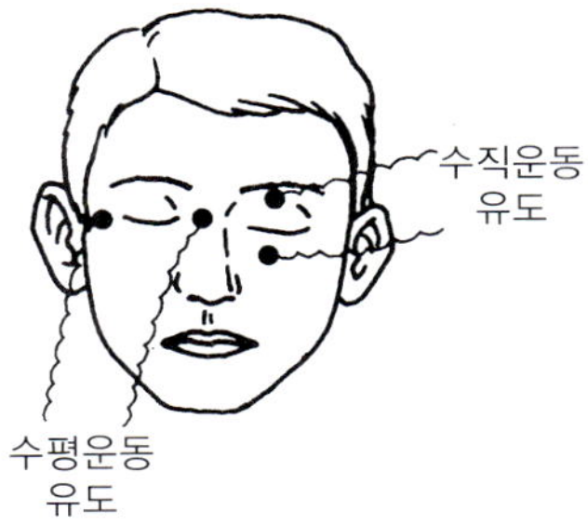

그림 Ⅰ–245. 안구 움직임을 점검하는 방법
Fp1, Fp2에 나타나고 있는 느린파를 확인하기 위해서 눈의 위아래, 왼오른쪽에 전극을 붙여 안구의 수직운동과 수평운동을 동시 기록하면 느린파는 안구운동과 동기하여 인공산물로 있는 것을 알 수 있다. 이 움직임은 F~C에도 약간 파급되어 있으며, 근전도도 혼입되어 있다.

[대책] ① **안구를 움직이지 않도록 부드럽게 주의를 준다.** 단 긴장하고 있는 경우에는 반복하여 주의를 주면 역효과이다.

② **피검자의 눈꺼풀 위에 타올을 두거나 거즈를 올려놓고 가볍게 눌러 주면 제거된다.** 이 방법은 눈깜박임에는 상당히 유효하나 안구운동에는 거의 효과가 없다.

③ 안구운동을 빈 채널에 동시 기록하면 감별하는 것이 가능하다.

9) 눈의 깜박임(안검운동)과 눈꺼풀떨림(안검진전)

눈의 깜박임은 단극유도에서 개안 · 폐안에 동기하여 개안에서는 음성(위방향), 폐안에서는 양성(아래방향)의 전위변동이 기선의 동요로서 나타난다. 눈의 깜박임은 4~5㎐ 정도의 주기를 가진 고진폭의 δ파 모양으로 출현한다. 때로는 θ파 모양으로 출현하거나 α파 모양과 유사한 파형이 율동적으로 출현하는 경우도 있다.

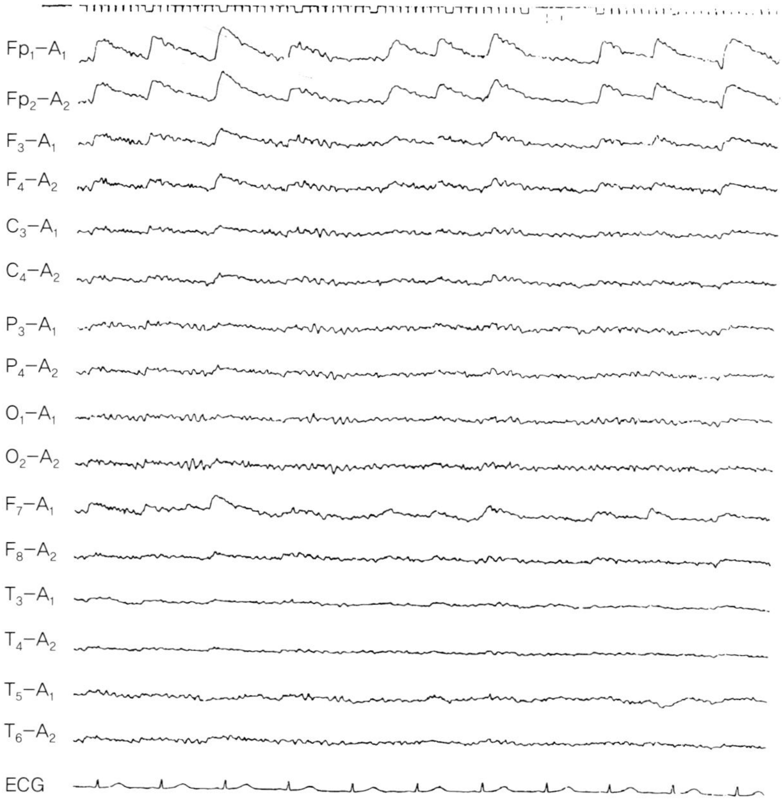

그림 Ⅰ-246. 이상한 안구운동

눈꺼풀떨림은 눈의 깜박임이 연속적으로 일어난 것으로 이마부위(전두부), 앞관자부위(전측두부)에 국한하여 느린파모양의 파형이 연속적으로 출현한다. 눈깜박이나 가는 눈꺼풀떨림은 이마극에 국한하여 출현하는 경우가 대부분이다. 깜박임에 동반하는 하향의 파형도 감별하기 쉬우나 때로는 δ파로 혼동하는 일이 있다(그림 Ⅰ-247). 눈의 깜박임은 긴장하면 더욱 많이 나타나므로 긴장도 판단의 지표로도 이용된다. 또 눈깜박임의 간헐적인 출현에서는 이마부위간헐성리듬성델타활동(전두부간헐성율동성델타활동, frontal intermittent rhythmic delta activity, FIRDA, 퍼다)과 감별하기 어려운 경우도 있다(그림 Ⅰ-242B). 이런 경우에는 눈꺼풀에 전극을 붙여 동시 기록하여 감별한다.

[대책] 눈꺼풀떨림은 긴장하고 있으면 생기기 쉽고, 주의해도 역효과가 생길 수 있다. **피검자의 안정이 가장 좋으나 검사시간에 여유가 없는 경우에는 피검자의 양해를 얻어 눈꺼풀을 반창고 등으로 고정하거나 거즈 등으로 눈꺼풀을 가볍게 눌러주면 제거된다**(그림 Ⅰ-248).

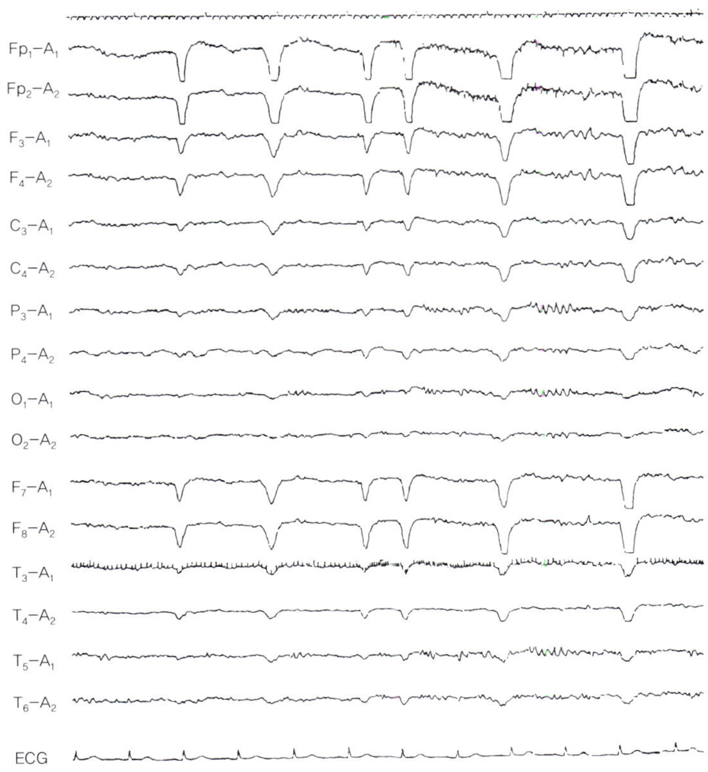

그림 Ⅰ-247. 눈의 깜박임

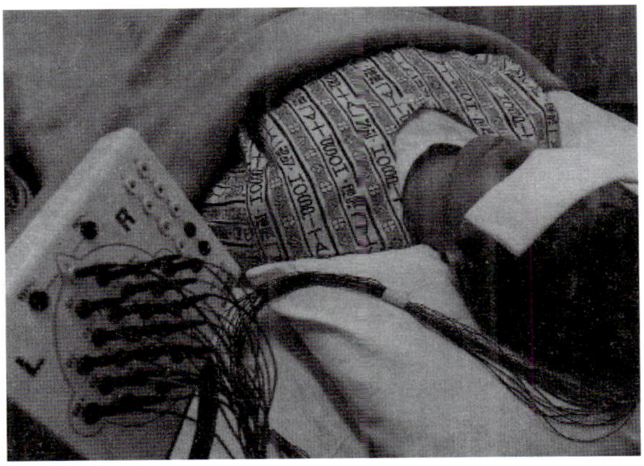

그림 Ⅰ-248. 눈의 깜박임 대책

10) 틀니(의치, denture)

틀니는 인공산물의 원인이 되지는 않으나 **입안의 위, 아래에 틀니를 하고 있으면 마찰에 의해서 금속이 서로 맞물리면 전위가 발생한다**(그림 Ⅰ-249). 노인은 틀니가 맞지 않아 입을 벌리고 있으면 빠지게 되며, 혀를 사용하여 넣기 위해 입을 우물우물하는 경우에는 근전도가 혼입한다. **머리 전체 영역에 같은 진폭의 날카로운 극파모양(spike-like potential) 또는 근전도 모양의 빠른 일과성 파형을 나타내는 것이 많으나 근전도와는 파형이 다르다.** 뇌파계에서 유래하는 것과 같은 불규칙한 파형이나 전극의 부착불량에 의해서 생기는 잡음과 유사한 파형이 나타난다.

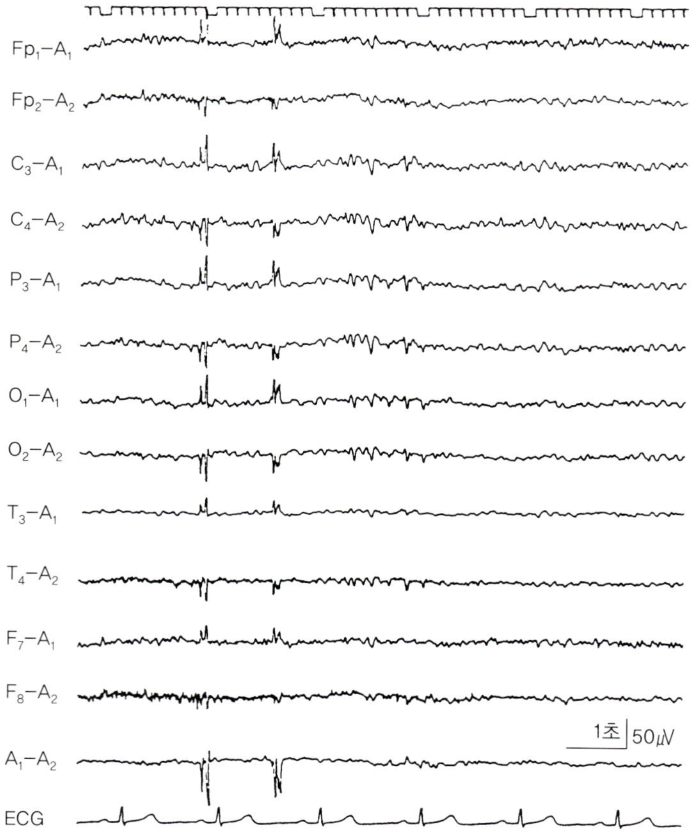

그림 Ⅰ-249. 틀니(의치)

틀니에 의한 것으로 대부분은 관자부위에 출현한다. 파형은 근전도와 비슷하나 금속 정전용량의 영향에 의한 것으로 생각된다. 그림의 좌측에 날카로운 극파모양의 잡음으로 출현하고 있다.

[대책] 검사 전에 틀니를 떼어내거나 가볍게 입을 벌려두거나 입에 얇은 거즈를 물려 턱의 움직임을 방지하면 제거할 수 있다. 전체 틀니의 경우는 오히려 근전도가 증가한다.

11) 기타 잡음

딸꾹질(hiccup), 기침(coughing), 핥음(sucking), 헐떡거림(sobs), 코고는 소리(snoring), 산만한 사람, 바깥눈근육(외안근, extraocular muscle) 근전도, 씹음(chewing), 연하 등도 잡음의 원인이 된다.

2. 외부환경에서 유래하는 잡음

학습목표

1. 외부환경에서 유래하는 잡음을 이해한다. (A)

외부로부터 들어오는 인공산물은 교류장애가 가장 많으나 그 외에도 주위 기기에서 발생하는 잡음이나 정전기 등 여러 가지가 있으므로 환경에 충분히 주의해야 한다.

1) 교류장애(hum)

학습목표

1. 차폐실의 개념을 이해한다. (B)

교류(alternating current, AC)는 일정 진폭의 60㎐의 규칙적인 작은 진동파로 이것이 혼입하는 것을 교류장애라고 하며, 뇌파기록 중에는 빠른파모양으로 기선에 일정한 주기로 혼입된다. 병원이나 가정에서는 전등선의 배선(상용교류)을 전원으로 하여 여러 가지 전기기구나 장치가 사용되고 있다. 따라서 뇌파실 내에는 전등, 에어컨 등 교류를 사용하는 기기가 있기 때문에 교류장애를 가끔 볼 수 있다. 물론 전지식인 것을 제외하고 뇌파계도 상용교류로부터 전기를 받지 않으면 작동할 수 없으므로 전등선의 배선이나 기기로부터 발생하는 교류잡음이 있는 곳에서 뇌파 검사가 실시된다.

교류장애는 차폐효과가 나쁠 때, 뇌파계의 접지가 떨어져 있을 때, 접지저항이 높을 때(earth, ground 불량), 도입선의 손상 등에 의해 혼입되므로 접지저항을 낮추어야 한다. 또한 피부가 청결하지 못하면 전극의 접촉저항이 높아지므로 피부를 잘 닦고 전극을 부착해야 하고, 지방이나 오염 등을 완전하게 없애 접촉저항을 낮추어야 한다(그림 Ⅰ-250). 교류장애는 뇌파 판독 시 방해가 되므로 제거해야 한다.

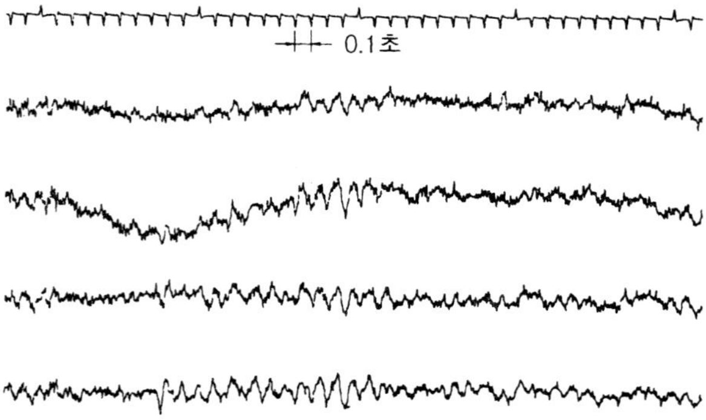

그림 Ⅰ-250. 교류장애

Timing mark에서 0.1초 사이에 산이 6개(60 Hz 영역) 있기 때문에 교류를 확인할 수 있다.

(1) 출현방향에 의한 차이

① 전체 채널에 들어오는 경우에는 접지나 환경에 문제가 있으므로 다음과 같은 것을 점검한다(그림 Ⅰ-251).

㉮ **접지가 확실하게 되어 있는지를 확인한다.** 경우에 따라서는 검사실의 접지단자가 효과가 있으므로 피검자의 침대나 의자가 금속제인 경우에는 그것도 접지해야 한다. 또한 절연시트를 깔면 효과가 있는 것도 있다. 이 경우 접지점은 뇌파계와 같은 곳에 해야 하나 일반적으로는 뇌파계의 접지단자에 접속한다.

㉯ **피검자의 신체접지를 부착하는 것을 잊어버렸거나 접촉임피던스가 높으면 교류장애가 혼입된다.**

㉰ **주변에 다른 장치나 전기기구가 없는지를 점검한다.** 만약 필요하지 않는 기구가 있으면 전원코드를 콘센트에서 뽑거나 어떻게 해도 교류가 혼입되는 경우에는 가능한 거리를 멀리 한다. 또 기기의 전원콘센트를 뇌파계의 콘센트와는 별도로 해보면 좋을 수도 있다.

② 특정 채널에만 들어오는 경우에는 그 채널만 조건이 다르므로 다음과 같은 것을 점검한다(그림 Ⅰ-252).

㉮ 전극의 부착을 잊는 경우가 있다.

㉯ 전극의 접촉임피던스가 높게 혼입된다. 특정 채널에만 들어오는 경우에 전극을 바로

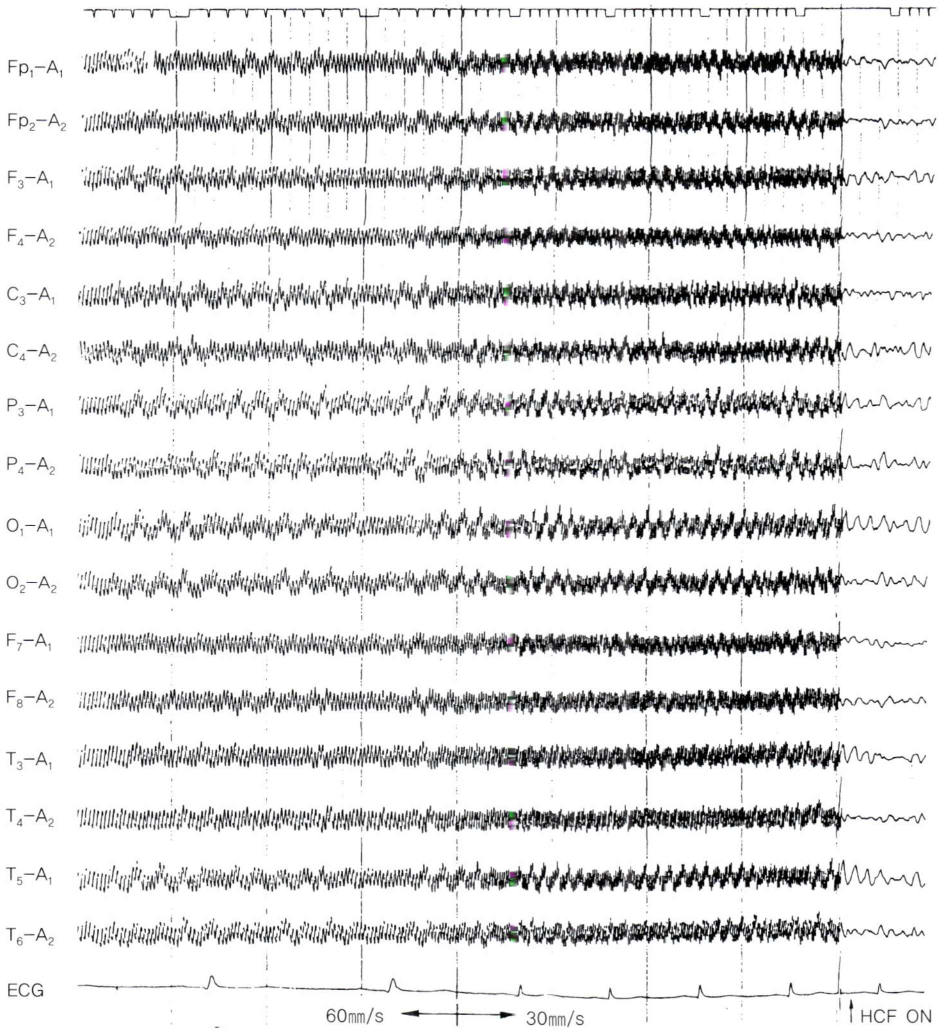

그림 I−251. 전체 채널어 들어온 교류장애

잡아 다시 부착한다.

㉰ 전극코드가 별도의 경로를 통하여 들어오는 일이 있다. 전극코드 1개만 아래로 늘어뜨리는 일이 없도록 모든 전극코드는 묶어서 모아둔다.

[대책] 전기는 어떤 경로가 없으면 절대로 흐르지 않는다. 반대로 말하면 무언가 연결된 경로가 있으면 전기는 흐르게 된다. 보통 피검자의 몸은 접지에 대해서 완전하게 절연되어 있는 것이 아니므로 전원 쪽에서 보면 몸에서 접지로 약한 전류가 흐르는 경로가 생긴다. **교류가 혼입될 때에는 어딘가에 전기가 흐르는 경로가 있으며, 피검자가 위험한 상태로 될 가능성을 나타내므로 어떠한 경우도 그 경로를 끊는 것이 필요하다.** 교류는 뇌파 판독 시 쉽게 구별할 수

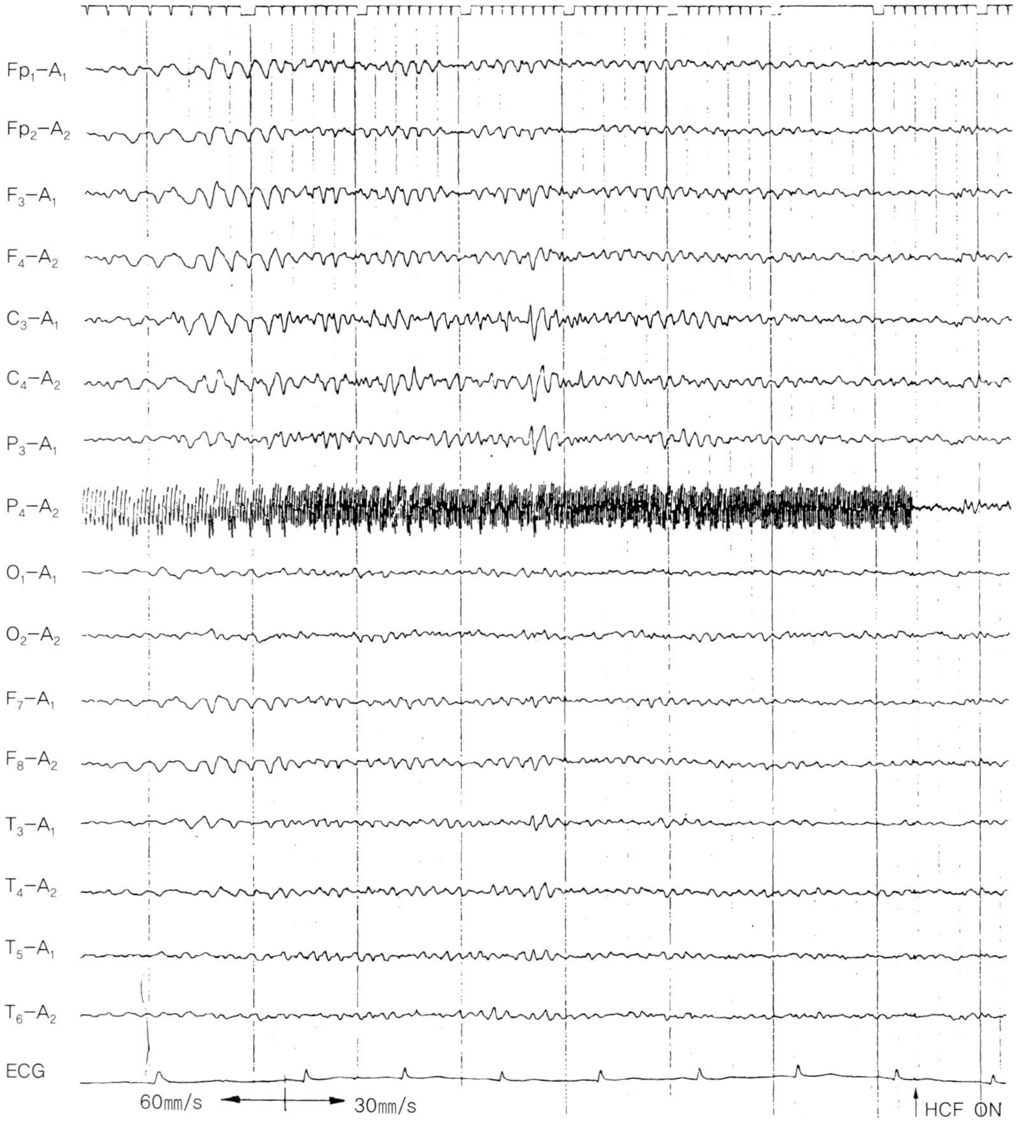

그림 Ⅰ-252. 특정 채널에 들어온 교류장애

있으나 만약 근전도와 구별이 어려우면 기록지의 이동속도를 빠르게 해보면 확인할 수 있다.

교류장애와 근전도는 보통 검사에 이용되는 30㎜/s의 기록지이동속도에서는 감별이 곤란하나 2배 속도인 60㎜/s로 하면 교류장애는 근전도에 비해 진폭이 대부분 일정하며, 주파수가 늦으므로 쉽게 감별할 수 있다(그림 Ⅰ-253). 또한 교류제거필터를 사용하면 교류장애는 볼 수 없으나 어느 경우든 교류장애를 제거할 수 없는 경우에만 사용해야 한다(그림 Ⅰ-254).

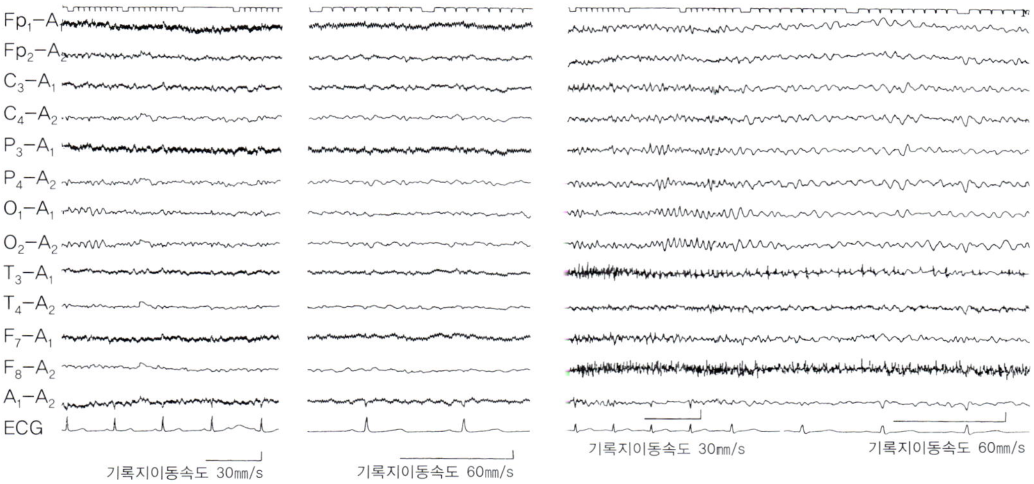

그림 Ⅰ-253. 교류장애와 근전도의 감별

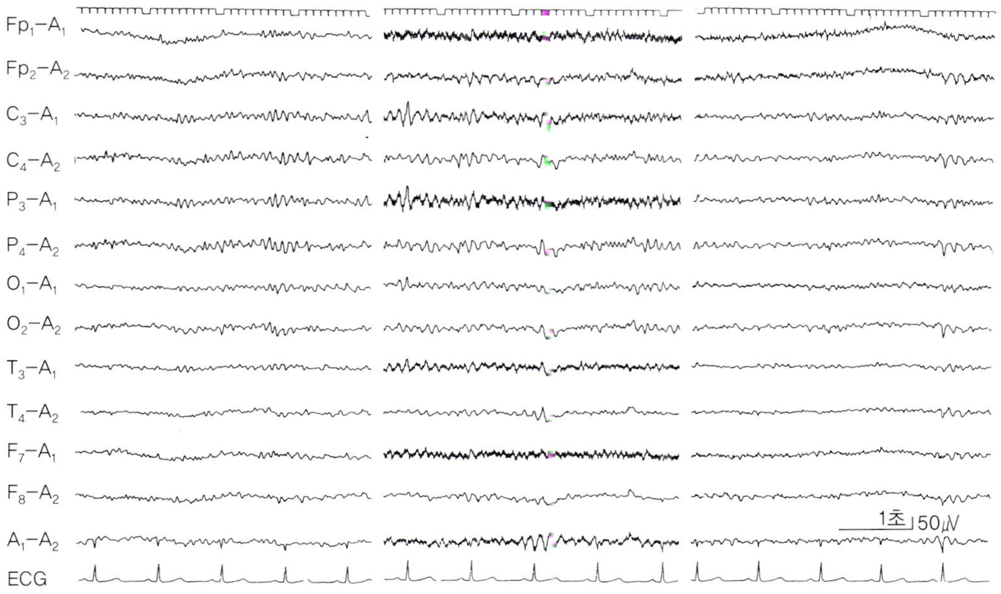

A. Hum ON : 교류제거필터를 사용하여 뇌파를 기록한 경우로 교류잡음은 혼입하고 있지않다.

B. Hum OFF : 교류제거필터를 사용하지 않고 뇌파를 기록한 경우로 좌반구에 교류잡음이 혼입하고 있다.
좌측 귓불(A_1)의 접촉저항은 50㏀ 이상이었다.

C. A_1전극을 다시 고쳐 부착 : B를 알코올솜으로 잘 닦고 전극을 다시 부착하여 바로 잡는다. 그리고 필터를 OFF로 하여 뇌파를 기록하면 교류잡음은 혼입하지 않는다.

그림 Ⅰ-254. 교류장애와 교류제거필터(AC filter)의 관계

2) 교류장애의 발생원인과 제거대책

교류장애의 혼입경로에는 나타나는 방향과 발생원인에 의해 정전유도, 전자유도, 누설전류의 3종류가 있다(그림 Ⅰ-255).

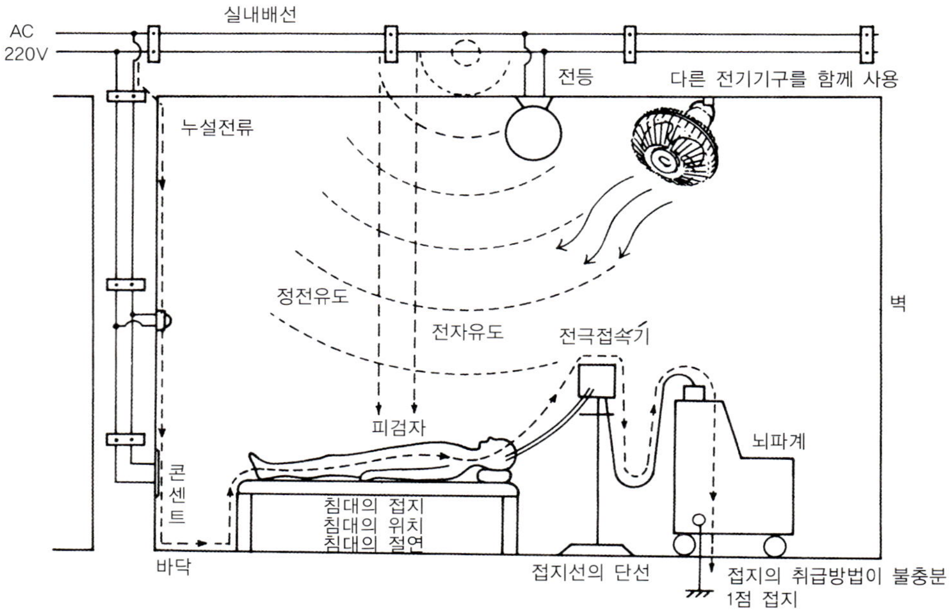

그림 Ⅰ-255. 교류잡음의 혼입경로(정전유도, 전자유도, 누설전류)

(1) 정전유도(electrostatic induction)

전기적 절연체인 공기를 개입하여 전원선이나 기기와 피검자사이에 일종의 콘덴서가 형성되어(부유용량) 이것을 통해 피검자의 몸에서 생기는 교류전압이다. 이것이 전극을 통해 측정회로에 흘러들어가 교류장애가 된다. 이것은 피검자의 머리 어디에서도 거의 일정한 크기이므로 전극의 접촉임피던스가 모두 같으면 뇌파계의 차동증폭기에서 상쇄되어 기록으로 나타나는 일은 없다. 머리덮개에 부착한 전극간의 접촉임피던스가 크면 증폭기의 입력임피던스와 관련하여 차동증폭기의 판별비를 저하시킨다. 이것은 누설전류나 정전유도에 의한 상용교류의 영향을 받기 쉬우므로 전극접촉저항을 크게 하는 전극의 접촉불량에 주의해야 한다.

[대책] **정전유도에 의한 상용교류잡음의 제거는 1점 접지가 유효하며, 피검자의 전기적 안전을 위한 보호접지에 대하여 잡음 혼입을 감소시키기 위한 신체접지를 기능접지라고 한다. 정전유도는 차폐효과가 있으므로 환경이 나쁜 경우에는 구리, 철망 등으로 싸여진 차폐실(shield room)이나 쉴드매트(shield mat)를 1점 접지하여 기록하면 제거할 수 있다.** 유도선

자체를 차폐시킨 것을 사용하면 보다 효과적이다.

전기스탠드는 콘센트로부터 뽑고, 침대가 실내등의 바로 아래가 되지 않도록 위치를 이동한다. 입력코드가 고리(loop)모양으로 되어 있거나 전극 유도선이 흩어져 있으면 정전유도가 들어오기 쉬우므로 일정한 방향이 되도록 묶어둔다. 그러나 현실적으로는 불가능하므로 접촉 임피던스는 가능한 낮게 하고, 동시에 평균적이 되도록 전극을 부착해야 한다. 또 원인이 되는 코드나 기기류를 가능한 멀리 둔다. **침대 위에는 절연시트를 깔아 1점 접지를 해야 한다.**

(2) 전자유도(electromagnetic induction)

주위의 전등선에서 생기는 자력선이 전극 유도선과 교차하거나 그 범위 내에 별도의 회로가 있으면 전원선에 전류가 흐르는데 이것을 전자유도라고 한다. 교류전원 코드 가까이에 전극코드가 있으면 교류전류가 나와서 교류장애가 도며, 이것은 전극의 접촉임피던스를 내려도 감소되지 않는다.

[대책] **전자유도, 고주파변조 잡음은 일반 차폐실이나 접지선만으로는 제거할 수 없으므로 철판으로 차폐해야 한다.** 그리고 환자나 그것에 접속되어 있는 유도선을 가능한 전원부(또는 전등선)에서 떼어 자력선의 영향을 적게 해야 한다. **전원선이나 측정기기를 큰 전력을 사용하는 기기(승강기, X선장치 등)로부터 멀리해야 한다.** 또한 전자유도는 방향성이 있기 때문에 전극접속기의 위치나 전극코드의 방향을 바꿔보거나 전극코드의 유도선을 모두 묶어 원인이 되는 전원코드 등을 가능한 멀리 둔다. 피검자의 머리는 방향을 바꿔 가능한 전자유도의 영향이 적은 곳으로 위치하고, 뇌파계나 침대의 위치를 바꿔보는 것도 좋다(그림 Ⅰ-256). 그리고 다른 제거대책으로서 실내등은 가능한 소등하도록 한다. 또 피검자 주변에 있는 모니터, 호흡기(respirator), 전동식 에어매트(air mat) 등의 의료기기, TV, 전기모포 등의 전기제품

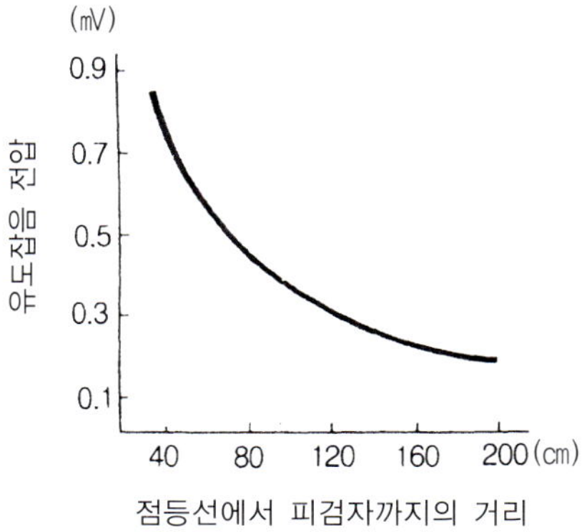

그림 Ⅰ-256. 유도전압과 거리의 관계

은 담당의사의 양해를 얻어 가능한 전원을 끊고 콘센트를 뽑아둔다. **어떻게 해도 전원이 끊어지지 않는 모든 기기는 1점 접지해야 한다. 이 상태에서 교류장애가 들어올 때에는 기기를 침대로부터 멀리 두거나 방향을 바꾸어 교류장애가 들어오지 않는 장소를 찾는다.** 장치에 의한 것은 뇌파계의 입력단자(G_1과 G_2)를 단락상태로 하여 잡음 유무를 조사한다.

■ 고주파변조 잡음

라디오나 초단파 치료기 등에서 보조 저주파신호가 혼입하는 경우로 전기메스를 사용할 때의 고주파 변조는 현 단계에서는 전기메스의 스위치를 끄지 않는 한 제거하기 어렵다. 일부 수술 중의 심전도 모니터 기기에서는 전기메스를 사용할 때에도 필터가 내장된 기기가 있으나 감도가 높은 뇌파계에서는 이것도 현재의 수술실에서는 어렵다.

(3) 누설전류(leakage current)

검사실의 침대나 벽, 천장 등은 완전한 절연체가 아니므로 약간이라도 교류전류가 누설되어 흐른게 된다. 즉 실내배선 등으로부터 누설된 미소전류가 바닥이나 벽→침대→피검자의 신체→뇌파계의 경로로 혼입한다. 특히 **습도가 높은 계절에는 많아지며, 그것이 피검자의 몸에 흘러들어가 교류장애를 발생한다.**

[대책] **누설전류에 의한 상용교류잡음의 제거는 1점 접지가 유효하며, 1점 접지시킨 차폐실(shield room)이나 쉴드매트(shield mat)가 유효하다.**

정전유도, 누설전류는 검사하는 장소에 따라 문제가 되나 **뇌파계나 부속기기, 침대, 인체 등을 접지단자에 접지선으로 단단히 접속하여 차폐하면 거의 제거할 수 있다. 접지선은 가능한 굵고 짧은 것을 사용하는 것이 좋다. 접지는 뇌파계, 근전도계, 심전도계 및 ME기기를 몇개 동시에 사용할 때에는 모두 1점 접지방법에 따라 접지한다. 보통은 접지선이 붙은 3P플러그를 단단히 3P콘센트에 접속하면 거의 제거할 수 있다**(그림 Ⅰ-257). ME기기의 전원코드는 3P플러그를 사용하며, 플러그를 전원 콘센트에 꽂으면 반드시 접지에 접속되도록 되어 있다. **누설전류를 제거하기 위해서는 뇌파계는 물론 침대를 벽에서 떼어 놓는다. 벽이나 바닥**

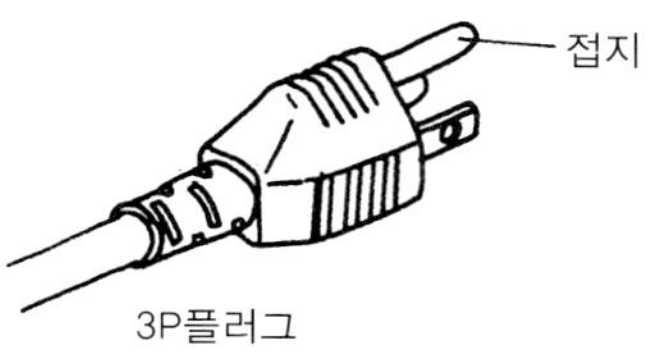

그림 Ⅰ-257. 전원코드 플러그

으로부터 피검자의 침대나 의자 등의 접지를 확실하게 한다. 이때 접지는 뇌파계와 같은 접지점으로 한다(일반적으로는 뇌파계의 접지단자에 접속한다). **매트와 침구사이에는 절연시트를 깔아 접지를 한다.**

3) 정전기

정전기는 피검자의 몸의 움직임(체동)에 의해 입고 있는 옷과 침구가 마찰하여 생기나 전기를 띠고 있는 검사자 혹은 보호자가 가까이에서 움직이면 입고 있는 옷의 화학섬유가 마찰하게 된다. 그리고 주위의 커튼 등이 움직이는 것 등의 원인에 의해서 발생한다. 특히 겨울철에는 공기가 건조하므로 정전기가 생길 수 있다. 정전기는 발생원이 피검자에게 직접 접촉하고 있지 않아도 때로는 1m 이상 떨어져도 뇌파에 인공산물로서 혼입한다. 또한 어린이를 달래기 위해 토닥거리는 경우도 인공산물로 혼입되기 쉽다.

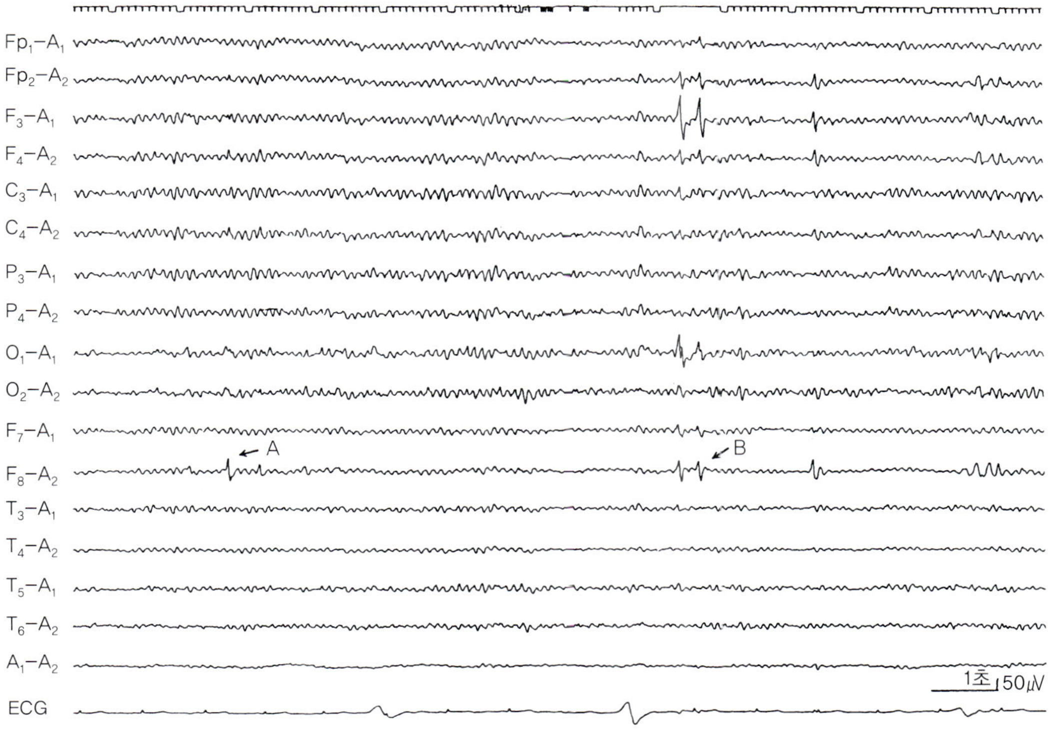

그림 Ⅰ-258. 정전기의 혼입(65세, 남성, 알코올의존증)
우측 앞관자부위에 극파모양의 파형이 출현하였다. 돌발파가 출현하기 직전에 심전도에 서파모양의 인공산물이 출현하고 있다. 실제는 이때 검사자가 기기를 점검하기 위해서 피검자에게 접근한 경우로 검사자의 가운 등에 의해 생긴 정전기가 피검자를 통해 뇌파계에 혼입된 것으로 생각된다.

정전기는 발생원도 파형도 다양하기 때문에 일정한 양상이 없고, 실제로 뇌파기록 중에 혼입한 경우 극파모양, 느린파모양, 극서파모양과 같이 여러 가지 형태의 잡음으로서 나타나므로 이상파와의 감별이 어렵다(그림 Ⅰ-258, 259). **율동적인 고진폭의 느린파모양을 나타내는 것이 있으나 반드시 율동성이지 않은 것도 있으므로 주의해서 감별해야 한다. 매우 큰 불규칙한 기선의 동요가 광범성으로 나타나는 경우는 서파율동과 혼동하기 쉽다.**

[대책] 정전기의 영향은 움직이지 않으면 기록에서 나타나지 않기 때문에 뇌파기록 중에는 주위의 물건을 움직이거나 불필요하게 돌아다니지 않도록 해야 한다.

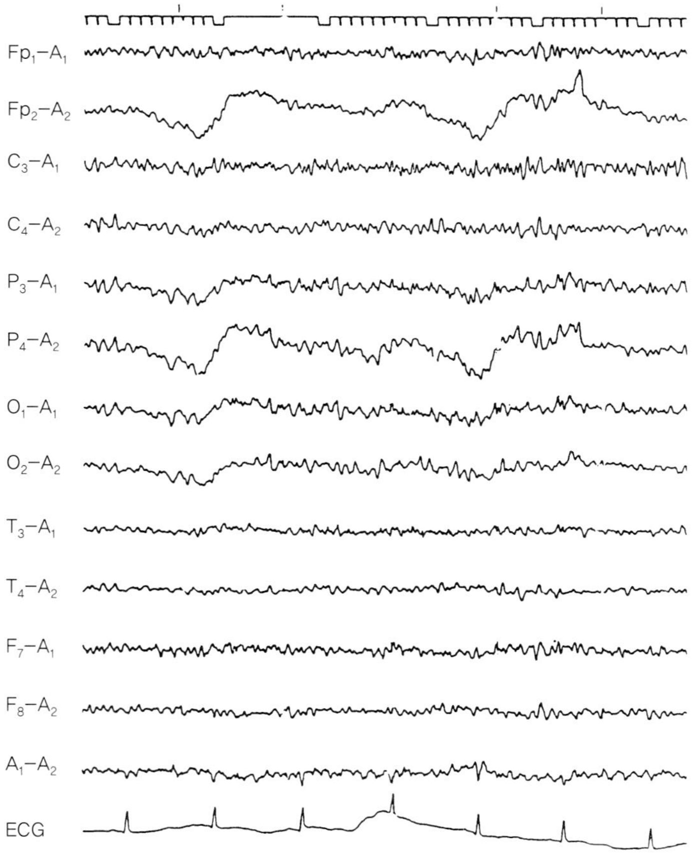

그림 Ⅰ-259. 정전기의 혼입

뇌파기록 중 옆으로 엎드려 자고 있는 피검자의 마루부위 부근을 사람이 통과한 때에 생긴 정전기이다.

4) 수액주입(점적)

수액주입을 하는 동안 침대옆에서 뇌파를 기록하면 극파모양의 파형이 주기적으로 출현한다. 발생원인은 잘 알려져 있지 않으나 주변에 둔 모니터나 수액펌프, 호흡기(respirator), 인공투석 환류모터 등이 침대에 접해 있거나 접지가 충분하게 얻어지지 않는 등 몇 개의 조건이 겹친 때에 출현한다(그림 Ⅰ-260).

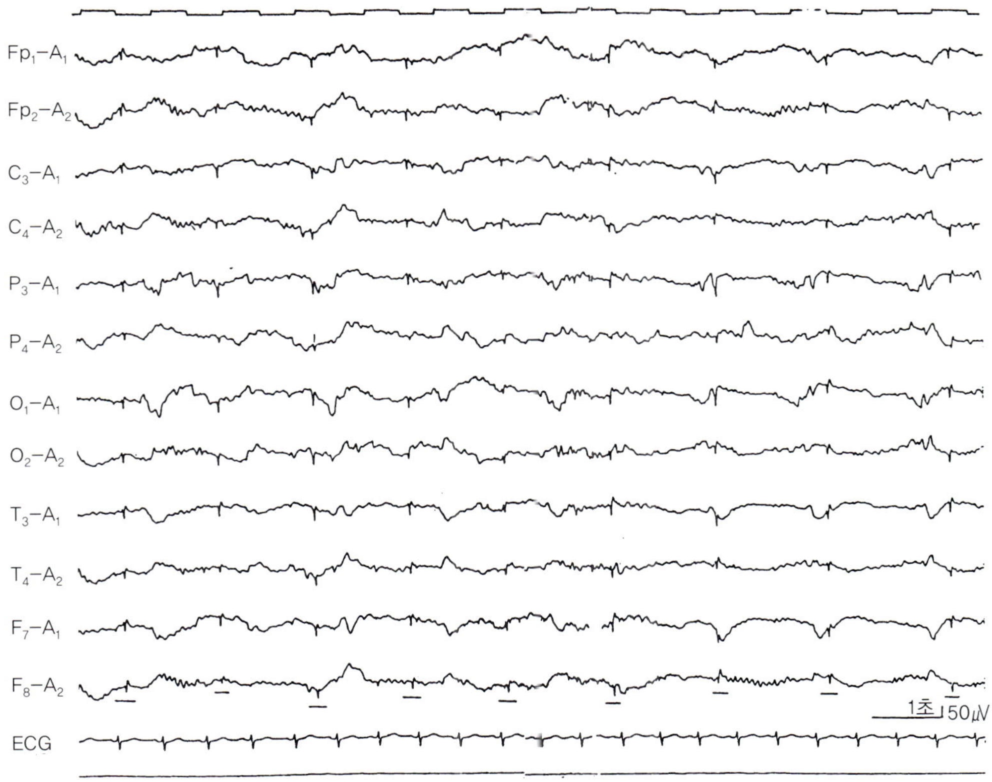

그림 Ⅰ-260. 수액주입의 영향

[**대책**] ① 마지막 채널에 심전도를 함께 기록하여 출현하고 있는 파형이 심전도와 일치하고 있는지, 아닌지를 감별한다.

② 담당의사의 양해를 얻어 수액주입 속도를 바꾸어본다.

③ 침대주변의 의료기기, TV, 스탠드 등의 전기제품을 침대로부터 떼어놓거나 방향을 바꾸어본다. 접지를 한곳에 모아서 1점 접지를 하고 가능한 기기의 전원도 빼어둔다.

5) 심장박동조율기(cardiac pacemaker) 전위의 혼입

심장페이스메이커가 작동할 때마다 고진폭의 극파가 출현한다. 단극유도법에서는 귓불전극에서 영향이 크므로 귓불을 포함하지 않는 유도, 즉 쌍극유도법, 평균기준전극법 혹은 양측 귓불전극을 단락한 단극유도에서는 펄스의 혼입이 적어진다(그림 Ⅰ-261).

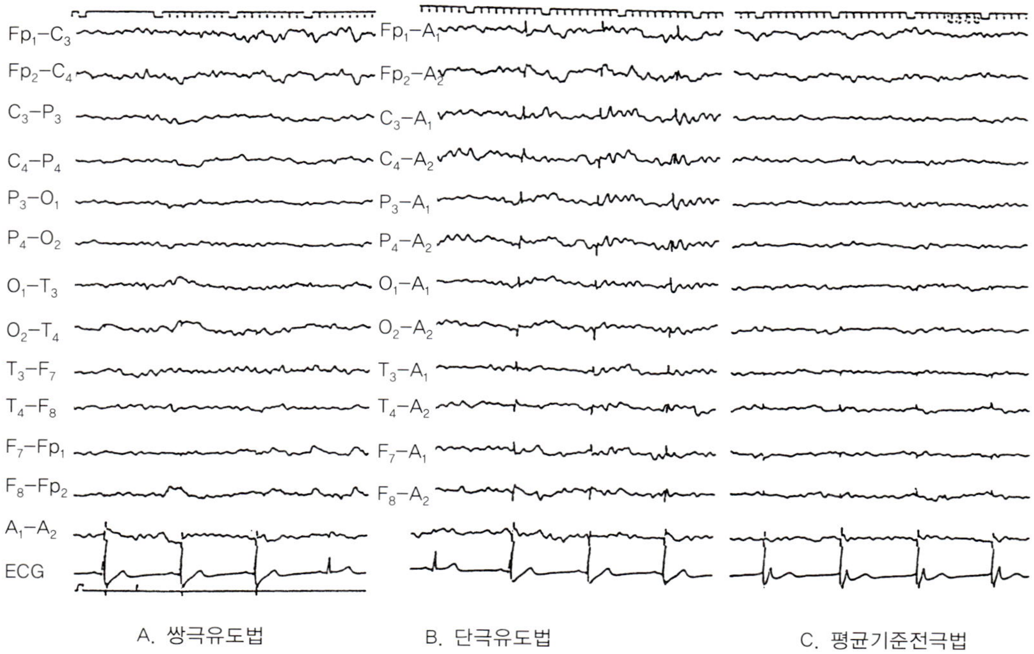

그림 Ⅰ-261. 페이스메이커전위의 혼입과 유도법의 관련

[대책] 이 펄스는 전위가 크므로 뇌파와 감별은 쉬우나 제거하는 것은 매우 곤란하다. 어떻게 해도 영향은 피할 수 없기 때문에 경우에 따라서 가장 영향이 적은 유도를 찾아서 기록해야 한다.

6) 섬광자극 펄스의 혼입

섬광자극램프(stroboscope)의 펄스나 형광등 점등 시 단선, 유도선의 노후, 접촉불량 등 전극에 원인이 있거나 전극 유도선과 섬광램프의 코드가 접촉되어 있는 경우가 있다. 그리고 입력코드와 램프코드가 서로 얽혀 있는 경우 등이 있다.

① **전극에 원인이 있다.** 실제로는 유도선이 단선되어 있으나 겉보기에는 연결되어 있는 경우, 유도선이 오래되어 노후된 경우, 전극의 접촉불량 등 전극에 문제가 있을 때에는 램프의

방전에 의한 펄스가 혼입하기 쉽다(그림 Ⅰ-262A). 특히 이마부위나 귓불의 전극이 불량한 경우에는 영향이 크다.

[대책] 전극을 교환하는 것이 가장 좋은 방법이나 대부분의 경우 전극을 거즈 등의 얇은 천으로 차광하면 펄스가 소실한다(그림 Ⅰ-262B).

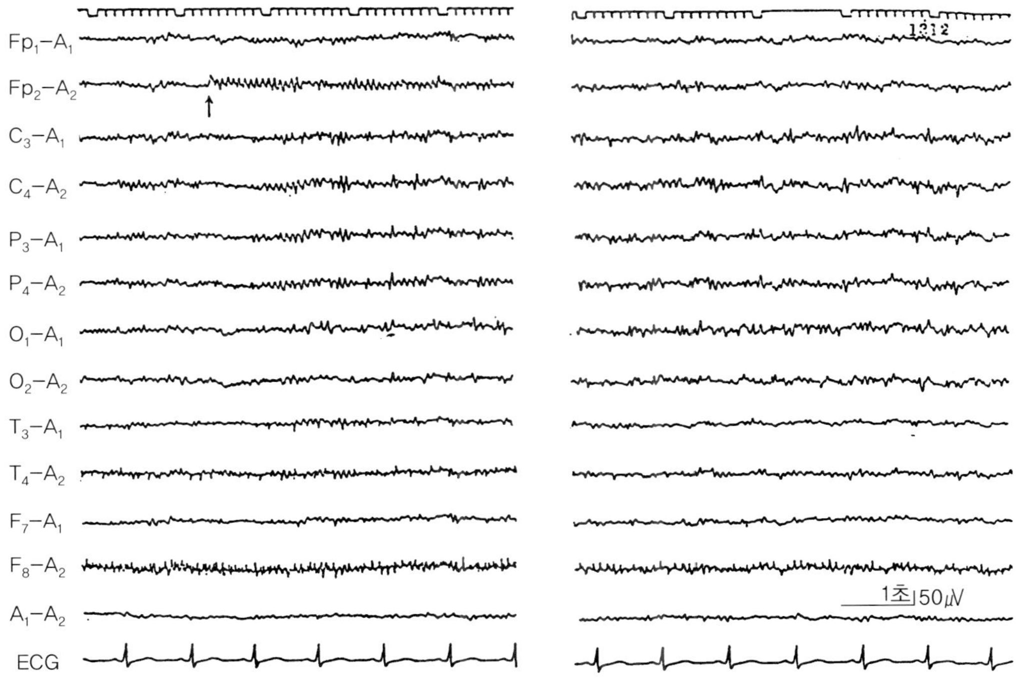

A. 관자부위에 광자극 펄스가 혼입하고 있다. B. 이마부위를 거즈로 차광하면 펄스가 소실한다.

그림 Ⅰ-262. 이마부위에 혼입한 광자극 펄스

② **섬광자극 램프코드가 얽혀 있다.** O_1 유도선이 섬광자극의 코드와 접촉하여 생긴 것으로(그림 Ⅰ-263B) 유도선을 램프코드에서 떼어 놓으면 펄스가 소실한다(그림 Ⅰ-263C). 이 파형은 그림 Ⅰ-263A의 근전도와 비슷하므로 감별할 수 없으나 근전도는 빛에 관계없이 출현하므로 구별할 수 있다. 그림 Ⅰ-263D는 뇌파의 입력코드와 섬광자극의 램프코드가 떨어져 생긴 것으로 다른 것과는 달리 인공산물이 광범위하게 출현한다.

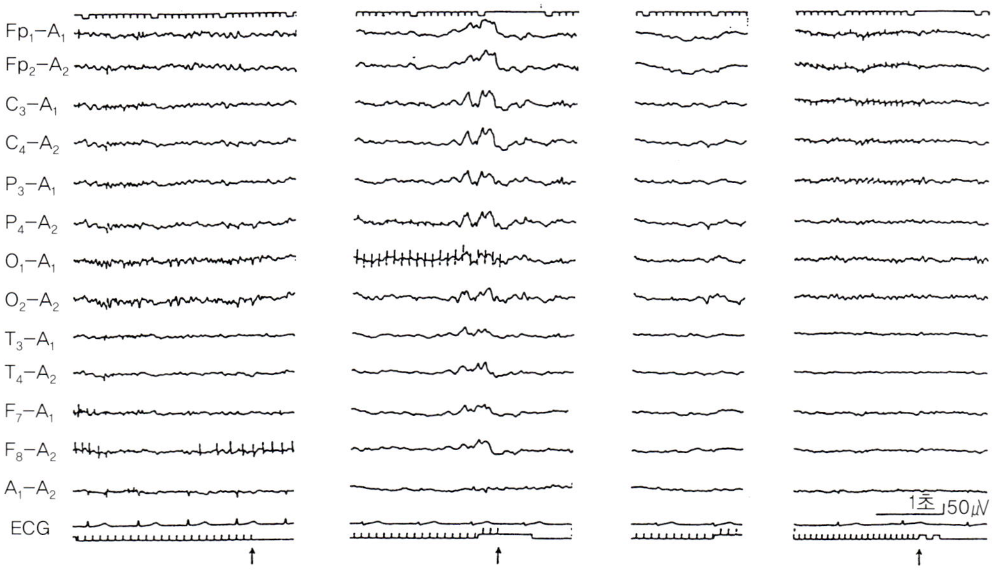

A. 근전도의 혼입(F_8)　B. O_1의 전극유도선이 램프코드와 접촉　C. 유도선을 램프코드에서 떼어낸다.　D. 입력코드와 램프코드가 연결되어 있다.

그림 Ⅰ–263. 광자극 펄스의 혼입

[대책] ㉮ 코드류가 얽혀 있지 않은지 점검한다.

㉯ 섬광자극 코드가 유도선이나 침대다리에 접촉하고 있지 않은지를 점검한다.

㉰ 이마부위 부근에 출현하는 경우에는 차광하여 본다.

㉱ 전극코드를 바꾸어 본다.

7) 기타 기기에 의한 잡음

형광등, 드라이, 전자트랜스, 모터류 등을 통해서 혼입되기 쉬우며, 스위치류의 조작, 치료용 기기(전기메스, 극초단파치료기 등), 전화벨의 울림 등도 잡음의 원인이 된다. 전극상태 등 전혀 다른 원인이 잡히지 않을 때에는 의심스러운 기기를 일단 멈춰 보아 확인해야 한다. 뇌파계 브라운관(음극선, cathode ray tube, CRT) 디스플레이는 상당한 잡음을 발생한다. 의심스러울 때는 방향을 바꿔보거나 피검자의 머리에서 놓고 설치하는 것이 좋다.

3. 전극에서 유래하는 잡음

학습목표

1. 전극에서 유래하는 잡음을 이해한다. (A)

1) 전극의 부착불량

전극의 부착이 불안정하면 뇌파기록에서 기선이 완만하게 변동한다. 이것은 분극전압이 원인이며, 금속전극과 전해질 용액사이에서 생긴 전지와 같은 것으로 이것이 시간적으로 변동하면 기선의 동요가 발생한다. 머리카락이 전극사이에 들어가는 등 전극의 부착상태가 불완전하거나 몸의 움직임(체동) 등으로 전극이 어긋나면 펜이 위아래로 크게 흔들려 극파모양의 파형이 기록된다(그림 Ⅰ-264). 보통 부착불량 전극의 채널에만 잡음이 혼입되기 쉽다(그림 Ⅰ-265, 266, 267).

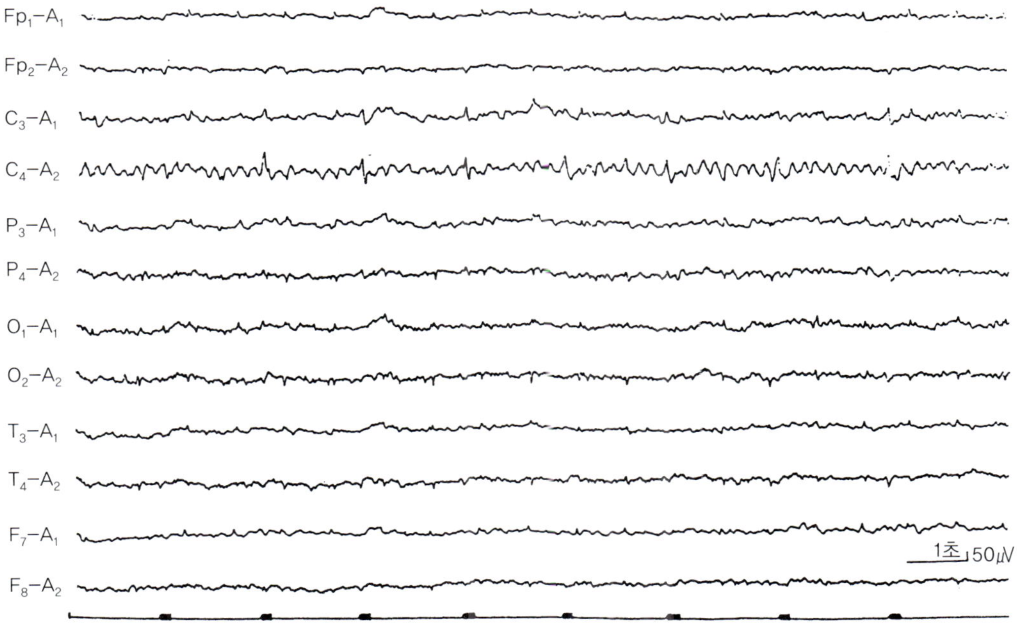

그림 Ⅰ-264. 전극의 부착불량에 의해서 생긴 극파모양의 인공산물(68세, 남성)

과호흡 중 α파 모양의 파형이 C_4에 국한하여 출현하며, 여기에 극파가 섞여 있으나 극파는 가장 아래단의 날숨 마크와 일치하고 있다. 또 α파의 출현부위도 보통과 다르다. 이것은 전극의 부착불량이며, 과호흡에 따른 몸의 움직임에 의한 영향으로 생긴 것이다.

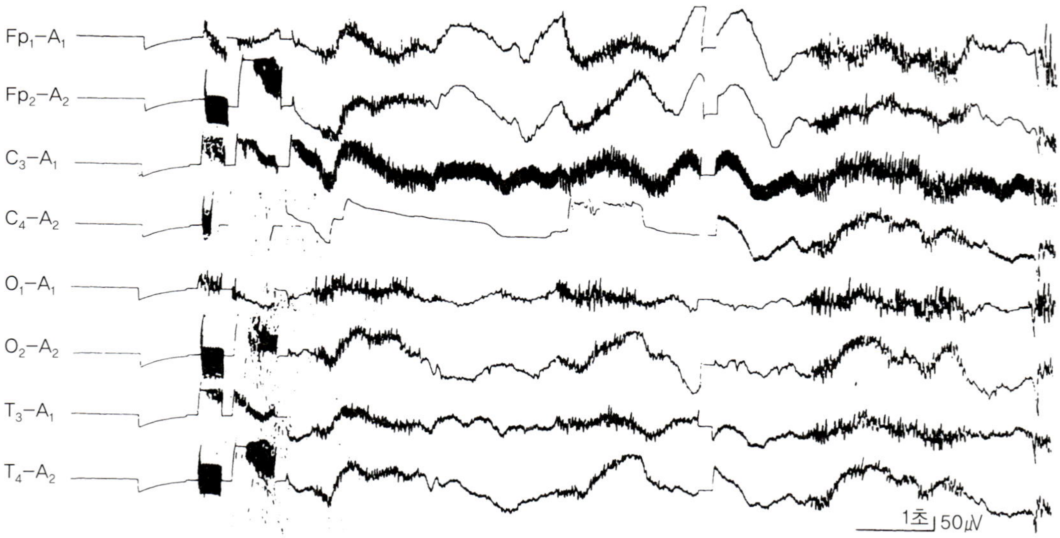

그림 Ⅰ-265. 전극의 부착불량에 의한 교류잡음
3채널에서 분명하게 보이며, 근전도 혼입도 보인다.

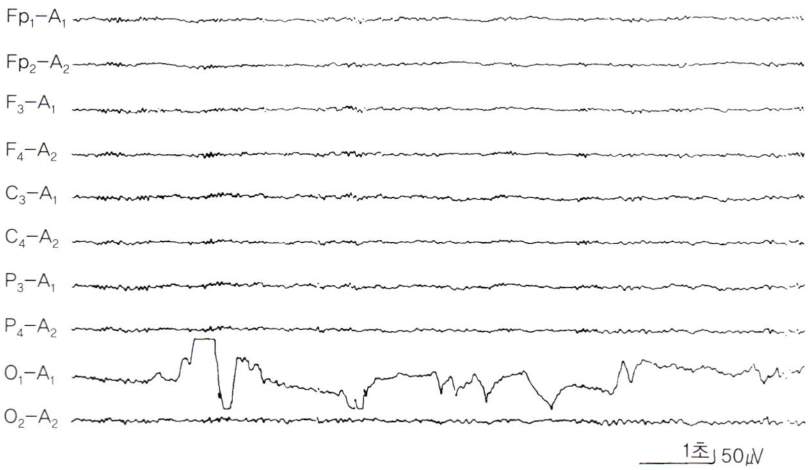

그림 Ⅰ-266. 9채널(O_1전극)의 전극 부착불량에 의한 잡음

[대책] 피부를 아주 청결하게 하여 피부저항을 내린다. 특히 노인은 전체에 피부저항이 높아지므로 충분히 청결하게 해야 한다. 또한 전극을 정확히 부착해도 잡음이 소실하지 않는 경우에는 전극팁을 다른 번호의 입력상자에 바꿔 꽂아 본다. 그래도 제거되지 않는 경우에는 전극 자체의 불량으로 생각되므로 전극을 교환한다.

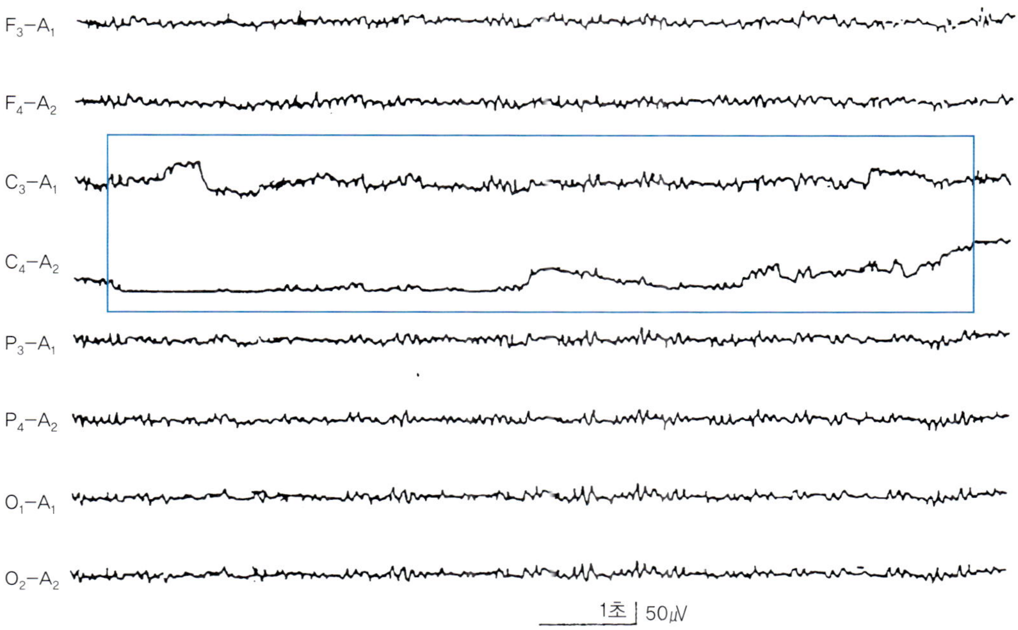

그림 Ⅰ–267. 분극전압에 의한 인공산물
C_3, C_4만 새로운 전극을 사용하였다.

2) 전극 유도선의 단선

전극 유도선이 오래되면 철사부분이 서서히 노후되어 단선되나 비닐피복이 되어 있으므로 외관으로는 알 수 없는 경우가 많다. 또한 전극 유도선이 끊어져 버리면 펜이 심하게 동요하나 완전하게 끊어져 있으면 교류잡음만이 혼입된다. 전극 유도선을 오래 사용하기 위해서는 조심스럽게 취급하고 떼어낼 때에는 반드시 전극 또는 팁을 드는 것과 같이 항상 주의해야 한다.

3) 전극 유도선의 동요

전극 유도선이 흔들리면 정전용량의 변화에 의해 기선이 동요로서 혼입하므로 가능한 유도선이 흔들리지 않도록 해야 한다. 전극 유도선이 흔들리면 유도선을 한 묶음으로 중간부분을 테이프로 묶어 침대나 의자에 고정하면 전극 유도선이 움직이지 않게 된다(그림 Ⅰ–268, 269). 또한 전극면에 상처가 나는 등 불량전극을 사용하면 분극상태가 불안정하게 되어 불규칙한 기선의 동요가 나타난다.

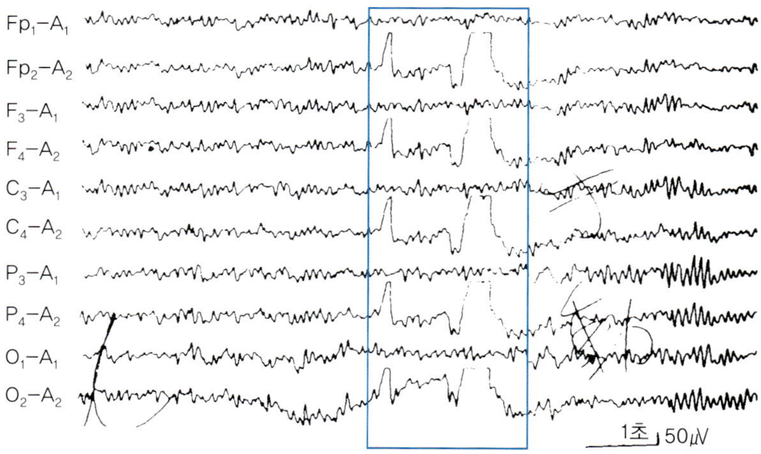

그림 Ⅰ–268. 우측 귓불전극 유도선의 동요에 의한 잡음

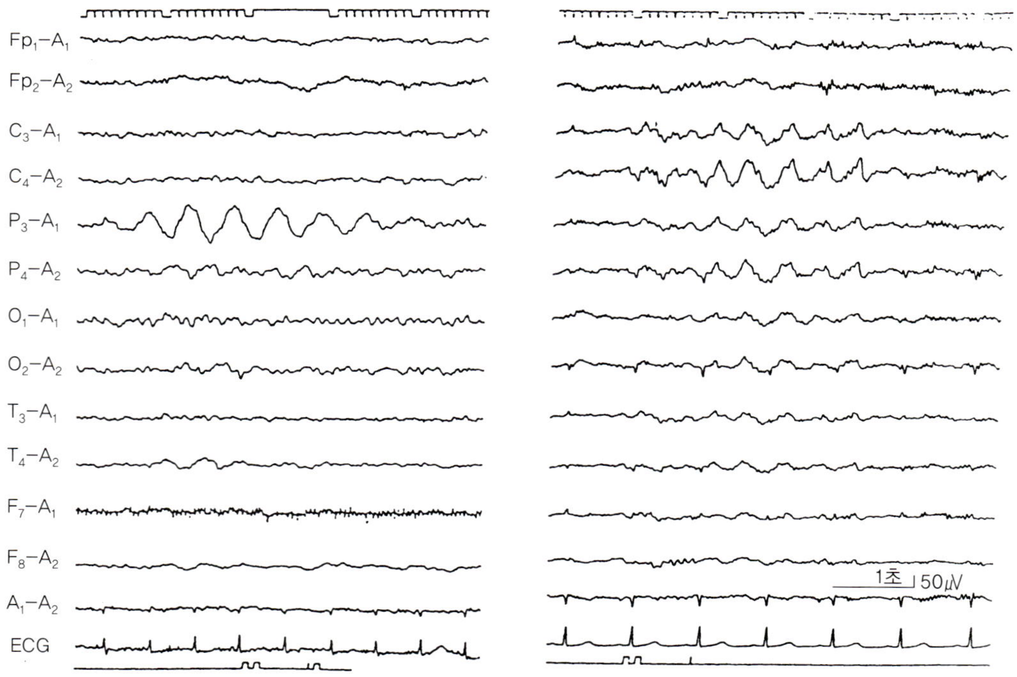

A. 유도선에 의한 느린파모양의 파형 B. 집점성 느린파

그림 Ⅰ–269. 느린파 모양의 인공산물과 느린파의 비교

4) 전극의 노후

전극 자체에 문제가 있는 경우가 대부분이나 전극 유도선이 노후되어 고유저항이 커지면 교류잡음이나 여러 가지 잡음이 혼입하기 쉽다(그림 Ⅰ-270).

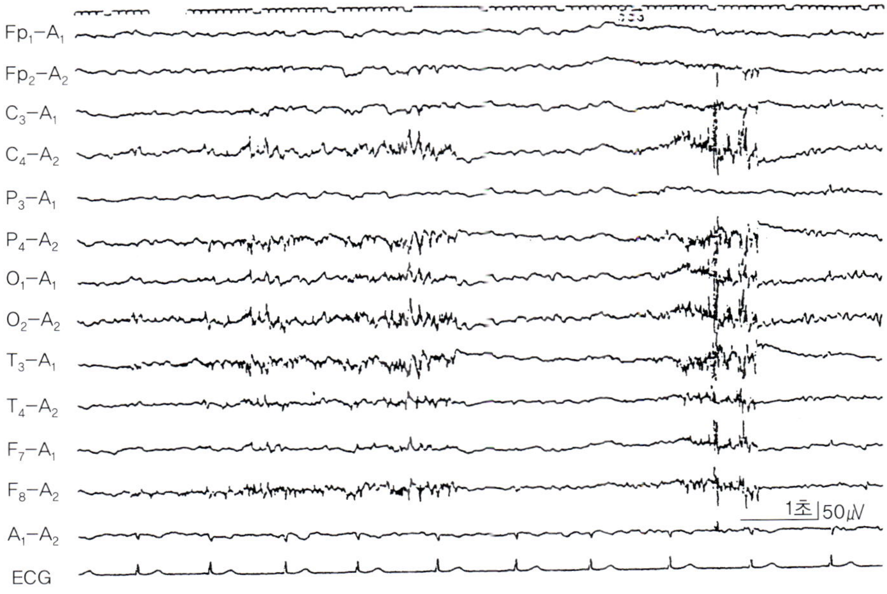

그림 Ⅰ-270. 전극의 노후

기록 중 갑자기 다극파모양의 인공산물이 혼입하였으나 전극을 새로운 것으로 교환한 후 소실하였다.

4. 뇌파계에서 유래하는 잡음

학습목표

1. 뇌파계 본체에서 유래하는 잡음을 이해한다. (A)

뇌파계로부터 나온 잡음인지 어떤지는 교정파형을 기록하면 감별할 수 있다. 교정파형 기록 시 소실해버리는 잡음은 뇌파계 자체는 아니고, 전극이나 외부요인을 조사할 필요가 있다.

펜압에 관련한 과제동(over damping)이나 제동부족(under damping)은 바로 잡을 수 있으나 그 이외의 뇌파계 자체에 의한 잡음은 회사에 수리를 의뢰해야 한다.

II. 수면다원검사(polysomnography, PSG)

수면은 24시간 동안의 수면-각성행동의 일부로 각성수준이 일시적으로 저하된 상태이다. 이 상태는 외적 조건에 의한 것이 아니라 주로 내적인 필요에 의해 일어나며, 내적 · 외적자극에 의해서 각성하는 가역적(reversible)인 상태로 마취나 의식혼탁과는 구별이 된다.

수면다원검사(PSG)는 뇌파검사에서 수면뇌파가 낮 동안 30분 정도의 수면 중 간질성 활동을 검출하기 위해 이용되는 것과는 다르다. 따라서 **PSG에서는 수면구조(sleep architecture)나 수면에 따른 생체의 전기현상을 객관적으로 평가하기 위해서 여러 가지의 수면관련 신호가 동시에 기록된다.** 수면 중에는 신체가 생리적으로 특이한 상태로 되기 때문에 야간에 걸쳐서 뇌파뿐만 아니라 여러 검사항목을 시간 경과에 따라 기록하여 수면의 깊이를 측정할 수 있다. 그러나 PSG는 수면의 생리적 검사로서는 확실한 최적표준(gold standard)이나 이것만으로 진단이나 평가하는 것은 아니다.

1. PSG의 준비와 실제

1) 수면검사실의 환경

PSG는 일반적인 수면검사와는 달리 전극이나 변환기(transducer)를 부착하고 잠들어야 하기 때문에 피검자의 협력이 있어야 검사할 수 있다. 따라서 **검사실은 수면에 장애를 줄 수 있는 요인을 제거하기 위해서 방분위기 등 환경적인 자극 요인에 대해 피검자에게 충분히 배려해야 한다.** 또한 **피검자에게는 불안감을 주지 않고 가능한 보통의 수면이 얻어지도록 편안하게 잠잘 수 있는 환경을 만들어야 한다**(그림 Ⅱ-1).

검사실은 실내온도나 조명의 밝기도 수면상태를 크게 좌우하므로 방음이 잘 되고 온도, 습도가 적절하며, 약간 어둡게 해야 한다. 그리고 침구류도 수면을 방해하는 요인이 되므로 침대는 딱딱하지 않고 편안한 것이 준비되어야 하고, 베개의 높이 등에 대한 고려도 있어야 한다. 그 외에 적외선카메라가 준비되어 있어서 다른 방에서는 환자의 수면 중 행동과 소리를 관찰할 수 있고, 필요하다면 비디오로 기록할 수 있어야 한다(그림 Ⅱ-2).

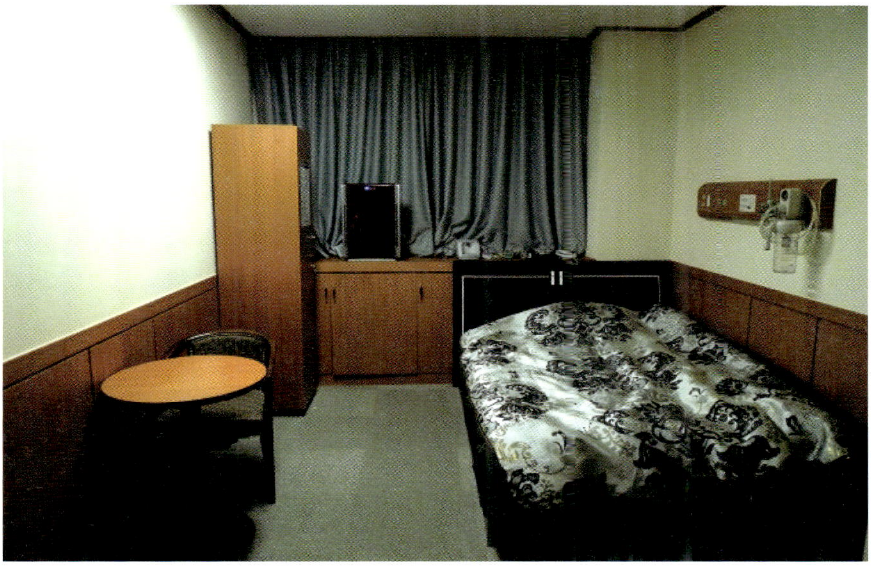

그림 II-1. 수면검사실

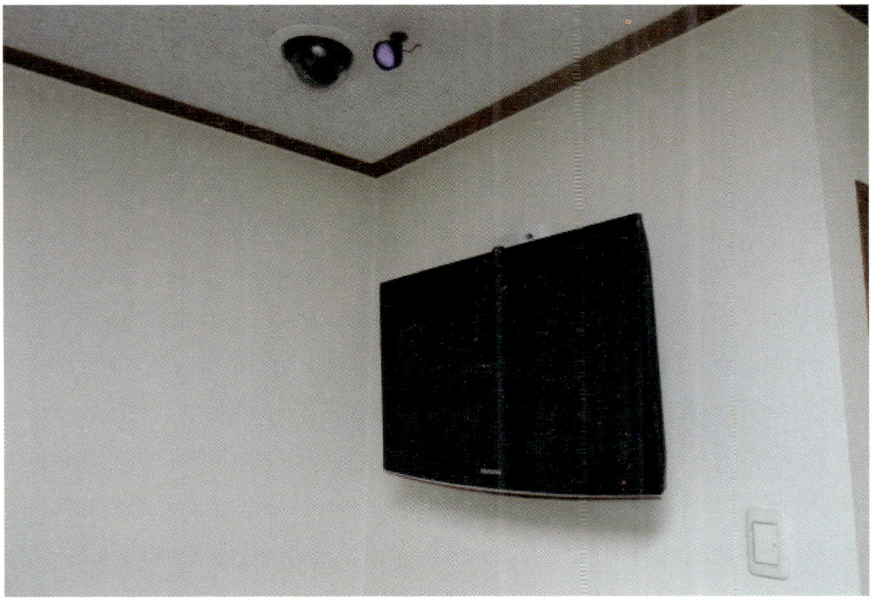

그림 II-2. 적외선카메라

2) 검사 전의 준비

처음 검사하는 피검자는 검사실에 대해 불안감을 느낄 수 있기 때문에 이를 위해서는 미리 검사에 대해서 잘 설명해 두어야 한다. 피검자에게는 구체적으로 검사의 목적, 부착하는 센서의 종류, 자다가 몸을 뒤척이거나 검사 중 화장실의 사용 등이 가능하다는 것 등을 정확하게 설명해야 한다. 실제로 자다가 몸을 뒤척여서는 좋지 않다고 생각하여 바로누운자세(앙와위, supine position)로 하거나 몹시 잠들지 않거나 또 오줌마려움(요의, micturition desire)을 참아서 잠들지 않는 경우도 있다. 소아나 노인에서는 빈번하게 화장실에 갈 경우가 있으므로 세심한 주의가 필요하다.

검사목적에 따라 피검자에게는 PSG 전에 규칙적인 수면-각성리듬을 유지하도록 한다. 수면제나 마약 등 복용약의 수면구조에 대한 영향을 제외한 기록을 얻어야 하는 경우에는 중지 후의 반동을 고려하여 2주간의 투약 금지기간을 두는 것이 바람직하다. 약물에 대해서는 평가 목적이 수면호흡장애라도 복용약의 사용을 알고 있어야 한다. 또 과도한 긴장으로 검사 시 입면할 수 없는 피검자는 수면도입제(4% 포수클로랄, chloral hydrate)를 사용하는 경우도 있다. 검사 당일에는 심한 운동을 삼가도록 하고 커피, 홍차 혹은 알코올 함유 음료는 마시지 않도록 한다.

3) 검사의 순서

피검자에게는 검사 전 1~2주간의 수면일지를 기록하도록 하고 그것을 참고로 PSG의 시작, 종료시간을 결정한다. 검사시간은 보통 오후 9시부터 다음날 오전 9시사이에 환자의 일상적인 평상시 수면시간에 맞추어 8시간동안 기록하는 것이 좋다. 첫날밤은 피검자가 검사실의 환경에 익숙하지 않기 때문에 수면잠복기(sleep latency, SL)의 연장, 여러 번의 도중각성(wake after sleep onset, WASO), 렘잠복기(REM latency, REML)의 연장, REM 출현율의 저하 등이 나타나는 일이 있다(첫날밤 효과, first night effect). 따라서 PSG는 연속 2일 밤 이상의 검사가 필요하나 검사목적에 따라 5일 밤 연속기록도 실시되며, 일상검사에서는 장기간의 연속된 밤의 검사는 곤란하다. 그러나 최근 급증하고 있는 폐쇄성수면무호흡-저호흡증의 경우는 과도한 졸음이 병적 상태이며, 환경의 변화가 수면에 영향을 주는 일은 적으므로 첫날밤 효과를 고려할 필요는 거의 없다. 검사 전날 피검자는 검사 환경에 익숙하게 하기 위해서 뇌파전극이나 필요한 장치의 일부를 병실에서 부착하여 잠을 자도록 하는 경우도 있다. **피검자는 저녁식사를 가볍게 한 후 약속된 시간에 검사실에 나오도록 하고 검사실에도착하면 화장실의 사용, 세면, 잠옷으로 갈아입는 등 수면을 위한 준비를 한 후 검사에 필요한 전극들을 부착한다.**

4) 측정기록장치

PSG 전용기기에는 컴퓨터처리(디지털 신호처리)에 의한 기록과 자동해석기능이 구비되어 있어서 직접 기록지에 기록할 필요가 없다. 또한 데이터를 취급하기 쉽기 때문에 보통 병동이나 밤 동안에 감시없이도 기록할 수 있다. 재몽타주(remontage), 재필터링(refiltering) 등의 기능을 이용하면 인공산물에 대한 해석 시에도 대처할 수 있다. 수면변수의 계산이나 수면깊이그래프(수면경과도, hypnogram)의 출력 등은 가장 숙련되게 할 수 있다.

PSG 판독에 걸리는 노력이나 시간을 단축하기 위해서 개발된 자동해석기능 및 호흡관계는 매우 신뢰성이 있으나 뇌파의 해석결과는 신뢰할 수 있다고는 할 수 없으므로 규정된 수기(manual)의 사용이 반드시 필요하다. 기록지에 의한 파형의 판정은 전용의 수면다원기록기(polygraph)와 같은 화면에서 판정하는 것이 이해하기 쉬우나 초심자는 우선 기록지에 의한 판독기준(scoring criteria)을 습득해야 한다. PSG는 일반 임상뇌파에 비해 기록시간이 길므로 기록지나 남아 있는 잉크의 양도 확인해 두어야 둔다. 또 전지를 사용하는 변환기(transducer)에서는 남아 있는 전지의 양도 확인해 두어야 둔다. 이동형(portable) 장시간 자기기록장치의 경우는 특히 남아 있는 전지의 양을 점검하는 것은 중요하다.

전용 기기에는 다음과 같은 유형(type)이 있다.

① 기록용 headbox만을 침대 옆에 두고, 검사실에서 감시하는 대형장치

② 병실이나 재택에서 기록할 수 있는 노트북을 이용한 이동형(portable)

5) 수면다원검사의 기록 프로토콜(protocol)

PSG의 기본은 Rechtschaffen&Kales의 방법(R&K, 1968년)이 국제적 기준으로 이용되어 왔으나 최근에 전극의 부착은 **The AASM Manual for the Scoring of Sleep and Associated Events에 의한 표준 도출법이 이용되고 있다.**

표준적인 PSG 기록의 프로토콜에는 다음의 10종류가 있다.

① 뇌파(electroencephalogram, EEG), ② 안구운동(안전도, electrooculogram, EOG), ③ 아래턱근 근전도(chin electromyogram, chin EMG), ④ 심전도(electrocardiogram, ECG), ⑤ 코, 입의 기류(공기흐름, nasal, oral respiratory air flow), ⑥ 가슴, 배의 호흡노력(chest and abdominal respiratory effort), ⑦ 몸의 위치(체위, body position), ⑧ 앞정강근 근전도(전경골근 근전도, tibialis anterior muscle muscle EMG), ⑨ 동맥혈액산소포화도(arterial blood oxygen saturation, SpO_2), ⑩ 코골이음(snoring sound) 등이 있다.

PSG에서는 이러한 항목들이 동시에 기본적으로 기록되나 의심되는 수면장애의 종류에 따라 약간 차이가 있을 수 있다. **PSG 기록에서는 국제적인 기준에 따라 뇌파 1개, 안구운동 2개 및 근전도 1개 등 최소 4개의 신경생리적 채널이 필요하다.** PSG 기록에서 뇌파, 안구운동, 아래턱근 근전도, 심전도 등의 전기현상은 전극에서 직접 기기에 입력한다. 그러나 호흡, 맥파, 몸의 위치 등의 비전기현상은 변환기(transducer)에 의해 전기신호로 변환하고 나서 뇌파계의 증폭기에 입력한다. **기준전극(ground electrode)의 부착부위는 정해져 있지는 않으나 몸의 움직임(체동, body movement)이나 땀남(발한, diaphoresis) 등의 영향이 적고 접지저항이 낮은 이마에 기본적으로 부착한다.**

6) 전극(electrode) 및 감지기(sensor)의 부착

수면 중 10종류의 검사를 하기 위해서는 표준화된 방법으로 전극 및 센서를 부착해야 한다. PSG에서 전극이나 센서류의 부착 순서를 흐름도(순서도, flow chart)로 나타냈다(그림 Ⅱ-3).

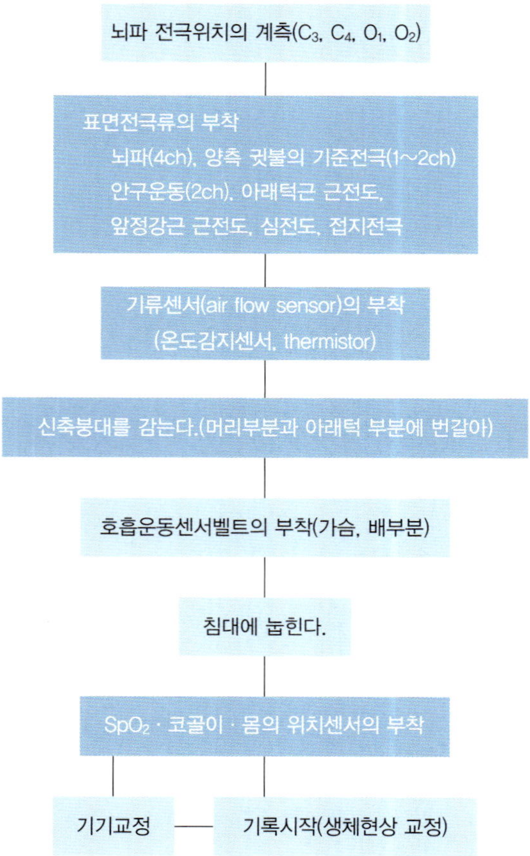

그림 Ⅱ-3. 수면다원기록기의 부착 흐름도

PSG는 임상뇌파검사의 연장으로 생각되나 장시간 기록에는 나름대로의 준비가 필요하다. 따라서 장시간 안정하게 전극, 변환기의 부착을 정확하게 해야 한다.

① 머리에 부착하는 전극은 일상적인 뇌파검사와 같은 정도의 단시간이면 머리카락을 나누어 맨살을 가능한 넓게 노출시켜 전극풀로 고정한다. **전극풀은 전극면적보다 약간 넓게 바른다. 전극 부착부위의 지방과 오염성분을 제거하기 위해서는 피부 전처리제(연마제, Omni cream)를 면봉에 묻혀 피부를 잘 문질러 닦는다.** PSG는 장시간의 기록이므로 땀남(발한, diaphoresis)에 의해 전극풀이 녹아서 부족한 상태가 될 수 있으므로 보통 보다 약간 많은 정도의 전극풀을 사용해야 한다.

② **PSG와 같은 야간수면기록이나 원격측정장치(telemeter) 기록에서는 7~8시간의 시간이 필요하기 때문에 전극풀에 의한 부착보다는 장시간의 기록 중 몸의 움직임(체동, body movement)에 의해 떨어지기 쉬우므로 콜로디온(collodion)으로 고정해야 한다. 전극 부착부위가 정해지면 피부 전처리제를 면봉에 묻혀 피부를 잘 문질러 닦은 후 콜로디온을 적신(soaking) 거즈를 전극 위에 덮어 전극을 부착한다. 그리고 공기압축기(air compressor)로 말린 후 전극의 작은 구멍을 통해 전극풀 전도물질(젤리)을 주입한다. 콜로디온은 쉽게 건조되고 머리덮개(두피, scalp)에 단단히 부착되므로 매우 안정되고 상대적으로 인공산물의 혼입이 적다. 콜로디온을 떼어낼 때는 아세톤(콜로디온 제거제)을 이용해야 되며, 콜로디온이 눈에 들어가서 자극이 되지 않도록 주의해야 한다**(그림 Ⅱ-4). 또한 종이반창고로 부착하거나 석고처럼 굳는 전극풀(Grass EC2 electrode cream)로 부착하는 방법도 있다. 얼굴 등 피부의 노출부분을 과도하게 문지르면 피부에 상처가 날 수 있으므로 알코올솜(알코올 과민증의 경우는 뜨거운 물을 적신 탈지면)으로 잘 닦는다. 피부 전처리제와 알코올솜을 함께 사용하는 것은 피한다.

③ 심전도, 근전도, 안구운동 등 머리카락이 없는 부위에 전극을 직접 부착하는 경우에는 뇌파검사용 전극에 전극풀을 충분히 발라 접착테이프로 고정한다. 뇌파검사용 전극풀을 이용하여 접착성이 높은 테이프로 고정하는 것만으로드 매우 좋은 결과를 얻을 수 있다. 이때 **알코올솜 또는 피부 전처리제로 피부를 아주 청결하게 닦은 후 피부저항을 내리고 피부의 수분을 충분하게 닦아둔다.** 그리고 피부와 접착테이프사이에 공기층이 없도록 충분히 밀착시켜 고정한다. 전극은 뇌파검사용 평판전극도 사용할 수 있으나 가능하면 가늘고 가벼운 것을 선택하는 것이 환자의 부담이 적다. 수면 중 몸의 뒤척임 등으로 지장이 생기지 않도록 전극도 충분한 길이가 있는 것을 선택해야 한다. 이와 같은 점에 주의하여 부착하면 상당히 장시간 안정된 기록을 얻을 수 있다.

④ 전극을 모두 부착한 후 head box에 각 전극을 접속하고 나면 많은 유도선이 무질서하게 얽혀 있는데 질환에 따라서는 수면을 할 수 없는 경우도 있다. 따라서 온도감지센서(thermistor)를 부착하면 전극(뇌파, 안구운동, 아래턱근 근전도)의 모든 유도선과 함께 좌우 귀에 나누어 거는 것과 같이 정리하도록 한다. **수면 중 유도선은 가능한 수면을 방해하지 않고 수면 중 움직임에 의해 떨어지지 않도록 각 유도선들을 가지런히 모아 묶음을 만들고 몸의 적당한 부위에 접착테이프로 잘 고정시켜야 한다.**

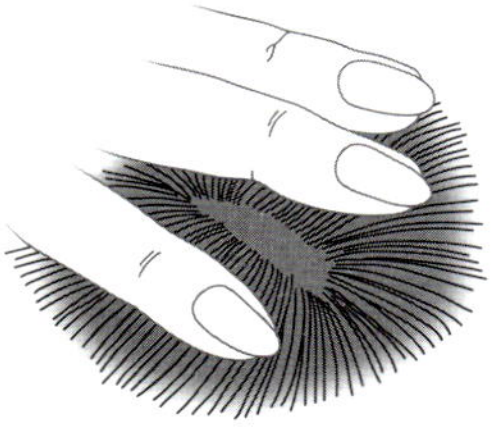

① 전극 부착위치의 머리카락을 잘 나누어 머리표면을 노출시키고 피부 전처리제로 청결하게 닦는다.

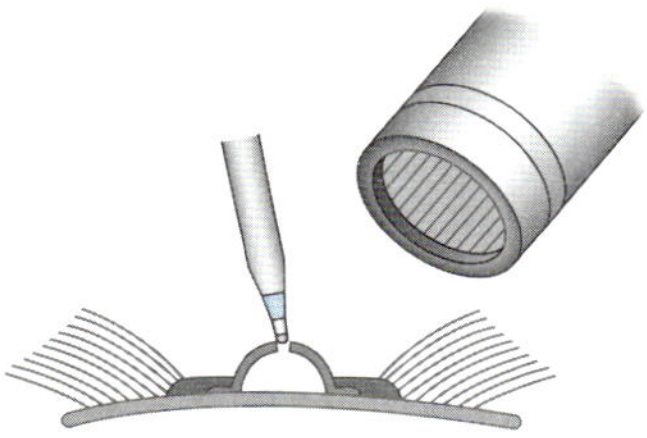

② 전극을 볼펜 등으로 눌러가면서 콜로디온으로 전극을 머리표면에 고정하고 드라이어로 건조시킨다.

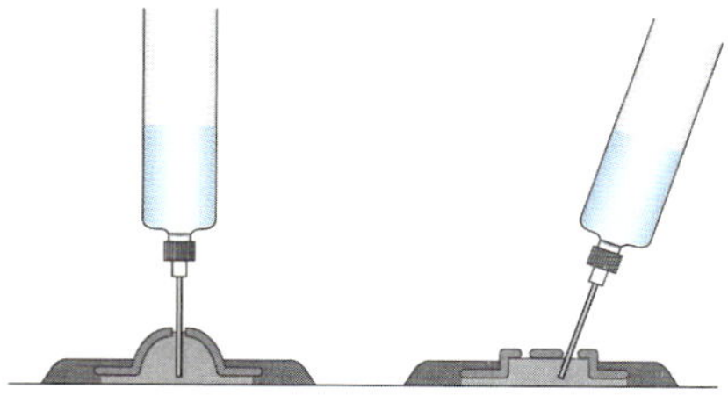

③ 주사기에 넣은 젤리를 주입 구멍에 주입한다.

그림 II-4. 콜로디온 전극의 부착 방법

(1) 뇌파(electroencephalogram, EEG)

뇌파는 머리덮개(두피, scalp)에 부착된 전극을 통하여 뇌의 전기적인 활동을 기록하는 것으로 **수면단계(sleep stage) 및 각성(arousal)을 객관적으로 판정(scoring)하기 위한 가장 중요한 기본적인 구성요소**이나 뇌파검사와 같이 많은 수의 채널은 필요하지 않다.

수면에는 4단계가 있다. 이중 **처음의 2단계(비렘수면의 Stage N1, 2)는 얕은 잠이고, 다음의 2단계(비렘수면의 Stage N3와 렘수면)는 깊은 잠이다.** 뇌파는 각 단계별로 잠자는 시간을 분석하여 얼마나 잠을 잘 자는지를 알 수 있다. 즉 **뇌파에서는 수면의 질을 평가할 수 있다.**

뇌파는 전극배치에 이용되는 10-20법의 4곳의 기준점(지시점, landmark)을 이용하여 부착한다. 즉 코뿌리점(비근점, nasion)과 뒤통수점(후두극, inion), 좌우의 귓바퀴앞점(이개전점, preauricular point) 사이를 10% 또는 20% 간격으로 나누어 전극의 부착부위를 정한다(그림 Ⅱ-5). **보통 좌우 중심부위(C_3, C_4), 뒤통수부위(O_1, O_2) 및 귓불(A_1, A_2)에 평판전극을 부착**하며, C_3, C_4, O_1, O_2의 전극은 반대측 귓불(A_1, A_2)이나 꼭지돌기(유양돌기, mastoid, M)를 기준전극으로 하여 단극유도를 실시한다. 즉 **C_3-A_2, C_4-A_1, O_1-A_2, O_2-A_1의 4채널을 기록하나 최근에는 The AASM Manual for the Scoring of Sleep and Associated Events에 의해 좌우 이마부위(전두부, F_3, F_4)를 더하여 F_3-A_2, F_4-A_1, C_3-A_2, C_4-A_1, O_1-A_2, O_2-A_1의 6채널이 이용되는 경우도 있다**(그림 Ⅱ-6). 반대측 귓불을 기준전극(reference electrode)으로 하는 것은 뇌파의 위상차에 의해 반대측을 기준으로 한 쪽이 고진폭의 뇌파가 기록되기 때문이다. 귓불을 기준으로 하면 고령자에서 많이 보이는 카파파의 혼입이 현저하게 되며, 수면단계의 판정에도 영향을 줄 수 있다. **F_3-A_2, F_4-A_1에서는 깊은 비렘수면(Stage N_3)의 특징인 고진폭 서파가 이마부위(전두부, frontal region)에서 가장 잘 나타나나 중심부위(중심부, central region)에서도 잘 관찰된다.** C_3-A_2, C_4-A_1**에서는 수면 1단계에서 마루점 예파(두정부 예파, vertex sharp wave)가 가장 잘 관찰되며, 수면 2단계에서는 수면방추파(sleep spindle)와 K-복합파(K-complex)가 기록되므로 수면단계를 판정할 수 있다.**

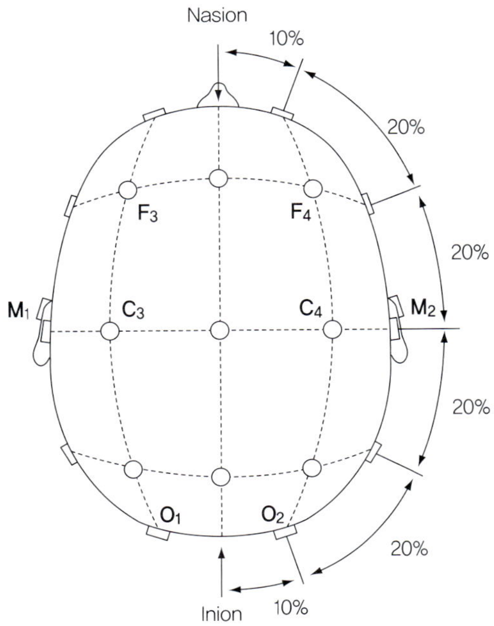

그림 Ⅱ-5. 뇌파 전극의 기준점

10-20 전극배치법에서 4곳의 기준점(landmark)은 코뿌리점(nasion), 뒤통수점(inion), 좌우의 귓바퀴앞점(preauricular points)이다. F_3, F_4, C_3, C_4, O_1, O_2, 꼭지돌기(mastoid, M)에 전극을 부착한다.

O_1-A_2, O_2-A_1에서는 각성에서 수면 1단계로 이행할 때 뒤통수부위(후두부, occipital region)에 α파가 우세(occipital dominant)하게 출현한다. 따라서 수면시작(sleep onset)이나 수면 중 각성(arousal)을 평가하고, α파의 출현상태를 보다 정확하게 파악할 수 있다. 즉 α파를 관찰하는 것에 의해 수면/비수면(sleep/non sleep)을 구별할 수 있다.

비만자나 목이 굵고 짧은 사람은 뇌파에 심전도의 혼입이 많아 수면단계의 판정이 곤란한 경우가 있다. 이 경우에는 좌우 귀를 단락시켜 기준도출하면 상당히 방지할 수 있으나 약간 뇌파의 진폭이 저하되는 일이 있다.

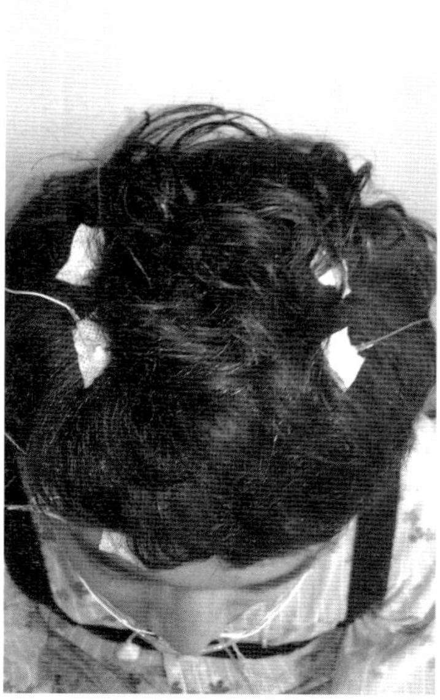

A. F_3, F_4, C_3, C_4 전극의 부착

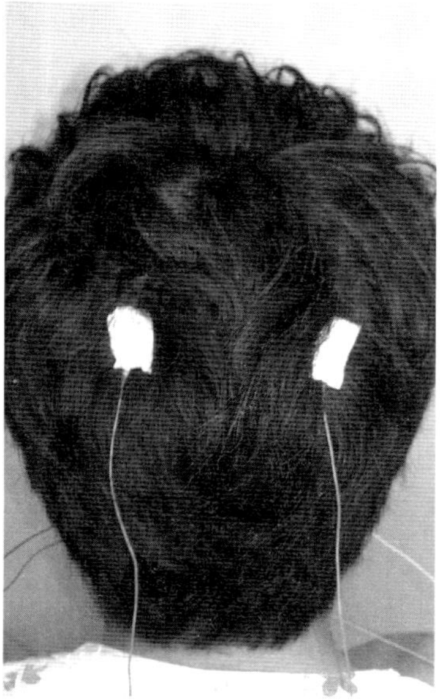

B. O_1, O_2 전극의 부착

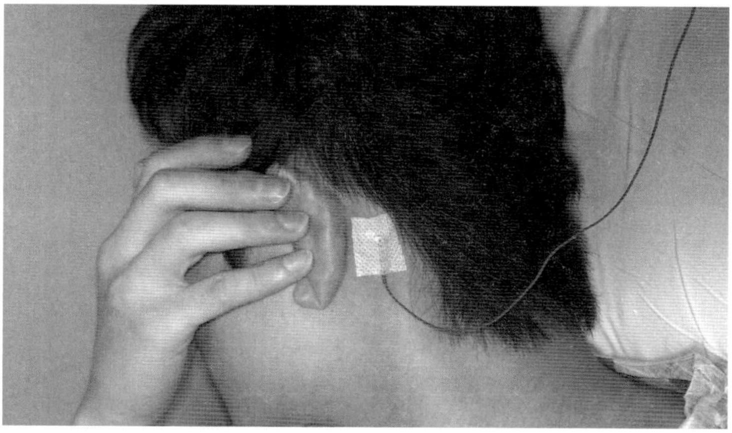

C. 꼭지돌기(mastoid, M) 전극의 부착

그림 II-6. 뇌파 전극의 부착 모습

(2) 안구운동(안전도, electrooculogram, EOG)

수면 중 안구운동을 기록하는 2가지 이유는 다음과 같다.

① **수면단계(sleep stage)의 판정에 필수적인 렘수면의 주요한 신호인 빠른눈운동(급속안구운동, rapid eye movement, REM)을 기록한다. 즉 비렘수면(NREM sleep)과 렘수면(REM sleep)을 구별할 수 있다.**

② **수면의 시작은 대부분 수면 1단계로 이행하면서 천천히 눈을 돌리는 움직임(slow rolling eye movement)이 선행하거나 동반된다.** 비록 느린안구움직임이 수면단계의 구분에 필수적이지는 않지만 아주 유용한 정보를 줄 수 있다.

EOG는 안구의 앞과 뒤에서 발생하는 작은 전위차를 기록하여 그 운동을 관찰할 수 있다. **즉 각막(cornea)에 가까운 전극에서는 양전위(positive polarity)가, 망막(retina)에 가까운 전극에서는 음전위(negative polarity)가 발생된다.** 이러한 눈의 움직임에 따라 각막과 망막의 위치는 고정된 전극의 위치에 비해서 변화하게 되고 지속적인 전위차가 생기므로 눈의 움직임은 눈 옆에 부착한 전극으로부터 측정할 수 있다.

EOG는 4곳의 기준점(지시점, landmark)을 이용하여 좌우측 가쪽눈구석(외안각, outer canthus)의 표준 위치에 전극을 부착한다. 좌측 가쪽눈구석의 수평선에서 1㎝ 바깥쪽에서 1㎝ 아랫방향(LOC), 우측 가쪽눈구석의 수평선에서 1㎝ 바깥쪽에서 1㎝ 윗방향(ROC)인 2곳에 평판전극을 부착한다(그림 Ⅱ-7A). 그리고 한쪽 귓불(auricular)이나 꼭지돌기(유양돌기, mastoid, M)를 공통기준전극(reference electroce)으로 하여 단극유도를 실시한다. **안구운동은 ROC는 A_1(좌측)에, LOC는 A_2(우측)로 반대쪽에 기준전극을 두는데 이것은 인공산물의 혼입 여부를 쉽게 알 수 있기 때문이다. 주로 LOC/A_2에서는 수직안구운동을, ROC/A_1에서는 수평안구운동을 기록한다.**

전극위치를 수평으로 하지 않고 서로 상하방향으로 하는 이유는 수평전극은 경사(사선, oblique)와 수평의 안구운동만 기록할 수 있으나 이 경우는 수평(horizontal)과 수직(vertical) 운동을 모두 기록할 수 있고, 또한 운동을 대칭적으로 기록하기 때문에 안구운동을 더욱 쉽게 확인할 수 있다. PSG에서 안구운동의 기록은 일반 뇌파계와 마찬가지로 negative up rule에 따라 음전위가 위로 기록된다. 만약 좌측 안구운동(REM)에 아랫방향의 전위가 기록되면 이것은 안구가 우측이나 윗방향으로 움직인 것이며, 반대의 경우는 안구가 좌측이나 아랫방향으로 움직인 것이다(그림 Ⅱ-7B). 안구운동의 방향을 자세하게 기록하는 것이 주요 목적인 경우(수면잠복기반복검사)에는 안구운동 전극을 수평 및 수직 위치에 부착시켜서 동시에 기록할 수 있다. 즉 표준방법 외에 안구의 위, 아래에 전극을 더 부착시킬 수 있다.

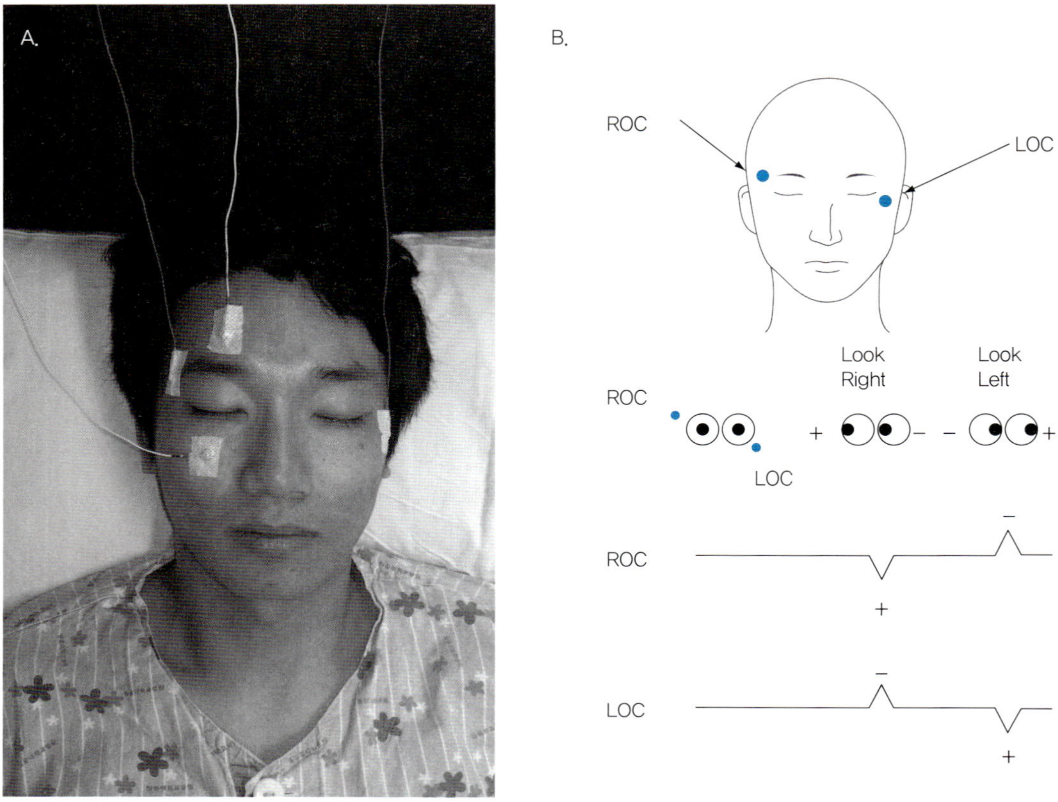

그림 II-7. 안구운동 전극의 부착 모습(A) 및 기록(B)

(3) 아래턱근 근전도(chin electromyogram, chin EMG)

수면 중 턱근육(mentalis muscle)의 긴장도를 측정하여 수면단계(sleep stage) 및 각성(arousal)을 판정하기 위한 것으로 전극은 턱밑 중앙에서 아래턱뼈(하악골, mandible) 아래쪽 1㎝에 1개를 부착한다(그림 Ⅱ-8). 그리고 **아래턱근 융기의 양쪽에 끼워 넣는 것과 같이 아래턱뼈의 중심 2㎝ 아래에서 좌우 1개씩을 가쪽(외측, lateral) 2㎝ 정도에 각각 부착한다. 아래턱근 근전도는 3곳 중 가장 좋은 기록을 나타내는 2곳을 선택해서 수면검사 판독에 이용한다. 3개의 전극을 부착하는 것은 아래턱근의 전극이 떨어지거나 한 쌍의 전극상태가 불량하여 판독이 어려운 경우에도 근전도를 기록할 수 있는 예비전극으로서 이용된다.** 아래턱근 근전도는 이극성(bipolarity)으로 기록되며, 이갈이(bruxism)를 모니터하기 위해서는 1개의 근전도를 깨물근(교근, masseter muscle) 위에 부착한다. 남성의 경우 전극부착 전에 수염을 깎아도 야간기록 중에 수염이 자라서 전극이 들떠버려 교류장애의 원인이 되므로 전극은 가능한 수염이 없는 부분에 부착해야 한다. 턱수염이 있는 경우에는 콜로디온에 의해 부착할 수 있다.

좋은 수면은 몸 전체 근육의 긴장이 풀어져서 다음날 아침에 몸이 가볍고 상쾌한 느낌이 들지만 나쁜 수면은 근육이 계속 긴장하고 있으므로 신체의 회복이 안된다. 따라서 근육의 긴장도를 측정하여 수면 중 신체 휴식의 정도를 알 수 있다. **수면의 깊이가 깊어짐에 따라 골격근의 힘이 빠지기 때문에 아래턱근의 근전도는 최저치로 감소하며, 렘수면(REM sleep)에서는 소실한다. 특히 렘수면은 상기도(upper airway) 지지근이나 호흡근인 갈비사이근(늑간근, intercostal muscle)도 힘이 빠져 무호흡이 중증으로 되기 쉽다. 따라서 렘수면 중의 근육활동 소실은 렘수면을 판정하는데 중요하다. 또한 아래턱근 근전도는 특정 부위 근육의 운동을 확인하기 위해서도 중요하다.**

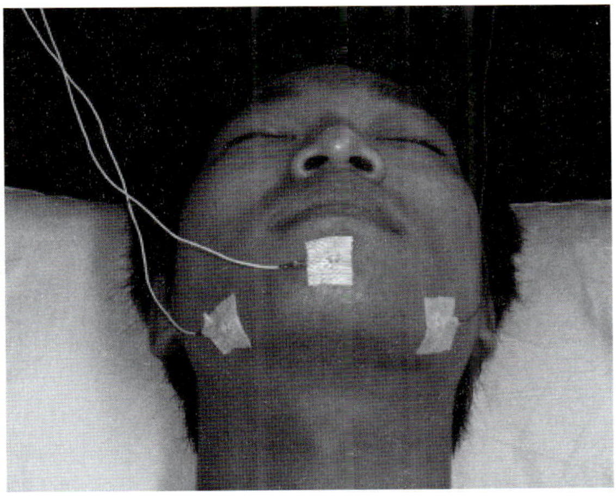

그림 II–8. 아래턱근 근전도 전극의 부착 모습

(4) 심전도(electrocardiogram, ECG)

수면 중 심장의 활동을 모니터하여 심장박동 및 리듬(rhythm)을 판정하기 위한 것으로 수정 I유도, CS_5유도, NASA유도 등에 의해 전극을 부착한다. 수정 I유도와 CS_5유도는 심장기능을 감시하는데 적당한 방법으로 진폭이 높은 심전도를 기록할 수 있으나 **PSG에서는 전극을 부착하기 쉽기 때문에 수정 I유도가 많이 이용된다**(그림 Ⅱ–9). **수정 I유도는 양극(+)을 왼빗장뼈(좌쇄골하, left subclavian)에, 음극(–)을 오른빗장뼈(우쇄골하, right subclavian)에 부착하고, CS5유도는 양극(+)을 V5의 위치에, 음극(–)을 오른빗장뼈(우쇄골하, right subclavian)에 부착하여 쌍극도출한다. NASA유도는 양극(+)을 칼돌기(검상돌기, xiphoid process)에, 음극(–)을 복장뼈자루(흉골병, manubrium sterni)에 부착한다.** NASA유도는 진폭은 작으나 근전도의 인공산물이 들어가기 어렵고 비교적 안정한 기록이 얻어진다. I유도(왼손–오른손)는 야간수면뇌파에서 전극을 팔에 부착하면 자다가 몸을 뒤척거리는 등에 의해 유도선이 얽히게 되므로 어깨 가까이에 전극을 부착한다.

심전도는 각성 시에는 나타나지 않는 이상이 수면 중에만 발생하는 경우가 있다. 특히 **수면무호흡과 관련하여 심전도에 이상소견이 발생하는 경우가 많으므로 심박동수(heart rate, HR)의 변화를 보기 위해서는 심전도를 기록해야 한다. 무호흡 중에는 맥박이 느리고, 호흡재개 시에는 빠른맥(빈맥, tachycardia)이 되기 때문에 부정맥이 출현하는 일이 많다.** 또한 최근에는 무호흡에서 심방잔떨림(심방세동, atrial fibrillation)이나 심실빠른맥(심실빈맥, ventricular tachycardia) 등이 관찰되어 부정맥을 감시하기 위해서 심박동수는 물론 혈압의 측정도 필요하다. 그러나 심혈관계 장애에 대한 별도의 표준 보고양식은 없다. **심전도는 뇌파 판독 시 인공산물과의 감별, 호흡회복에 따른 심박동수의 변동 및 리듬(느린맥, 빠른맥)을 검출하기 위한 모니터로서 유용하며, 자율신경계 기능이나 심장기능을 감시하는 경우에 이용된다.** 원격측정장치(telemeter) 등 피검자의 몸의 움직임(체동, body movement)의 영향이 많은 경우는 홀터심전계의 전극배치에 의해 기록하면 좋다.

사람의 심장은 낮에는 활동을 많이 하나 밤에는 박동이 느리게 된다. 그러나 수면장애가 있으면 밤에도 심장은 쉴 수가 없다. 특히 수면무호흡증이나 심한 코골이가 있으면 심박동수의 변화가 매우 심해지고, 심장에서 부정맥이 발생하며, 만성적일 때에는 고혈압, 심근비대증, 심부전 등이 초래된다. 따라서 수면 중 지속적인 심전도의 측정과 분석은 진단과 치료에서 매우 중요하다.

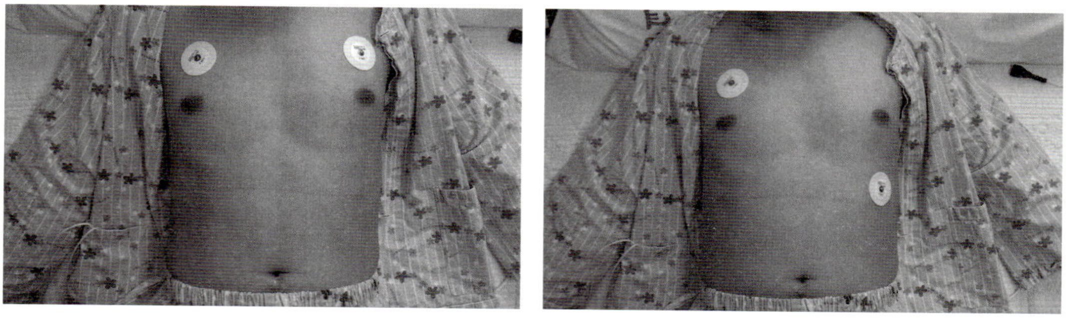

A. 수정 I 유도　　B. CS_5 유도

그림 II-9. 심전도 전극의 부착 모습

(5) 호흡 감시장치(respiratory monitor)

수면 중 호흡량을 측정하기 위한 것으로 무호흡(apnea), 저호흡(hypopnea) 등 호흡이상의 판정을 위해서는 코(비강), 입(구강)의 기류, 가슴(흉부), 배(복부)의 호흡노력, 동맥혈액산소포화도(SpO_2), 코골이음 등을 측정하기 위한 센서를 부착해야 한다.

사람은 각성상태에서는 대개 숨을 잘 쉬나 수면상태에서는 상기도(upper airway)가 조금만 좁아져도 심한 호흡장애를 겪게 된다. 따라서 수면 중 좁은 기도가 일시적으로 막혀서 숨을 쉬지 못하는 것을 수면무호흡증이라고 한다. 호흡 감시장치에서는 수면 중 호흡량을 지속적으로 측정하여 호흡장애를 정확하게 평가할 수 있다.

① 코(비강, nasal), 입(구강, oral)의 기류(공기흐름, air flow)

말초 호흡에 따른 기류의 변화를 보기 위해서 온도를 측정하기 위한 온도감지센서(thermistor)를 코나 입에 부착한다(그림 Ⅱ-10). **좌우 코구멍에 2개가 나오는 끝을 맞추고, 상하 입술사이에 1개가 나오는 끝에 기류측정용 온도감지센서를 부착하면 온도 변화(실온과의 온도차)에 의한 호흡곡선이 기록된다. 온도감지센서토 코 혹은 입에서 흡입(inhalation)과 날숨(exhalation)의 온도차를 전기저항의 변화로 검출하여 무호흡, 저호흡의 유무를 측정한다.** 코와 입에서 흡입과 날숨의 온도차를 측정하는 온도감지센서와 코의 내압을 측정하는 압력센서(pressure sensor)가 있으나 뒤의 것이 감도가 높고 저호흡의 판정에 유용하다.

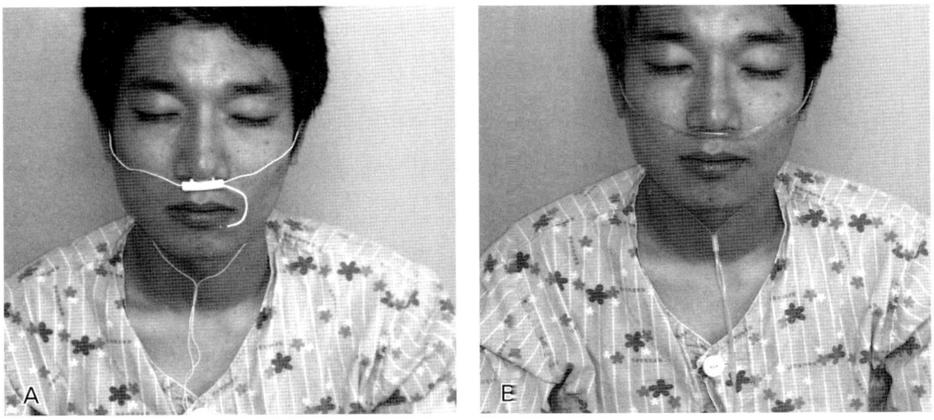

그림 II-10. 코, 입의 온도감지센서(A 및 기류센서(B)의 부착 모습

온도감지센서는 공기의 온도 변화를 보기 때문에 날숨 시에는 온도가 올라가고, 흡입 시에는 온도가 내려가므로 무호흡(apnea)의 유무를 판정할 수 있다. 그러나 온도감지센서는 실제 환기량과는 상관이 없으며, 특히 호흡 양이 감소하는 저호흡 시의 반응에 직선성이 없고, 저호흡의 검출 감도가 낮기 때문에 정확히 판단하기 어렵다. 반면 코삽입관압력센서(nasal cannula pressure sensor)는 저호흡에 대한 반응성이 좋으며, 환기량 측정의 최적표준(gold standard)인 호흡기류(pneumotacho)와의 직선성이 좋다. 그러나 이 센서는 입호흡을 하면 흐름(flow)을 검출할 수 없고 또 저호흡을 과대평가하는 경향이 있다.

② **가슴(흉부, chest), 배(복부, abdomen abdominal)의 호흡노력(respiratory effort)**

수면 중 가슴과 배의 운동과 갈비사이근(늑간근, intercostal muscle) 근전도를 측정하기 위한 것으로 수면무호흡의 유형을 진단하고 분류할 수 있으며, 호흡장애 시 환자가 겪는 스트레스의 지표가 된다.

호흡노력벨트는 가슴에는 제4갈비뼈(늑골, rib) 복장뼈(흉골, sternum) 위에, 배는 배꼽 바로 위에 부착하며, 각각 같은 높이가 되도록 약간 조여지게 벨트를 조절한다(그림 Ⅱ-11). 갈비사이근, 가로막(횡격막, diaphragm) 부위(제8갈비사이)에도 평판전극을 부착하며, 필요에 따라서는 목빗근(흉쇄유돌근, sternocleidomastoid muscle) 등의 호흡 보조근에도 전극을 부착한다. 호흡노력의 측정에는 가슴과 배의 호흡운동에 따른 전기저항의 변화를 기록하는 압력전달계(strain gauge)나 피에조크리스탈(압전소자, piezoelectric element), 호흡유도체적기록법(respiratory inductive plethysmography, RIP) 등을 이용하여 호흡양상을 분석한다.

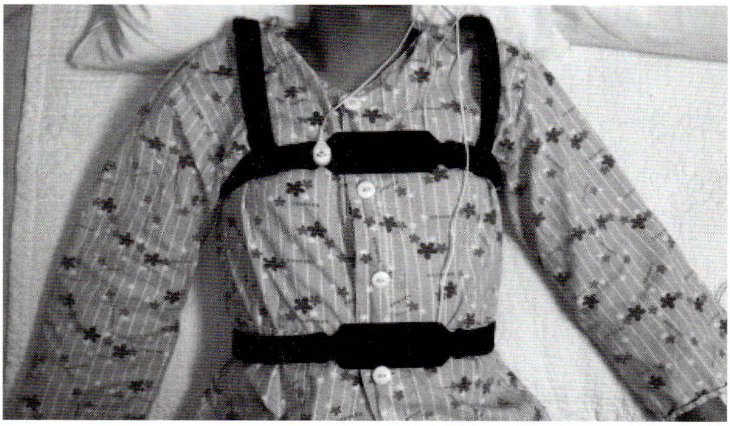

그림 Ⅱ-11. 가슴, 배의 호흡노력벨트 및 몸의 위치센서의 부착 모습

호흡유도체적기록법을 응용한 장치를 이용하면 기류센서(온도감지센서, thermistor) 없이도 무호흡을 검출할 수 있고, 교정하는 것에 의해서 1회호흡량을 측정할 수 있다. 그러나 이것을 정량적으로 이용하는 데는 기록시작 전 각성 시의 교정이 매우 중요하며, 교정 기록 시와 같은 상태를 밤새 유지하는 것은 사실상 곤란하다. 그러므로 정성 평가만으로 이용되는 경우가 많다. 몸통에 감은 벨트 전체가 센서로 되어 있으므로 옆누움(측와위, lateral decubitus)에서도 감도가 떨어지기 어렵고 정확한 기록이 얻어진다. 그러나 이러한 것은 체격이나 몸의 위치(체위, body position)의 변환에 의해서 파형이 변화하므로 주의해야 한다. 보통

중추성무호흡을 기록하기 위해서는 가슴 혹은 배의 호흡노력벨트가 이용되며, 배의 벨트 내에는 압력을 감지하기 위해서 수은(mercury)이나 염화아연(zinc chloride)액 또는 탄소가루(carbon powder)를 봉입한 튜브를 가슴, 배에 감아 기록한다(그림 Ⅱ-11). 또한 호흡노력의 측정에 의해 가슴과 배의 호흡운동의 협동작용(coordination) 및 호흡의 시간 용적과 반정량적인 기류에 대한 정보를 얻을 수 있다. 호흡노력벨트는 호흡 시에 가슴과 배의 호흡운동이 가장 크게 움직이는 부위에 부착한다. 그러나 벨트를 지나치게 꽉 조여 고정하면 피검자의 입면을 방해하며, 너무 느슨하면 옆누움으로 될 때 센서가 호흡운동을 검출할 수 없게 된다.

식도내압은 흉강내압(intrathoracic pressure)을 예민하게 반영하기 때문에 중추성 호흡사건(event)이나 호흡노력관련각성(respiratory effort related arousal, RERA)의 판정에는 중요하나 환자에의 침습이 크기 때문에 일상적인 PSG에서는 이용이 어렵다.

(6) 몸의 위치(체위, body position)

수면 중 몸의 위치 변동을 감시하기 위한 것으로 가슴에 몸의 위치센서(체위센서, body position sensor)를 부착한다(그림 Ⅱ-11). **무호흡이나 코골이는 몸의 위치에 의존하는 일이 많으므로 몸의 위치도 중요한 정보가 된다.** 보통 바로누운자세(앙와위, supine position)에서는 중력에 의해 턱과 혀가 뒷쪽으로 이동하여 상기도의 크기를 감소시키므로 수면 중 무호흡이나 코골이는 더욱 심하게 된다. 따라서 30~60°의 반절 정도 곧게선자세(upright position)나 옆누움자세(lateral decubitus position)로 자는 것이 좋으며, 이를 위해 특별히 만들어진 베개를 사용하거나 등쪽에 공을 넣은 주머니를 부착한 잠옷(snore ball)을 입고 자도록 하여 수면 중 바로누운자세로 자는 것을 방지해야 한다. 폐쇄성수면무호흡증에서는 몸의 위치에 의해서 무호흡은 크게 다르다. **바로누운자세에서는 코골이음이나 무호흡이 출현해도 옆누움자세에서는 출현하지 않는 일이 많으므로 이것을 확인하기 위해서는 몸의 위치센서를 부착한다. 수면 중 몸의 위치는 바로누움(supine), 옆누움(lateral decubitus), 엎드림(prone), 앉은자세(sitting), 선자세(up), 알 수 없음(unknown) 등으로 표현된다.** 잠을 잘 때 어떻게 누워 있는지가 수면장애와 관련이 있으므로 여러 가지 몸의 위치에 따라 잠을 잔 시간을 산출해야 한다.

(7) 앞정강근 근전도(전경골근 근전도, tibialis anterior muscle EMG)

수면 중 다리의 움직임(leg movement)을 측정하기 위한 것으로 전극은 다리(하지, lower limb)의 발목에서 무릎사이 2/3지점에 있는 양쪽 앞정강근 위에 부착한다(그림 Ⅱ-12). 앞정강근의 위치를 확인하기 위해서는 발목관절(족관절, ankle joint)이나 엄지발가락을 등쪽굽힘(배굴, dorsal flexion)시키면 앞정강근이 수축하여 힘살(근복, belly)이 솟아오르므로 부착 위치를 알 수 있다. 이 힘살이 가장 큰 부위에 활성전극(active electrode)을 부착하고 2~4 ㎝ 떨어진 곳에 기준전극(reference electrode)을 부착하여 쌍극유도한다. 밤에 다리는 한쪽 다리만 움직이거나 번갈아 움직일 수 있기 때문에 양쪽다리 모두에서 기록해야 한다.

유도선은 전극상자에서 멀기 때문에 다른 전극보다 긴 것을 준비해야 하며, 다리는 더욱 접촉저항이 높으므로 주의해서 저항을 낮추어야 한다. 다리에 부착하는 전극의 교류저항(impedance)은 10㏀ 이하(30㏀이하도 가능)이면 적절하다. 전극은 다리의 움직임에 의해 떨어지기 쉬우므로 유도선은 여유 있게 고리(loop)를 만들어 테이프로 고정한다. 또 유도선을 허리에서 바지 속을 통하여 부착하면 떨어지기 어렵다.

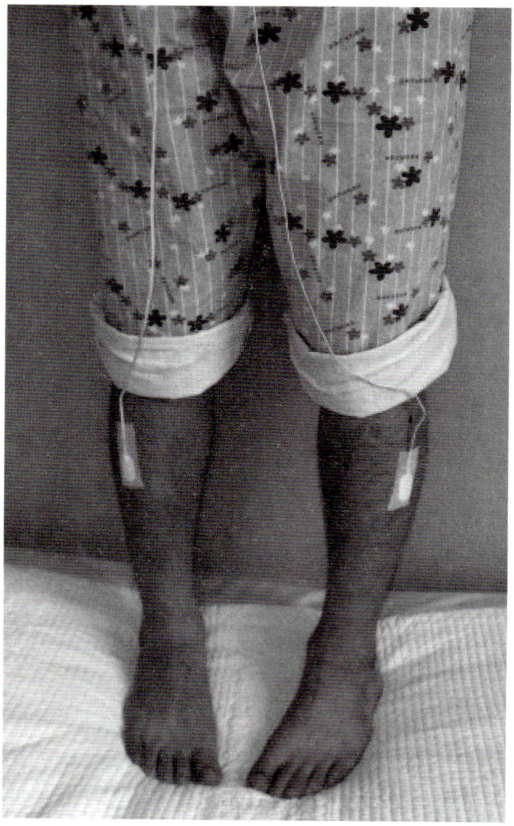

그림 II-12. 앞정강근 근전도 전극의 부착 모습

앞정강근 근전도는 수면 중 다리의 근육경련을 보기 위한 것으로 수면 중 주기적사지운동장애(periodic limb movement disorder, PLMD)나 다리불안증후군(restless legs syndrome, RLS)의 평가에 중요하다. 이것은 수면 중 주기적으로 발목관절이 굽힘(굴곡, flexion), 과다굳음(경축, rigidity)이 있기 때문에 수면장애가 되는 질병 상태로 무호흡증은 특히 60세 이상의 고령자에서 많이 볼 수 있다. **무호흡 치료기인 지속적상기도양압술(지속적기도양압법, continuous positive airway pressure, CPAP)을 하면 주기적사지운동(periodic limb movement, PLM)이 증가하기도 하나 이것은 무호흡에 의해 감추어져(masking) 있던 PLM이 표출하기 때문이다.** 또 그 중에는 다리의 불수의운동을 동반하는 경우도 있으며, 아래팔(전완, forearm)이나 위팔(상완, arm)에 근전도 전극을 부착하는 일도 있다. 불면증의 약 15%에서 불수의적으로 발이나 다리의 경련이 원인이 되며, 다른 수면장애와 동반되어 발생하기도 하므로 세밀한 다리움직임의 감시가 필요하다.

(8) 동맥혈액산소포화도(arterial blood oxygen saturation, SpO_2)

수면 중 혈액의 산소량을 지속적으로 모니터하기 위한 것으로 왼쪽둘째손가락 손톱 끝이나 귓불에 맥박산소측정기(pulse oximeter sensor)를 부착한다(그림 Ⅱ-13). 귓불에 부착하는 방법이 더 정확하나 검사 중에 떨어지기 쉽고 피검자에게 더 불편을 주므로 손톱 위에서 측정하는 방법이 주로 이용되고 있다. 광원(발광부)은 손톱쪽이 아니라 손가락의 볼록한 쪽이 센서가 안정되고 인공산물이 적으나 반대로 부착해도 기록에는 영향을 주지 않는다.

맥박산소측정기에는 적외선 범위인 2종류의 파장을 내뿜는 광원과 빛감지기가 있다. 맥박산소측정기에서 나온 빛이 박동하는 동맥혈관을 통해 투과되며 분광광도전자 원리에 의해 헤

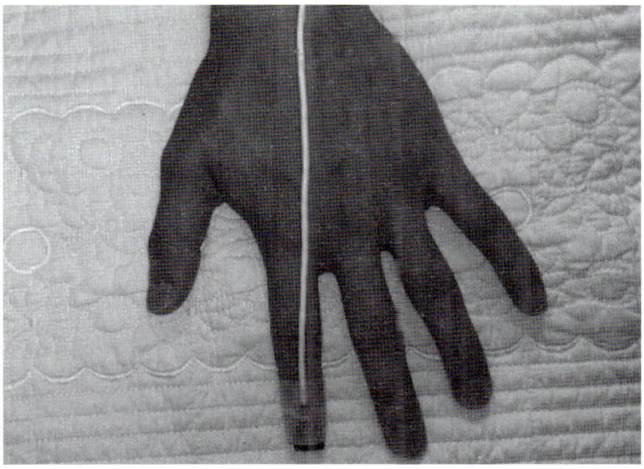

그림 Ⅱ-13. 맥박산소측정기의 부착 모습

모글로빈의 동맥혈액산소포화도(SpO_2)가 계산된다. 맥박산소측정기는 비침습적이며, 적용하기 간편하고, 개인간의 조정이 필요 없는 정량적인 검사이다. SpO_2의 분포양상은 막대그림(histogram)으로 보고되며, SpO_2를 일정 % 이하로 보낸 시간 등도 계산된다. 보통 **평균산소포화도, 최저산소포화도, 최고산소포화도가 산출된다. 수면 중 맥파(pulse)를 이용하여 비관혈적으로 말초의 SpO_2를 측정하여 무호흡의 유무를 평가하는 중요한 지표이며, 무호흡의 스크리닝으로서 간이모니터에서는 반드시 필요하다.** 맥박산소측정기는 부착하기 쉽게 유도선을 손목에 고정하면 안정하다. 떼었다 부착이 간단한 가볍고 작은 소형의 1회용(disposable)도 있으나 손가락의 움직임에 의한 인공산물이 들어오기 쉽다.

수면무호흡의 중증도는 무호흡에 의해서 생기는 저산소혈증 정도이나 수면단계와의 관련성을 알기 위해서는 SpO_2를 연속적으로 기록해야 한다. 무호흡을 동반한 저산소혈증은 혈액가스에 이상이 생기므로 그 정도를 알기 위해서는 비관혈적으로 혈액가스를 점검해야 한다. 사람이 잠들면 저산소혈증에 빠질 수 있는데 특히 수면무호흡증에서 심하며, 뇌졸중이나 심근경색증과 같은 질환을 발생시키거나 재발률을 높일 수 있다. 또한 아침 두통의 원인이 되기도 하므로 수면 중 혈액의 산소량 측정은 매우 중요하다. 맥박산소측정기는 폐쇄성수면무호흡증후군(obstructive sleep apnea syndrome, OSAS)의 스크리닝용으로 개발되지는 않았다. SpO_2 값의 이동 평균시간이나 몸의 움직임(체동, body movement)에 의한 인공산물의 처리가 OSAS의 사건(event) 검출에 불리하게 작용하기 때문이다. 이동 평균시간의 실효값이 5초여도 몸의 움직임에 의한 잡음 처리가 우선되어 무호흡에 의한 SpO_2의 급준한 변화가 몸의 움직임에 의한 잡음으로 처리된 경우 실효 이동 평균길이는 12초까지 연장하는 경우가 있으며, 그 중에는 1회의 무호흡으로부터 호흡 재개까지의 변화가 모두 평균화되어 최저산소포화도가 실제보다 높게 측정될 수 있다.

(9) 코골이음(snoring sound)

수면 중 코골이음의 진동을 측정하기 위해서 일반적으로 진동센서(압전소자의 일종)를 목 가운데의 후두(larynx) 부위에 부착한다(그림 Ⅱ-14). **호흡음 측정용 초소형 마이크로폰(microphone)이나 진동감지장치(vibrator)를 뇌파계에 입력하여 코골이음을 기록하면 코고는 시간, 잠꼬대 등을 알 수 있다.** 그러나 맥파의 혼입이나 몸의 움직임(체동, body movement)에 의한 인공산물의 혼입이 많으며 떨어지기 쉽다.

코골이센서(snoring sensor)는 고감도의 마이크로폰을 손목에 부착하거나 침대 옆에 두어 코골이음을 기록하거나 진동센서로 코골이의 진동을 기록하는 외에 압전소자와 70㎐의 저영역차단필터를 조합시킨 코골이센서가 개발되어 코골이음 등에 의한 머리의 진동을 베개 아래에서 기록하는 것도 있다. 단 목에 센서를 부착하는 경우는 부착이 불완전하고 심전도나 맥파의 혼입이 보이거나 자다가 몸을 뒤척이는 등 몸의 움직임에 의한 잡음의 혼입이 코골이음과 감별할 수 없다. 코골이센서는 압전소자(piezzo sensor)에 의한 것과 코(비강), 입(구강) 압력센서(pressure sensor)로 측정되는 것이 있다. 가장 간단한 것은 압력센서이며, 필터 설정을 고영역에 맞추는 것만으로 동시에 코골이음을 기록할 수 있다. 코골이를 호소하여 진단받은 환자는 치료에 의해 코골이가 어느 정도 개선되었는가는 중요한 정보이므로 가능한 정량적으로 기록하는 것이 바람직하다. 코를 심하게 골면 수면의 질이 나빠지고 심폐기능에도 장애를 초래하며 소음성 난청이 발생하기도 한다. 따라서 코골이의 측정은 정확한 진단과 치료에 꼭 필요하다.

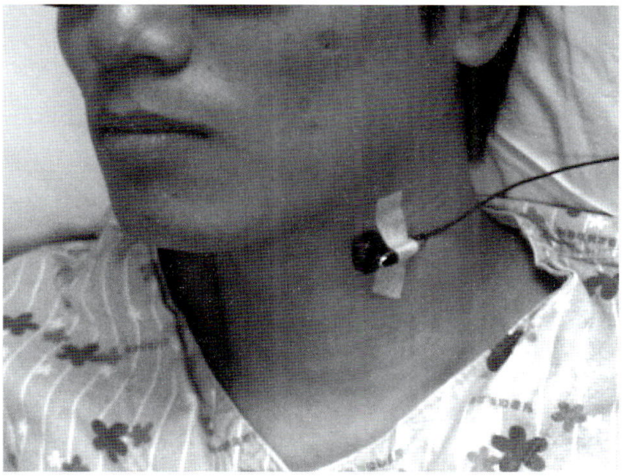

그림 II-14. 코골이센서의 부착 모습

7) 접촉저항의 측정

모든 표면전극의 부착이 종료되면 접촉저항을 측정해야 한다. 인공산물의 혼입을 방지하기 위해서는 10㏀ 이하로 접촉저항을 낮추어야 하나 가능하면 5㏀ 이하가 바람직하다. 모든 전극의 교류저항(impedance)은 5,000Ω(ohm) 이하가 권장되며, 10,000Ω 이하이면 충분하나 저항이 높으면 전극을 다시 부착해야 한다. 그러나 투석환자 등 피부가 약한 피검자는 저항을 낮추기 위해서 피부를 너무 문지르면 상처가 날 수 있으므로 피부에 상처가 나지 않도록 주의해야 한다. 또한 땀남(발한, diaphoresis)이 심한 사람이나 장시간의 검사 중에는 전극풀이 녹아 버릴 염려가 있으므로 전극풀을 많이 사용하거나 녹기 어려운 굳은 전극풀을 사용해야 한다. 인공산물처럼 보이는 모든 양상은 전극의 임피던스를 재점검해야 하며, EEG와 EOG는 전극임피던스에 적용이 된다.

8) 기록 감도의 조정과 기기교정

전극의 부착상태를 확인하기 위해서 기록시작 전 교정파형의 기록은 매우 중요하다. 이것은 부착 실수를 방지하기 위해서 뿐만 아니라 작동 시 파형의 변화를 확인하여 해석하는데 참고할 수 있다. 교정파형을 기록하여 측정조건에 차이가 없는가, 다용도뇌파계를 사용하여 PSG를 실시하는 경우는 펜의 압력이나 제동(damping) 등의 확인도 할 수 있다. 그리고 **기기의 교정에 문제가 있으면 생체현상 교정(bio calibration)을 실시해야 한다.** 부착한 센서가 정상적으로 작동하고 있는 것을 확인하면 지시에 의한 각 동작에서 파형의 변화를 기록한다. 구체적으로는 **개안 30초, 폐안 30초, 좌우 및 상하의 안구운동(좌우, 상하주시), 눈깜박임(순목, blink), 삼키기(연하, swallowing), 씹기(저작, mastication), 이의 악물음 발성(유사적인 코골이음, 코호흡), 심호흡(입호흡), 발목관절뒤굽힘(족관절배굴, ankle joint dorsiflexion), 호흡정지 10초, 자다가 몸을 뒤척임 등을 기록한다**(그림 Ⅱ-15).

기록을 시작하면 원칙적으로는 개입할 수 없기 때문에 작동이 나쁘면 부착이나 기기의 설정 등을 반드시 확인하여 문제가 있으면 대처해야 한다. 파형은 가장 비뚤어짐이 적은 상태에서 기록하는 것이 중요하기 때문에 기록하는 파형의 주파수 범위, 진폭 범위를 알아 두어야 한다. 이것에 맞추어 고영역차단필터(high frequency filter), 저영역차단필터(low frequency filter), 감도(sensitivity) 등을 설정한다. 아날로그 디지털 변환(analog to digital convert, ADC)을 한 전용의 수면다원기록기(polygraph)의 경우는 더욱더 표본추출횟수(sampling frequency)의 설정이 필요하며, 보통 고영역차단필터의 2배 이상의 표본추출횟수가 필요하다. 뇌파, 근전도라면 200㎐가 바람직하다.

호흡 감시장치(respiratory monitor)에 관해서는 피검자에게 지시에 따라 호흡하도록 하고, 흡입(inhalation)과 날숨(exhalation)의 위상이 맞춰져 있는지, 감도는 적당한지를 조사한다. 바로누운자세뿐만 아니라 옆누움자세(lateral decubitus position)에서도 감도가 바뀌지 않는지를 확인한다. 특히 몸의 위치센서의 점검을 위해서 바로누운자세에서의 기록도 확인한다. 외부입력에 의해 얻어진 SpO_2나 CPAP압력 등은 교정을 실시하여 바른 값이 표시되고 있는지를 확인한다. 교정전압은 5㎜/50㎶, 고영역차단필터 35㎐를 사용하여 기록한다.

생체현상 교정이 종료되면 조명을 환자의 요청에 맞추어 LIGHT OFF를 기재 또는 입력한다. 검사자는 기록 중 고감도 비디오모니터 또는 적외선모니터로 피검자를 관찰하여 기록이 정확하게 실시되는지를 확인한다. 수면 중 몸의 움직임(체동, body movement)이나 이상운동이 있으면 기록지에 기재한다. 기록시작 후에는 기록속도를 바꾸거나 기록을 중단시키지 않는 것이 중요하다. 기록 종료 시에는 LIGHT ON을 기재 또는 입력한다. 기록 데이터는 LIGHT OFF에서 LIGHT ON까지가 해석 대상이 된다.

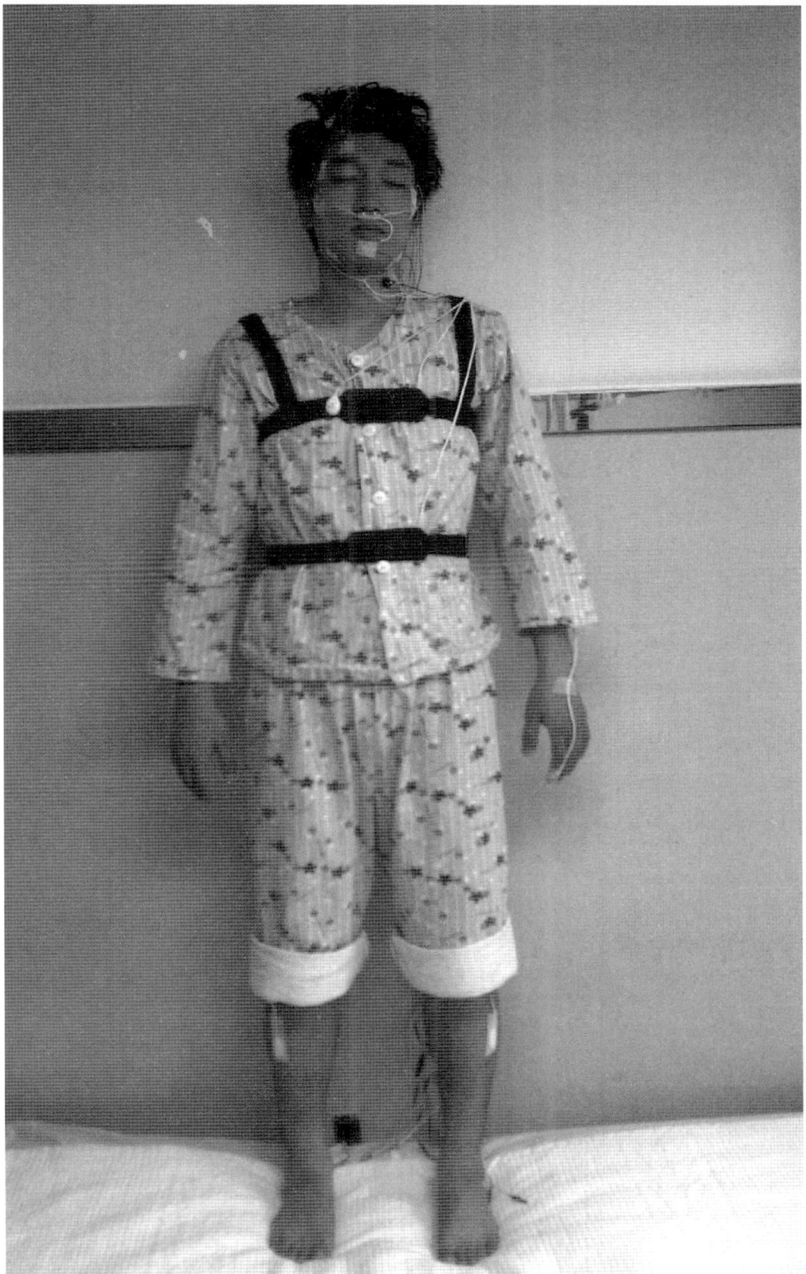

그림 Ⅱ-15. 전체 전극 및 센서의 부착 모습

표 Ⅱ-1에 생체현상의 표준적인 기록조건을 나타냈다.

표 II–1. 수면다원기록기의 표준 몽타주(생체현상의 기록조건)

CH	신 호	유 도	고영역 차단필터 (Hz)	저영역 차단필터 (Hz)	시정수 (초)	감도 (50㎶)	비 고
1	좌측 안구운동	Fp_1-A_1	12.5~25	0.1~0.5	1.5	3.5㎜	• 감도를 1/2로
2	우측 안구운동	Fp_2-A_1	12.5~25	0.1~0.5	1.5	3.5㎜	• 감도를 1/2로
3	코골이	F_3-F_4	70	5~10	0.03		• 센서에 의해 감도는 적당하게
4	아래턱근 근전도	P_3-P_4	70	5~10	0.03	21.0㎜	• 항중력근은 고감도 (3배 이상)
5	뇌파	C_3-A_2	35~70	0.5	0.3	7.0㎜	• 드리프트 혼입 때는 시정수 0.1초
		C_4-A_1	35~70	0.5	0.3	7.0㎜	
		O_1-A_2	35~70	0.5	0.3	7.0㎜	
		O_2-A_1	35~70	0.5	0.3	7.0㎜	
6	코, 입 호흡		5~12.5	0.05	2.0~3.0		• 센서에 의해 감도는 적당하게 • 펜의 흔들림이 끊어지지 않도록 감도 조정
7	가슴호흡		5~12.5	0.05	2.0~3.0		• 센서에 의해 감도는 적당하게
8	배호흡		5~12.5	0.05	2.0~3.0		• 센서에 의해 감도는 적당하게
9	심전도	A_2-Pz	70	0.2	1.0		• 유도에 의해 감도는 적당하게 • 우측귓불–좌측빗장뼈에서 도출
10	좌측 앞정강근 근전도	F_7-T_3	70	5~10	0.03	7.0㎜	
11	우측 앞정강근 근전도	F_8-T_4	70	5~10	0.03	7.0㎜	
12	산소포화도	EXT–1					(gain 1=50㎶/7㎜)
13	CPAP압력	EXT–2					(paper speed 1.0㎝/sec)

* 유도는 뇌파계를 이용한 때의 몽타주 예이다. 각 생체현상의 주파수 범위나 감도를 이해하고 설정하는 것이 중요하다. 잡음을 제거할 목적으로 극단적인 필터를 사용하면 본래의 생체신호가 비뚤어지는 일도 있다.

9) 검사의 실시

전극 및 센서의 부착 등 모든 준비가 완료되면 기록을 시작한다. PSG에서 뇌파의 기록지 이동속도는 10㎜/s가 표준(뇌파는 30㎜/s)이므로 1페이지는 30초가 된다. 기종에 따라서는 15㎜/s에서 기록하는 경우도 있다. 기록시작 후 검사자는 검사실의 입실을 적극 피해야 하나 PSG는 장시간의 측정에 걸친 다항목검사이기 때문에 여러 가지 문제가 생긴다. **가장 많은 것은 인공산물의 혼입이므로 검사자는 인공산물의 감별방법과 대처방법을 잘 알고 있어야 한다.** 예를 들면 땀남(발한, diaphoresis)에 의한 기선의 동요에는 냉방을 강하게 하거나 그래도 개선되지 않는 경우에는 각성하고 있으면 얼음주머니로 머리를 차갑게 하거나 침구를 얇은 것으로 바꾸는 등의 대응을 해야 한다. 저영역차단필터의 차단주파수를 올리면 개선되나 이와 같은 필터의 변경은 해석하는데 느린파(서파, slow wave)의 판정 등에 영향을 줄 수 있다. 땀남에 의해 전극풀이 완전히 녹아버려 전극이 들떠있거나 몸의 움직임(체동, body movement)에 의해 전극이 떨어진 경우에는 다른 전극으로 바꾸거나 화장실에 가고 싶어 각성할 경우 검사실에 들어가 바로 잡는다. 양쪽의 전극이 떨어져버린 경우에는 검사실에 들어가 다시 부착하여 바로 잡아야 하나 환자가 깨지 않도록 주의해야 한다.

바로누운자세(앙와위, supine position)에서 베개 쪽으로 누우면 귓불전극이 깔리게 되어 인공산물이 혼입하는 경우는 기준전극을 반대측의 귓불전극으로 바꾼다. 또 비만 등으로 목이 굵은 경우는 심전도(ECG)가 혼입하기 쉽다. 양쪽 귓불을 단락시키면 ECG의 영향을 제거할 수 있으나 안구운동(EOG)의 진폭이 저진폭으로 되어 빠른눈운동(급속안구운동, rapid eye movement, REM)의 판정이 곤란하게 된다. 교류가 혼입하는 경우에는 교류의 원인이 되는 기기나 전기제품을 이동시키고 그래도 개선되지 않는 경우에만 AC필터(alternating current filter)를 사용한다.

10) 기록상태의 점검

수면다원기록기(polygraph)에서 다채널은 각종 생체정보를 동시에 기록하기 때문에 익숙하지 않을 때에는 특히 환자에게 설명을 잊어버리거나 기록 준비부족을 알아차릴 수 없는 일이 있다. 따라서 **점검용지(check sheet)를 작성하여 항상 확인해가면서 모니터하면 실수를 줄일 수 있다**(표 Ⅱ-2). **검사자는 피검자를 관찰하여 점검용지의 시간표에 기록이 정확하게 되고 있는지를 확인하고, 모니터 중에 알 수 있는 피검자의 수면 중 몸의 위치(체위, body position), 몸의 움직임(체동, body movement), 이상 운동의 유무 등을 관찰한다.** 필요에 따라서는 이러한 사항을 기록지에 기재해야 한다.

표 II-2. 점검용지(check sheet list)

년 월 일 Room No :

환자명 ______ diagnosis · titration ______ 검사자 ______

* 검사시작 전 점검 시작 때의 SpO_2 %

- ☐ Patient file작성 · HD의 용량 확인
- ☐ 몽타주의 설정(diagnosis · titration)
- ☐ CPAP회사 *도입하는 회사에 ○을 표시해 주십시오.
  Autoset S · REMstar · Tyco
  【상품번호】
- ☐ Jack box의 접속
- ☐ CPAP의 calibration
- ☐ Pulse oximeter 외부입력 때만 SpO_2 calibration

* 검사시작 때 점검 * 예약을 받은 사람이 기입해 주십시오.

환자에의 설명
- ☐ 다음 번 외래예약 일시 ______
- ☐ 취침시각 ______
- ☐ 수면시간 ______
- ☐ 간호사 호출 · 화장실
- ☐ 기상시각 · 샤워

☐ Physical calibration · 파형의 점검

* 모니터 때 점검

	시작 1시간	0시경	2시경
파형의 점검	☐	☐	☐
무호흡 중의 SpO_2	☐	☐	☐
2일밤 째 : CPAP압력의 측정	☐	☐	☐
2일밤 째 : Leak치	☐	☐	☐

* 종료 시 점검
- ☐ 1일밤 째 : 붕대의 세탁
- ☐ Acquisition score sheet 복사하고 Auto로 한다.
  【주】 titration 때는 body position만
- ☐ LIGHT OFF&ON의 위치(awake에서 SpO_2=95~98%인가?)
- ☐ SpO_2 인공산물의 제거

21 · 22 · 23 · 0 · 1 · 2 · 3 · 4 · 5 · 6

【검사기기의 연락사항】

【Patient에 대한 전달】
- ☐ 점코약 사용 ☐ CH40 사용
- ☐ A Fib. ☐ DM

11) 검사의 종료

검사 종료는 평상시의 기상시각 무렵의 자연 각성이 바람직하나 부득이하게 각성시킬 경우에는 가능하면 렘수면(REM sleep) 도중의 종료를 피하고, 렘수면 종료 후 몸의 움직임(체동, body movement)에 의한 각성 등 때에 검사를 종료해야 한다. 특히 계속해서 수면잠복기반복검사(multiple sleep latency test, MSLT)를 실시할 경우에는 반동으로 렘수면이 생기는 원인이 되므로 렘수면 도중의 종료는 적극적으로 피해야 한다.

2. PSG기록의 해석

수면기록은 야간에 8~10시간 동안 지속되므로 기록되는 양은 일상 뇌파검사와는 비교가 되지 않을 정도로 많다. 따라서 많은 양의 기록을 판독기준이 되는 길이(시간)로 나누어 판독해야 한다. **수면단계를 판독할 때 관습적으로 기록을 일정 부분으로 나누는데 이 부분을 각각의 epoch(수면판독단위)이라고 하며, 이것을 기준으로 판독(scoring by epochs)한다(수면판독단위별 판독법, epoch-by-epoch approach). 기본적인 간격은 1epoch이고 이것은 뇌파기록지 크기인 300㎜이다. 이러한 간격은 15㎜/s 혹은 10㎜/s의 기록지이동속도에 대하여 일반적으로 20초 또는 30초 단위로 기록을 나누어 1epoch으로 하여 판정한다(15×20=300㎜, 10×30=300㎜). 이때 주로 20초 또는 30초의 기록속도가 1초당 10에서 15㎜이므로 기록지의 한쪽(page)이 1epoch이 된다.** 판독기준(scoring criteria)에서 시간 간격은 판독을 규제하여 방해가 될 만큼 너무 짧지도 않고, 짧은 단계의 변화를 판독하는데 힘들 만큼 길지도 않게 적당하게 정해져야 한다. 수면판독단위별 판독법은 각 epoch이 분리되어 있는 것을 의미하지는 않는다. 긴 epoch의 사용은 짧은 수면단계의 변화를 판독하는데 오차를 발생시키므로 30초 이상의 epoch 길이가 사용될 때는 검사자의 의견을 기재해야 한다.

수면단계는 1epoch에서 1단계 이상 나타날 수 있으나 판독은 1페이지를 1epoch으로 하여 각 epoch에서 가장 뚜렷한 특징을 보이는 소견을 그 epoch의 단계로 판독한다. 그것은 1epoch에서 가장 많은 부분을 차지하는 단일한 서술적인 요소를 결정하기 위해서이다. Rechtschaffen&Kales의 지침서(1967)에 따르면 1epoch 내에서 2개의 수면단계를 지정할 수는 없다. 그리고 단위의 기준은 일단 정해지면 기록전체를 통해 처음부터 끝까지 일관성 있게 유지해야 한다.

1) 수면단계의 판정

PSG는 정상인의 수면을 단계별로 계산하기 위한 최적표준(gold standard)의 기준이 되므로 수면단계의 판정은 매우 중요하다. 이런 기준들은 성인에게 적용되며 소아, 청소년의 수면을 판정하는 데도 이용되나 신생아와 유아에서는 다른 기준이 필요하다. 보통 수면단계는 국제적 기준인 Rechtschaffen&Kales의 판정기준을 기초로 한 APSS(association for the psychophysiological study of sleep)방법이나 **The AASM Manual for the Scoring of Sleep and Associated Events에 의해 실시되고 있다.**

수면단계의 판정은 뇌파(EEG), 안구운동(안전도, EOG) 및 아래턱근 근전도(chin EMG) 등 3개의 생체현상을 기본으로 하여 판독한다.

수면단계는 크게 비렘수면(NREM sleep) 3단계와 렘수면(REM sleep)의 총 4단계로 나누어지며, 각 수면단계의 특징은 다음과 같다.

① 비렘수면(비급속안구운동수면, non-rapid eye movement sleep, NREM sleep)은 수면의 깊이와 비례하여 여러 단계로 구분되며, Stage N1(NREM 1), Stage N2(NREM 2), Stage N3(NREM 3)의 3단계로 되어 있다. Stage N1, 2단계는 얕은 수면상태이나 Stage N3는 서파수면으로 매우 깊은 수면상태이다. Stage N3는 Rechtschaffen&Kales의 수면 3단계와 4단계를 대신한다.

비렘수면은 성인 전체 수면의 75~80%를 차지하며 우리 몸의 신체 기능 회복에 필요한 수면으로 몸은 움직일 수 있으나 뇌는 비활동적인 상태에 있다. 주로 낮 동안 축적된 신체의 노폐물과 손상된 부분에 신진대사를 활발하게 하여 그 기능을 회복시킨다. 특히 느린파(서파, slow wave) 수면이 이를 담당한다.

② 렘수면(빠른눈운동수면, rapid eye movement sleep, REM sleep, R수면)은 Stage R(REM)의 1단계로 되어 있다. 렘수면은 성인 전체 수면의 20~25%를 차지하며 마음과 정신의 피로 회복에 필요한 수면으로 약 80% 정도가 꿈을 꾸는 잠으로 알려져 있다. 그리고 뇌는 활성이 있고 근육은 무긴장 상태이며, 빠른눈운동(REM)이 나타난다. 즉 몸은 마비상태이나 뇌는 활발한 활동상태에 있으며, 자율신경계의 기능이 일과성으로 증가한다. 따라서 여러 가지 원인에 의해 잠이 부족하거나 깊은 잠과 렘수면이 적어지면 일상생활에 많은 장애를 초래한다. 비렘수면과 렘수면을 비교하면 다음과 같다(표 Ⅱ-3).

표 Ⅱ-3. 비렘수면과 렘수면의 비교

항목	NREM수면	REM수면
뇌파(EEG)	수면 1~3단계	수면 1단계와 비슷
안구운동(EOG)	느리고 천천히	재빠르게
근육긴장(EMG)	점감	소실
심박동수	감소	불규칙
호흡(RESP)	감소	증가(불규칙)
혈압	저하	증가(불규칙)
위액 분비	감소	증가
요량	감소	현저한 감소
음경, 음핵	위축	발기
꿈	없음	대부분 나타남
땀남(발한)	없음	있음
체온	일정	일정하지 않음

(1) Stage W(각성, wake)

Standard Rechtschaffen&Kales scoring system에서는 뇌파의 각성에 대한 언급이 없기 때문에 ASDA의 The Sleep Disorders Atlas Task Force의 기준에 따라 scoring한다.

각성은 수면장애가 있거나 일부 노인의 수면에서 짧게 자주 관찰되며, 일시적이고 대개 행동적인 각성(behavioral awakening)을 유발하지는 않는다. 각성을 일으키는 원인은 무호흡, 다리의 움직임, 통증 등 여러 가지로 각성의 일부는 확인이 가능하나 노인의 수면, 일부 불면증인 경우에는 특발성이다. 각성은 수면을 분절(sleep fragmentation)시키기 때문에 주간 수면과다증을 일으킬 수 있다. 표준 PSG에서 짧은 각성상태는 확인이 가능하며, 뇌파 주파수의 급격한 변화(abrupt shift in EEG frequency)와 근전도 긴장(tension)의 짧은 증가가 특징적이다. 각성은 뇌파에서 θ파, α율동 및 16㎐ 이상의 주파수 등은 포함되나 수면방추파(sleep spindle)는 포함되지 않는다.

① EEG

㉮ **깨어 있는 상태로 안정, 각성, 폐안상태에서 율동적인 α활동(8~13㎐)이 1epoch 당 50% 이상 나타난다. α활동은 뒤통수부위(후두부, occipital region)에서 가장 잘 나타나나 중심부위(중심부, central region)에서도 나타난다**(그림 Ⅱ-16).

㉯ **비교적 저진폭(relatively low voltage)의 여러 가지 주파수가 혼합(mixed frequency)되어 나타나나 두 상태 중 하나를 보이는 경우도 있다.**

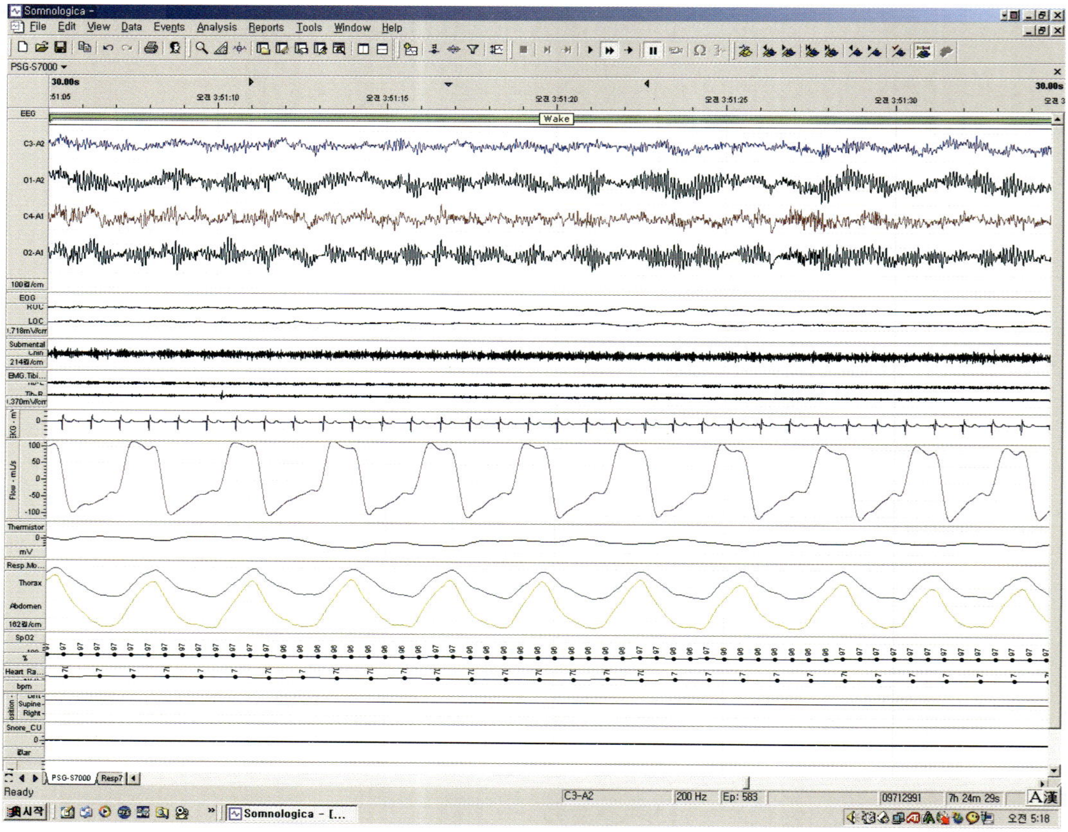

그림 II-16. Stage W

O_1, O_2에서 α활동이 율동적으로 보인다.

㉰ 율동적인 α활동은 집중, 개안상태에서는 감소한다.

㉱ 수면을 하지 않고 아주 졸리는 상태에서 개안하면 율동적인 α활동이 나타날 수 있으나 폐안하면 감소될 수 있다. 이 경우 α파의 감소는 수면 1단계가 나타나는 것과 관련이 있다.

㉲ 각성상태에서 1단계 수면으로 이행될 때 각성 시에 분명한 율동적인 α활동을 관찰할 수 있으면 감별은 쉽다. 따라서 수면검사에서 뒤통수부위에 전극을 추가하면 도움이 된다.

② EOG

㉮ 각성 시에는 안구운동의 조절이 수의적(자발적)이다. 따라서 **개안 시에는 0.5초 이하의 빠른눈운동(급속안구운동, rapid eye movement, REM)과 0.5~2㎐의 눈의 깜 박임(eye blinks)이 동반되나 폐안 시에 안구운동은 거의 없다. 각성 시에 나타나는 불수의**

적이고 느린안구운동(involuntary slow rolling eye movement, SREM)은 Stage N1으로 바뀌기 몇 초에서 몇 분 전에 먼저 나타난다.

㉯ 각성 시에 나타나는 빠른눈운동을 렘수면의 안구운동으로 혼동하여 각성상태를 렘수면으로 판독해서는 안된다.

③ EMG

㉮ **비교적 높은 수준(relatively high level)의 근육 긴장 활동(muscle tonic activity)이 지속적으로 항진되어 있다.** 수의적인 움직임은 근전도의 진폭이 위상성(phasic) 증가를 일으킨다. 매우 이완되어 있는 경우 각성상태의 근전도 소견은 비렘수면(NREM sleep)의 근전도 소견과 구분할 수 없을 정도로 감소될 수 있다.

(2) 비렘수면(비급속안구운동수면, non-rapid eye movement sleep, NREM sleep)

비렘수면의 Stage N1, Stage N2, Stage N3의 3단계는 기본적으로 뇌파소견에 의해 분류된다. 안구운동과 근전도 소견은 비렘수면 구분에 거의 영향을 주지 않으나 각성단계에서 Stage N1으로 이행할 때는 도움이 된다.

① Stage N1

전체 수면의 약 5%를 차지한다.

㉮ EEG

㉠ 저진폭 각성상태에서 수면 1단계로 바뀔 때에는 전반적으로 파형이 서파화 된다.

㉡ 비교적 **저진폭(relatively low voltage)의 여러 가지 주파수가 혼합(mixed frequency activity)되어 나타난다. 주된 뇌파 활동은 θ파(4~7㎐)이다.**

㉢ **α활동은 1epoch당 50% 이하로 나타나며 연속해서 3epoch 이상 나타나야 수면이 시작된 것으로 간주한다.**

㉣ **수면 초반부에 마루점 예파(두정부 예파, vertex sharp wave, V wave)를 볼 수 있다.** 간격은 0.5초 이하, 진폭은 200㎶에 이르기도 한다.

㉤ **입면시 고진폭 동기성이 높은 θ활동(hypnogogic hypersynchrony)이 소아나 청소년에서 수면 1단계가 시작될 때 잘 나타난다.**

㉥ 수면 1단계로 판정하기 위해서는 수면방추파(sleep spindle) 및 K-복합파는 절대로 나타나지 않아야 한다.

㉯ EOG

㉠ **수면 초반부에는 불수의적(involuntary)으로 0.5초 이상의 느리고 구르는 안구운동 (완서안구운동, slow rolling eye movement, SREM)**이 각성상태에서 Stage N1으로 이행하기 1~2분 전에 나타나거나 수면 1단계에서 관찰된다. 가끔 주간에 낮잠을 잘 때에는 15분 전에 나타나기도 한다.

㉡ 이러한 **느린안구운동은 Stage N1에서 Stage N2로의 이행기나 Stage REM에서 Stage N1으로의 이행기를 찾아내는데 매우 중요하다.**

㉢ 빠른눈운동(급속안구운동, rapid eye movement, REM)은 나타나지 않는다.

㉰ EMG

㉠ **근육의 긴장은 모든 비렘수면에서 어느 정도 유지되며 저진폭의 근전도 활동으로 나타난다.** 근전도 진폭의 점진적인 감소가 이행 순간에 발생할 수 있으나 각성에서 수면으로의 이행기에 근전도 진폭의 뚜렷한 변화는 거의 없으며, 약간의 변화가 나타날 수 있다.

㉡ 비렘수면 동안 근전도 수준은 움직임에 의한 각성(movement arousal)을 감별하는데 도움이 된다. 움직임에 의한 각성은 크기와 지속시간에 비례하므로 수면 1단계의 변화 를 결정하는데 유용하다.

㉢ 렘수면 동안 근전도 활동이 증가하면 Stage N1으로 이행되는 것을 나타낸다(그림 Ⅱ-17).

② Stage N2

전체 수면의 약 45~50%를 차지한다.

㉮ EEG

㉠ **수면 1단계와 비슷한 비교적 저진폭의 혼합된 뇌파활동을 배경(background)으로 나타난다.**

㉡ **간헐적(intermittent)으로 수면방추파(sleep spindle)와 K-복합파(K-complex)가 동시에 나타나거나 혹은 둘 중 하나가 나타난다.**

㉢ **수면방추파는 12~14㎐의 주파수로 Stage N2의 특징적인 소견이며, 가장 전형적 인 것은 진폭이 커졌다 작아졌다 하는 방추형으로 나타난다**(그림 Ⅱ-18). 수면방추파는 Stage N1에서 Stage N2로 이행하는 초기에 나타날 수 있으나 0.5초 이상 지속되어야 하고, 6~7개의 분명한 파동이 있어야 한다. 수면방추파의 비율(sleep spindle

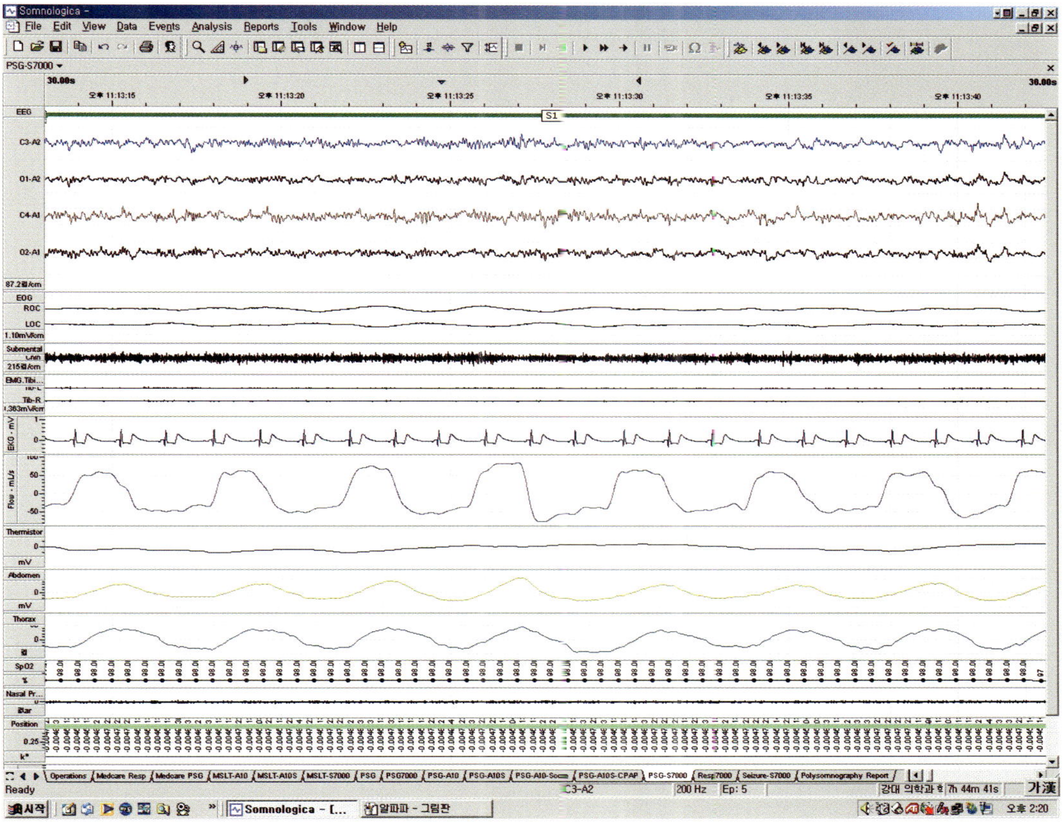

그림 II-17. Stage N1

rate)은 정상 성인이나 불면증 환자에서 3~8회/분의 빈도로 발생하며, 개인적으로 매우 안정적인 특징을 보인다.

수면방추파는 연령 및 약물의 영향을 받는다. 수면방추파는 개체 발생학적 측면(aspect)에서는 대개 생후 3개월 이전에 나타나며, 정신지체아에서는 정상 영아에 비해 늦은 나이에 나타나나 자주 관찰되지 않는다. 노인에서는 젊은 성인에 비해 전형적인 형태가 없어지고, 주파수도 느려지며, 진폭이 낮고, 지속시간도 짧아지는 경향이 있다. 그리고 벤조디아제핀(benzodiazepine) 계통의 수면제 복용 시 Stage N2에서 수면방추파의 밀도가 증가되는 경향을 보인다. 수면방추파와 K-복합파는 비렘수면 Stage N1에서는 나타나지 않으나 렘수면 중에는 나타날 수 있다. 특히 수면이 제한(수면박탈, sleep deprivation)되거나 분절(자주 깨는 수면, sleep fragmentation)된 경우에는 현저하다.

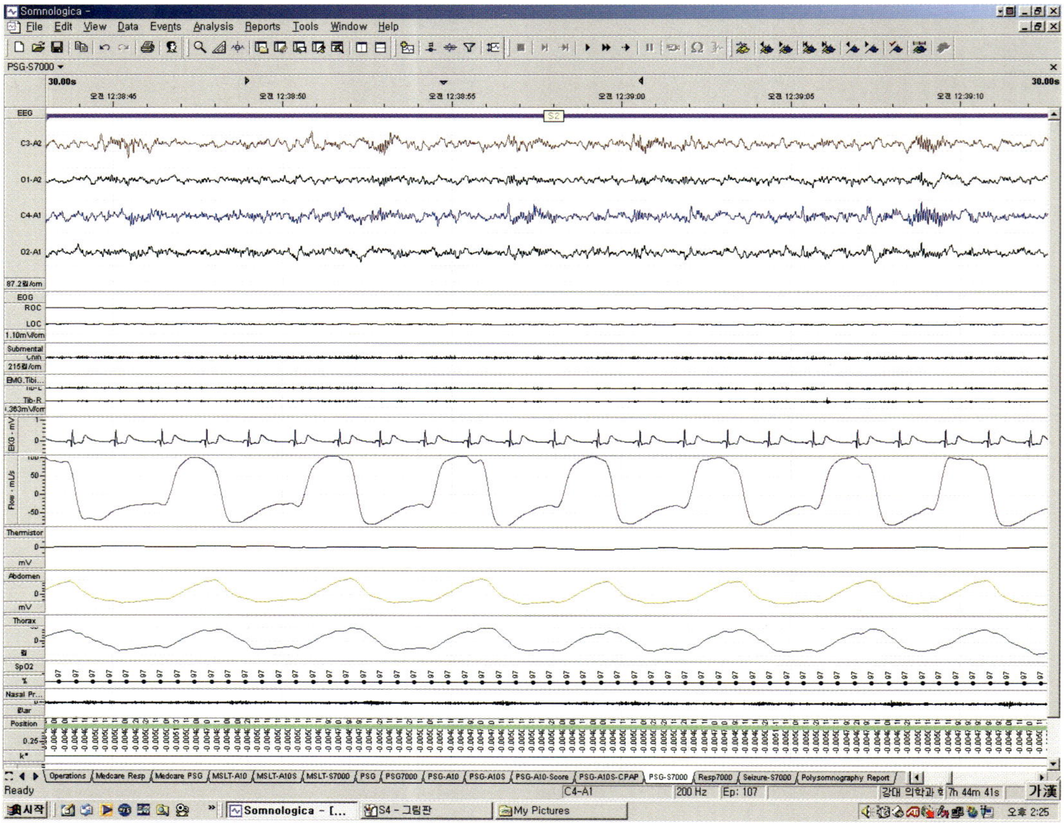

그림 II-18. Stage N2
중심부분에 수면방추파가 나타나고 있다.

㉣ **K-복합파(K-complex)는 Stage N2의 특징적인 소견의 하나로 또 다른 독특한 파형이다**(그림 Ⅱ-19). K-복합파는 매우 뚜렷하고 뾰족한 예파 모양의 음성파(a well- delineated negative sharp wave)와 이것에 이어서 양성파(immediately followed by a positive component)로 구성되는 복합체이다. **K-복합파는 마루점(두정부, vertex)에서 최대로 나타나며, 수면방추파(12~14㎐)는 K-복합파 다음에 이어서 나타나는 것은 매우 흔하다. K-복합파의 지속시간은 0.5초 이상**이며, 젊은 성인에서 전형적인 빈도는 1~3회/분이나 개인간에는 상당한 정도의 차이가 있다. **K-복합파는 자발적으로 나타나나 청각자극에 의해서 유발되기도 한다.**

㉤ **Stage N3로 구분할 정도의 충분한 양의 고진폭 서파(δ파) 활동은 없어야 한다**(1 epoch의 20% 미만).

㉥ 2개의 수면방추파나 K-복합파사이의 간격(interval)에 비교적 저진폭, 혼합된 주파수의 뇌파가 나타나면 이 기간 동안에 빠른눈운동(급속안구운동, rapid eye move-

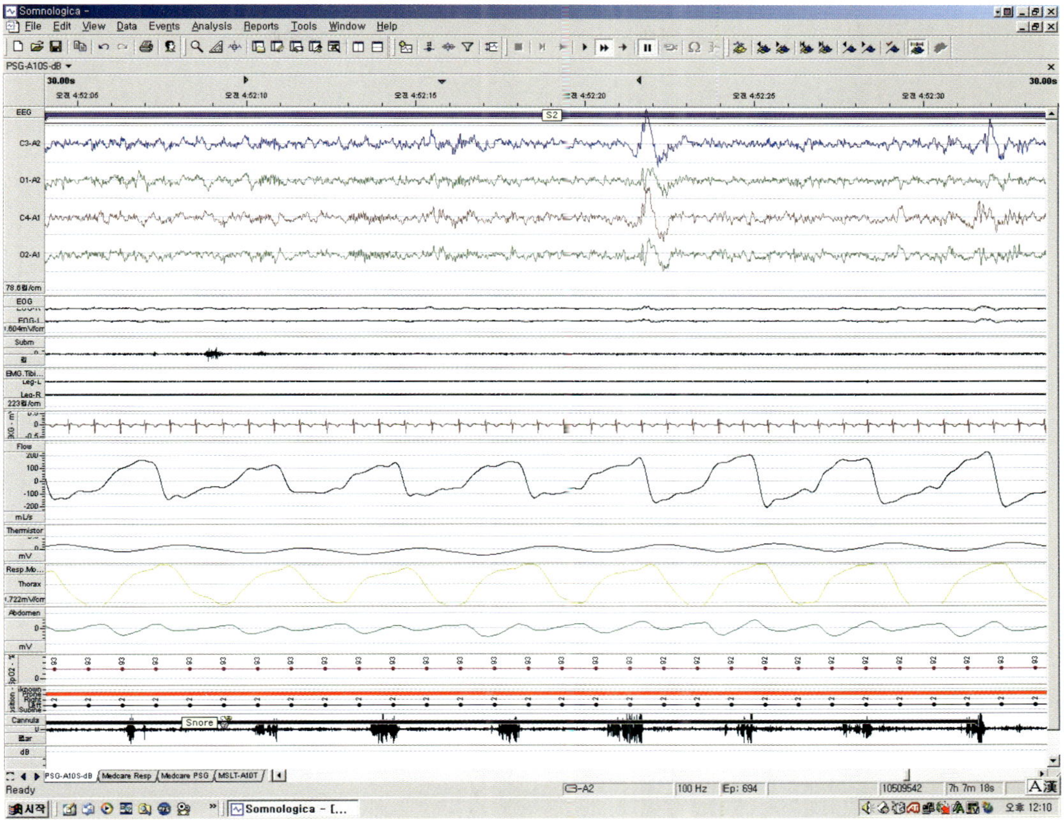

그림 Ⅱ-19. Stage N2

K-복합파가 나타나고 있다.

ment, REM)이나 움직임에 의한 각성이 나타나지 않고 그 간격이 3분 이하이면 근전도 수준에 관계없이 2단계 수면으로 판정한다.

㉯ EOG

㉠ **보통 느린안구운동은 없으나** 수면 초기에 수면방추파와 K-복합파가 나타난 후 가끔 아주 짧게 지속될 수 있다.

㉡ 안구운동 채널에도 뇌파가 기록되기 때문에 K-복합파도 이들 채널에 중복되어 나타날 수 있다. 따라서 빠른눈운동(급속안구운동, rapid eye movement, REM)과 비슷하게 보인다.

㉢ 2개의 채널에서 펜의 기울기가 같은 방향(in-phase)으로 움직이고 K-복합파의 중심부 위(중심부, central region) 진폭이 안구운동과 관련되는 어떠한 뇌파활동보다 크기 때문에 K-복합파는 빠른눈운동과 쉽게 감별할 수 있다.

㉰ EMG

㉠ 근전도에서 다양한 진폭을 볼 수 있으나 보통 깨어 있을 때보다는 작고, 렘수면보다는 증가되어 있다.

③ Stage N3(Stage 3&4)

전체 수면에서 Stage 3는 5~10%, Stage 4는 10~15%를 차지한다. Stage 3&4는 20% 정도로 서파수면기(slow wave stage, SWS)라고 하며, 심수면기(deep sleep)에 해당한다.

㉮ EEG

㉠ **고진폭 서파활동(high voltage slow wave, 75㎶ 이상의 진폭, 2㎐ 이하의 δ파)이 반복해서 나타나는 것이 특징**이나 수면 3, 4단계는 고진폭 서파의 출현량에 따라 구분한다.

㉡ **수면 3단계는 고진폭 서파가 1epoch당 20% 이상, 50% 미만**이나 이 고주파수의 저진폭파 활동은 포함되지 않는다(그림 Ⅱ-20).

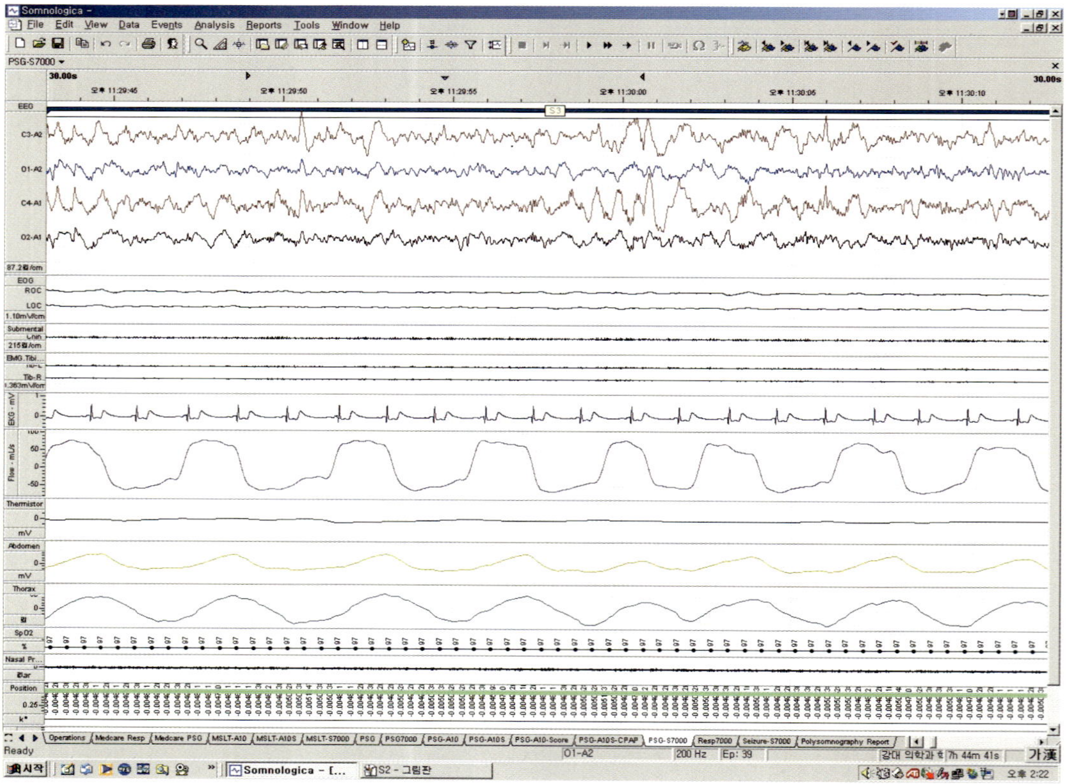

그림 Ⅱ-20. Stage N3

㉢ **수면 4단계는 고진폭 서파가 1epoch당 50% 이상**으로 구분할 수 있으며, 저진폭 속파는 몇 초 이상 지속되는 것은 볼 수 없다(그림 Ⅱ-21).

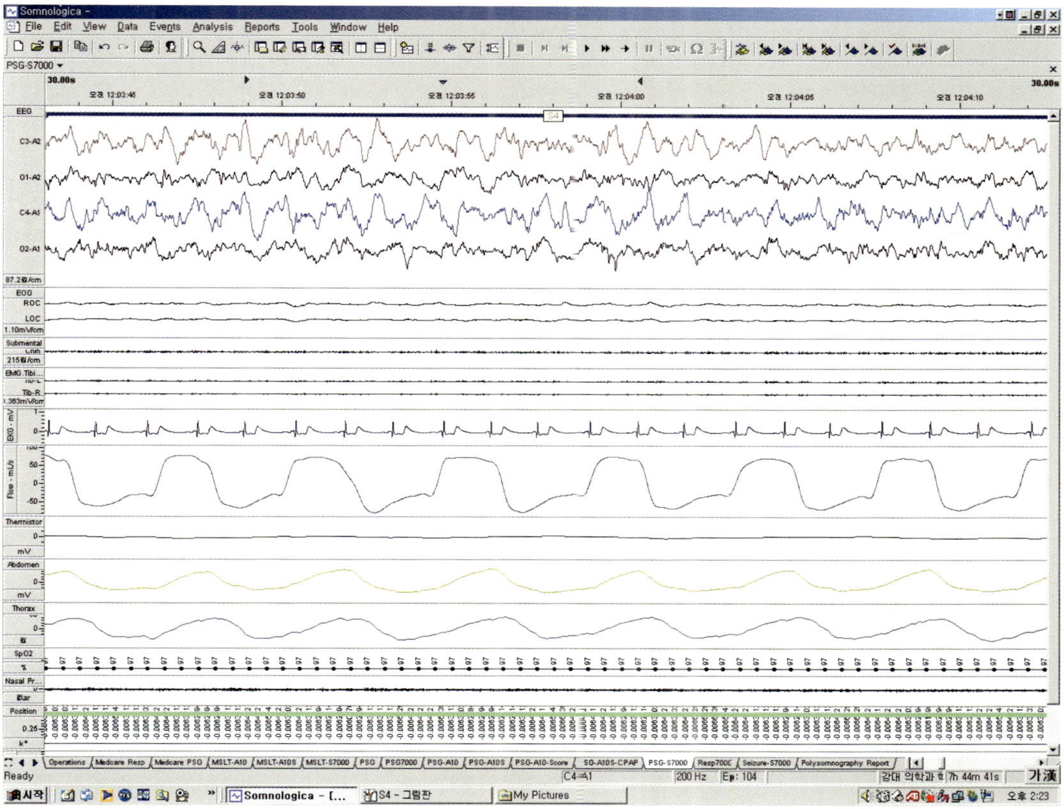

그림 Ⅱ-21. Stage N4

㉣ 수면방추파와 K-복합파가 나타날 수 있으나 배경 뇌파활동, 특히 수면 4단계에서 K- 복합파는 분명하지 않다.

㉯ EOG

㉠ 안구운동은 전형적으로 나타나지 않으며, 안구운동에 고진폭 서파가 반영되어 나타난다.

㉰ EMG

㉠ 다른 비렘수면과 마찬가지로 근육긴장 활동을 보이나 렘수면과 거의 구분되지 않을 정도로 매우 낮은 근육활동 저하를 보이며, 고진폭이 많이 보일 수 있다.

(3) 렘수면(빠른눈운동수면, rapid eye movement sleep, REM sleep, R sleep)

렘수면은 빠른눈운동(급속안구운동, rapid eye movement, REM)을 동반하는 수면이라는 의미에서 머리글자를 얻어 렘(REM)으로 이름 붙였다. 렘수면에 대해서 그 외의 수면 Stage N1, Stage N2, Stage N3를 비렘수면(NREM sleep)이라고 하며 20~25% 정도이다.

야간 수면에서 렘수면은 비렘수면을 경과하여 출현하며 수면 후 첫 번째 렘수면이 나타나는데는 약 90~120분 정도의 시간을 주기로 반복하여 출현한다. 렘수면은 새벽녘에 많이 나타나며, 수면 전반부보다는 후반부에 지속시간이 길다. 렘수면을 정의할 때는 렘수면이 어디에서 시작하고 어디에서 끝나는지를 정확하게 알아야 한다. **렘수면은 뇌파, 안구운동 및 근전도에서 동시에 특징적인 소견이 충족되어야 한다.**

① EEG

다음 중 한 가지가 나타날 수 있다.

㉮ **수면 1단계와 비슷한 활성화 또는 비동기화(desynchronize)된 비교적 저진폭의 여러 가지 주파수가 혼합되어 나타난다. 수면 1단계에서 나타나는 마루점 예파(두정부 예파, vertex sharp wave)는 뚜렷하게 나타나지 않는다**(그림 Ⅱ-22).

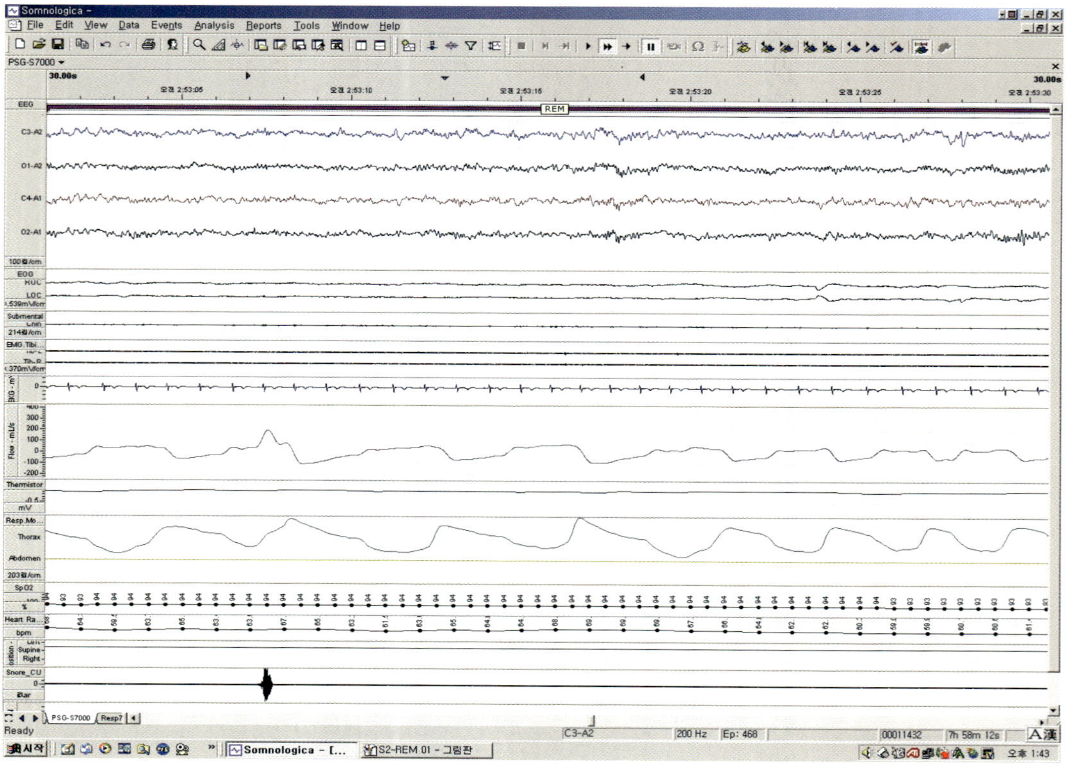

그림 II-22. REM시작(Stage N2-REM)

㉯ **V자 형의 톱니모양파(sawtooth wave)가 안구운동과 비슷하게 나타난다.** 톱니모양파는 θ파 범위의 주파수로 마루점(두정부, vertex)에서 고진폭으로 보이며, 이마부위(전두부, frontal region)에서도 나타난다. 그러나 반드시 톱니모양파가 있어야 렘수면으로 분류할 수 있는 것은 아니다(그림 Ⅱ-23).

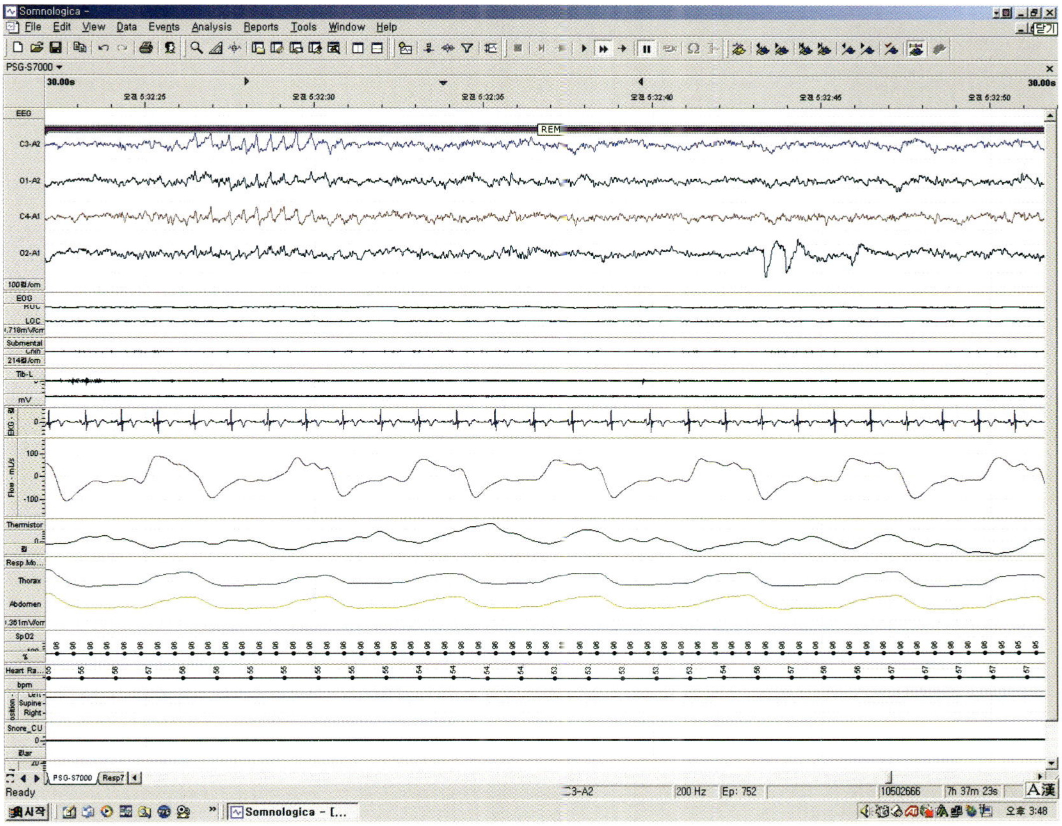

그림 Ⅱ-23. REM(톱니모양파, sawtooth waves)

㉰ α파는 수면 1단계에서 뚜렷하게 관찰되나 대개 각성상태의 α활동보다 1~2㎐ 느리다.

㉱ 수면방추파 및 K-복합파는 절대로 나타나지 않아야 한다.

② EOG

㉮ 일정 간격으로 **반복적인 빠른눈운동(급속안구운동, rapid eye movement, REM)의 군발(burst)이 삽화적(episodic)으로 나타난다.** 눈은 감고 있으나 빈번하게 움직이고 있다(그림 Ⅱ-24).

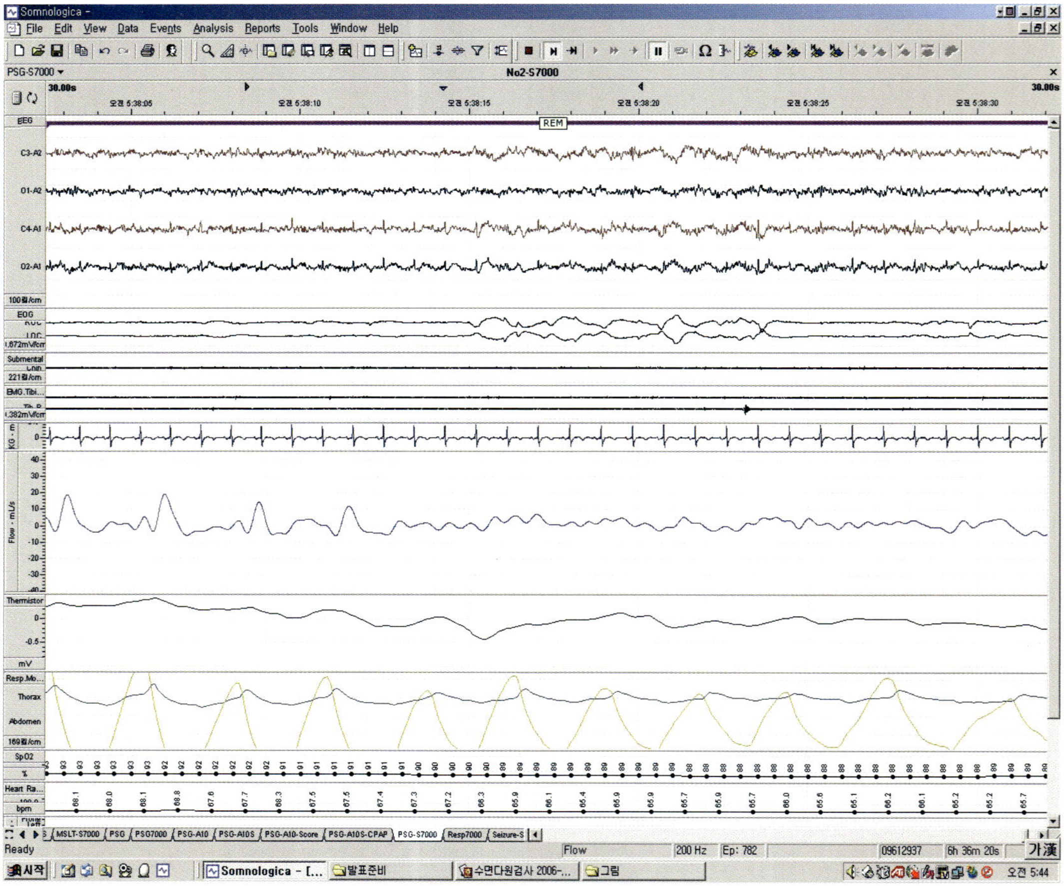

그림 II-24. 빠른눈운동(rapid eye movement, REM)

㉯ 렘수면 중 빠른눈운동의 밀도는 수면경과에 따라 달라진다. 빠른눈운동은 초기 렘수면 때는 적지만 후반부로 갈수록 많아진다. 즉 초기의 렘은 나중에 나타나는 렘보다 빠른눈운동의 횟수가 적다. 지속시간(duration)은 500ms 이내이다.

③ EMG

㉮ **신체의 자세를 유지하는 항중력근(antigravity muscle)의 현저한 근육긴장 저하와 얼굴근육(안면근, facial muscle)이나 팔다리의 근육이 순간적으로 단일수축(twitch)한다. 근전도는 가장 낮은 수준으로 억제(suppression) 되어 있다.** 렘수면 때는 다리뇌(교뇌, pons)의 속질억제중추(medullary inhibitory center)에 대한 활성(activation)으로 긴장없음증(무긴장증, atonia)이 발생한다.

㈏ 뇌파나 안구운동의 변화가 없더라도 15초 이상(prolonged EMG elevation) 지속되는 근전도 수준이 상승하면 렘수면에서 다른 수면단계의 이동(stage shift)으로 간주한다.

2) 수면경과와 수면주기

야간수면에서 수면단계의 이행은 각성으로부터 Stage N1→Stage N2→Stage N3를 거쳐 깊은 수면으로 이행하며, 입면으로부터 90~120분 경과하여 처음으로 렘수면(REM sleep)이 출현한다. 입면으로부터 렘수면이 끝날 때까지를 1수면주기라고 하며, 하룻밤에 이 수면주기는 4~5회 반복한다. 수면주기의 후반에는 Stage N3의 출현은 적으나 렘수면은 증가하여 간다. 이 1회의 수면주기(sleep cycle)는 건강 성인에서는 90~120분(평균 약 100분) 정도 지속된다. 이와 같이 하룻밤에 걸친 경과를 그림으로 나타낸 것을 수면도표(sleep diagram)라고 하며, 수면단계 판정 후 하룻밤에 이른 경과를 파악하기 위해서는 수면도표를 작성해야 한다(그림 Ⅱ-25). 수면구조그림(sleep histogram, hypnogram)은 수면의 진행을 시간의 흐름에 따라 수면단계의 진행순서, 변화, 분포 및 수면단계별 발생 백분율을 그림으로 그리고 사건들(events)의 분포 및 빈도를 도식화하면 전체적으로 PSG의 판독결과를 파악할 수 있다. 수면구조그림은 여러 가지 사항을 도식화하여 볼 수 있도록 구성되어 있고, 수면검사결과 보고 시 항상 포함되며, 전산화 프로그램을 이용하여 출력할 수 있다.

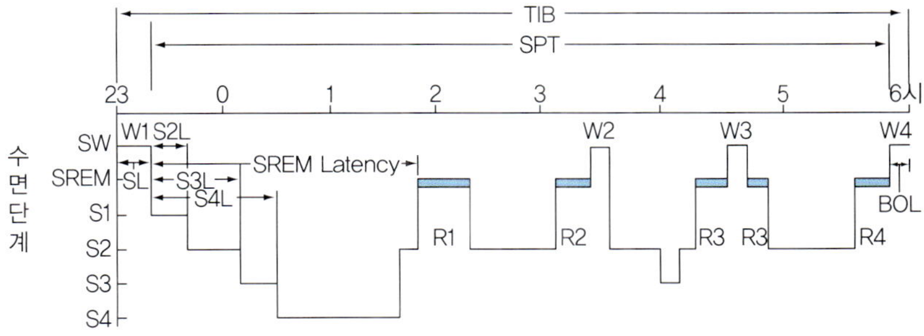

그림 Ⅱ-25. 수면경과도

3) 수면단계의 출현율

수면은 우리 모두가 경험하는 자연적인 현상으로 적절한 수면시간은 사람마다 다르다. 정상적인 경우 신생아는 하루 16시간, 1세 때는 12~13시간의 잠을 자며, 성인은 밤에 8시간, 노년기에는 6시간 정도의 잠을 자게 된다. 이와 같이 연령에 의해서 수면시각, 수면시간, 수면단계의 출현률은 변화한다. 비렘수면과 렘수면의 연령별 추이를 보면 그림 Ⅱ-26과 같다. **신생아기, 유아기에는 렘수면이 많이 출현하나 3~5세에서 성인의 수면양상에 가까워진다. 또 노인이 되면 렘수면은 약간 적어지고 심수면기(Stage N3)가 현저하게 감소한다.** 즉 나이를 먹으면 수면이 얕아진다. 연령별 수면단계의 출현률은 표 Ⅱ-4와 같다.

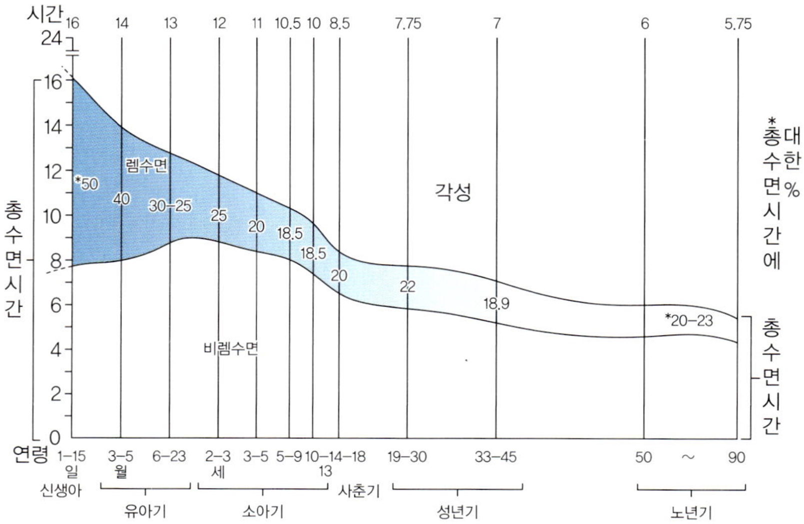

그림 Ⅱ-26. 총수면시간, 렘수면, 비렘수면의 연령별 추이

표 Ⅱ-4. 연령별 수면단계의 출현률

연령	8~11세	21~31세	30~39세	50~60세	60~69세
Stage W	1.5%	0.9%	2.4%	4.1%	9.9%
Stage 1	6.1	5.3	7.5	10.9	11.9
Stage 2	44.2	48.7	53.0	51.1	50.6
Stage 3	5.9	7.7	5.5	8.4	4.5
Stage 4	17.9	13.2	9.6	2.7	2.7
Stage 3+4	(23.8)	(20.9)	(15.1)	(11.1)	(7.2)
Stage REM	24.3	24.1	21.9	22.8	20.4

4) 사건(event)의 판정

PSG의 판독소견을 요약하여 각종 지수들(indices)을 산출할 수 있으며, 그 빈도가 지수(index)로 집계되는 것은 각성(arousal), 무호흡/저호흡(apnea/hypopnea), 주기적다리움직임(periodic leg movements) 정도이나 많이 이용되는 지수들을 다음과 같다.

(1) 각성(arousal)

3초 이상 지속되는 뇌파의 주파수 변화를 각성으로 판정한다. 또 각성 전에는 10초 이상 지속되는 수면이 필요하나 수면단계의 판정에는 영향을 받지 않고, 각성(Stage W, wake)으로 판정한 epoch에서도 앞에 나타나는 10초 이상의 수면을 볼 수 있으면 각성으로 판정한다. 또 2번째의 각성을 판정하기 위해서는 1번째 각성과의 사이에 10초 이상 계속된 수면이 필요하다. **비렘수면(NREM sleep)의 각성은 아래턱근 근전도의 상승을 동반하지 않아도 판정할 수 있으나 렘수면(REM sleep)의 각성에서는 아래턱근 근전도의 상승은 필수이다.**

(2) 깨어남(awakening)

15초 이상 지속하는 각성(arousal)이나 각성(Stage W, wake)으로 판정할 수 있는 arousal을 awakening으로 하는 경우도 있다.

(3) 무호흡(apnea)

무호흡은 코와 입 부위에서 온도감지센서(thermistor)에 의해 기류(공기흐름, air flow) 호흡곡선의 진폭이 앞에 나타나는 것에 비해 90% 이상의 감소가 10초 이상 지속되는 경우로 완전한 정지 또는 거의 정지에 가까운 경우이다. 무호흡 삽화(episode)는 날숨(exhalation)의 끝에서 다음 흡입(inhalation)의 시작까지를 측정한다. 기류를 측정하는 온도감지센서와 가슴(흉부), 배(복부)의 호흡운동 유무에 의해 폐쇄형, 중추형, 혼합형으로 나누어진다.

(4) 저호흡(hypopnea)

저호흡은 호흡정지에는 이르지 않으나 환기가 저하하는 경우로 온도감지센서에 의한 기류 호흡곡선에서 안정된 3개 호흡의 평균 진폭이 30~50% 이하의 감소가 10초 이상 지속된다(그림 Ⅱ-27). **진폭이 50% 이상 저하하고 있지 않아도 진폭이 분명하게 저하하고 있고, 기류의 감소가 없어도 동맥혈액산소포화도(SpO_2)가 4% 이상 저하하거나 각성을 동반하면 저호흡으로 판정한다. 보통 저호흡은 Pressure transducer air flow (PTAF)로 측정한다.**

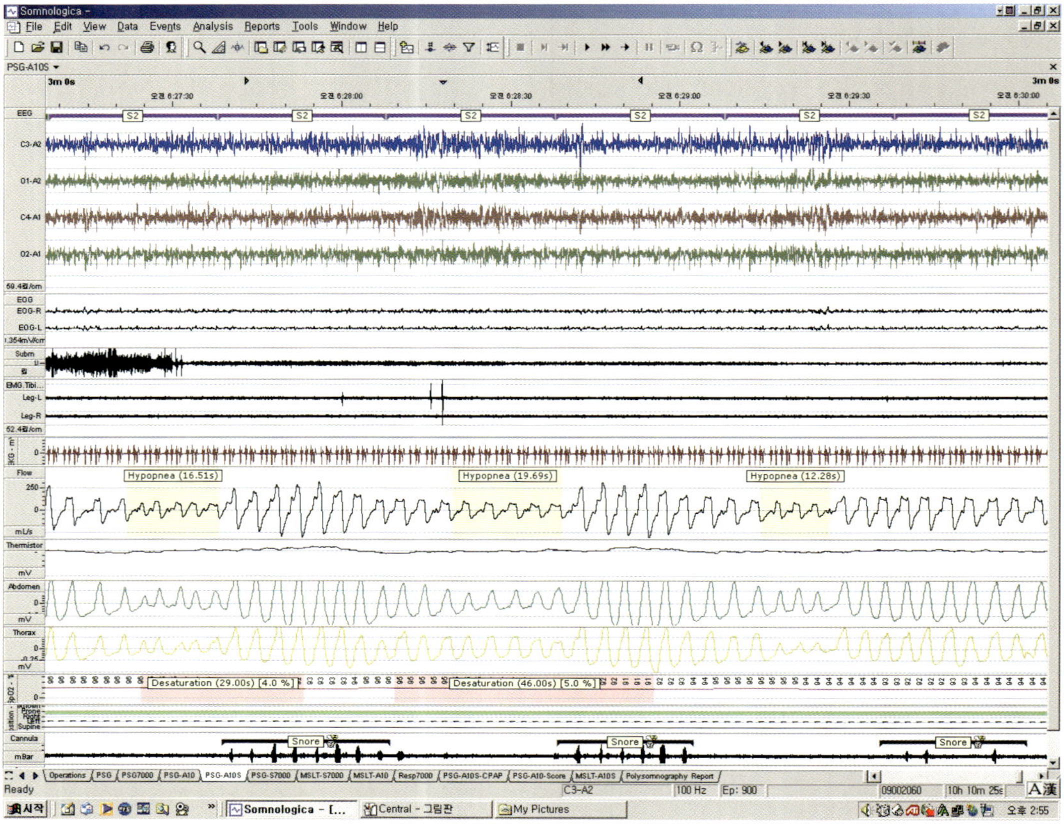

그림 II-27. 저호흡(hypopnea)

(5) 무호흡/저호흡지수(apnea-hypopnea index, AHI)

AHI는 수면 1시간당 무호흡과 저호흡을 합한 평균횟수를 총수면시간으로 나눈 것이다(총무호흡횟수+총저호흡횟수)/총수면시간. 이것을 **호흡장애지수**(respiratory disturbance index, RDI)라고도 한다. 보통 **성인에서 AHI는 5/hr 이하이면 정상이나 5/hr 이상이면 비정상으로 과도한 주간졸음증이나 불면증을 호소하는 경우 수면무호흡증후군**(sleep apnea syndrome, SAS)**으로 진단한다. AHI는 수면무호흡증을 진단하고 심한 정도를 정하기 위해서 주로 사용되는 기준이다.** 또한 **산소불포화지수** 4%(oxygen desaturation index 4%, ODI4)**는 AHI보다 시간당 산소포화도가 4% 이상 감소한 횟수로 수면의 질적 장애를 가져오는 여러 가지 수면관련호흡장애**(sleep-related breathing disorder, SRBD)**를 일관성 있게 측정하는 방법**으로 각 수면단계별, 몸의 위치별 AHI의 산출이 가능하여 서로 비교할 수 있다. 또한 무호흡과 저호흡으로 보낸 시간의 백분률이나 코고는 시간도 계산된다(1시간당의 무호흡/저호흡의 횟수).

(6) 움직인 시간(movement time, MT)

수면기록이 피검자의 움직임에 의해 가려져 버린 경우로 1epoch의 절반 이상에서 근육의 긴장이나 환자의 움직임과 관련된 인공산물에 의해 뇌파나 안구운동이 분명하지 않게 되는 경우 사용하는 점수의 하나이다. 수면 중 전체적인 신체의 움직임이 흔하며, 특히 렘삽화(REM episode)에 인접해서 자주 발생한다. MT는 수면 또는 각성기로 간주되는 것이 아니라 독립된 범주로 전체 수면단계 계산에서 제외되고 별도로 보고된다. 신체의 움직임이 수면 중 발생하고, 수면단계 바로 직전 또는 직후에 나오는 epoch에 측정되며, 그리고 한 epoch의 절반 이상이 뇌파활동이 분명하지 않았다면 그 epoch은 움직인 시간으로 계산한다. 뇌파와 안구운동 기록은 대상의 움직임과 관련된 epoch이 근육긴장 또는 증폭기 차단 인공산물에 의해 epoch의 절반 이상에서 교란되지만 각성 직전이나 직후에 나오면 epoch은 MT보다는 각성(stage W)으로 계산된다. 보통 뇌파에서 30초 1epoch에서 움직임에 의한 인공산물이 전체의 50% 이상 있으면 MT로 한다(arousal).

MT는 비교적 짧은 기간일 수 있는 분리된 몸 움직임을 판독하는 것으로 혼돈되지 않아야 한다. 뇌파와 안구운동의 기록이 인공산물에도 불구하고 epoch의 반절 이상에서 보일 경우 기록은 우세한 뇌파와 안구운동의 형태에 따라 측정된다. 그러나 현재 대부분의 검사실에서는 사용하지 않고 장비에 MT에 대한 점수의 표시가 없어서 이를 실제 적용하지는 않으며, 그 때의 뇌파를 보고 판단하여 단계를 정한다.

(7) 몸의 움직임(body movement)

특정 epoch은 아니며, 말 그대로 움직임에 의해 나타나는 생리학적 사건으로 생각해야 한다.

(8) 움직임에 의한 각성(movement arousal)

어떤 채널에서든 근전도 활동의 변화가 나타나는 경우이다. 따라서 MT는 충분히 긴 시간동안 움직임이 나타나야 하며, 충분히 긴 시간등안 움직임의 인공산물이 나타나지 않는 것은 몸의 움직임(body movement)이며, 몸의 움직임과 상관없이 근전도를 보이면 움직임에 의한 각성(movement arousal)으로 한다.

움직임에 의한 각성은 epoch score로 사용도지 않고 기록될 필요도 없으나 움직임에 의한 각성을 정의하는 중요한 목적은 단계 변화의 가능성을 알림으로서 수면판독에 도움을 주기 위함이다. 움직임에 의한 각성은 수면단계의 연속성이 어느 정도 혼란되어 있을 가능성을 증가시킨다.

Rechtschaffen&Kales의 지침서(1968)에는 움직인 시간(movement time), 몸의 움직임

(체동, body movements) 및 움직임에 의한 각성(movement arousal)에 대해서 자세하게 기술되어 있으나 현재 수면기록 판독에서는 이것의 구별은 중요하지 않다.

5) 수면변수

수면을 정량적으로 평가하여 비교하기 위해서는 수면단계나 사건(event) 판정 후의 수면변수를 계산해야 한다. 최근에는 수면자동해석장치에서 각종 지표가 컴퓨터에서 자동적으로 단시간에 계산되나 각 지표의 계산방법을 알아 두어야 한다. 수면구조(sleep architecture) 자체에 대한 평가 지표로서 우선 각 수면단계(각성, 수면 1, 2, 3단계, 렘수면)의 비율이나 양을 구하여 하룻밤의 수면경과를 수면그림으로 나타낼 수도 있다.

수면단계의 판독과 함께 사건수면을 전산화 프로그램에 입력하면 다음과 같은 수면변수를 구할 수 있다.

① **총기록시간(total recording time, TRT)** : 기록 시작에서 기록 종료까지의 시간(분)이다.

② **총취침시간(time in bed, TIB)** : 침대에 누워서부터 기상할 때까지의 시간(분)이다.

③ **수면잠복기(sleep latency, SL)** : 침대에 누워 불을 끄고(light off) 나서 입면까지의 시간(분)이다. 보통 소등시간으로부터 수면 1단계가 3epoch 이상 지속하든지 또는 다른 수면이 1epoch에서 출현한 경우에는 최초의 수면 epoch을 입면으로 판정한다. 그리고 소 등시간부터 수면 2, 3, 4단계 혹은 렘수면이 1epoch까지 나타나면 그때까지 걸린 시간이다. 입면은 수면 1단계가 5분 이상 지속하든지 또는 수면 1단계보다도 깊은 수면을 포함하여 5분 이상 지속하는 경우이다.

④ **이상잠복기(bed out latency, BOL)** : 기상시간보다 먼저 각성한 때로부터 잠자리에서 일어날 때까지의 시간이다. 즉 각성하고 나서 침대에서 일어날 때까지의 시간(분)이다.

⑤ **수면시간(sleep period time, SPT)** : 입면에서 최종 각성까지의 시간(분)이다(SPT=TIB−SL−BOL).

⑥ **총수면시간(total sleep time, TST)** : 수면 1, 2, 3, REM단계를 합한 시간이다(TST=SPT−WASO, TST=TIB−all SW).

⑦ **수면효율지수(sleep efficiency index%, SEI)** : 수면의 깊이와 단계와는 무관하게 침대에 누워있는 시간 중 수면시간을 단순히 백분율로 나타낸 것이다(SEI=TST/TIB×100).

⑧ **도중각성시간(wake after sleep onset, WASO)** : 입면에서 각성사이의 도중에 각성 한 시간의 합계로 수면기간 중 각성시간의 합이다(WASO=(TST/TRT)×100).

⑨ **각 수면잠복기(each sleep stage latency)** : 입면에서 각 수면단계 출현까지의 시간

(분)이다.

⑩ **각 수면단계의 출현률**(sleep stage%) : 수면시간 중 비렘수면, 렘수면, 각성 등 각 수면단계의 비율로 이행횟수와 같이 한데 모아진 수면일수록 출현횟수가 적다(각 수면단계의 합/SPT)×100).

⑪ **수면단계 이행횟수** : 수면이 깊어지거나 얕아지거나 하는 횟수이며, 한데 모아진 수면일수록 횟수가 적다.

⑫ **총각성시간백분율**(total wake time%, TWT) : 총각성시간을 총취침시간으로 나눈 값의 백분율이다(TWT=(TWT/TIB)×100).

⑬ **서파수면백분율**(total slow wave sleep%, TSW) : 수면구조 평가에 이용된다.

⑭ **렘수면 백분율**(total REM sleep%, TREM) : 수면구조 평가에 이용된다.

⑮ **렘잠복기**(REM latency, REML) : 수면시작(sleep onset)에서 렘수면으로 판정한 최초 1epoch까지의 시간이다. 이때 그 중간의 각성시간도 포함시켜 계산하는 것이 일반적이다. 야간수면다원검사 및 주간검사에서도 동일한 원칙이 적용된다.

⑯ **각성지수**(arousal index) : 1시간당 각성반응의 횟수이다.

⑰ **호흡각성지수**(respiratory arousal index) : 호흡성장애지수(respiratory disturbance index)의 변형으로 각성을 동반한 경우만을 계산한다.

⑱ **총각성지수**(total arousal index) : 모든 종류의 각성 사건을 총괄하여 나타낸다.

3. PSG 결과지의 작성과 수면지표의 평가

수면무호흡증후군(sleep apnea syndrome, SAS)**과 같이 수면이 분절되는 수면관련질환에서는 심수면이나 렘수면**(REM sleep)**의 감소, 수면 1단계나 도중각성시간**(wake after sleep onset, WASO)**이 증가되어 수면효율은 악화된다.** 그러나 심수면이나 렘수면의 감소 등 WASO의 증가나 수면구조(sleep architecture)의 악화는 수면관련질환에만 의하지 않고 평상시의 취침이나 침상시각과의 괴리, 합병 신체질환, 정신과적 질환, 수면부족 등에 의한 것도 있다. 또 카페인이나 알코올의 상습적인 섭취나 음주, 약제의 복용, 더욱더 이러한 것을 복용 중 약제의 중단이나 상습적인 음주의 중단, 첫날밤 효과에 의해서도 영향을 받는다. 이 때문에 검사자는 PSG를 실시하는데 있어서 기왕력, 현재의 병력, 수면에 영향을 줄 수 있는 약제의 복용유무, 평상시의 수면시간 및 취침, 기상시각 등 환자에 대한 정보를 알아 두어야 한다. 연령의 증가와 함께 수면구조는 변화하며, 심수면이 감소하고 얕은 수면이나 WASO가 증가하기 때문에 연령에 의해서도 수면지표의 정상치는 다르다.

렘잠복기(REM latency, REML)는 90~120분이 표준으로 기면증에서는 입면 후 바로 렘수면의 출현을 볼 수 있는 경우(수면시작렘출현기간, sleep onset REM period, SOREMP)가 있다. 그러나 SOREMP는 모든 기면증에서 출현하지 않으며, SAS, 우울병(depression), 삼환성 항우울제(tricyclic antidepressants) 등 렘수면에 영향을 주는 약제의 중단 등에서도 SOREMP는 출현한다.

SAS의 중등도는 무호흡/저호흡지수(apnea-hypopnea index, AHI)가 5 이상, 15 미만이면 경증, 15 이상, 30 미만이면 중증으로 되는 경우가 많다. 그러나 SAS의 중증도나 치료의 필요성은 AHI뿐만 아니라 수면구조에 미치는 영향, 주간졸음증 등의 임상증상, 산소포화도의 저하, 연령, 합병증의 유무 등을 고려해야 한다. 수면지표를 PSG 결과지에 나타냈다(그림 Ⅱ-28).

야간수면다원기록(polygraph)검사 결과지

환자정보

환자명	홍길동
ID	01-2345-6
연령	46세
성별	남성

수면구조

기록시작 22 : 32 기록종료 6 : 32

	분	
총기록시간	480.0	
총수면시간	427.0	%
수면효율		89.0
입면잠복기	46.5	
REM잠복기	56.0	
도중각성시간	16.5	%TST
Stage 1	59.0	13.8
Stage 2	260.0	60.9
Stage 3+4	0	0
Stage REM	108.0	25.3

각성반응

	각성반응합계	각성반응지수
15초 이상인 것	119	16.7
3초 이상 15초 미만인 것	35	4.9

	합계	PLMS에 동반하는 것	호흡사건에 동반하는 것
15초 이상인 것	16.7	0	0.8
3초 이상 15초 미만인 것	4.9	0	0.3

PLMS

	PLMS 합계	PLMI
PLMS	0	0

수면호흡장애지수

	TST	NREM	REM
폐쇄성무호흡	4	2	2
혼합성무호흡	0	0	0
중추성무호흡	2	0	2
저호흡	2	1	1
호흡사건 합계	8	3	5
무호흡/저호흡지수	1.1	0.6	2.8

몸의 위치에 의한 영향

	바로누움	옆누움
NREM	139.0	180.0
REM	35.5	72.5

	바로누움	옆누움
AHI	2.4	0.2

동맥혈액산소포화도

	안정 시	평균	최저
SpO_2	99	98	95

SpO_2	>90	80-89	70-79	60-69	<60
%TST	100	0	0	0	0

해석의견

PVC가 보인다.

의사의견

특기사항 없음

진단

그림 II-28. PSG 결과지

4. 수면-각성장애와 분류

건강인은 낮에는 각성하여 활동하고, 밤에는 수면하는 일정한 리듬이 있다. 그러나 장시간 해외여행 등에 의한 시차 때문에 낮에는 졸음에 시달리고 밤에는 불면이 되어 생리적 리듬이 혼란된 상태로 되는데 이것을 수면-각성장애라고 한다. 수면장애는 다양하게 존재하므로 질병 상태의 파악은 수면장애를 진단하고 치료하는 것은 중요하다. 수면장애의 분류에는 수면장애센터협회(Association of Sleep Disorders Centers, ASDC)와 국제수면심리생리학회(Association for the Psychophysiological Study of Sleep, APSS)의 분류(ASDC-APSS 분류), 국제수면장애분류(International Classification of Sleep Disorders, ICSD)에 의해 수면-각성장애의 새로운 진단기준과 분류의 시안이 제안되었다. **ASDC-APSS분류에서는 수면-각성장애의 진단으로서 ① 불면증군, ② 과다수면증군, ③ 수면-각성일정(schedule)장애, ④ 수면수반증으로 분류**한 것에 대해 ICSD에서는 수면이상(내인성 수면장애, 외인성 수면장애, 기일리듬 수면장애), 수면수반증, 내과, 정신과적 수면장애, 제안 검토 중의 수면장애로 분류하고 있다. 일반적으로 수면이상은 대낮에 각성장애를 동반하므로 수면-각성장애로서 다루어지고 있다.

수면장애는 여러 가지가 있으며, 원인 또한 매우 다양하나 불면증, 수면무호흡증, 수면과다증(졸음증), 수면 중 이상행동, 수면주기장애 등이 있다. 그 외에도 수면현상의 기전이나 꿈 등의 심리현상 연구 등 수면 중의 생체현상을 야간에 기록하여 수면의 구조와 기능, 양과 질, 수면 중 발생한 사건 등을 객관적으로 평가, 분석할 수 있다. 따라서 수면장애의 진단이나 장애정도의 평가, 향후 치료방향의 결정, 추적 평가 등의 객관적인 자료를 제공할 수 있다. 이와 같이 **수면을 파악하여 진단을 정확하게 하고, 수면에 따라서 발생하는 각종 이상 증상을 기록하기 위해서는 신경생리검사, 즉 수면장애의 진단은 물론 수면 중 여러 가지 중요한 신체 기능을 검사하기 위해는 수면다원검사(polysomnography, PSG)를 실시해야 한다.**

1) 수면, 각성장애의 감별

(1) 불면증(disorders of initiating and maintaining sleep, DIMS, insomnia)

입면과 수면지속장애로 잠들지 못할 것을 걱정하는 만성불면증과 교통사고로 인한 뇌손상 이후에 발생하는 불면증 등이 있다.

① 수면무호흡증후군(sleep apnea syndrome, SAS), ② 수면간대성근경련증(sleep myoclonus), ③ 다리불안증후군(restless legs syndrome, RLS), ④ 약물이탈증후군, ⑤ 진전

섬망(떨림섬망, delirium tremens), ⑥ 조울병(manic depressive illness, MDI), ⑦ 반복성 역설수면중단증(repeated REM sleep interruptions), ⑧ 주관적불면증(subjective DIMS complaint)

(2) 졸음증(경면증, disorders of excessive somnolence, DOES)

낮에 졸음이 심해서(과잉수면) 무기력하고 만성 피로가 있으며, 일상생활에 지장이 있는 상태로 원인으로는 억압상태, 수면 중 호흡장애 등이 있다.

① 기면증(narcolepsy), ② 주기적졸음증, ③ 특발성과다수면증(idiopathic CNS hyper-somnolence)

(3) 수면수반증후군(parasomnia)

수면 중 이상행동(렘수면행동장애)을 나타내는 경우이다.

① 몽유병(sleepwalking, somnambulism), ② 야경증, ③ 악몽, ④ 입면환각, ⑤ 수면마비, ⑥ 코고는 소리, ⑦ 잠꼬대, ⑧ 야뇨증, ⑨ 이갈이, ⑩ 수면시 심장정지, ⑪ 수면시 용혈증

2) 이상뇌파 · 수면다원기록기 양상의 검색

① 간질, ② 의식장애, ③ 뇌줄기(뇌간)장애, ④ 약물중독, ⑤ 야간섬망, ⑥ 각종 정신신경질환

3) 수면단계 분포의 검색

① 분열병, ② 조울병, ③ 비정형정신병, ④ 뇌기질장애, ⑤ 노인, ⑥ 기타

4) 약물 영향의 검토

① 최면제, ② 항우울제, ③ 항정신병약, ④ 정신부활제, ⑤ 자율신경약제

5) 바이오리듬의 검토

① 하수체호르몬, ② 체온, ③ 역설수면, ④ 기타

이 외에 1일 주기의 수면장애를 볼 수 있는 교대근무 수면장애나 수면상후퇴증후군, 수면상전진증후군 등이나 비만 체형, 코를 심하게 고는 경우, 자고 나도 아침에 피곤하고 머리가 무거운 경우(만성 두통)도 대상이 된다. 그리고 PSG는 야간협심증, 부정맥, 기관지천식, 발기불능 등의 진단에도 넓게 응용되고 있다.

5. 수면다원검사의 적응

수면다원검사(polysomnography, PSG)의 임상적응이 되는 대상과는 다음과 같다.

① 신경과 : 과다수면, 사건수면, 기면증, 주기적사지운동장애, 다리불안증후군, 렘수면장애, 불면증, 수면무호흡증, 뇌졸중, 퇴행성질환, 신경근육질환

② 내과 : 수면무호흡증, 만성폐쇄성폐질환(COPD), 고혈압, 부정맥, 관상동맥질환(CAD)

③ 이비인후과 : 코골이, 폐쇄성수면무호흡증

④ 비뇨기과 : 성기능장애, 야뇨증

⑤ 소아과 : 주의력결핍증후군(ADHD), 수면무호흡증, 사건수면

실제로 뇌파 검사실에 의뢰되는 증례 중 PSG에서 기록한 것이 보다 정확한 소견을 얻는 경우에는 다음과 같은 것이 있다.

1) 신생아

신생아는 뇌파의 변화만으로는 부족하며, 각성, 정수면, 동수면 등의 구별을 뇌파만으로는 할 수 없기 때문에 안구운동, 아래턱근 근전도를 함께 기록해야 한다. 더욱더 호흡곡선, 심전도, 맥박산소측정기(pulse oximeter sensor) 등을 포함시키면 신생아 무호흡증 등의 발견에도 유용하다.

2) 과호흡 부활 시

① 과호흡 시행 상태의 파악 : 건강인에서도 과호흡의 시행상태에는 개인차가 있으므로 호흡곡선을 동시 기록하면 객관적으로 파악할 수 있다.

② 과호흡 종료 후 안정 호흡으로 되돌아가지 않아 증강(build up)이 계속되고 있는 정상인과 회복(recovery) 불량의 이상과의 감별이 가능하다(그림 Ⅰ-219).

③ 결신발작 등 발작이 유발된 경우 과호흡을 계속 실시할 것인지, 아닌지는 발작 상태를 아는 중요한 정보가 된다(그림 Ⅰ-208, 210)

과호흡 시의 호흡을 기록하는 경우 사전에 안정 시의 것도 반드시 기록하여 두지 않으면 비교할 수 없게 된다. 또 안정 시의 기록은 조금 작게 기록하지 않으면 과호흡 시의 기록이 벗어나 버리므로 주의해야 한다.

3) 불면증(insomnia)

수면의 상대적인 부족 또는 수면의 질이 적절하지 못하여 잠들기가 어렵거나 숙면을 취하

지 못하는 경우이다. 일반적으로 일찍 잠들지 못하는 초기 불면증, 잠에서 깬 후 다시 잠들기 어려운 불면증, 지속적인 수면을 하지 못하는 간헐적 불면증 등이 있다.

불면증인 사람은 잠을 잘 수 없어 밤에도 힘들지만 다음날 졸리고 피곤하여 정신집중이 안 되므로 낮시간에도 몹시 힘든데 다음날 밤에 또 잠을 잘 수 없다. 가장 흔하게는 하루나 며칠 동안 잠을 못자는 것이고, 종종 이것이 몇 주, 몇 달, 몇 년 동안 계속된다. 불면증은 지속적인 스트레스 발생하며, 모든 연령층에서 발생한다.

① 일시적 불면증(transient insomnia) : 단지 며칠 동안 잠을 자지 못하는 경우이다. 이 유 형은 대개 흥분성 스트레스가 원인이 된다.

② 단기성 불면증(short-term insomnia) : 직장이나 집에서 스트레스가 지속되어 2~3주 동안 잠을 제대로 잘 수 없는 경우이며, 대개 스트레스가 없어지거나 적응이 되면 정상 수면을 회복한다.

③ 만성 불면증(chronic insomnia) : 몇 개월간 지속되는 불면증으로 한국인 전체의 약 15~20%가 만성 불면증이 있다. 대부분이 항상 잠에 대하여 많은 걱정을 하고 여러 가지 생각이나 걱정거리 때문에 잠을 못잔다. 그러나 이중 절반 이상은 수면 중 호흡장애나 근육운동장애 등 신체적인 문제가 원인이 된다.

4) 기면증(narcolepsy)

기면증은 졸림(somnolence)이라는 의미의 narco와 발작(seizure)이라는 의미의 lepsy가 합쳐진 것으로 렘수면(REM sleep)이 밤 동안의 정상적인 수면주기 내에 한정해서 나타나는 것이 아니라 각성 시에도 갑자기 반복적으로 나타난다. 기면증(또는 의심)이 있는 경우 일상 뇌파검사에서는 다음과 같은 현상이 나타난다.

① **기면증의 수면 특징은 빈번한 각성, 수면 1단계의 증가, 수면 2단계와 렘수면의 혼재 및 수면 3, 4단계의 감소 등 전반적으로 얕은 수면양상을 나타낸다.**

② **역설 α-억제(paradoxical α-blocking) : 일상 뇌파검사에서 안정, 각성, 폐안상태에서는 입면기와 같은 뇌파에서 개안을 하면 오히려 α파가 잘 나타나는 경우이다**(그림 I-203, 205). 건강인에서도 졸음이 강한 때에는 개안 중에 같은 현상이 생기는 일이 있다. 개안 · 폐안을 실시할 때에는 여러 번 계속하거나 간격을 두고 개안 · 폐안을 반복하는 등의 방법이 필요하다.

③ **수면시작렘(sleep onset REM, SOREM) : 각성상태에서 입면에 이행하면 수면시작(sleep onset) 5분 이내의 짧은 시간에 잠이 든다(수면잠복기의 단축). 그리고 수면에 들어서면 10분 이내에 렘수면이 출현한다. 수면시작렘은 비정상적인 것으로 입면시 렘**

삽화(abnormal sleep onset REM episodes)**가 2회 이상 나타난다.** 첫 번째의 입면에서 수면시작렘이 분명하지 않을 때 일상검사에서는 기록 시작 후 10분 정도 관찰하여 일단 완전하게 각성시키고 다시 입면시켜 기록하는 방법을 여러 번 반복하면 주간의 검사에서도 충분히 수면시작렘의 상태를 관찰할 수 있다. 일상검사 중에서 곤란한 기면증을 진단하기 위해서는 **수면잠복기반복검사**(multiple sleep latency test, MSLT)**를 실시해야 한다.**

이상의 검사법을 시행하는 데는 적어도 안구운동과 아래턱근 근전도를 함께 기록하지 않으면 렘수면의 바른 판정은 곤란하다.

④ 더욱더 하룻밤의 수면상태를 자세하게 알기 위해서는 PSG를 실시해야 한다. 이때에는 호흡이나 코골이의 상태도 함께 기록하여 두면 좋다.

기면증은 렘수면(REM sleep)**의 비정상적인 변화에 의한 증상을 나타내는 만성신경질환으로 다음과 같은 특징을 나타낸다.**

㉮ **수면발작**(sleep attack) : **낮 동안의 갑작스럽고 조절할 수 없는 수면에 대한 욕구가 발생하는 주간수면과다증**(**과도한 주간졸음증** excessive daytime sleepiness, EDS)**이다. 이것에 의해 무력감을 나타내는 증상으로 저항할 수 없는 수면삽화**(sleep episode) **가 나타난다.** 수면발작은 몇 분~20분 정도 지속하여 급격하게 빠지는 수면이 나타나며, 렘수면이 일어나는 중추신경계통의 이상으로 잠이 들자마자 몇 분 이내에 렘수면을 나타내는 것이 특징이다.

㉯ **허탈발작**(**탄력발작**, cataplexy) : 완전히 깨어 있는 상태에서 웃거나 화를 내는 등의 감정적인 변화에 의해 유발되며, 감정이나 놀람에 의해 신체 여러 부위의 근육 긴장이 무의식적으로 저하되어 갑자기 근육이 무력해지는 증상으로 기면증의 가장 큰 특징이다.

㉰ **수면마비**(sleep paralysis) : 잠이 들거나 잠에서 깨어날 때 일시적으로 근력 조절을 상실해 버려 팔다리가 일과성으로 마비되는 현상이 나타나며, 몸을 움직일 수 없게 된다. 또한 일시적으로 말을 할 수 없는 증상으로 흔히 가위눌림과 비슷한 증상을 경험하는 경우이다.

㉱ **입면환각**(hypnagogic hallucination) : 잠이 들거나 잠에서 깨어날 때 졸린 상태에서 기묘한 소리나 영상과 같은 두렵거나 위협적인 환각상태가 나타나는 경우이다.

㉲ **자동행동**(automatic behavior) : 잠에 빠져들 때 일정한 습관적 행동을 나타내는 증상으로 기억 착오, 반복적인 무의미한 말과 행동을 하거나 앞뒤가 맞지 않는 글을 쓰는 경우이다.

㉶ **야간수면장애(disturbed nocturnal sleep)** : 야간수면 중 자주 깨어나면서 깊은 잠을 이루지 못하는 경우이다.

5) 수면무호흡증후군(sleep apnea syndrome, SAS)

SAS는 렘, 비렘수면에 관계없이 7시간의 야간수면 중에 10초 이상의 무호흡(환기 정지)이 1시간당 5회 이상 지속되며, 동시에 총수면시간 중 무호흡이 30회 이상 반복하여 출현하는 경우이다(Guilleminault 등, 1976년). 어떤 유형의 무호흡이 긴 때에는 2분 이상 지속되는 경우도 있다. 이와 같이 SAS는 수면 중 정상범위를 넘는 무호흡이 출현하여 수면 중 호흡장애를 나타내는 것으로 PSG 대상질환 중 가장 주목되고 있다.

SAS는 수면 중 심한 코골이(snoring)에 의해 반복적으로 호흡이 갑자기 몇 십 초간 정지하는 무호흡이 여러 번 출현하거나 과도한 움직임(excessive movement) 등으로 정상수면이 장애가 된다. 또한 밤에 잠을 자다가 여러 번 짧게 깨어나므로 **불면증(insomnia)을 호소하거나 잠을 매우 설치게 되어 아침에는 두통(headache)이나 과도한 주간졸음증 등을 호소하는 것을 특징으로 하나 아침에는 잠을 깬 사실을 대개 기억하지 못한다.** 무호흡이 어느 정도 지나면 혈액 중 이산화탄소분압의 상승(hypercapnia)과 무산소(hypoxia) 상태에 따른 호흡중추의 자극으로 다시 호흡이 재개되고 같은 시간에 뇌파도 각성된다. 호흡의 재개와 함께 다시 입면에 들어가며 같은 양상을 반복한다. 무호흡에 의한 영향에 의해 혈액가스의 이상이 생기므로 그 정도를 알기 위해서는 비관혈적으로 혈액가스를 점검하는 맥박산소측정기(pulse oximeter sensor) 등을 함께 이용하여 검사해야 한다. 수면무호흡은 나이가 들어갈수록 더 많아지나 중증인 경우에는 돌연사의 원인이 될 수도 있다.

각성 시에는 호흡장애가 없으나 수면에 들어오면 코와 입 부위에서 최소 10초 이상 환기가 정지하는 상태로 기류(공기흐름, air flow)의 완전한 정지 또는 거의 정지에 가까운 것을 무호흡으로 정의한다. 무호흡 삽화(episode)는 날숨(exhalation)의 끝에서 다음 흡입(inhalation)의 시작까지로 측정된다. 정상 호흡곡선보다 90% 이상 진폭이 낮고, 산소포화도는 저하기준을 요구하지 않으며, 각성(arousal)을 동반하지 않는다.

수면무호흡의 기록에는 뇌파, 안구운동, 근전도 외에 환기모양과 기류를 측정하기 위해서 코와 입의 양쪽에 온도감지센서(thermistor)를 고정하여 날숨, 흡입에 의한 온도변화를 호흡곡선으로서 기록한다. 그리고 가슴 및 배의 호흡운동의 측정에는 벨트를 가슴, 배에 감아 기록한다. 이러한 호흡노력으로부터 무호흡의 유형을 구분하거나 무호흡의 출현빈도를 구할 수 있다.

수면무호흡은 다음의 3가지 유형으로 분류된다.

(1) 폐쇄성수면무호흡(obstructive sleep apnea, OSA)

수면 시 10초 이상 지속되는 무호흡이 1시간당 5회 이상 관찰되며, 과도한 주간졸음증이나 그 외의 자각증상(수면 중의 질식감이나 잦은 각성, 숙면감의 결여, 주간의 권태감, 집중력 결여 등)을 동반한다.

OSA는 호흡운동 중추는 정상으로 작용하고 있으나 수면에 따른 상기도 주변 조직의 근육 긴장 저하에 의해 혀뿌리가 내려 앉아 일어난다. 이와 같은 경우는 **심한 비만 등에 의해 수면 중 간헐적으로 상기도가 일시적으로 폐쇄되기 때문에 코, 입의 호흡곡선은 10초 이상 평탄하게 된다. 그러나 호흡노력(respiratory effort) 자체는 계속되기 때문에 가슴(흉부), 배(복부)의 호흡운동의 위상이 반대(역위상)로 된다. 임상에서 가장 많이 볼 수 있으며, 상기도 무호흡증이라고도 한다.** 즉 **코, 입의 호흡(말초성 호흡)은 정지되나 가슴, 배의 호흡(중추성 호흡)은 지속되는 경우이다**(그림 Ⅱ-29).

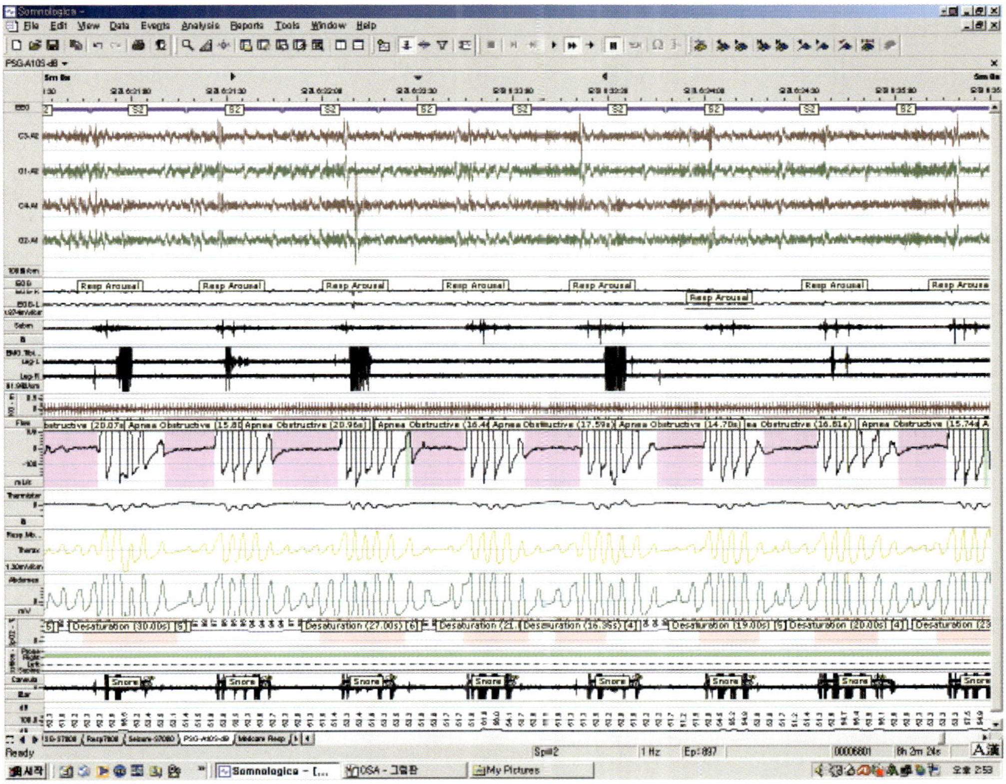

그림 Ⅱ-29. 폐쇄성수면무호흡(obstructive sleep apnea, OSA)

OSA는 수면 중 상기도 폐쇄로 인해 호흡정지가 반복되면서 점진적으로 동맥혈액산소포화도가 감소되고 혈액의 이산화탄소가스농도가 증가되어 산혈증이 유발된다. 또한 반복되는 무호흡으로 빈번하게 각성되어 수면 중 호흡 재개 시에는 물렁입천장(연구개, soft palate), 인후(throat), 목젖(구개수, uvula)의 근육이 이완되고 쳐지면서 상기도를 막아 호흡이 힘들어지고 심한 코골이음을 동반한다. 기도의 벽이 서로 붙어버리면 숨을 쉴 수 없으므로 숨이 자주 멎어서 코고는 중간 중간에는 조용해진다. 어떻게 해서라도 숨을 쉬기 위해서 가로막(횡격막)과 가슴근육은 더욱 힘을 주게 되고 그 결과 잠에서 자주 깨게 된다. 이러한 수면 중단은 기도의 근육을 자극하여 더 좁아지게 하고 악순환이 반복된다. 그러나 깨는 시간이 너무 짧아서 다음날 아침에는 잠을 자주 깬 사실을 기억하지 못한다.

주간 각성 시에도 고탄산가스혈증을 일으키는 피크위크증후군(Pickwickian syndrome, 비만폐포저환기증후군(alveolar hypoventilation syndrome)과 거의 같은 의미)이 대표적인 질환이다. 수면무호흡은 하룻밤에 대개 몇 십 번에서 몇 백 번 발생한다. 숨을 멈추면 혈액의 산소량이 떨어지고 심장은 더 많은 혈액을 순환시키기 위해서 빨리 박동하게 된다. 따라서 혈압이 올라가고 심장박동이 불규칙해지며 심장박동이 일시적으로 멈추는 경우도 있다. 만약 심장정지가 오래 지속되면 심혈관계의 이상을 일으켜 건강한 사람도 수면 중 돌연사의 원인이 될 수 있다. 이 외에 구개편도비대(hypertrophia tonsillae palatinae)나 하악발육부진에서도 볼 수 있으며 술, 수면제, 안정제 등은 근육의 긴장도를 떨어뜨려서 기도를 더 잘 폐쇄시키기 때문에 수면무호흡이 있는 사람은 금해야 한다.

(2) 중추성수면무호흡(central sleep apnea, CSA)

코(비강), 입(구강)의 호흡 정지와 동시에 가슴(흉부), 배(복부)의 호흡도 정지하는 경우이다. 즉 말초성호흡, 중추성호흡이 함께 정지하는 경우로 2가지 모두 기본치의 10% 이하로 저하된다. 뇌의 호흡중추의 기능 저하에 의해 호흡중추로부터 호흡명령이 없는 상태로 코, 입의 기류센서(air flow sensor, thermistor)나 가슴과 배의 움직임이 소실되어 호흡노력을 동반하지 않는다. 따라서 어느 쪽에서도 호흡곡선이 검출되지 않아 모두 평탄하게 된다(그림 Ⅱ-30).

CSA에서는 동반되는 저산소혈증에 의해 각성(arousal)되어 호흡을 하게 되므로 환기상의 환기는 점증-점감의 형태를 보인다. 그러나 각성이 동반되지 않을 수도 있으며, 산소포화도의 변화는 적으나 혈액산소포화도의 감소가 필수적인 것은 아니다. 비만이 현저한 피검자에서는 가슴, 배의 호흡운동을 얻기 어렵기 때문에 폐쇄성무호흡이 중추성으로 보이는 경우도 있다. CSA를 기록하기 위해서는 호흡벨트를 이용하여 기록해야 한다.

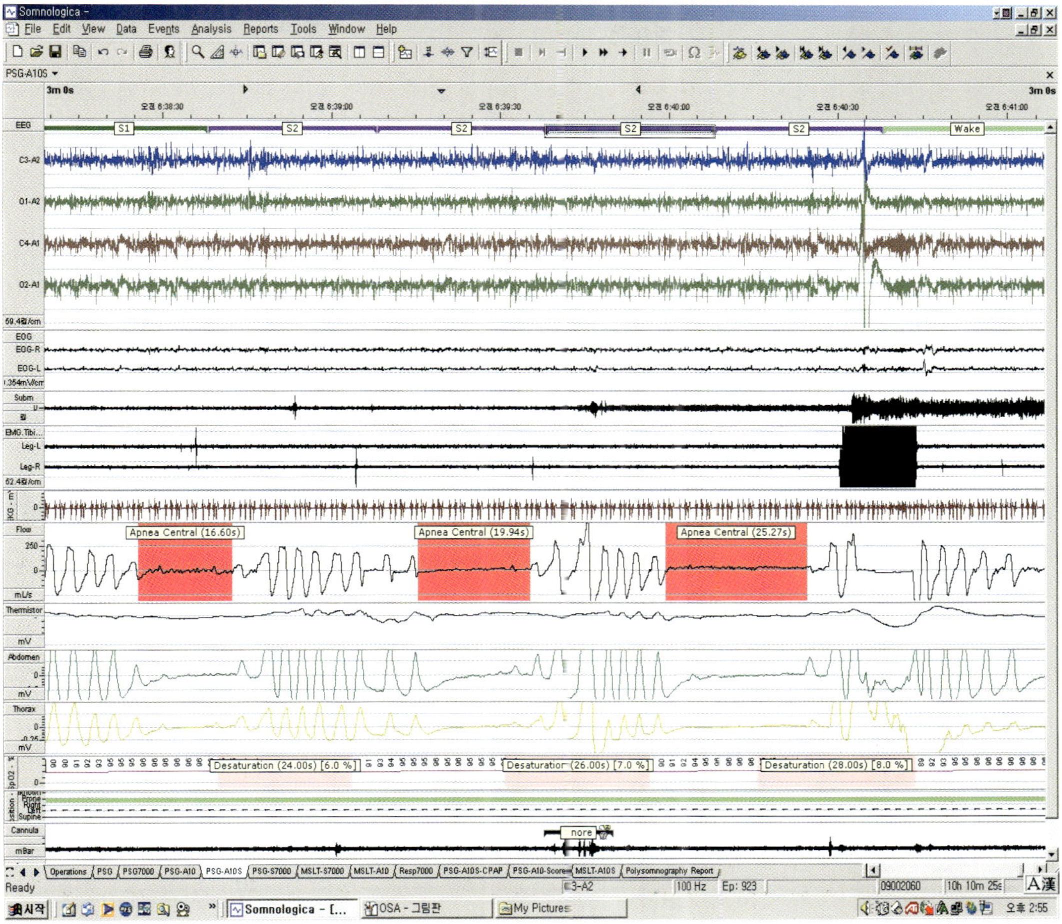

그림 II-30. 중추성수면무호흡(central sleep apnea, CSA)

연령의 증가에 의해 중추성수면무호흡도 많아지며, 60세 이상의 노인 4명 중 1명은 중추성 수면무홉으로 수면 중 호흡장애가 있는 것으로 알려져 있다. 중추성무호흡 또는 호흡저하 삽화(episode)는 가로막과 가슴근육 등 흡기성 호흡근육들의 자극이 저하되거나 소실되어 가슴의 운동이 아주 최소이거나 전혀 관찰되지 않는다.

CSA는 경수 상부나 뇌줄기부분(뇌간부, brain stem) 수술 후 등 뇌줄기의 호흡중추의 기능 저하에 의한 수면 중의 호흡이상이다(중추폐도저환기증후군, alveolar hypoventilation syndrome, Ondine curse syndrome(온딘재앙증후군)과 거의 같은 의미). 대개는 울혈성심장기능상실(congestive heart failure)이나 신경계질환이 있는 사람은 수면 중에 자주 깨게 되어 기존의 질환을 악화시키나 수면무호흡증후군 전체에서 차지하는 비율은 적다.

(3) 혼합성수면무호흡(mixed sleep apnea, MSA)

코, 입 및 가슴, 배의 어느 쪽에서도 호흡곡선이 검출되지 않는 중추성에서 시작되며 이어서 가슴, 배의 호흡운동이 일어나나 코, 입에서는 호흡이 검출되지 않는 폐쇄성으로 된다(그림 Ⅱ-31). 이와 같이 MSA는 **전반부에는 중추성무호흡으로 시작하며, 후반부에는 폐쇄성무호흡이 출현하는 특징이 혼재하여 발생**하나 영아에서는 이 순서가 역전될 수 있다. 임상적으로 MSA는 폐쇄성무호흡의 의미와 동일한 것으로 보고 있다. 생리학적으로는 폐쇄성무호흡의 아계로 생각되고 있다. 혼합성무호흡을 기록하기 위해서는 어떤 유형의 무호흡인가를 알기 위해서 호흡곡선은 말초성과 중추성의 양쪽을 기록해야 한다.

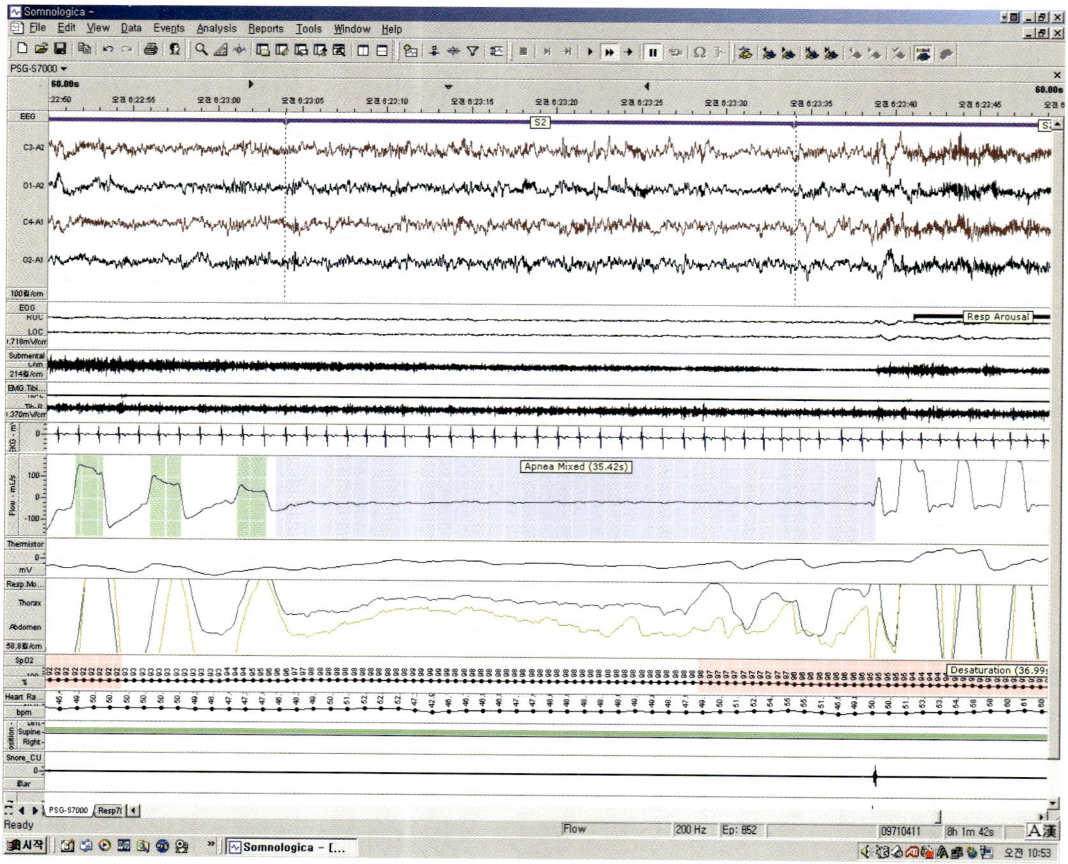

그림 Ⅱ-31. 혼합성수면무호흡(mixed sleep apnea, MSA)

6) 체인-스토크스호흡(Cheyne-Stokes respiration, CSR)

주기적인 호흡변동으로 중추성무호흡 혹은 저호흡 부분으로부터 과환기 부분이 교대로 일어나며, 3회 이상 서서히 증가와 감소하는 점증-점감의 호흡양상으로 되는 것이 특징이다(그림 Ⅱ-32). 또한 동맥혈액산소포화도는 5% 이하로 감소하여 10회/분 이상 출현하며, 5회/시간 이상 나타난다. CSR은 심장기능장애에서 나타나며, 보통은 중증의 울혈성심장기능상실이나 신경질환 및 기능장애, 뇌혈관장애에서 볼 수 있다. 수면 중에 출현하나 더욱 중증에서는 각성 시에도 나타나는 일이 있다.

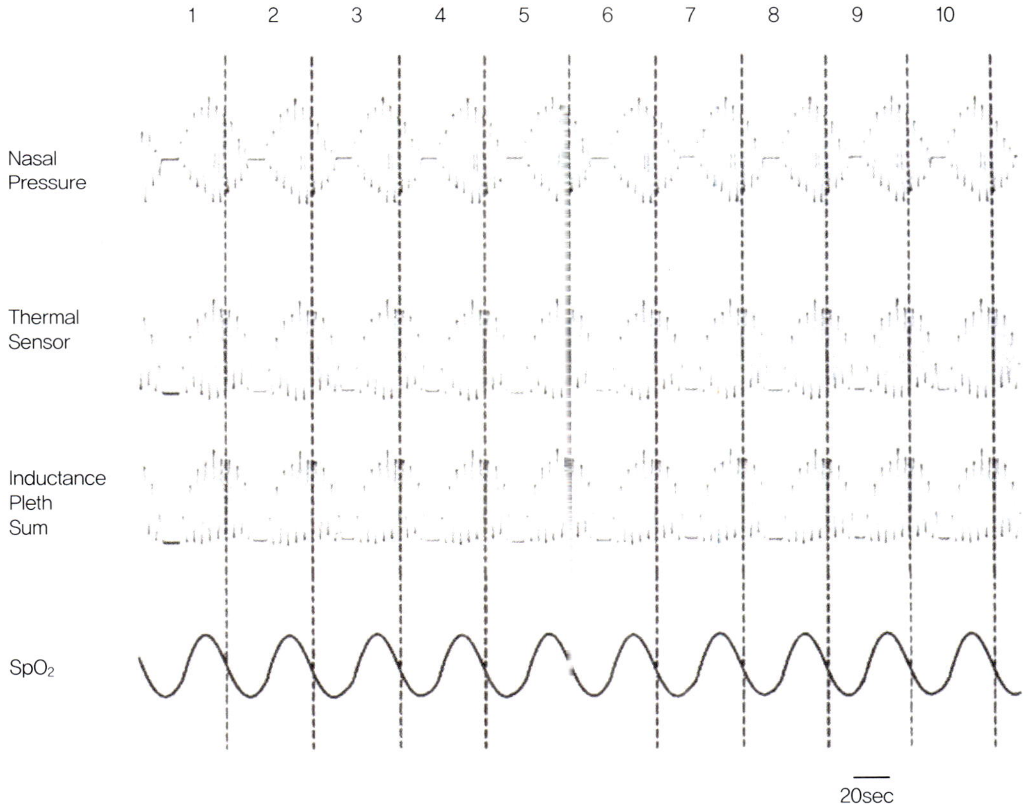

그림 Ⅱ-32. 체인-스토크스호흡(Cheyne-Stokes respiration, CSR)

7) 수면장애

수면장애를 일으키는 질환은 우울병(depression), 알코올중독(alcoholism), 각성제 등 약물중독, 신경성 불면증 등이 있다.

8) 불수의운동 · 경련

파킨슨병, 뇌성마비, 틱(tic), 간대성근경련(myoclonus) 등 불수의운동 혹은 경련을 동반하는 질환에서는 그 움직임과 뇌파의 상관을 알기 위해서 혹은 몸의 움직임(체동, body movement)에 의한 인공산물과 뇌파를 감별하기 위해서 움직임이 있는 부위의 근전도를 함께 기록한다.

9) 간질발작

간대성근육경련발작(myoclonic seizure)이나 부분발작에서는 근전도를 함께 기록하면 뇌파와의 상관을 아는데 매우 유용하다.

10) 자율신경 증상을 나타내는 질환

현기증 등을 호소하여 뇌파검사를 받은 사람은 상당히 많으며, 이와 같은 경우는 그 사람의 증상에 관련한 생체 정보를 함께 기록하여 두면 유용하다.

11) 주기적사지운동장애(periodic limb movement disorder, PLMD)

PLMD는 주기적사지운동(periodic limb movement in sleep, PLMS)에 의해 수면의 분절이 생기고 불면이나 주간졸음증을 일으키는 병태이다. PLMD는 야간 수면 중에 일어나는 사지의 감각이상이나 수면 중 주기적이고 반복적이며 불수의적으로 발이나 다리가 1~2초 동안 짧게 움직이는 사지의 이상운동이다. 불면증의 15% 정도에서 볼 수 있다. 보통 **다리의 움직임(leg movements)은 20~40초(대개 약 30초) 간격으로 사지근육의 주기적 운동을 동반한다.**

근육운동은 다리(하지, lower limb)의 발목관절과 엄지발가락이 무릎을 향해 주기적으로 펴지며 무릎(knee)과 엉덩관절(고관절, hip joint)의 굴곡(flection)이 동반된 발목의 발등굽힘(배굴, dorsiflexion)이 특징적이다. 이 질환은 과거에는 야간간대성근육경련(nocturnal myoclonus)으로 불렸다. PLMS는 수면에 관해 몸이 아프다고 호소하지 않는 사람에서도 출현률이 높으며, SAS와 같이 밤에 자주 각성한다. 또한 연령의 증가와 함께 증가하며, 노인에서는 약 40% 정도 볼 수 있다. SAS에 비해 고혈압 등 생활습관병과의 관련성은 적다. 치료는 약물요법, 운동, 온수로 목욕하는 것 등이 있으며, 철분 부족이 원인인 경우에는 철분을 섭취해야 한다.

주기적사지운동(PLMS)으로 정의하기 위해서는 다음의 3가지 조건에 충족되어야 한다.

① 앞정강근(전경골근, tibialis anterior muscle)의 주기적인 근육수축에 의해 1회의 다리

움직임의 지속시간은 0.5~5초 동안 지속되어야 하며, 다리움직임의 진폭은 기선 (base line)보다 8㎶ 이상이어야 한다.

② **앞정강근의 주기적인 근육수축에 의한 다리움직임은 최소 4회 이상 연속적으로 일 어나야 한다.** 단 호흡회복(호흡사건 전후 0.5초 이내에 발생한 움직임)에 동기하는 것은 제외한다.

③ 각 **다리움직임간의 시작에서 시작까지의 간격은 5초 이상~90초 이내(대개 20~40 초) 이어야 한다**(그림 Ⅱ-33).

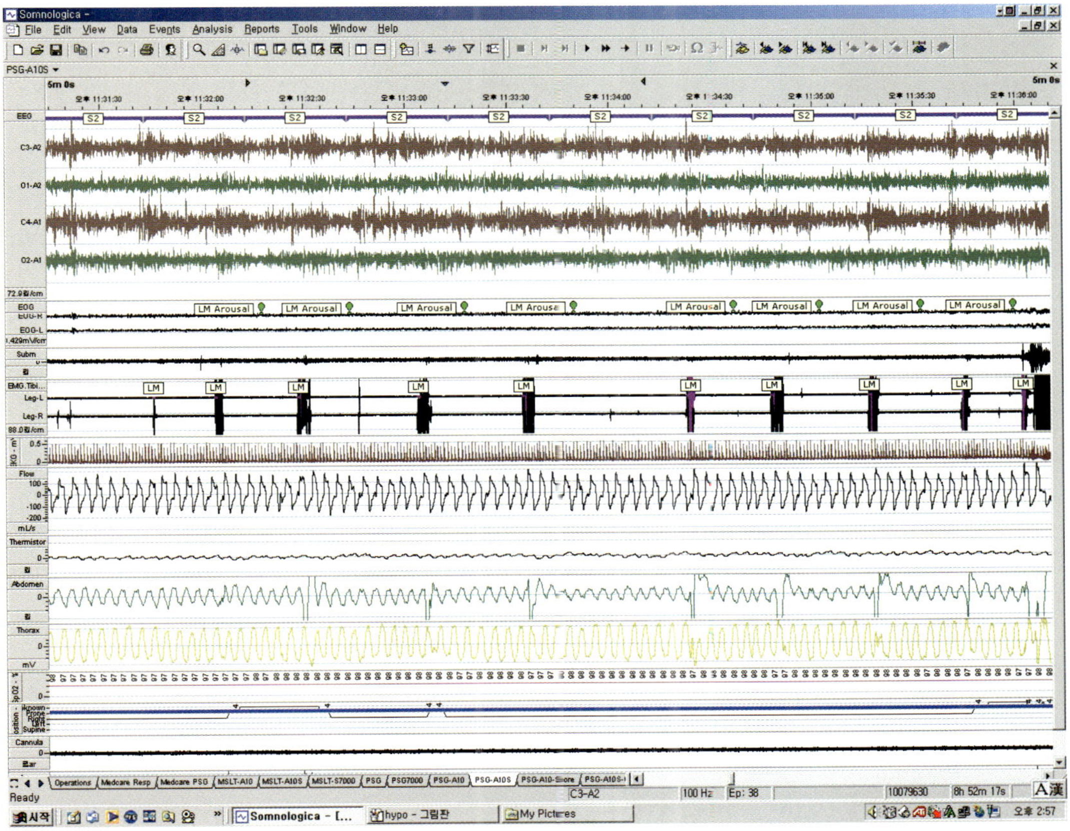

그림 Ⅱ-33. 주기적사지운동(periodic limb movement in sleep, PLMS)

■ 주기적사지운동지수(주기성사지운동이상지수, periodic limb movement index, PLMI) : 총수면시간 중 수면 1시간당 사지근육을 주기적으로 수축시키는 평균횟수로 총주기적사지운동횟수/총수면시간으로 산출된다. **PLMI가 5회 이상이면 임상적인 의미가 있는 것으로 해석하며, 주기적사지운동(periodic limb movements in sleep, PLMS)의 진단에 이용된다.**

■ 운동각성지수(periodic limb movement arousal index, PLMAI) : 수면 1시간당 사지 근육을 주기적으로 수축시키는 주기적사지운동에 의해 각성이 발생한 평균횟수이다. PLMS에 의한 각성은 최소 2초간 α파 또는 K-복합파가 나타나거나 최소 6초간 보다 낮은 단계의 수면으로 변화하며, 다리운동과 동시에 또는 다리운동 발생 후 1초 이내에 나타난다. 주기적 사지운동의 진단에 이용된다.

12) 다리불안증후군(restless legs syndrome, RLS)

휴식이나 잠을 자기 위해 누우면 다리(무릎과 발목사이)에 이상하고 기분 나쁜 느낌의 불쾌한 감각(벌레가 기어가듯이 스멀스멀함, 잡아당기는 느낌, 따끔거림, 피부아래가 실룩거림 등)이 지속되는 질환이다. 이러한 감각은 대개 잠들기 전에 발생하고 다리를 움직이면 이 불쾌한 감각이 감소하나 움직임을 멈추면 다시 감각이 되살아난다. 이 질환의 환자는 가만히 있지 못하고 어쩔 수 없이 다리를 움직이거나 일어서서 걸어야 하므로 수면을 방해받게 된다. 특발성으로 발생하거나 중추신경계통질환, 말초신경장애, 만성알코올중독, 철분결핍성빈혈, 임신, 당뇨병 등에서 발병할 수 있다. 전체 인구의 약 5%에서 발생하는 불면증의 중요한 원인이 되는 질환이다.

6. 수면장애의 치료

코골이, 무호흡증과 같은 수면장애의 치료방법에는 여러 가지가 있으나 일반적인 치료방법과 특수 치료방법으로 나누어지며, 다음과 같은 방법이 유용하게 이용되고 있다.

1) 일반적인 치료방법

(1) **체중 감량** : 체중을 줄이면 수면 중 호흡이 좋아지는데 자기 체중의 약 10%를 줄이면 수면무호흡의 횟수가 반으로 줄어든다. 매일 1시간 정도 운동을 하고 간식을 줄이며, 저녁식사를 적게 하는 것이 좋다.

(2) **금주** : 술을 마시게 되면 모든 근육이 이완되어 쳐지게 된다. 따라서 수면무호흡이 더욱 심해지므로 마시지 않도록 한다. 그러나 꼭 마셔야 하는 경우 잠자기 2시간 이내에는 삼가야 한다.

(3) **수면제의 복용금지** : 수면제는 호흡을 약하게 하므로 수면무호흡을 더욱 심하게 한다. 꼭 필요한 경우에는 수면장애 전문의의 지시에 따라야 한다.

(4) 약물 복용시 : 두통, 불안, 기타 신체증상을 조절하기 위해서 처방되는 약제들도 수면과 호흡에 영향을 주기 때문에 주의해야 한다.

(5) 옆으로 누워서 자는 습관을 들인다. : 어떤 사람들은 수면무호흡이 반듯이 누웠을 때에만 발생한다. 따라서 옆으로 누워서 자면 코골이, 수면무호흡이 많이 감소된다. 베개를 등 뒤에 넣든지 속옷의 등쪽에 테니스공을 꿰매서 입고자면 옆으로 잠을 자게 된다.

(6) 코막힘 치료제 : 코가 자주 막히는 사람들에게는 도움이 된다.

2) 특수 치료방법

(1) 지속적상기도양압술(지속적기도양압법, continuous positive airway pressure, CPAP)

CPAP은 야간수면다원검사(NPSG)를 실시하면서 CPAP장치(안면에 착용하는 마스크와 펌프)를 통해 코에서 상기도로 지속적인 공기를 일정한 양압으로 불어 넣어 수면 중 기도가 계속 열려 있게 하는 방법이다(지속적양압술)(그림 Ⅱ-34). 따라서 CPAP은 수면 중 좁혀진 기도를 효과적으로 넓혀 줌으로서 무호흡을 치료하는 방법으로 가장 많이 이용되고 있으나 약 30% 정도의 피검자들은 매일 착용하는 것을 불편해 한다.

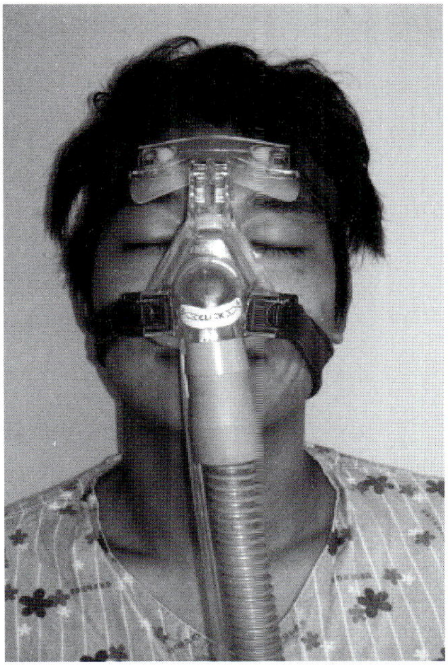

그림 Ⅱ-34. CPAP 부착 모습

PSG에서 코골이와 무호흡이 나타나면 CPAP장치를 착용시키고 압력을 올려서 코골이와 무호흡이 모두 없어지는 공기의 적정압력(최소압력 12㎝H_2O)을 장비에 맞춘 뒤 사용한다. 또한 코골이와 무호흡의 치료방법을 결정할 때 특수 압력감지선을 이용하여 상기도의 부위별 CPAP 압력변화를 측정할 수 있으므로 상기도의 어느 부위에서 코골이와 무호흡이 발생하는지를 알 수 있다. 따라서 **CPAP은 수면 중 상기도에 지속적으로 양압을 공급함으로서 상기도의 크기를 증가시키고 허탈을 방지하여 코골이나 무호흡이 없는 정상수면을 유지할 수 있다.**

보통 PSG 첫날밤에는 무호흡을 진단하고, 2일밤에는 CPAP에 의한 치료 기록을 실시한다. 진단 시와 CPAP 치료시의 수면깊이그래프(수면 경과도, hypnogram)(그림 Ⅱ-35)를 비교해 보면 무호흡, 저호흡의 호흡사건(event)은 감소하며, 심수면이나 렘수면이 증가하여 분절되어 있던 수면도 안정하게 되어 있다. 이와 같이 CPAP이 무호흡 치료에 유효한 질환에서는 하룻밤의 CPAP 압력변화로부터 최적의 치료압력이 정해지며, 재택의 CPAP 치료에도 이용된다.

(2) 목젖입천장인두성형술(구개수구개인두성형술, uvulopalatopharyngoplasty, UPPP)

코골이나 무호흡의 원인이 되는 좁아진 부분의 조직을 제거하고 공기의 흐름을 원활하게 하여 증상을 개선시키는 대표적인 수술방법이다. 늘어나거나 커진 물렁입천장(연구개, soft palate), 목젖(구개수, uvula), 편도(tonsil) 등을 수술하여 기도를 넓혀주는 방법으로 레이저 수술이나 전신마취를 통한 수술이 있다. 정상 수면 호흡으로 회복되는 성공률은 약 30% 정도이나 나중에 재발할 수도 있다. 부작용으로는 코소리, 물을 삼킬 때 코로의 역류, 목구멍(인후, throat) 통증 등이 있을 수 있다. 보통 다른 치료방법이 적당하지 않을 때 수술하는 방법이다.

(3) 구강내장치(dental appliance)

일부 수면무호흡증에서는 틀니같이 생긴 간단한 구강내장치를 착용하면 치료가 가능하다. 따라서 PSG 후반부에 이 장치를 착용시켜 치료효과가 있는지 검사하나 일부환자에서는 치료효과가 좋다.

(4) 혀보존기구(tongue retaining device)

수면무호흡증에서 필요하면 혀보존기구를 착용시켜 치료효과를 검사할 수 있다. 이것은 턱이 좁거나 혀가 커서 기도가 좁아진 사람에게 효과가 있다.

(5) 약물치료

경미한 폐쇄성수면무호흡증이나 중추성수면무호흡증에서는 몇 가지 약물이 도움이 되나 일반적으로 큰 도움은 되지 않는다.

이상과 같은 여러 가지 검사를 하룻밤 동안에는 검사를 실시하고 2일 동안에는 정확한 판독과 분석을 한다. PSG 결과는 수면의 질과 잠자는 동안 발생하는 모든 신체의 문제를 알 수 있으며, 수면장애의 정확한 진단과 치료는 물론 관련된 다른 질환(고혈압, 뇌졸중, 심장병, 당뇨병, 우울증 등)의 치료에도 큰 도움이 된다.

3) 검사 결과

중증 OSAHS의 검사 결과를 나타낸 것이다. 그림 Ⅱ-35A는 진단 시, 그림 Ⅱ-35B는 CPAP 치료 시의 수면깊이그래프(수면경과도, hypnogram)이다. 그림 Ⅱ-36은 같은 증례의 진료기록카드용 보고서와 환자용 보고서이다. 각종 지표가 가진 의미를 정상치와 다르다는 것을 알기 쉽게 환자에게 설명하여 치료에 동기 부여를 할 수 있어야 한다.

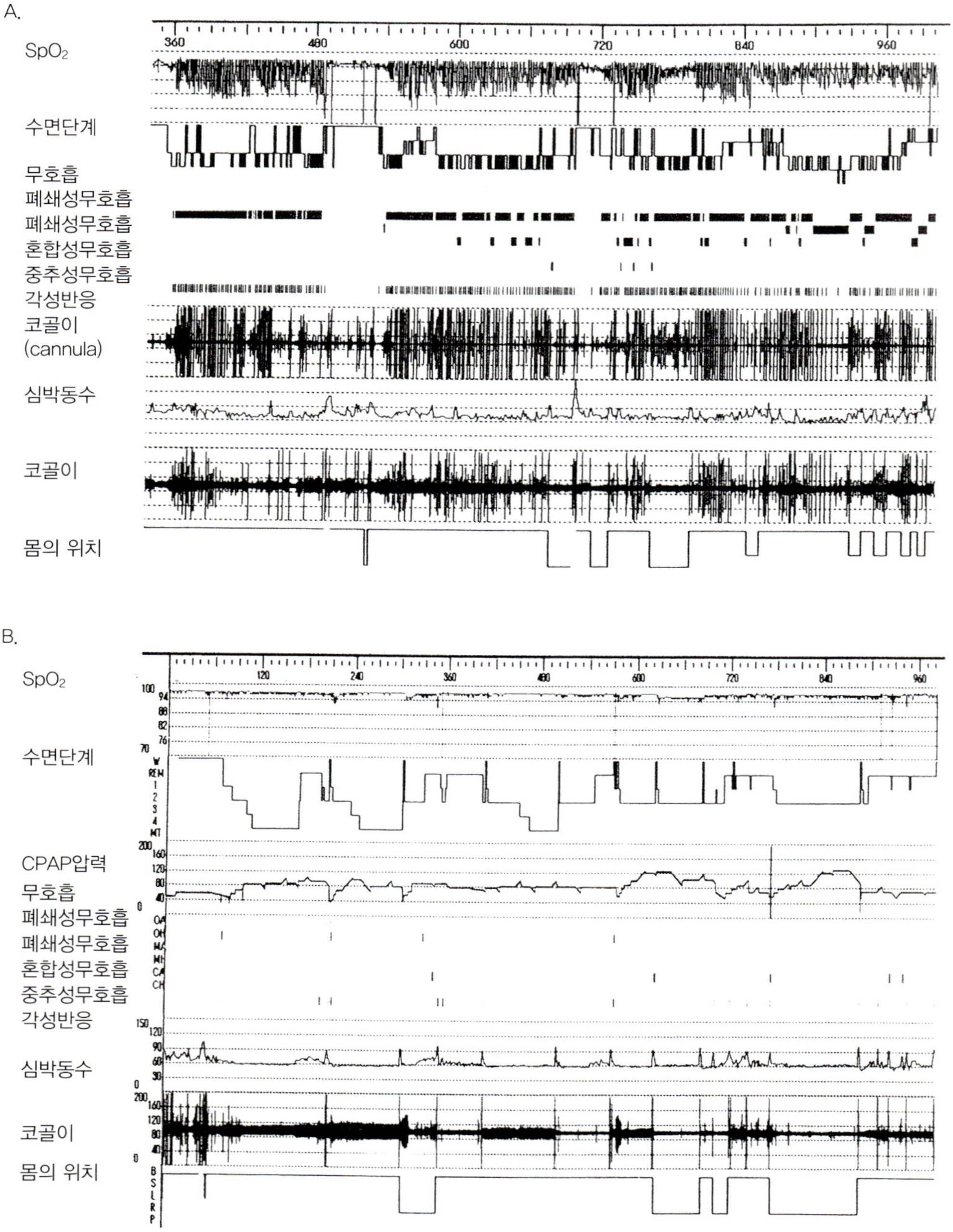

그림 II-35. 진단 시(A)와 치료 시(B)의 수면깊이그래프(33세, 남성)

	ROOM AIR (검사일 2004/08/16)	TREATMENT AUTOSET-S (검사일 2004/08/17)
Sleep Period Time(SPT)	411.5분	421.0분
Total Sleep Time(TST)	325.0분	360.5분
Stage Awake(%SPT)	21.0%	14.4$
Stage 1(%TST)	49.1%	25.4%
Stage 2(%TST)	44.8%	48.1%
Stage 3(%TST)	2.3%	11.4%
Stage 4(%TST)	0.0%	4.7%
Stage REM(%TST)	3.8%	10.4%
Arousal Index	62.0	18.8
Apnea Hypopnea Time/TST(%)	63.1%	8.0%
Apnea Hypopnea Index	55.7	8.6
Obstruct-AHI	45.4	6.3
Mix-AHI	7.0	0.0
Central-AHI	3.3	2.3
REM-AHI	9.6	
Supine-AHI	55.8	
Awake SpO_2	96.0%	94.0%
Desaturation Time (SpO_2&lt : 90%)	17.4%	0.4%
Lowest SpO_2	79%	87.0%
PLM(LM)Index	0.0	5.0
PLM(LM)Arousal Index	0.0	0.8
Treatment Pressure		
CPAP		4-8cmH_2O
IPAP		cmH_2O
EPAP		cmH_2O
RR		

야간수면다원기록 검사 보고서

No. 2710 PSG 검사일 2004/08/16
ID. 환자명
병동 5S 연령 65 신장 172.0 cm
담당의사 체중 67.0 kg
비만지수 22.6 BMI

	진단 밤 (1일밤 째)	치료 밤 (2일밤 째)	
각성/전체기록시간	21.0%	14.4%	수면은 크게 뇌의 수면(Stage 1~4)과 몸의 수면(Stage REM) 2개로 나누어진다.
Stage 1 얕은 수면	49.1%	25.4%	
Stage 2↓	44.8%	48.1%	좋은 잠이 얻어지고 있는 경우에는 심수면(Stage 3, 4)이나 렘수면의 비율이 올라간다.
Stage 3↓	2.3%	11.4%	
Stage 4 깊은 수면	0.0%	4.7%	
Stage REM	3.8%	10.4%	
도중각성지수	62.0	18.8	뇌파상에서 1시간당 각성횟수이다. 낮을수록 수면이 안정하며, 좋은 잠이 얻어진다.
무호흡/저호흡 지수	55.7	8.6	1시간당 무호흡/저호흡 횟수이다. 경증 : 5~15, 중증도 : 15~30 중증 : 30 이상
무호흡시간	63.1%	8.0%	총수면시간 중에서 무호흡으로 되는 비율이다.
각성평균산소포화도	96.0%	94.0%	혈액 중의 산소를 충족시키고 있는 비율로 정상치는 95~98%이다. 수면무호흡이 있으면 산소포화도가 저하한다.
무호흡 시 최저 산소포화도	79.0%	87.0%	
PLM(주기적 사지운동)	0.0	0.0	다리의 불수의한 움직임이 원인으로 좋은 잠이 얻어지지 않을 때 올라가는 수치이다. 정상치는 5 이하이나 10 미만이라면 걱정이 없다.
PLM각성지수	0.0	0.0	

○○병원 수면센터

그림 II-36. PSG 진료기록카드용 보고서(좌)와 환자용 보고서(우)

7. 기타검사

1) 수면잠복기반복검사(multiple sleep latency test, MSLT)

MSLT는 하루 중의 졸음을 객관적으로 평가하는 방법으로 졸음이 강한 사람일수록 수면잠복기가 짧은 것을 응용한 검사이다(그림 Ⅱ-37). **기면증(narcolepsy)과 수면과다증(hypersomnia)의 진단과 치료경과 판정에 꼭 필요한 검사이며, 수면무호흡증이나 기타 불면증의 주간졸음증을 평가하는데 필요하다.** Richardson 등(1978)이 고안하여 1986년에는 수면장애센터협회(Association of Sleep Disorders Centers, ASDC)에 의해 표준화되었으며 1992년에는 미국수면장애센터협회(American Sleep Disorder Association, ASDA)에 의해서 임상실시지침이 마련되었다.

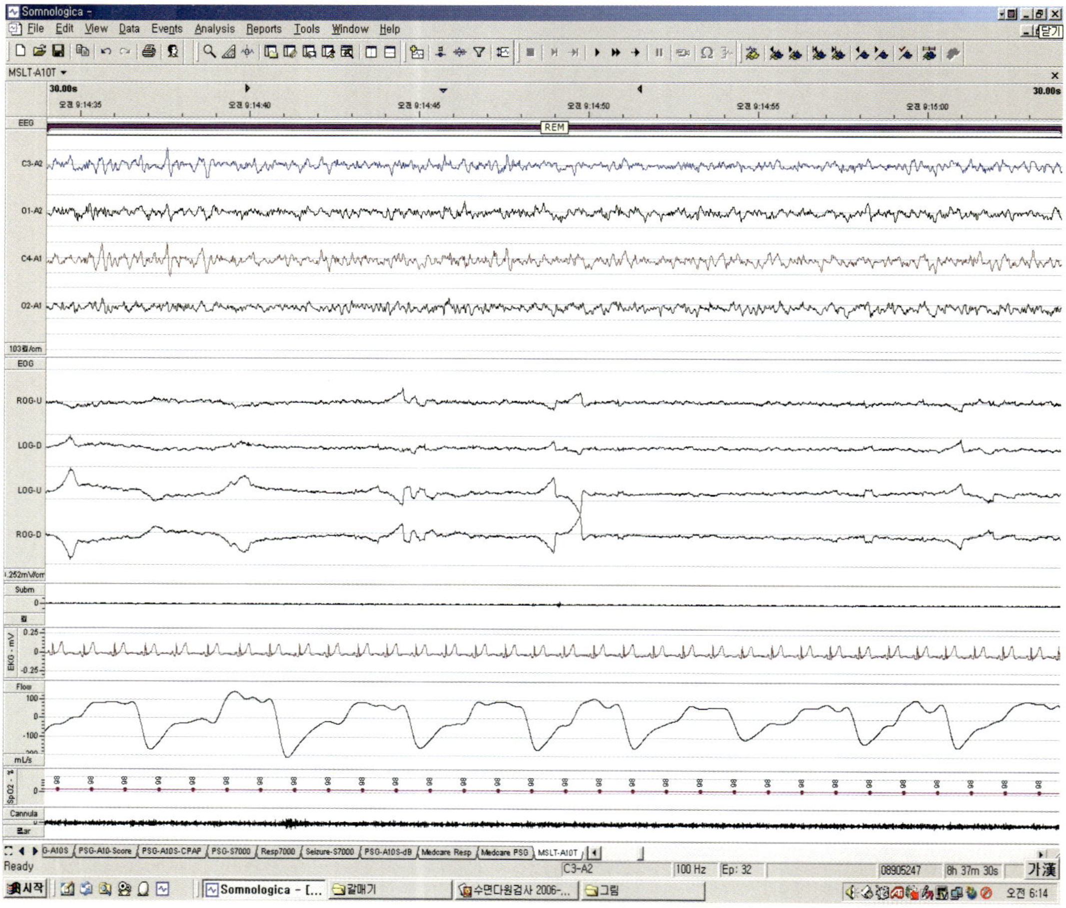

그림 II-37. 수면잠복기반복검사(multiple sleep latency test, MSLT), 4EOG

하루 중의 졸음에는 1일 리듬이 있으며, 시각에 따라 졸음의 강한 정도가 다르기 때문에 하루 중 졸음의 강함을 정확하게 판정하기 위해서는 여러 번의 수면잠복기를 측정해야 한다.

MSLT는 다음과 같은 목적에 이용된다.

① **낮 동안에 과다한 수면을 호소하고 수면시작렘(sleep onset REM, SOREM)의 출현 에 의해 기면증을 평가하고 진단할 수 있다.**

② **과도한 주간졸음증을 객관적으로 측정**(야간수면의 길이 또는 시간의 변화 평가) 할 수 있으므로 낮 동안의 졸음 정도를 평가하고 기민성을 정량화하여 수면장애, 특히 **수면과다장애를 진단하는데 가장 신뢰도가 높다.**

③ 약물투여와 같이 치료에 대한 반응을 평가하기 위해 실시되며, 수면제의 다음날로 넘김 효과의 판정에도 응용된다.

MSLT는 검사 전날의 수면에 대한 정확한 정보를 얻기 위하여 검사 전날 밤에 PSG를 실시하여 밤동안의 수면양상을 파악해 두어야 한다. MSLT는 일반적으로 PSG를 실시한 다음 날 검사한다. 또한 MSLT는 검사 7일 전까지의 수면습관에 의해 검사 결과에 영향을 줄 수 있기 때문에 수면검사 전 1~2주간의 수면일지를 작성하도록 한다.

전극의 부착은 PSG와 같이 부착하나 표준 몽타주에는 보통 ① 뇌파(F_3, F_4, C_3, C_4, O_1, O_2), ② 안구운동(2개의 수평 또는 수직운동), ③ 아래턱근 근전도, ④ 심전도, ⑤ 코골이음과 같은 Rechtschaffen&Kales의 유도법이 포함된다. 특히 코를 고는 피검자의 경우에는 코골이가 입면에 영향을 주는지 조사하기 위해서 기류(공기흐름, air flow)와 코골이음을 측정해야 한다. PSG와 같이 모든 전극의 교류저항(impedance)은 10,000Ω 이하로 해야 하며, 검사 전에 반드시 확인해야 한다.

MSLT는 잠들 수 있는 일련의 기회를 어느 시점에서의 졸음만 측정하는 것이 아니라 졸음의 기능적인 결과, 즉 잠이 드는 것을 직접 표준적인 방법을 이용하여 측정하는 검사이다.

따라서 **PSG가 끝나고 기상하여 1.5~3시간 후에 1회째의 측정을 시작하여 하루 종일 낮 동안에 2시간 간격으로 측정한다.** 보통 **오전 9시, 11시, 오후 1시, 3시, 5시, 7시에 각각 20분씩 총 5회의 낮잠(nap)을 유도하여 잠을 자게 한다.** 중간 휴식시간은 1시간 30분 정도가 된다. MSLT는 낮잠에 빠져 들어가는 속도로 졸음이 측정되고 렘수면의 출현이 관찰된다. 즉 **검사 시작에서 입면에 이를 때까지의 수면잠복기(sleep latency)와 입면기에 수면시작렘(sleep onset REM, SOREM)의 출현 유무나 횟수를 측정할 수 있다.** 검사 전날 밤에는 잠을 자게 하여 낮 동안의 검사에서 졸리는 비율이 많아지지 않도록 조절해야 하며, 뇌파 기록 이외의 사이에는 환자가 잠들지 않도록 주의해야 한다.

MSLT에서 과도한 주간졸음증이 있는 폐쇄성무호흡증에서는 수면잠복기가 단축된다. MSLT 중 잠이 든 후 15분 이내에 2회 이상의 수면시작렘이 나타나면 기면증으로 진단할 수 있으나 정상에서는 수면시작 90분 정도에 렘이 출현한다. 또한 수면잠복기에 따라서 주간졸음의 정도를 객관적으로 평가할 수 있다. 판정기준에서 수면잠복기가 10~15분이면 경도, 5~15분이면 중등도, 5분 이하이면 중증의 졸음이 되며, 기면증에서는 5분 이하, 반복성과다수면증, 특발성과다수면증에서는 10분 이하이다. 검사 전 2주간은 수면잠복기에 영향을 줄 수 있는 약제(정신안정제, 수면제, 삼환계 항우울제 등)는 중지해야 한다. 검사 당일에는 알코올, 카페인의 섭취도 금지해야 한다.

MSLT는 잠이 잘 오는 환경에서 잠에 빠져드는 속도를 측정해야 하기 때문에 다음과 같은 점에 주의해야 한다.

① 검사실은 조용해야 하며, 특히 입면을 방해하는 소음이 없어야 한다.
② 검사실은 어두워야 하고 검사기간 동안 조명이 일정해야 한다.
③ 실내온도도 안락한 수준으로 일정하게 유지되어야 한다.

(1) 검사의 순서

① 검사시작 전

㉮ 검사 30분 전 : 피검자가 흡연자라면 흡연을 금하도록 한다.
㉯ 검사 15분 전 : 과격한 운동을 금하도록 한다. 그리고 교류저항을 측정하고 화장실에 다녀오도록 한다.
㉰ 검사 10분 전 : 편안한 의복을 입고 신발을 벗고 침대에 눕도록 한다.
㉱ 검사 5분 전 : 침대 위에서 전극의 종류를 부착하고 생물학적 교정전압(bio-calibration)을 실시한다.
㉲ 검사 45초 전 : 타각적인 졸음을 평가하기 위해서 자가졸음평가척도를 작성하게 한다.
㉳ 검사 30초 전 : 졸리기 쉬운 자세가 되도록 한다.
㉴ 검사 5초 전 : 피검자는 조용하게 옆으로 누워 눈을 감고 잠을 자도록 한다. 검사실의 전등을 끄고 검사를 시작하며, 이 시간부터 수면잠복기(sleep latency)가 계산된다.

② **검사시작 후**

㉮ 수면 1단계가 3epoch 연속 또는 수면 1단계 이외의 수면단계가 출현한다면 종료한다.

㉯ 렘수면의 출현여부를 평가하기 위해서는 1epoch의 수면이 나타난 후 15분간 렘수면의 출현여부를 확인하기 위해서 검사를 계속해야 한다.

㉰ 전등을 끈 후 20분간 잠들지 않는다면 종료한다.

2) 각성유지검사(maintenance of wakefulness test, MWT)

MWT는 MSLT와 같이 하루 중의 졸음을 객관적으로 평가하는 방법으로 MSLT의 변법이다. Mitler 등(1982년)에 의해 고안된 **각성유지능력을 측정하는 검사로 과도한 주간졸음증을 검사하는 또 다른 방법이다**(repeated test of sustained wakefulness, RTSW). 검사방법은 MSLT와 같으나 다른 점은 MSLT는 잠을 자도록 지시하는 것에 대해 MWT는 일어나 있도록 지시한다. 또 MSLT는 침대에 눕게 하여 측정하나 MWT에서는 안락의자(reclining chair, 뒤로 젖힐 수 있는 의자)에서 실시한다. MSLT는 최고 20분에 종료하나 MWT는 20분에 판정할 수 없는 경우도 있으며(병적인 졸음 환자에서도 20분 이상 일어나 있는 경우도 있다), 40분까지 실시하는 일도 있다. MSLT와 MWT의 비교를 표 Ⅱ-5에 나타냈다.

MWT는 MSLT만큼 많이 실시되고 있지 않으며, 표준치나 판정기준은 아직 확립되어 있지 않다. 공공교통기관 운전사의 졸음 평가나 치료에 의한 졸음의 개선도 평가에는 MSLT 보다는 적당하나 피검자의 목적의식이나 의욕에 좌우되는 경우가 있다.

표 Ⅱ-5. MSLT와 MWT의 차이

	MSLT	MWT
목적	졸음이 강함을 평가	각성유지 기능을 평가
피검자에의 지시	졸도록 지시	졸지 않도록 지시
개안 · 폐안	폐안	개안
환경	어둡게	약간 어둡게
자세	누운 자세	앉은 자세
입면판정	수면 1단계가 3epoch 또는 그 외의 수면단계	수면 1단계가 3epoch 또는 그 외의 수면단계
검사종료	수면잠복기 : 입면 판정 시 렘잠복기 : 입면 후 15분, 입면시키지 않고 20분	수면잠복기 : 입면 판정 시 렘잠복기 : 입면 후 10분, 시작 후 20분 입면시키지 않고 20분
횟수	4~5회	4회

참고문헌

1) 清水加代子, 林 輝美, 平賀旗夫, 鳥居順三, 牧野幹男, 島田英世. 臨床生理學第 2版. 醫學書院. 1987

2) 椎名晋一, 本間伊左子, 宮里逸郎. 臨床生理學. 醫齒藥出版株式會社. 1988

3) 清水加代子, 谷川 直, 辻 貞俊, 馬場正之, 神辺眞之, 石山陽事, 竹森節子, 丸尾敏夫, 金上貞夫, 伊東紘一, 古川哲雄, 小田鳴奈津, 百島祐貴. 臨床檢査技術學7. 臨床生理學 第2版. 醫學書院. 1998

4) 江部 充. 臨床生理檢査學. 講談社サイエンティフィク. 1991

5) 高文社編輯部. 臨床檢査法提要. 고문사. 1984

6) 伊藤寛志, 片桐鎭夫. 圖解 臨床生理檢査の實技. 醫學書院. 1984

7) 井川幸雄. 生理檢査マニュアル. 廣川書店. 昭和62

8) 한국해부생리학교수협의회편. 새용어 사람해부학. 현문사. 2008

9) NIHONKOHDEN. 日本光電ME器機綜合カタログ. 日本光電工業株式會社. 1990-1991

10) NIHONKOHDEN. 日本光電ME器機綜合カタログ. 日本光電工業株式會社. 1992-1993

11) SUZUKEN. Kenz, General catalog of medical equipment 醫療機器綜合カタログ. スズケン. 1989-1990

12) 日本電氣三榮. 腦波ポケット知識. 日本電氣三榮株式會社. 昭和63

13) 大熊輝雄. 臨床腦波學第3版. 醫學書院. 1986

14) 貴邑富久子, 根來英雄, シンプル生理學 南江堂, 1988

15) 佐藤 誠. 睡眠時無呼吸症候群の病態. Medical Technology 33(5):450-457, 2005

16) 川名ふさ江. 終夜睡眠ポリグラフィ-, その他. Medical technology 33(5):468-474, 2005

17) 上田和幸, 杉田淑子, 谷口允孝. 睡眠腦波檢査のポイント. 檢査と技術 33(4):331-336, 2005

18) 川名ふさ江. 終夜睡眠記錄の導出·記錄のポイント. 檢査と技術 34(6):515-523, 2006

19) 양창극. 수면다원검사와 다수면잠복기검사. J Korean Neurol Assoc 19(1):10-23, 2001

국문색인

ㄱ

ㄴ

ㅇ

번호

영문색인

A

B

C

D

E

F

G

H

I

K

L

M

N

O

P

R

W

Z

Other

임상생리학
뇌파

2011년 8월 20일 1판 발행
2014년 7월 20일 1판 2쇄 발행

저　자 : 진 복 희

발 행 자 : 최 병 진

정가 32,000원

발 행 처 : 도서출판 **고 려 의 학**
(136-023) 서울 성북구 성북로 9길 1 보문빌딩 3층
Tel. 765-0333, 0337
Fax. 743-2288

ISBN 978-89-7043-794-1

등록번호 : 제 1-519호 1978. 6. 29.